"十二五"职业教育国家规划立项教材

国家卫生和计划生育委员会"十二五"规划教材

全国中等卫生职业教育教材

供医学影像技术专业用　　　　　　第3版

医学影像技术

主　编　黄　霞

副主编　贺　祥　张春雨

编　者（以姓氏笔画为序）

王　江（山东省临沂卫生学校）	张玉松（山东省临沂市人民医院）
王　巍（山东省千佛山医院）	张春雨（甘肃卫生职业学院）
吕俊宏（甘肃卫生职业学院）	陈花潞（山西省长治卫生学校）
刘建成（山东省莱阳卫生学校）	贺　祥（河南大学淮河医院）
刘俊恒（山西省长治卫生学校）	黄　玲（山东大学第二医院）
李　冰（四川卫生康复职业学院）	黄　霞（山东省临沂卫生学校）
李占峰（南京卫生学校）	常海婷（山西省运城护理职业学院）
邹翠洁（廊坊卫生职业学院）	崔军胜（南阳医学高等专科学校）
沈凌云（安徽省阜阳职业技术学院）	

U0310131

人民卫生出版社

图书在版编目（CIP）数据

医学影像技术/黄霞主编.—3版.—北京:人民卫生出版社，2015

ISBN 978-7-117-21644-9

Ⅰ.①医… Ⅱ.①黄… Ⅲ.①影象诊断—医学院校—教材 Ⅳ.①R445

中国版本图书馆 CIP 数据核字（2015）第 252695 号

| 人卫社官网 | www.pmph.com | 出版物查询，在线购书 |
| 人卫医学网 | www.ipmph.com | 医学考试辅导，医学数据库服务，医学教育资源，大众健康资讯 |

医学影像技术
第 3 版

主　　编:黄　霞
出版发行:人民卫生出版社（中继线 010-59780011）
地　　址:北京市朝阳区潘家园南里 19 号
邮　　编:100021
E - mail:pmph @ pmph.com
购书热线:010-59787592　010-59787584　010-65264830
印　　刷:人卫印务（北京）有限公司
经　　销:新华书店
开　　本:787×1092　1/16　　印张:29
字　　数:724 千字
版　　次:2003 年 2 月第 1 版　　2016 年 1 月第 3 版
　　　　　2022 年 6 月第 3 版第 9 次印刷（总第 18 次印刷）
标准书号:ISBN 978-7-117-21644-9/R·21645
定　　价:74.00 元
打击盗版举报电话:010-59787491　E-mail:WQ @ pmph.com
（凡属印装质量问题请与本社市场营销中心联系退换）

出版说明

为全面贯彻党的十八大和十八届三中、四中、五中全会精神，依据《国务院关于加快发展现代职业教育的决定》要求，更好地服务于现代卫生职业教育快速发展的需要，适应卫生事业改革发展对医药卫生职业人才的需求，贯彻《医药卫生中长期人才发展规划(2011—2020年)》《现代职业教育体系建设规划(2014—2020年)》文件精神，人民卫生出版社在教育部、国家卫生和计划生育委员会的领导和支持下，按照教育部颁布的《中等职业学校专业教学标准(试行)》医药卫生类(第二辑)(简称《标准》)，由全国卫生职业教育教学指导委员会(简称卫生行指委)直接指导，经过广泛的调研论证，成立了中等卫生职业教育各专业教育教材建设评审委员会，启动了全国中等卫生职业教育第三轮规划教材修订工作。

本轮规划教材修订的原则：①明确人才培养目标。按照《标准》要求，本轮规划教材坚持立德树人，培养职业素养与专业知识、专业技能并重，德智体美全面发展的技能型卫生专门人才。②强化教材体系建设。紧扣《标准》，各专业设置公共基础课(含公共选修课)、专业技能课(含专业核心课、专业方向课、专业选修课)；同时，结合专业岗位与执业资格考试需要，充实完善课程与教材体系，使之更加符合现代职业教育体系发展的需要。在此基础上，组织制订了各专业课程教学大纲并附于教材中，方便教学参考。③贯彻现代职教理念。体现"以就业为导向，以能力为本位，以发展技能为核心"的职教理念。理论知识强调"必需、够用"；突出技能培养，提倡"做中学、学中做"的理实一体化思想，在教材中编入实训(实验)指导。④重视传统融合创新。人民卫生出版社医药卫生规划教材经过长时间的实践与积累，其中的优良传统在本轮修订中得到了很好的传承。在广泛调研的基础上，再版教材与新编教材在整体上实现了高度融合与衔接。在教材编写中，产教融合、校企合作理念得到了充分贯彻。⑤突出行业规划特性。本轮修订紧紧依靠卫生行指委和各专业教育教材建设评审委员会，充分发挥行业机构与专家对教材的宏观规划与评审把关作用，体现了国家卫生计生委规划教材一贯的标准性、权威性、规范性。⑥提升服务教学能力。本轮教材修订，在主教材中设置了一系列服务教学的拓展模块；此外，教材立体化建设水平进一步提高，根据专业需要开发了配套教材、网络增值服务等，大量与课程相关的内容围绕教材形成便捷的在线数字化教学资源包，为教师提供教学素材支持，为学生提供学习资源服务，教材的教学服务能力明显增强。

　　人民卫生出版社作为国家规划教材出版基地,有护理、助产、农村医学、药剂、制药技术、营养与保健、康复技术、眼视光与配镜、医学检验技术、医学影像技术、口腔修复工艺等24个专业的教材获选教育部中等职业教育专业技能课立项教材,相关专业教材根据《标准》颁布情况陆续修订出版。

医学影像技术专业编写说明

根据教育部 2010 年公布的《中等职业学校专业目录(2010 年修订)》,医学影像技术专业(100800)的目的是面向医疗卫生机构放射科、CT 室、磁共振室、超声科、介入治疗科等部门,培养从事摄影、仪器操作、影像检查等医学影像技术工作,德智体美全面发展的高素质劳动者和技能型人才。人民卫生出版社积极落实教育部、国家卫生和计划生育委员会相关要求,推进《标准》实施,在卫生行指委指导下,进行了认真细致的调研论证工作,规划并启动了教材的编写工作。

本轮医学影像技术专业规划教材与《标准》课程结构对应,设置公共基础课(含公共选修课)、专业基础课、专业技能课(含专业核心课、专业方向课、专业选修课)教材。其中专业核心课教材根据《标准》要求设置共 9 种。

本轮教材编写力求贯彻以学生为中心、贴近岗位需求、服务教学的创新教材编写理念,教材中设置了"学习目标""病例/案例""知识链接""考点提示""本章小结""目标测试""实训/实验指导"等模块。"学习目标""考点提示""目标测试"相互呼应衔接,着力专业知识掌握,提高专业考试应试能力。尤其是"病例/案例""实训/实验指导"模块,通过真实案例激发学生的学习兴趣、探究兴趣和职业兴趣,满足了"真学、真做、掌握真本领""早临床、多临床、反复临床"的新时期卫生职业教育人才培养新要求。

本系列教材将于 2016 年 7 月前全部出版。

7

全国中等卫生职业教育
国家卫生和计划生育委员会"十二五"规划教材目录

总序号	适用专业	分序号	教材名称	版次
1	护理专业	1	解剖学基础 **	3
2		2	生理学基础 **	3
3		3	药物学基础 **	3
4		4	护理学基础 **	3
5		5	健康评估 **	2
6		6	内科护理 **	3
7		7	外科护理 **	3
8		8	妇产科护理 **	3
9		9	儿科护理 **	3
10		10	老年护理 **	3
11		11	老年保健	1
12		12	急救护理技术	3
13		13	重症监护技术	2
14		14	社区护理	3
15		15	健康教育	1
16	助产专业	1	解剖学基础 **	3
17		2	生理学基础 **	3
18		3	药物学基础 **	3
19		4	基础护理 **	3
20		5	健康评估 **	2
21		6	母婴护理 **	1
22		7	儿童护理 **	1
23		8	成人护理(上册)- 内外科护理 **	1
24		9	成人护理(下册)- 妇科护理 **	1
25		10	产科学基础 **	3
26		11	助产技术 **	1
27		12	母婴保健	3
28		13	遗传与优生	3

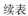

续表

总序号	适用专业	分序号	教材名称	版次
29	护理、助产专业共用	1	病理学基础	3
30		2	病原生物与免疫学基础	3
31		3	生物化学基础	3
32		4	心理与精神护理	3
33		5	护理技术综合实训	2
34		6	护理礼仪	3
35		7	人际沟通	3
36		8	中医护理	3
37		9	五官科护理	3
38		10	营养与膳食	3
39		11	护士人文修养	1
40		12	护理伦理	1
41		13	卫生法律法规	3
42		14	护理管理基础	1
43	农村医学专业	1	解剖学基础 **	1
44		2	生理学基础 **	1
45		3	药理学基础 **	1
46		4	诊断学基础 **	1
47		5	内科疾病防治 **	1
48		6	外科疾病防治 **	1
49		7	妇产科疾病防治 **	1
50		8	儿科疾病防治 **	1
51		9	公共卫生学基础 **	1
52		10	急救医学基础 **	1
53		11	康复医学基础 **	1
54		12	病原生物与免疫学基础	1
55		13	病理学基础	1
56		14	中医药学基础	1
57		15	针灸推拿技术	1
58		16	常用护理技术	1
59		17	农村常用医疗实践技能实训	1
60		18	精神病学基础	1
61		19	实用卫生法规	1
62		20	五官科疾病防治	1
63		21	医学心理学基础	1
64		22	生物化学基础	1
65		23	医学伦理学基础	1
66		24	传染病防治	1

续表

总序号	适用专业	分序号	教材名称	版次
67	营养与保健专业	1	正常人体结构与功能 *	1
68		2	基础营养与食品安全 *	1
69		3	特殊人群营养 *	1
70		4	临床营养 *	1
71		5	公共营养 *	1
72		6	营养软件实用技术 *	1
73		7	中医食疗药膳 *	1
74		8	健康管理 *	1
75		9	营养配餐与设计 *	1
76	康复技术专业	1	解剖生理学基础 *	1
77		2	疾病学基础 *	1
78		3	临床医学概要 *	1
79		4	康复评定技术 *	2
80		5	物理因子治疗技术 *	1
81		6	运动疗法 *	1
82		7	作业疗法 *	1
83		8	言语疗法 *	1
84		9	中国传统康复疗法 *	1
85		10	常见疾病康复 *	2
86	眼视光与配镜专业	1	验光技术 *	1
87		2	定配技术 *	1
88		3	眼镜门店营销实务 *	1
89		4	眼视光基础 *	1
90		5	眼镜质检与调校技术 *	1
91		6	接触镜验配技术 *	1
92		7	眼病概要	1
93		8	人际沟通技巧	1
94	医学检验技术专业	1	无机化学基础 *	3
95		2	有机化学基础 *	3
96		3	分析化学基础 *	3
97		4	临床疾病概要 *	3
98		5	寄生虫检验技术 *	3
99		6	免疫学检验技术 *	3
100		7	微生物检验技术 *	3
101		8	检验仪器使用与维修 *	1
102	医学影像技术专业	1	解剖学基础 *	1
103		2	生理学基础 *	1
104		3	病理学基础 *	1

续表

总序号	适用专业	分序号	教材名称	版次
105		4	医用电子技术 *	3
106		5	医学影像设备 *	3
107		6	医学影像技术 *	3
108		7	医学影像诊断基础 *	3
109		8	超声技术与诊断基础 *	3
110		9	X 线物理与防护 *	3
111	口腔修复工艺专业	1	口腔解剖与牙雕刻技术 *	2
112		2	口腔生理学基础 *	3
113		3	口腔组织及病理学基础 *	2
114		4	口腔疾病概要 *	3
115		5	口腔工艺材料应用 *	3
116		6	口腔工艺设备使用与养护 *	2
117		7	口腔医学美学基础 *	3
118		8	口腔固定修复工艺技术 *	3
119		9	可摘义齿修复工艺技术 *	3
120		10	口腔正畸工艺技术 *	3
121	药剂、制药技术专业	1	基础化学 **	1
122		2	微生物基础 **	1
123		3	实用医学基础 **	1
124		4	药事法规 **	1
125		5	药物分析技术 **	1
126		6	药物制剂技术 **	1
127		7	药物化学 **	1
128		8	会计基础	1
129		9	临床医学概要	1
130		10	人体解剖生理学基础	1
131		11	天然药物学基础	1
132		12	天然药物化学基础	1
133		13	药品储存与养护技术	1
134		14	中医药基础	1
135		15	药店零售与服务技术	1
136		16	医药市场营销技术	1
137		17	药品调剂技术	1
138		18	医院药学概要	1
139		19	医药商品基础	1
140		20	药理学	1

** 为"十二五"职业教育国家规划教材

* 为"十二五"职业教育国家规划立项教材

前　言

　　《医学影像技术》第3版教材是根据教育部"十二五"国家规划教材出版要求,为培养适合农村基层医疗机构的、实践能力较强的实用型专业技术人才,积极落实国家卫生和计划生育委员会、教育部《中等职业学校专业教学标准》,在卫生行指委的指导下,为适应我国医学中职教育发展的需要进行修订的。修订的思想是:努力遵循"三基、五性、三特定"的编写原则;体现科学发展的最新成果及中高衔接与贯通的职教改革发展思路;以教师易教、学生易学为目标;坚持传承与创新统一;注意不同教材间内容的联系与统一。通过本课程的学习,使学生成为适合各层次医疗、保健机构的实践能力较强的实用型卫生专业人才。

　　《医学影像技术》是医学影像技术专业的核心课程。本教材密切联系临床实际情况及职业资格考试要求,删除了临床上已经淘汰及不太常用的影像检查技术,淡化了原理理论,细化了 CR、DR、CT 检查技术,深化了图像后处理操作技术,简化了 MRI 检查技术操作。本教材的参考总授课时数是 216 学时,共编写 7 章。实际授课学时可根据各校的教学安排和学生具体情况,进行适当的调整。本教材中插入了考点提示及目标测试内容,供师生参考。另外,本教材还配置了网络增值服务内容。

　　本教材在编写过程中得到第2版教材主编李萌教授的认真指导,参考了国内外专家教授的著作和教材,在此一并表示衷心的感谢!

　　在本次修订过程中,全体编写人员任劳任怨、努力工作,但由于编者水平有限,疏漏和不足之处,恳请广大师生批评指正。

黄　霞

2015 年 10 月

目　录

第一章 总 论

学习目标

1. 掌握:医学影像技术的概念及研究内容。
2. 熟悉:医学影像技术常用检查方法及学习方法。
3. 了解:医学影像技术的发展及现状。

医学影像技术课程是医学影像技术专业的核心课程,属于专业技能课程。通过本课程的学习,可以具备医学影像技术人才所需要的基本理论知识和临床基本技能,能够和医学影像技术岗位相对接。本章主要介绍医学影像技术的概念、研究内容、发展状况和医学影像技术常用检查方法;另外对本课程的学习目标及学习方法进行简单介绍,从而为后续的学习打下坚实的基础。

一、医学影像技术的发展及现状

自 1895 年德国物理学家伦琴发现 X 线 100 多年以来,随着科学技术的进步,医学影像技术取得长足的发展。不仅 X 线的应用、成像技术不断更新,而且非 X 线的成像方法如超声、MRI、PET 等技术也在临床中广泛应用,已成为现代医学的重要支柱之一。

(一)医学影像技术及研究内容

医学影像技术是借助于某种介质(如 X 线、电磁场、超声波等)与人体的相互作用,利用多种专门成像设备,将人体内部组织、器官正常与异常的形态、结构以及某些生理功能,以影像的形式呈现出来,为临床诊断和治疗提供影像信息的一门科学。

医学影像技术研究的主要内容包括:各种医学影像成像的基本原理,普通 X 线检查技术,各种造影检查技术,X 线计算机体层成像(X-ray computed tomography,X-CT,简称 CT),磁共振成像(magnetic resonance imaging,MRI),介入放射学技术,医学影像的存储与传输系统(picture archiving and communication system,PACS)。超声检查技术和核医学影像检查技术虽然也属于医学影像检查技术的范畴,但是它们分别由单独教材专门讲授,故本课程不包括超声和核医学的影像检查技术。

(二)医学影像技术的发展历程

1. X 线的发现与普通 X 线摄影技术 1895 年 11 月 8 日,德国物理学家威廉·康德拉·伦琴发现了 X 射线(图 1-1-1)。 1895 年 11 月 22 日拍摄了第一张 X 线照片,是伦琴夫人手的 X 线照片(图 1-1-2)。1901 年伦琴由于这一伟大发现而获得了第一届诺贝尔物理学奖。从此,X 线检查便成为临床非常重要的检查方法。这是 20 世纪医学诊断学上最伟大的发现之一。

X 线摄影和透视技术作为最早的医学影像技术,直到今天还是使用最普遍且有相当大

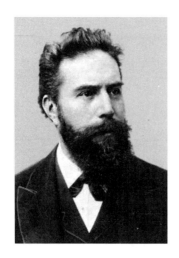
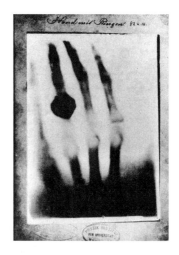

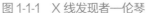

图 1-1-1　X 线发现者—伦琴　　　　图 1-1-2　伦琴夫人手骨 X 线像

的临床诊断价值的医学影像检查方法。随后的几十年中,X 线摄影技术不断发展,包括使用影像增强管、滤线器、增感屏、旋转阳极 X 线管及断层摄影等。但是由于这种常规 X 线成像技术是将三维人体结构显示在二维平面上,加之其对软组织的显示能力差,使整个成像系统的功能受到限制。20 世纪 70 年代早期,由于 CT 的出现,使飞速发展的医学影像技术达到了一个高峰。随后超声、磁共振、单光子、正电子等的断层成像技术不断涌现。

　　最初的 X 线透视检查是在暗室内进行的,随着 X 线成像技术的不断更新,现在的 X 线透视已经从暗室转向了明室,并且从最初的医患同室变成了隔室透视;随着计算机技术的不断发展,数字 X 线透视得到了广泛应用。患者和工作人员接受射线的辐射剂量越来越少。X 线胶片的处理,也发生了翻天覆地的变化。从最初的暗室内纯手工操作到自动洗片机的运用,随后出现了干式激光打印相机,如今得到了广泛应用。

　　随着计算机技术的飞速发展,医学影像开始进入数字化时代。20 世纪 90 年代在 X 线摄影设备中研发出现了计算机 X 线摄影(computed radiography,CR)和数字 X 线摄影(digital radiography,DR)成像技术。进入 21 世纪以来,CR 及 DR 广泛应用于临床。许多全新的数字化成像设备迅猛发展,使 X 线摄影进入了全面数字化时代,构筑了全新的 X 线摄影技术。摄影时间明显缩短,工作环境明显改善,放射防护进一步完善,图像的处理更加快捷、方便。大大减轻了医务人员的工作强度,提高了工作效率,降低了患者的辐射剂量。

　　2. X 线造影检查技术　普通 X 线检查技术有利于 X 线吸收差异比较大的组织及器官的影像显示,但是对于人体软组织来说,由于其对 X 线的吸收天然对比较小,因而不利于其组织结构图像的显示。为了提高软组织及一些中空器官的影像显示能力,人们借助对比剂,利用引入对比剂的方法来提高组织之间的对比,于是造影检查技术应运而生。

　　最早应用于临床的造影检查是胃肠道造影,其借助的是医用硫酸钡对比剂,如今气钡双重对比检查广泛应用于胃肠道造影检查中。曾经气体被应用于脑部造影,之后又被应用于腹腔、关节等部位,后来 CT 及 MRI 技术的广泛应用,气体造影检查已经被淘汰。随后碘制剂的应用,使得造影检查的应用越来越广泛。从无机碘制剂到有机碘制剂,从离子型碘对比剂到非离子型碘对比剂,先后被应用于脊髓、气管、支气管、胆道、尿路、心血管、生殖器官、窦道等的造影检查。如今非离子型造影剂因其毒副作用小,临床的应用越来越广泛。特别是心、脑血管造影,几乎全部采用非离子型碘对比剂。

3. CT检查技术 20世纪70年代研制出了CT,它是近代飞速发展的计算机技术与X线检查技术有机结合的产物。CT是利用X线对人体层面进行扫描,获取信息,经计算机进行计算处理,而获得的重建图像,它显著扩大了人体的扫描范围,提高了病变的检出率和诊断的准确率。这种诊断价值高、无痛苦的CT检查方法,被公认为是伦琴发现X线以来的重大突破,它标志了医学影像设备与计算机相结合的里程碑。1972年4月英国工程师G.N.Hounsfield发明了世界上第一台头部CT。1975年美国Ledkey设计的第一台全身CT问世。1998年多层螺旋CT问世,2000年推出了16排螺旋CT,2004年64排螺旋CT问世,2005年双源CT问世,2007年320排CT应用于临床,扫描速度明显加快,图像质量明显提高,后处理功能更加强大,CT技术具备了动态容积扫描功能,心脏冠脉成像功能更加强大。2008年,Gemstone材料探测器应用于CT,通过X线管电压的瞬间切换可以产生101个单能级CT图像,其能谱技术在增强组织对比度、去金属伪影以及能量去骨和碘无机物等临床应用上有一定的临床价值。如今,CT灌注成像技术的应用使CT技术由单一形态学诊断技术向功能性影像学诊断技术不断发展。

4. MRI检查技术 核磁共振成像,现在称为磁共振成像(magnetic resonance imaging, MRI)。1946年美国斯坦福大学的布洛赫(Felix Bloch)和哈佛大学珀塞尔(Edward Purcell)分别独立发现了磁共振现象,并将该原理应用于生物实验,在物理学、化学方面做出了巨大贡献,1952年荣获诺贝尔物理学奖。20世纪70年代美国纽约州大学的达马迪安(Raymond Damadian)和劳特伯(Pual lauterbur)将其用于医学成像,20世纪80年代快速发展并应用于临床。1977年世界上第一台MRI装置诞生,获得了第一幅MRI图像。MRI检查技术以磁源性技术替代了X线技术成像,是另一类与X线影像具有不同特征的医学影像成像技术。它无放射线损害,无骨性伪影,能多方向、多参数成像;具有高度的软组织分辨力,不需使用对比剂即可显示血管结构等独特优点。它经历了从理论到实践、从形态到功能、从宏观到微观的发展历程。其在中枢神经方面的临床应用已成为疾病诊断的金标准,在骨关节、软组织等疾病的诊断中也有其独到之处。近年来超高场磁共振设备的出现使磁共振脑功能成像、频谱成像、白质纤维束成像、心血管检查、腹部、盆腔检查等都得到了突飞猛进的发展。

5. 介入放射检查技术 介入放射学是20世纪70年代后期迅速发展起来的一门边缘学科。20世纪80年代初传入我国。它是在医学影像设备(X线、B超、CT、MRI等)的精确监视下,通过经皮穿刺途径或通过人体原有通道,将特制的导管或器械插至病变部位进行诊断性造影和治疗或采集组织进行细胞学检查。它是借助于影像技术而进行临床诊断与治疗的边缘学科,目前发展迅速。属于微创检查技术,具有重复性强、定位准确、疗效高、见效快、并发症发生率低等优势,目前已经涉及人体消化、呼吸、骨骼、泌尿、心血管等多个系统疾病的诊断和治疗,在现代医疗诊治领域已迅速确立其重要地位。介入放射学的发展与普及,使患者有了更多的康复机会,日益成为人们选择性治疗的首选方法,备受患者接受和欢迎。

当然,除此之外,超声检查技术、核医学检查技术(又称放射性核素显像)都是重要的医学影像检查技术,由于有专门相关教材,本课程不再具体讲解。

(三)医学影像技术现状

当今的医学影像科已经不是当年仅靠透视和摄片进行诊断的放射科,而是拥有CR、DR、CT、MRI、DSA等一系列大型医学影像设备进行诊疗的现代临床医学影像学科。其含义和内容已经扩展为影像技术、影像诊断、介入治疗和工程信息技术应用。

十五年前我国的X线摄影还普遍处于非自动控制摄影技术上,X线摄影离不开暗室技术,T 颗粒技术等,多幅相机以及自动洗片机等在当时广泛应用。如今,随着计算机技术的不断开发与更新,以及探测器的不断更新换代,使旋转 DSA、平板 DSA、CR、DR、数字激光打印机和干式激光打印机等都相继得到广泛的应用与研究,数字成像技术正越来越广泛地代替传统的屏 - 片摄影。

我国自 20 世纪 70 年代末引进 CT 技术。目前已经普及到乡镇级医院。CT 从最初的单层扫描,到如今的多层容积扫描,强大的图像后处理功能,越来越成为临床检查技术的主力军。电子束 CT、双源 CT、320 层螺旋 CT 已投入临床使用,能谱 - 能量 CT 亦投入临床使用。

我国自 1985 年南方医院引进第一台常导型 MRI 设备,目前已经普及到较为发达地区的县、市级医院。近 30 年以来,随着超导技术、低温技术、磁体技术、电子技术及计算机技术的不断进步,MRI 技术得到了飞速发展。MRI 快速扫描技术和不同类型的序列脉冲设计,极大地扩展了 MRI 的使用领域。现在的 MRI 导航技术、MR 波普成像、脑功能成像使得影像学检查已经达到了分子影像学水平。

二、医学影像技术常用方法及选择

现代医学影像技术包括普通放射检查技术(X 线)、CR/DR、CT、发射型计算机断层扫描(ECT) / 正电子发射断层扫描(PET)、MRI、超声检查(US)以及数字减影血管造影(DSA)等。不同影像检查设备,成像原理不同,影像学的表现也不同,各自成像技术的诊断价值和范围也各不相同。但对人体内部的结构和器官的成像基本一致,用不同的检查方法,显示其结构器官的影像形态和(或)功能情况。不同的影像学检查方法,各有利弊。面对如此多的检查方法,我们如何进行选择呢?

(一)医学影像技术常用方法

1. X 线检查　包括普通 X 线检查和造影检查。普通 X 线检查包括透视和摄影,透视是 X 线检查中最基本、最简单和使用最广泛的 X 线检查方法之一。透视操作方便、费用低,检查时可随意转动体位,能够动态观察患者脏器功能情况,但是由于透视检查所用时间较长,患者接受 X 线的辐射量较多,所以一般透视检查已经被 X 线摄片检查所取代;X 线摄影由于具有检查时间短暂,患者接受 X 线辐射量明显减少,图像清晰度及对比度明显增高等特点,应用更加广泛;对于缺乏自然对比的结构或器官,通过人为引入对比剂,而形成人工对比,称之为 X 线造影检查。X 线造影检查广泛应用于胃肠道、心血管等中空脏器及窦道病变的检查中。随着计算机技术的不断更新,目前 CR 及 DR 在临床上广泛应用,操作更加便捷,由于其影像是数字影像,所以在图像后处理方面具有明显的优势,图像存储及传输更加方便、快捷,图像的清晰度及对比度明显提高。

2. CT 检查　CT 图像是显示人体器官组织的某一层面的横断面或冠状面图像,具有较高的密度分辨力,能够清晰显示器官组织及病变的解剖形态。患者只需躺在检查床上即可完成全身各部位的检查。通过增强检查,还能进一步了解病变血供情况,对病变的定性起到决定性作用。随着计算机技术的不断更新,现在的 CT 具有强大的图像后处理功能,检查时间明显缩短,CT 图像清晰度、对比度更高,所以 CT 检查广泛应用于临床,特别是颅脑、神经、胸部、腹部、四肢关节、心脏及大血管等各个部位、器官都可进行 CT 检查。

3. MRI 检查　MRI 是利用原子核在磁场内发生共振所产生的信号经计算机重建而成像的一种成像技术。MRI 图像对软组织的分辨力比 X 线及 CT 图像明显增高,它能获得横断面、矢状面及冠状面的三维图像,所显示的解剖结构逼真,并且利用其流动效应,在不用对比剂的情况下,可显示血管、胆管、尿路、耳蜗等结构,MRI 检查越来越受到临床的青睐。在完成 MR 成像的磁场范围内,对人体健康不至于造成危害,属于无创检查。因此 MRI 广泛应用于神经系统、软组织、腹部及盆腔脏器的检查。当然因其具有检查费用较昂贵,扫描时间较 X 线及 CT 长,噪声稍高、空间分辨率低于 X 线及 CT 等缺点,所用 MRI 应用受到一定的限制。另外一些手术后病人如置入心脏起搏器的患者,禁用 MRI 检查。

4. DSA 检查　DSA 是行血管造影时,利用计算机处理数字化的信息,以消除骨骼及软组织影像的检查技术。已取代了一般的血管造影检查技术,是一种微创性的检查方法,广泛应用于心脏、大血管疾病的检查中。DSA 设备及技术已经相当成熟,通过三维立体实时成像,再加上任意旋转,可动态地从不同方位对血管及其病变进行观察,并能观察血液流动情况。对介入技术,特别是血管内介入技术的开展,DSA 更是不可缺少的。

5. 其他检查　超声检查及核医学检查技术分别在相应教材内讲授,本书不再讲述。

(二) 医学影像检查方法的选择

随着现代影像学设备的不断更新,影像技术得到不断地完善,医学影像医生也要不断提高自己,加强学习,熟练掌握并应用现代化影像设备。不同的影像学检查手段,其成像原理不同,影像学表现各异。每种成像技术的诊断价值各不相同。面对如此多的影像学检查方法,我们应该如何做出正确选择呢?

1. 选择原则　首先,必须了解每种影像学检查手段的特点,明确不同器官、组织最适合应用哪种检查方法;其次,需要了解各种检查手段之间的关系,能够相互取长补短,使检查方法达到最佳组合,从而减少不必要的检查或重复检查;最后,具有相同临床诊断价值时,应选用简单方便并对患者无痛、无损伤、费用低的影像学检查方法。

2. 影像学检查方法选择

(1) 普通 X 线透视检查:主要应用于骨骼系统、胸部、腹部急腹症的检查及造影检查。X 线摄影检查广泛应用于人体各部位,包括头颅、胸部、腹部、四肢、骨关节及脊柱等。

(2) X 线造影检查:广泛应用于消化道、心血管系统、泌尿系统、生殖系统、窦道及瘘管等。

(3) CT 检查:应用非常广泛,颅脑、头颈部、胸部、腹部脏器、脊柱、心脏大血管、四肢关节及软组织等均可进行 CT 检查。随着计算机技术的不断更新,CT 在三维重建、大血管 CTA 及脑灌注等功能检查方面,越来越发挥出其无可替代的优势,为临床诊断及治疗提供便捷而又准确的诊断信息。

(4) MRI 检查:广泛应用于神经系统、软组织、腹部、盆腔脏器、四肢、关节及心脏大血管等的检查中。中枢神经系统和纵隔病变显示最佳,颅底部及头颈交界处病变有较好的显示,对心脏大血管病变、腹部、四肢、关节病变都有很大的诊断价值,但对肺部病变及钙化显示较差。

(5) DSA 检查:有助于心、脑大血管及冠状动脉的检查,对主动脉及其分支、四体大血管的检查也很有帮助。DSA 发展很快,现已达到三维立体实时成像,更有利于病变的显示。

三、课程总目标及学习方法

(一) 课程总目标

医学影像技术课程是医学影像技术专业的专业核心课程之一。学习这门课程有助于学生理解医学影像技术基本原理,掌握基本操作方法,熟练操作医学影像设备,为临床提供优质影像诊断和治疗资料,帮助临床医生对患者做出正确的诊断和积极有效的治疗,为病人减轻痛苦,在平凡的岗位上做出应有的贡献。

通过本课程的学习,能够对不同部位及疾病所用何种检查技术熟练进行选择。要求掌握各部位的 X 线检查技术,特别是能够熟练掌握 CR 和 DR 操作技术及 CT 检查技术、熟悉 MRI 检查步骤及体位、熟悉常见部位的检查技术;了解 DSA 检查的步骤,能够配合临床医生完成 DSA 检查,能够积极了解本学科的最新发展,为以后继续教育打下良好基础。

(二)学习方法

医学影像技术是一门专业技能课程,有很强的应用性和实践性。如何才能学好这门课程呢? 建议如下:

1. 明确学习医学影像技术的学习目的,端正学习态度。我们学习这门课程的目的是学以致用,能够知道医学影像技术基本原理、基本知识,熟练掌握基本医学影像技术设备的应用方法,获得符合诊断标准的图像资料。

2. 热爱医学影像技术职业,具有高尚的道德情操和职业素养。能处处为病人着想,时刻注意病人及自己的 X 线防护,操作过程中能够和病人进行良好的沟通。

3. 树立应用基本理论知识提高动手能力的理念。注意勤于动脑、动手能力的培养。由于医学影像技术是一门专业技能课程,那么我们要发扬卖油翁精神,熟能生巧,同学要多实训、多观察,注意总结经验、教训。在做中学、学中做,熟练进行相应设备的操作,为顶岗实习打好基础。

4. 注意相应课程的相互联系。既要加强影像设备操作技术的运用,又要加强人体解剖及断层解剖影像的学习,学会分析医学影像图像质量,能够熟练进行影像资料后处理,制作出符合诊断要求的影像资料,熟练处理和存储影像资料,以便更好地服务于临床。

(黄 霞)

 本章小结

医学影像技术是医学影像技术专业的专业核心课程之一,作为医学影像技术人员,应当了解本学科的发展历程及现状,熟悉医学影像常用检查技术并能熟练进行选择,明确学习本课程的目的及方法,为后续的学习打下基础。

 目标测试

1. 下列检查技术原理中不是应用 X 线进行检查的是

    A. DR   B. DSA   C. CT

    D. MRI   E. CR

2. 患者,女,50 岁,突然晕倒后昏迷 30 分钟,紧急入院,首选影像学检查方法是

    A. 心脏彩超   B. 胸部 DR   C. 颅脑 CT

    D. 颅脑 MRI   E. 腹部 CT

第二章 普通 X 线检查技术

第一节 X 线检查基本知识

一、X 线检查成像原理

（一）X 线的产生

1895 年 11 月 8 日，德国物理学家威廉·康拉德·伦琴用一高真空玻璃管和一台能产生高压的小型机器做实验时，发现了 X 线。因为当时对这个射线的性质还不了解，因此称之为 X 射线。为了奖励

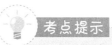

考点提示

X 射线的产生

伦琴在科学上的贡献，1901 年在诺贝尔逝世五年以后，伦琴因发现 X 线而获得了诺贝尔奖，伦琴是世界上第一个诺贝尔物理奖获得者。

X 线的产生是能量转换的结果：电能转换为阴极电子的动能；在阳极的阻止下，阴极电子的动能 99% 以上转换为热能，不到 1% 的动能转换为 X 线。

X 线产生必须具备的 3 个条件：

1. 电子源 通过 X 线管灯丝通电加热而获得在灯丝周围形成的空间电荷。
2. 电子高速运动 必须使电子高速运动具有动能。通过球管两端施以定向直流高压和维持 X 线管内高真空来满足。
3. 高速电子骤然减速 是阳极阻止的结果。阳极的作用：一是阻止高速电子产生 X 线，二是形成高压电路的回路。阳极上接受电子撞击的范围称为靶面；阳极靶一般用高原子序数、高熔点的钨制成。

（二）X 线的特性

X 线与可见光、红外线、紫外线、γ 射线完全相同，都是电磁波，只不过 X 线的频率很高，约在 $3 \times 10^{16} \sim 3 \times 10^{19}$ Hz 之间，波长很短，约在 0.0006~50nm 之间。它具有下列特性：

1. 穿透性 X 线具有一定的穿透能力。波长越短，穿透力越强。穿透力与被穿透物质的原子序数、密度和厚度呈反比关系。

2. 荧光效应 荧光物质,如磷、铂氰化钡、硫化锌镉等,在X线照射下被激发,释放出可见的荧光。

3. 感光效应 X线具有光化学作用,可使摄影胶片感光。

4. 生物效应 X线是电离辐射,它对生物细胞,特别是增殖性强的细胞有抑制、损伤、甚至使其坏死的作用,它是放射治疗的基础。

(三)X线成像的基本原理

X线成像是利用X线与物质作用产生衰减的特性,当相同强度入射的X线通过人体时,由于人体组织密度与厚度不同,X线衰减也不相同,因此,透过人体的X线强度不同,形成了X线强度的差异。X线成像的基本原理也可归纳如下:

1. X线具有一定的穿透力。

2. 人体组织存在密度及厚度差异。

3. 透过X线经过显像形成灰度影像。

二、X线检查参数

(一)X线管焦点

X线管焦点是X线的发生区域。焦点的大小、形状及线量是X线管焦点成像性能的主要参量之一,与成像系统的成像性能有密切关系。焦点的大小除与X线机本身的设计有关外,也与焦点的投影方位及使用的曝光条件等因素有关。

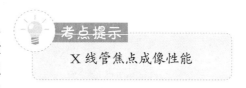

考点提示

X线管焦点成像性能

1. 实际焦点 实际焦点是指灯丝发射的电子经聚焦后在X线管阳极靶面上的撞击面积。实际焦点的大小取决于聚焦槽的形状、宽度以及灯丝在聚焦槽内的深度(图2-1-1)。

2. 有效焦点 X线管阳极靶面具有一定的倾斜角度即为阳极倾角,它是阳极靶面与X线管长轴的垂直面所构成的夹角,用 α 表示。一般阳极倾角为 $17°\sim20°$ 。由于靶面的倾斜,实际焦点的投影在不同方位上的大小是不一致的,这些在像面上不同方位上实际焦点的投影称为X线管

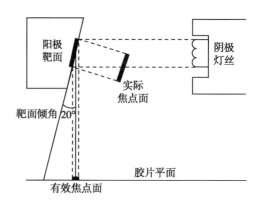

图 2-1-1 实际焦点与有效焦点示意图

有效焦点(图2-1-1)。有效焦点的大小,对X线成像质量影响很大。作为X线管焦点成像性能的参量之一,通常我们把实际焦点在X线管长轴垂直方向上的投影称为X线管标称的有效焦点。有效焦点约为一矩形,其大小可用 $a \times b \sin \alpha$ 来表示。其中: a 为焦点的宽、 b 为焦点的长、 α 为阳极倾角。

3. 有效焦点标称值 1982年国际电工委员会(IEC)336号出版物上阐述了用无量纲的数字(如1.0、0.3、0.1等)来表示有效焦点的大小,此数字称为有效焦点标称值,其值是指有效焦点或实际焦点宽度上的尺寸。另外,由于焦点面上的线量分布是不均匀的,故在描写焦点成像性能时又用"等效焦点"来描述。

(二)X线束

X线管阳极靶面上产生的X线,原本是按一定规律向各个方向发射,由于阳极结构的自

身吸收以及 X 线管套和窗口的限制,所以实际上 X 线管发出的 X 线是以阳极靶面的实际焦点为锥尖的锥形射线束(图 2-1-2)。

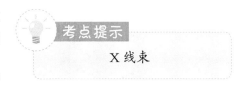

1. 照射野 通过 X 线管窗口的 X 线束入射于被照体的曝光面大小。

2. 中心线、斜射线 X 线束中心部分的射线称为中心线。中心线垂直于窗口平面,是摄影方向的代表。X 线束中除中心线外的射线称为斜射线,在某些特殊体位摄影时偶尔利用斜射线作为中心线摄影,以减少肢体影像的重叠。

3. 散射线的产生及消除

(1) 定义:散射线是 X 线管发射出的原发射线穿过人体及其他物体时,会产生康普顿散射,从而产生方向不定、能量较低的二次射线(图 2-1-3)。这些射线不能用于成像,只能使照片产生灰雾,照片对比度下降。同时对工作人员和患者都产生辐射。

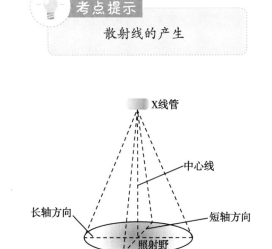

图 2-1-2 摄影用 X 线束示意图

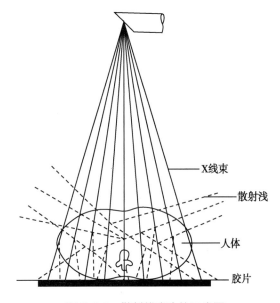

图 2-1-3 散射线产生的示意图

(2) 评价散射线的指标:散射线含有率:是作用于胶片上的散射线与全部射线的比率。散射线含有率与原发射线和受检体有关。

1) 管电压:散射线含有率随着管电压的升高而加大。当管电压超过 80~90kV,散射线含有率趋于平稳。

2) 受检体的厚度:当受检体的厚度在 15cm 以下,相同的管电压和照射野下,散射线含有率随着受检体的厚度增加而增加。当被检体厚度超过 15cm 时,因其上层组织中产生的散射线被下层组织所吸收不能达到胶片,因此,散射线含有率不再增加。

3) 照射野:照射野增大时,散射线含有率大幅上升。散射线含有率的增加在 30cm × 30cm 的照射野时达到了饱和(图 2-1-4),照射野小于 2cm × 2cm 时,散射线很少。

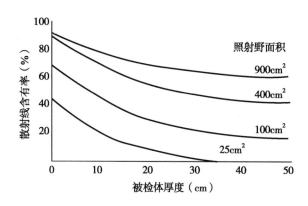

图 2-1-4　散射线含有率与照射野的关系示意图

（3）抑制和消除散射线的方法

1）抑制散射线的方法

① 遮线器：主要是通过控制照射野的大小减少散射线。遮线器分透视和摄影用两种。通常以铅板的机械装置组成，使相互垂直的两对铅板并拢或张开，以控制照射野大小。实际应用时，应尽量缩小照射野，一般与被检部位等大。

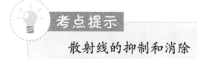

考点提示

散射线的抑制和消除

② 滤过板：通过使用适当厚度的金属薄板（如铝板、铜板等），置于 X 线管窗口处，吸收原发射线中波长较长的无用射线，减少软 X 线对患者的辐射，提高图像对比度。

2）消除散射线的方法

① 空气间隙法：又称为空气间隙效应，或 Groedel 效应。是利用空气可吸收能量较低的 X 线及 X 线衰减与距离的平方成反比的规律，在增加了肢 - 片距后，一部分与原发射线成角较大的散射线可射出胶片以外（图 2-1-5）。

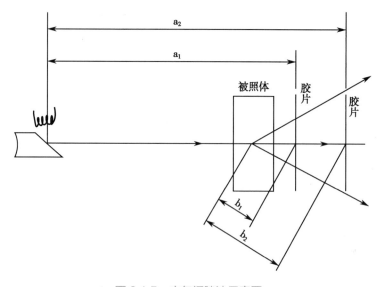

图 2-1-5　空气间隙法示意图

② 滤线栅:是直接消除散射线最有效的设备。

滤线栅的构造:是由许多薄的铅条(一般厚 0.05~0.1mm)和易透过 X 线的低密度物质(0.15~0.35mm 的铝或有机化合物等)作为填充物质,使铅条相互平行或形成一定斜率固定排列,两面再附加铝板或合成树脂板起支撑和保护作用,成为有一定厚度的能吸收散射线的铅条板(图 2-1-6),即滤线栅。

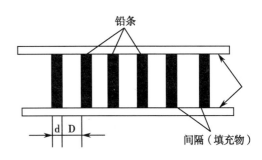

图 2-1-6 滤线栅的基本结构示意图

滤线栅根据构造特点分为平行式、聚焦式及交叉式等。聚焦式滤线栅(图 2-1-7)的铅条延长线聚焦于空中一条直线;平行式滤线栅的铅条互相平行排列;交叉式滤线栅中的铅条相互垂直或斜交叉组成,栅平面呈网格状。此外,滤线栅根据运动功能分为静止式(固定式)和活动式两种。静止式滤线栅在曝光过程中保持不动,会在照片上留下细小的铅条影;运动式滤线栅则滤线栅与机械振动结构连接在一起,曝光时铅条运动产生模糊,避免铅条影像对被照体影像的影响。

滤线栅的工作原理:在摄影时,将滤线栅置于肢体与胶片之间,焦点至滤线栅的距离应在滤线栅焦距允许的范围内,并使 X 线中心线对准滤线板中心。这样,从 X 线管发出的原发射线与滤线栅的铅条平行,大部分穿过铅条间隙到达胶片,小部分照射到铅条上被吸收。散射线因与铅条成角,大部分不能通过铅条间隙而被吸收,减少了胶片上接收的散射线量,有效地改善了照片对比度,提高了影像质量(图 2-1-8)。

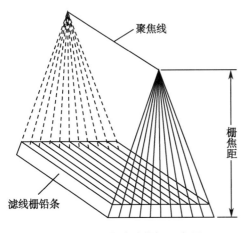

图 2-1-7 聚焦式滤线栅示意图

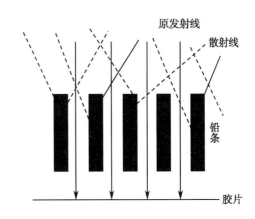

图 2-1-8 滤线栅应用原理示意图

滤线栅的特性:

a. 栅比(R):指铅条高度 h 与相邻两铅条间距 D 的比值,即:

$$R=\frac{h}{D}$$

11

R表示一个滤线栅清除散射线的能力,栅比值越高其消除散射线作用越好。R值有8︰1、12︰1、16︰1、34︰1等多种。

b. 栅密度(n):表示在滤线栅表面上单位距离(1cm)内,铅条与其间距形成的线对数,常用线/厘米表示。

$$n=\frac{1}{d+D}$$

d为铅板的宽度,栅比值相同,n值大的滤线栅,吸收散射线能力强。

c. 滤线栅的焦距(f_0)和焦栅距离界限($f_1 \sim f_2$):f_0指聚焦滤线栅的倾斜铅条会聚于空中一直线到滤线栅板平面的垂直距离。$f_1 \sim f_2$是指X线摄影时,在聚焦滤线栅有效面积边缘处,原射线透射值在聚焦距离上的透射值的60%(满足临床需要的X线照片)时允许焦点距离聚焦入射面的最低f_1和最高f_2的范围。此范围随栅比的增加而缩小。

滤线栅的切割效应:即滤线栅铅条对X线原射线的吸收作用(图2-1-9)。有四种情况:①聚焦式滤线栅倒置:照片显示中部密度大,而两边密度小的不均匀现象。②侧向倾斜(或偏离)焦栅距:一种是摄影距离与焦栅距一致,但X线管焦点向一侧偏离了聚焦线;第二种是摄影距离与焦栅距一致,而栅平面不与X线束垂直,向一侧倾斜了一定角度。都会产生密度不均匀的影像。③偏离焦栅距:当X线管焦点对准栅中心,但焦栅距过大或过小,都会产生切割效应。④双重偏离:侧向偏离及上、下偏离焦栅距同时发生,双重偏离可造成胶片不均匀照射,照片影像密度一边高一边低。

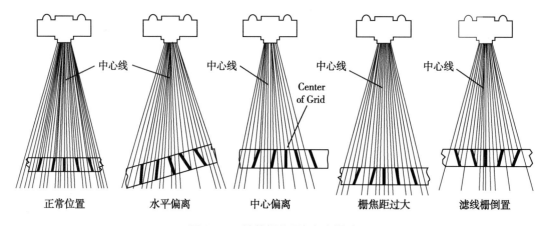

图2-1-9　滤线栅位置与切割效应

使用滤线栅的注意事项:①使用聚焦式滤线栅时,不能将滤线栅倒置。②X线中心线要对准滤线栅中线,左右偏差不超过3cm。③倾斜X线管时,倾斜方向只能与铅条排列方向平行。④使用聚焦式滤线栅时,焦点至滤线栅的距离要在允许的焦栅距离界限$f_1 \sim f_2$范围内。⑤使用调速运动滤线栅时,要调好与曝光时间相适应的运动速度,一般运动时间应长于曝光时间的1/5。

（三）X线摄影条件的制定与应用

优质X线照片影像的获得,与X线摄影条件(exposure factor)的大小密切相关。因而在制定合理的X线摄影条件时,既要考虑被检体的组织和病变的特点,还要选择恰当的X线质、X线量等参数,才能获得具有最大诊断信息量的X线照片影像。

1. 摄影用管电压　管电压是影响影像密度、对比度以及信息量的重要因素。在实际选择管电压时,必须考虑到管电压与X线照片影像形成的关系:①管电压表示X线的穿透力。②管电压控制照片影像对比度。③管电压升高,摄影条件的宽容度增大。④高千伏摄影,在有效地消除散射线的情况下,信息量和影像细节可见度增大。

2. 摄影用管电流与摄影时间　管电流与摄影时间的乘积为管电流量。在感光效应一定时,两者呈反比关系。由于X线管容量的限制,管电流的选择不能是任意的,必须从X线管规格表中找出对应于管电压和摄影时间的最大管电流。具体选择应在容许的最大管电流以下,根据摄影部位的需要选择适当的摄影时间,再确定出对应于所需管电压下的容许管电流。

3. 照射野的选择　X线摄影时,有效地缩小照射野,不仅减少了X线照射量,而且也提高了影像质量,但附加的散射线减少了,影像上的密度也相应地降低了。

4. 摄影距离的选择　为了减小影像失真及模糊度,在X线摄影时,摄影距离必须确定在模糊值小于0.2mm的范围内。

5. 滤线栅的选择　被检肢体厚度超过15cm或应用60kV以上管电压进行摄影时,应使用滤线栅。使用滤线栅摄影时,必须熟悉所用滤线栅的特性及使用注意事项。

6. 自动曝光　用探测器实测透过被检体后的X线量,当数值达到一定的量后,切断照射的X线,称作程序表制定方式,也有称作自动切断方式或反馈方式的。现在所用探测器有两种,即电离槽式和光电计式。

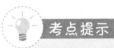

考点提示

自动曝光控制

(1) 电离槽式:用X线照射离子槽,使其积蓄电离离子并产生电流,然后将电流输入控制系统。电离槽多是平行板型,置于被检肢体与片盒之间。

(2) 光电计式:用荧光物质将X线转变为可见光,再用光电管等光电转换元件使之形成电流并输入控制系统。光电转换元件装入一探头内,置于肢体和片盒间,但需固定在对应于肢体某一定点的片盒槽前(安装调整时选定)。当到达胶片的X线量至预先选定值时,即立刻切断X线照射。

三、X线影像

(一) X线影像的形成与传递

1. X线影像的形成　X线通过肢体被检部位时,一部分射线被吸收和散射,另一部分则通过肢体成为具有诊断信息的X线。在这一过程中,由于肢体被检部位的结构和成分不同,而形成了X线的强度差异。通过各种传递系统及变换系统,将人眼观察不到的X线信息记录在胶片上,通过转换成为人眼可见的光学密度影像。因此,X线影像的形成是一种影像信息传递与转换的过程。

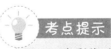

考点提示

X线影像的形成与传递

2. X线影像信息的传递　如果把被检体作为信息源,X线作为信息载体,那么X线影像形成的过程就是一个信息传递与转换的过程。

(1) X线对三维空间的被检体进行照射,获得载有被检体信息成分的强度不均匀的X

线。这种信息形成的质与量,取决于被检体因素(原子序数、密度、厚度)和射线因素(线质、线量、散射线)等。

(2) 将不均匀的X线强度分布,通过接受介质(增感屏-胶片系统、荧光屏、影像增强系统、成像板、平板探测器等)直接或间接的转换为二维的光强度分布。

(二)X线影像的观察方法

1. 透视 X线透视是利用X线的穿透性和荧光效应,在荧光屏上形成人体组织结构影像的检查方法。是一种经济、简便的检查方法。透视的优点在于可多角度、实时动态观察组织器官的形态和功能。但动态的影像不能永久保留,影像的细节显示不及摄影,且患者接受的辐射剂量较大。

(1) 荧光屏透视 荧光屏透视的接收器是荧光屏。荧光屏由荧光纸、铅玻璃和背板组成。穿过被照体的透射线不同,人体中X线吸收系数小的组织或厚度薄的组织透过的X线量大,激发荧光屏发出的荧光亮度强,反之,发出的荧光亮度弱,由此在荧光屏上产生亮暗不同的荧光影像(图2-1-10)。

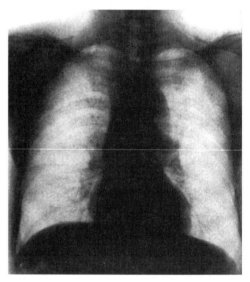

图2-1-10 荧光图像

荧光屏透视由于荧光亮度太弱,必须在暗室进行,操作不便而且影像效果不佳,目前临床上已经淘汰。

(2) 影像增强透视:影像增强透视接收器是X线电视系统。X线电视系统是由影像增强器、光分配器和闭路电视组成。影像增强器包括增强管、管套和电源三部分,其中,增强管(图2-1-11)是影像增强器的核心,它可把接受的X线影像转换成可见光影像,并由输入屏的光电阴极转换为电子影像;在阳极电位和聚焦电极电位共同形成的电子透镜作用下加速聚焦,冲击在输出屏上形成缩小并增强了的电子影像;

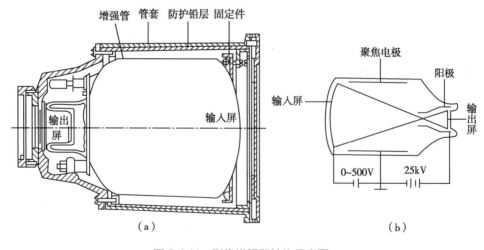

（a）

（b）

图2-1-11 影像增强器结构示意图

电子影像再由输出屏转换成可见光影像。可见光影像与电视摄像机、监视器配接,显示透视影像。阳极电位越高,光电子运动速度越快,撞击到输出屏时动能越大,输出屏亮度越高。

影像增强透视使影像亮度明显提高,透视由暗室转为明室,方便操作,完全可取代荧光屏透视。

2. X 线摄影 X 线摄影(图 2-1-12)是应用光或其他能量来表现被照体信息状态,并以可见光学影像加以记录的一种技术。以其简单、经济、常用的特点在临床上广泛应用。其优点在于影像的空间分辨力高、患者受照剂量小及影像便于长期保存记录等。不足在于照片影像是瞬间固定的,难于了解脏器的动态变化。

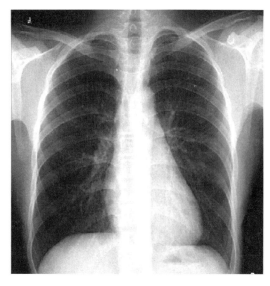

图 2-1-12 X 线影像

按照 X 线能量的不同,可分为普通 X 线摄影、软 X 线摄影和高千伏摄影。

(1) 普通 X 线摄影:是指使用管电压在 40~100kV 产生的 X 线进行的摄影技术。是临床上主要应用的摄影方法。

(2) 软 X 线摄影:是指使用管电压在 25~40kV 产生的软 X 线进行的摄影技术,也称软组织摄影。用于乳腺摄影、喉部软组织摄影、鼻咽部软组织摄影、四肢部软组织摄影等,目前临床上多用于乳腺摄影。

软 X 线摄影的基本原理是利用钼靶 X 线机产生的单色性强、波长恒定、强度较大的 X 线,增加光电效应,扩大软组织的 X 线吸收差异,以此获取具有一定对比的软组织影像。

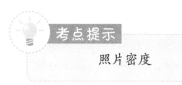
考点提示

软 X 线摄影的概念

(3) 高千伏摄影:是指 120~150kV 的高电压产生 X 线进行的摄影技术,又称概观摄影。临床上主要用于胸部摄影。

胸部使用高千伏摄影,虽然照片上肺组织与肋骨都呈现的低对比,但影像的层次丰富,肺野也可清晰可见,这样照片呈现肺纹理连续追踪的效果,增加了病灶的可见度。

(三) X 线照片的密度及对比度

1. X 线照片影像密度及影响因素

(1) 照片密度:又称光学密度或黑化度,是指 X 线胶片经过感光后,通过显影等处理在照片上形成的黑化程度。用 D(density)表示。照片密度是观察 X 线照片影像的先决条件,构成照片影像的密度必须适当,才能符合影像诊断的要求。

考点提示

照片密度

(2) 光学密度的求值:光学密度值是一个对数值,无量纲。其大小决定于入射光线强度(I_0)与透过光线强度(I)的比值。

1) 透光率:指照片上某处的透光程度。在数值上等于透过光线强度与入射光线强度之比,用 T 表示:

$$T=\frac{I}{I_0}$$

T 值越大,表明照片密度越低,在照片上吸收光能的黑色银粒子越少;T 值越小,表明照片密度高,照片吸收光的黑色银粒子越多;当 T 值为 1 时,表明在照片上无吸收光能的黑色银原子,入射光全部通过照片;当 T 值为零时,表示照片黑色银粒子将入射光线全部吸收,无透过光线。

2) 阻光率:指照片上阻挡光线能力的大小。在数值上等于透光率的倒数,

用 O 表示:

$$O=\frac{1}{T}=\frac{I_0}{I}$$

O 值越大,表示照片密度越高,在照片上吸收光能的黑色银粒子越多;O 值越小,表示照片密度越低,在照片上吸收光能的黑色银粒子越少,照片透过的光线越多;当 O 值为 1 时,表示入射到照片上的光线全部通过,即表示照片无吸收光线的黑色银粒子。

3) 光学密度值:照片阻光率的对数值。表示为:

$$D=\lg O=\lg\frac{I_0}{I}$$

如 $I_0=1000\text{lx}$,$I=100\text{lx}$,则 $D=1.0$。光学密度仪即根据此原理制作,借助光学密度仪可以直接读出照片影像的光学密度值。

在阅读照片时,D 值大小由照片吸收光能的黑色银粒子多少决定,与观片灯的强弱无关;但人眼对密度值大小感觉,却随观片灯光线的强弱而有差异。根据有关的实验资料表明,人眼在正常的观片灯下能分辨的光学密度值的范围在 0.25~2.0 之间,对于低于 0.25 的光学密度值或高于 2.0 的光学密度值的 X 线照片影像,人眼则难以辨认,需要通过调节入射光线强度,将其 X 线照片置于弱光源或强光源下,才能使人眼增加分辨能力。良好的 X 线诊断照片的密度范围在 0.7~1.5 之间,在这一范围内对于人眼有最佳反差的感觉。

(3) 影响照片密度的因素

1) 照射量(mAs):当管电压一定时,决定 X 线照片影像密度的因素是照射量,即管电流和曝光时间的乘积。不同的照射量,在照片上得到不同的照片密度。两者的关系符合胶片特性曲线(又称 H-D 曲线)关系。曝光量正确时,照射量与照片密度成正比。但在曝光不足或过度时,照片密度的变化小于照射量的变化。

2) 管电压(kV):管电压决定 X 线的硬度,管电压增加,使 X 线穿透物体到达胶片的量增多,即照片密度增加。由于作用于 X 线胶片的感光效应与管电压的 n 次方成正比,所以当胶片对其响应处于线性关系时,照片密度的变化则与管电压的 n 次方成正比例。管电压的 n 值可因管电压数值、被照体厚度及增感屏与胶片组合等因素发生改变。

管电压的变化为 40~150kV 时,n 值的变化从 4 降到 2。所以使用低电压摄影技术时,管电压对照片密度的影响要大于高电压摄影技术。高电压摄影时,摄影条件选择的通融性要大;低电压摄影时,管电压选择要严格。

由于照片密度与管电压的 n 次方成正比,所以管电压数值变化比照射量(mAs)变化对照片密度的影响要大。但是,由于管电压的升高可增加散射线,降低照片对比度。因此,在摄影中,应当利用照射量调节照片密度,利用管电压控制照片对比度。

3) 摄影距离(FFD):X线强度在空间中的衰减遵循平方反比定律,即:X线强度的衰减与摄影距离的平方成反比。在摄影中,摄影距离越短,X线强度越大,照片密度越高,若为了获得一定照片密度可以减少曝光条件,但由于缩短摄影距离,将增加影像的模糊及放大变形,所以确定摄影距离的原则:一要考虑X线机容量允许的条件下,尽量增大摄影距离,确保影像的清晰;二要根据诊断的要求,选择合适的摄影距离。

4) 增感屏:增感屏在X线作用下,可转换成低能量可见光,使胶片感光,从而提高照片密度。增感屏对照片密度的提高能力,取决于增感屏的增感率。增感率越高,所获得的照片密度越大。

5) 胶片的感光度:在曝光量一定时,胶片的感光度越大,形成的照片密度越大。在胶片与增感屏组合应用时,可以提高相对感度,降低照射量,有利于减少病人的辐射量。

6) 被照体厚度及密度:照片密度随着被照体的厚度和密度的增加而降低。人体除肺之外,各组织的密度大体接近于1。肺,不能单以厚度决定对X线的吸收程度。肺对X线的吸收,在吸气位与呼气位时不同,要获得相同照片密度,照射量相差30%左右。

7) 照片冲洗因素:照片冲洗加工不是导致胶片产生照片密度的决定因素,但胶片感光后只有通过冲洗加工才能显示出照片密度来。因此,冲洗环境的安全性、显影液特性、显影温度及时间等因素,对照片密度的大小有较大的影响。

2. X线照片影像对比度及影响因素

(1) 照片对比度是形成X线照片影像的基础因素之一。其中,涉及四个基本概念,即肢体对比度、射线对比度、胶片对比度和X线照片对比度。

1) 肢体对比度:肢体对比度($\Delta\mu$)又称对比度指数,是肢体对X线吸收系数的差($\mu_2-\mu_1$)。是受检体所固有的,是形成射线对比度的基础。

2) X线对比度:X线对比度(K_x)又称射线对比度,X线到达被照体之前是强度分布均匀的一束射线。当X线透过被照体时,由于被照体对X线的吸收、散射而减弱,透过被照体的透射线形成了强度分布不均,这种X线强度的差异称为射线对比度。此时即形成了X线信息影像。射线对比度记作

$$K_x = \frac{I_2}{I_1}$$

式中,I_1、I_2代表透过线强度。

对于不同部位的透射线。其强度为:

$$I_1 = I_0 e^{-\mu_1 d_1}$$

$$I_2 = I_0 e^{-\mu_2 d_2}$$

$$K_x = \frac{I_2}{I_1} = \frac{I_0 e^{-\mu_2 d_2}}{I_0 e^{-\mu_1 d_1}} = e^{\mu_1 d_1 - \mu_2 d_2}$$

式中,μ_1、μ_2、d_1、d_2分别表示被照体上两部分的X线吸收系数和厚度。

3) 胶片对比度:又称胶片对比度系数,是X线胶片对射线对比度的放大能力。通常采用胶片的最大斜率(γ值)或平均斜率($\overline{G}$)来表示。

4) X线照片对比度:又称为光学对比度(K),是X线照片上相邻组织影像的密度差。照片对比度依存于被照体不同组织对X线衰减所产生的射线对比度,以及胶片对射线对比度的放大结果。照片的光学对比度(K):

$$K=D_2-D_1$$

由图 2-1-14 可知,照片对比度(K)为

$$K'=\gamma(D_2-D_1)=\gamma\lg\frac{I_2}{I_1}=\gamma\lg K_X=\gamma(\mu_2d_2-\mu_1d_1)\lg e$$

在 X 线对比度一定时,照片对比度的大小决定于胶片的 γ 值大小,γ 值越大获得的照片对比度越大,反之越小。

X 线照片对比度可用相加的方法计算(图 2-1-13)

$$\sum K_1+K_2+K_3+\cdots+K_n$$

因此,在两面药膜的医用 X 线胶片,其照片上的对比度,分别是两个药膜各自产生的照片对比度之和。

(2)影响照片对比度的因素:影响照片对比度的因素有许多,主要有以下几个方面:

1)被照体因素

① 照片对比度是 X 线对比度被胶片对比度放

光学对比度定义

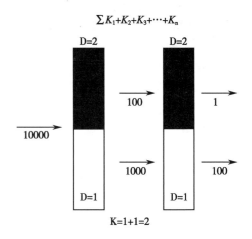

图 2-1-13　照片对比度合成示意图

大的结果,X 线对比度是被照体组织结构对 X 线不同吸收的结果。在强度相同的 X 线照射下,X 线对比度主要取决于被照物体本身的因素,如组织的原子序数、组织的密度及厚度等。人体除骨骼及气体外,大部分是由水、蛋白质、脂肪及碳水化合物组成的软组织,这些化合物的有效原子序数相差较少,对 X 线的吸收率较接近。因此,临床上通过借助高原子序数的对比剂,如碘、硫酸钡等;低密度的介质,如气体等,增加组织间对比,提高照片对比度。②组织的密度与厚度:被照体组织的密度与 X 线的吸收成正比。组织的密度愈大,X 线吸收愈多。当被照体的密度、原子序数相同时,照片对比度则受被照体的厚度影响,肢体厚度大时,吸收 X 线多,照片密度越小。如果在软组织中出现空腔,因为空气对 X 线几乎没有吸收,相当于减小厚度。

2)射线的因素:有 X 线的质、X 线量和散射线。

X 线的质:通常 X 线质是由射线的波长决定的。而波长受管电压的影响,管电压越高,X 线波长越短,X 线的穿透能力越强,被检组织对 X 线的衰减越少,反之越大。因此,不同的管电压摄影,所获得的照片对比度也不同,使用高电压摄影,射线对比度减小,照片对比度也减小;反之增大。

图 2-1-14 说明,对于肌肉组织的 X 线吸收曲线,用高千伏或低千伏摄影基本相同。而骨组织和脂肪组织,在不同千伏时则出现差异。高千伏摄影时,X 线吸收系数彼此相互接近,说明骨、肌肉、脂肪组织对 X 线量的吸收差异不大,所获得的照片对比度低(黑色柱体间的对比);而在低千伏摄影时,骨、肌肉、脂肪等组织的 X 线吸收系数差异大,故获得的 X 线照片对比度高(白色柱体间的对比)。

因此,使用高电压摄影,照片对比度减小,获得的层次丰富。因而,病灶与正常组织清晰可见,甚至在胸部可呈现出肺纹理连续追踪的效果。

从理论上讲,在高千伏摄影时用 γ 值大的胶片所获得的照片对比度与低千伏摄影用 γ

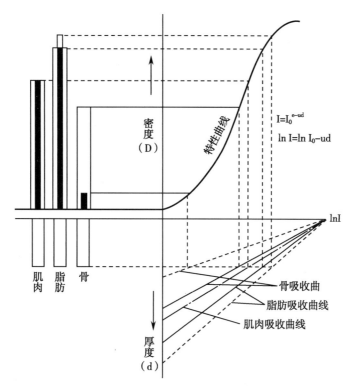

图 2-1-14 X 线质对照片对比度的影响

值小的胶片所获得的照片对比度可以相等。但实际上,前者显示出的组织密度一般在胶片特性曲线的直线部分,而后者易在胶片特性曲线的趾部或肩部显示,因而获得优质的照片是较困难的。

　　X 线吸收差与被检组织的性质、原子序数、厚度、密度及管电压的不同而发生改变,特别是原子序数不同的物质,如对比剂、钙化灶等,在照片上有明显的对比。而乳腺、腹腔内的组织器官等,因吸收差小,照片对比度较小。为获得良好对比度的照片,尽量将组织吸收差显示在胶片特性曲线的直线部。为此,可通过改变 X 线的质,压缩吸收差,将被检组织的影像显示在胶片特性曲线的直线部,不需要的其他组织显示在直线部分之外。

　　X 线量:一般情况下,X 线量对照片对比度无直接的影响。但是,随着增加 X 线量可增加照片密度,从而使照片低密度区的影像对比度明显好转。

　　以四肢为例(图 2-1-15),当摄影时曝光量为 E 时,骨骼由于组织密度高,对 X 线吸收大而形成的照片密度落在胶片特性曲线的足部,肌肉、脂肪组织由于组织密度小而落在胶片特性曲线

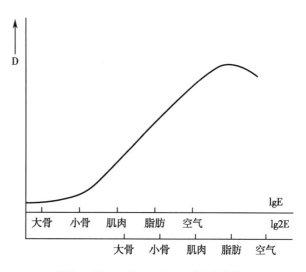

图 2-1-15 X 线量对照片对比度的影响

19

的直线部,因而可形成良好的对比度,X线影像清晰,而骨骼的影像由于在足部缺乏对比,无法观察。若把曝光量增加到 2 倍 E 时,其他条件不变,则由于曝光量的增加使各种组织均向特性曲线横坐标的右侧移动,致使原落在足部骨骼通过增加曝光量落在了直线部,加大了对比度;而肌肉、脂肪组织则由直线部移到肩部,对比度减小甚至消失。因此,在使用 X 线量调节影像时,应注意 X 线量不可过分增加。

在影像密度过高时,可适当减少 X 线量增加对比度。但不改变 X 线的质,而仅加减 X 线量的摄影方法,在使用高千伏摄影后,已不常用。

散射线:散射线是 X 线管发射出的原发射线穿过人体及其他物体时,会产生光电效应和康普顿散射,而产生方向不定、能量较低的二次射线。这些射线不能用于成像,只能使照片发生灰雾,照片对比度下降,同时对工作人员和患者都产生辐射。

(四) X 线照片的模糊及影响因素

1. X 线照片的模糊

(1) 锐利度(S):是指在照片上所形成的影像边缘的清楚程度叫锐利度。若以 X 线照片影像的相邻两点的照片密度差 D_1-D_2 为照片对比度(K),从 D_1 到 D_2 移行距离为 H,则锐利度为:

$$S=\frac{D_2-D_1}{H}=\frac{K}{H}$$

(2) 模糊度(H):其是锐利度的反义词,在 X 线照片上组织器官、解剖结构、病灶等影像的轮廓边缘不锐利,均称为"模糊"。它表示从一个组织的影像密度,过渡到相邻的另一组织影像密度的幅度,此移行幅度大小,称为模糊度。当移行幅度超过 0.2mm 时,人眼即可识别出影像的模糊。图 2-1-16 中 H 值越大,表示两密度移行幅度越大,其边缘越模糊。

2. X 线照片影像模糊的影响因素 X 线照片影像的模糊是由多种原因引起的综合效果,其中对影像质量影响较大的是焦点的几何学模糊、运动性模糊和屏 - 片系统产生的模糊。针对这些原因,进行全面正确的分析,采取有效措施降低、限制影像模糊,才能提高照片影像的质量。

(1) 几何学模糊

定义:根据几何光学的原理可知,一个理想的点光源发出的光束呈放射状,在肢 - 片距不等于零时,对物体的几何投影只有放大变化而不产生模糊。然而,X 线管焦点不是理想的点光源,是一个具有一定面积的发光源。因此,在 X 线摄影成像时,由于几何学原因而形成半影(H),即几何学模糊(图 2-1-17)。分析影响半影大小的因素,有利于减少照片影像模糊。

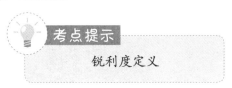

考点提示

锐利度定义

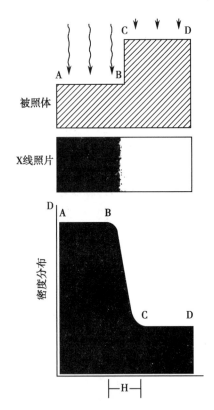

图 2-1-16 X 线影像模糊示意图

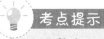

考点提示

影响 X 线照片影像模糊的因素

半影的大小可按下式计算:

$$H = F \cdot \frac{b}{a}$$

式中 F 代表焦点的尺寸;b 代表肢 - 片距;a 代表焦 - 肢距。

影响半影大小的因素:有焦点的大小、肢 - 片距、焦 - 肢距。

焦点的大小:焦点越大,几何模糊度即半影越明显。在 X 线管负荷允许的情况下,为促使影像清晰,应尽量采用小焦点摄影。焦点的大小,在一定程度上主要受管电流的影响。

放大率:在 X 线摄影中,X 线束是以焦点作为顶点的圆锥形放射线束,将被照体 G 置于焦点与胶片之间时,因为几何投影关系,一般被照体离开焦点一定的距离 a(焦 - 肢距),胶片离开肢体一定距离 b(肢 - 片距),所以肢体在 X 线胶片上的影像 S 比肢体 G 大,将 S 与 G 之比称为影像的放大率 M(图 2-1-18)。

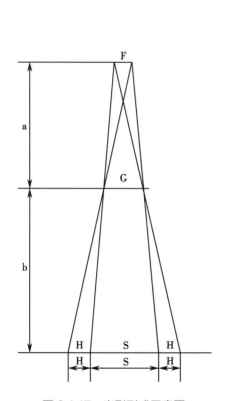

图 2-1-17 半影形成示意图

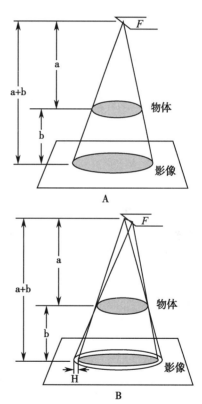

图 2-1-18 X 线影像的放大示意图

影像的放大率为

$$M = \frac{S}{G} = \frac{a+b}{a} = 1 + \frac{b}{a}$$

当 a 越小,b 越大时,影像的放大率越大,反之相反。

焦点的允许放大率:人眼的模糊阈值:国际放射学界公认,当半影模糊值 <0.2mm 时,人眼观察影像毫无模糊之感;当半影模糊值 >0.2mm 时,人眼观察影像开始有模糊之感。故 0.2mm 的半影模糊值就是人眼的模糊阈值。

焦点允许放大率:根据半影计算公式

$$H=F\cdot\frac{b}{a}=F\cdot\left(\frac{a+b}{a}-1\right)=F(M-1)$$

将模糊阈值 $H=0.2\text{mm}$ 代入上述公式,则

$$0.2=F(M-1)$$

$$M=1+\frac{0.2}{F}$$

式中 M 为焦点的允许放大率;0.2 为人眼的模糊阈值;F 为焦点的尺寸。如果已知焦点(F)的尺寸,即可求出该焦点所允许的最大放大率(M)。

(2)运动性模糊

1)定义:X 线摄影过程中,X 线管、被照体及胶片三者均应保持静止或相对静止,即三者之间的相互几何投影关系保持不变。如果其中一个因素在 X 线摄影过程中发生移动,所摄影像必然出现模糊,称为运动性模糊。

2)产生运动模糊的因素:产生运动模糊有 X 线管、胶片的运动及被检体的运动。在 X 线摄影时,产生运动模糊的因素主要是由于组织脏器的生理性运动(如,心脏大血管的搏动、胃肠道的蠕动等)以及病理性运动(如,哮喘、肢体震颤、胃肠道痉挛等)造成的,病理性运动模糊是不可避免的;同时,有时被检者不合作(如,婴幼儿哭闹、精神不健全者以及人为的体位移动等),会导致在照片上产生运动模糊。其运动模糊的程度取决于物体运动的幅度(m)与照片影像的放大率(图 2-1-19),即:

$$Hm=m\left(1+\frac{b}{a}\right)$$

在一般情况下,运动模糊是影像模糊最主要的因素。由于运动模糊量为运动幅度与放大率的乘积,因此运动模糊要比单纯性的几何模糊严重得多。

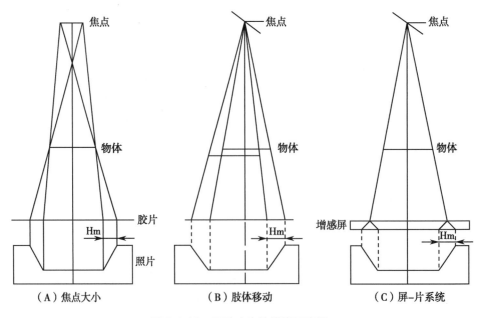

图 2-1-19　运动产生的模糊示意图

3）减少运动模糊的方法：为了控制和降低运动性模糊，在 X 线摄影中应采取的措施有：①保证 X 线管、诊断床以及活动滤线器托盘的机械稳定性，发现故障应及时维修。②在摄影时，通过固定患者肢体、屏气与缩短曝光时间等方法，减少运动模糊。如：对于活动脏器和不合作者，采用短时间曝光法，在动中求静。对于合作的被检者，在某些部位摄影前向其说明并训练屏气动作，使其很好地配合摄影。对于四肢部位可用沙袋等作必要的压迫及固定，以避免摄影时移动。③尽量缩小肢 - 片距，使肢体与胶片紧贴。肢 - 片距在不等于零的情况下，存在不同程度的放大现象，而放大现象又增加了运动性模糊，因此缩小肢 - 片距也是降低运动模糊的一种措施。④为了减少曝光时间，可配用高感光度的胶片，高增感率的增感屏、强力显影液等，保证 X 线胶片有合适的感光效应。

（3）屏 - 片系统产生的模糊

1）定义：屏 - 片组合系统对照片影像会产生一定程度的模糊，其原因除增感屏及胶片本身具有微小的模糊作用外，增感屏与胶片的接触不佳，也会扩大屏 - 片组合系统的模糊程度。因此对屏 - 片系统产生的模糊也应引起足够的重视（图 2-1-20）。

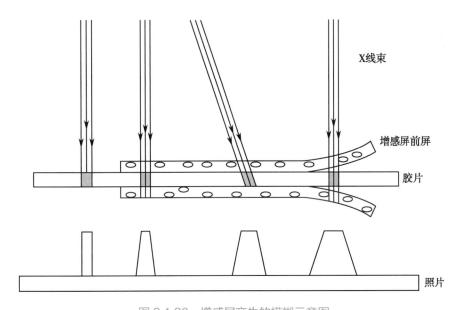

图 2-1-20 增感屏产生的模糊示意图

2）产生屏 - 片系统模糊的因素：主要有增感屏性模糊、屏 - 片接触模糊及中心线斜射导致的模糊。①增感屏性模糊：增感屏产生的模糊，是因光的扩散现象造成的。增感屏荧光颗粒越大，荧光发光效率越高，荧光扩散现象越严重，产生的模糊度则越大。另外，荧光颗粒发出的荧光在传递到胶片之前可有各种程度的反射，若反射层越大，荧光层越厚，模糊度越大。②屏 - 片接触模糊：X 线摄影一般均为屏 - 片组合使用，若组合使用时两者接触不良，则继发产生的屏 - 片接触性模糊对影像质量的影响更为明显。因此，屏 - 片组合必须紧密，要求在粘贴增感屏后，进行屏 - 片接触性测试合格者，方可在摄影技术中应用。③中心线斜射导致的模糊：在 X 线摄影技术中，经常需要中心线倾斜一定角度来摄取某一解剖部位。为此，X 线对双增感屏 - 双乳剂胶片（暗盒）形成了倾斜照射。此时，胶片前后乳剂层形成的影像将因错开一个距离，造成模糊。中心线倾斜角度越大，影像也就越模糊。这种现象即为 X 线对屏 - 片体系的斜射效应。

（4）散射性模糊：到达胶片的散射线较多时，会造成影像的对比度降低，进而使影像锐利度减少，模糊度增加。

（五）X 线照片的伪影及失真

1. X 线照片的常见伪影

（1）异物伪影：由于受检者、屏胶组合、检查床的影响产生的，如受检者的毛发及所佩戴的耳环、项链、金属拉链、皮带等，屏胶组合、检查床上的污迹都可能产生异物伪影。

（2）运动伪影：运动伪影主要是受检者的自主性运动及非自主性运动所产生的。加强操作管理及做好准备工作，可以有效避免或控制运动伪影。

（3）X 线机及相关成像设备产生的伪影：如滤线栅使用不当产生的伪影、老化的增感屏、胶片静电、自动洗片机管理不善等，都可产生伪影。

2. X 线照片的失真　根据影像失真的原因，照片影像失真主要包括放大失真、歪斜失真、重叠失真三大类。

（1）放大失真：X 线摄影的照片均有放大，由于被照物体各部与胶片距离不同，导致被照体各部位放大率不一致，称影像的放大失真。

例如：在体内有 A、B 两点，离焦点近者为 A，离焦点远者为 B。A、B 之间距离为 b，焦点离 A 点的距离为 a，B 点至胶片距离为 c 时（图 2-1-21），则 A 点在胶片上的放大率 α 为：

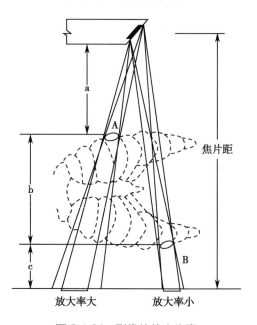

图 2-1-21　影像的放大失真

$$\alpha = \frac{a+b+c}{a}$$

B 点的放大率 β 为：

$$\beta = \frac{a+b+c}{a+b}$$

如果用 ω 表示因放大率不同的比值即为引起的失真；则

$$\omega = \frac{\alpha}{\beta} = 1 + \frac{b}{a}$$

由上式可知，当两个物体位于体内，若其距离较大，且焦点至物体 A 的距离不是足够大时，那么 ω 值是不可忽视的；当焦 - 片距离增大，病灶离胶片又较近时，ω 值近似于 1，这时可认为 X 线几乎是平行的。

矫正方法：摄影过程中，应按设定的标准摄影方法进行摄影，使被照体或被摄病灶，尽量与胶片平行且靠近，减少放大失真。

（2）歪斜失真：摄影时 X 线中心线与被照物的投影关系不合理，被照体不在焦点的正下方可引起歪斜失真（又称为形状变形）。歪斜失真基本上包括被照体的影像被拉长和缩短，如图 2-1-22 所示，但不限于诊断上的特别要求。

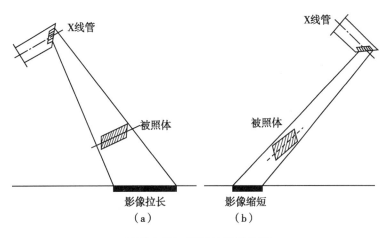

图 2-1-22　影像的歪斜失真

X 线中心线投射方向和角度的改变,对被照体影像的变化有很大的影响。因此,对于歪斜失真,①将焦点置于被照物体中心的正上方;②尽量使被照体与胶片平面平行。

(3) 重叠失真:由于被照体组织结构相互重叠,在影像上形成的光学密度减低、对比下降,乃至影像消失的现象叫重叠失真。

被照体为三维立体的人体,而照片影像则是二维的平面影像,必然会存在影像重叠现象。X 线照片影像的重叠有三种情况:①大物体密度小于小物体,而且相差很大,其重叠的影像中对比度较好,可以看到小物体的影像,如胸部肺野中的肋骨阴影;②大小物体组织密度相等,并且密度较高时,重叠后的影像中小物体的阴影隐约可见,对比度差。如膝关节正位照片中髌骨的影像;③大小物体组织密度相差很大,而且大物体密度大于小物体的密度,重叠后的影像中小物体的阴影由于对 X 线吸收很少,而不能显示。如正位胸片中看不到胸骨的影像。

为了减轻和避免被照体影像的重叠,在 X 线摄影时应合理选择体位,灵活运用中心线的投射方向,如图 2-1-23 所示,若投射方向从 G_1 和 G_2 的垂直方向上摄影时,仅得 G_1 的影像 S_1,而 G_2 的影像 S_2 与 S_1 重叠。若 X 线管转动 90°角进行摄影时,G_1 和 G_2 的投影 S_1 和 S_2 即分开。因此,合理利用各种角度摄影,旋转体位,倾斜射线、体层等方法是减少影像重叠的主要措施。

(六) 优质 X 线照片具备的条件

1. 符合临床诊断要求:符合临床诊断要求的 X 线图像,必须具备两个方面:①从 X 线成像的角度上看,几何投影正确;②能清晰显示欲观察的兴趣区组织的细微结构。

正确的几何投影取决于 X 线管、被检部位、IR 三者之间相对几何投影关系是否正确,即摄影位置是否正确。在 X 线几何投影正确的基础上,选择

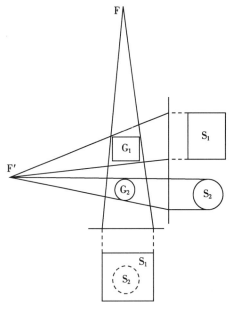

图 2-1-23　影像的重叠失真

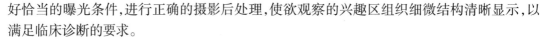

好恰当的曝光条件,进行正确的摄影后处理,使欲观察的兴趣区组织细微结构清晰显示,以满足临床诊断的要求。

2. 图像质量标准

(1) 适当的密度:光学密度是观察 X 线图像的基础。光学密度单一的图像不能反映任何信息,光学密度过高或光学密度过低的图像人眼无法识别,阅读者获得的信息量严重降低。

根据临床实践符合诊断的优质图像最佳的光学密度值范围为 0.7~1.5 之间,人眼对光学密度的辨认较敏感,可识别的信息量最大。

(2) 鲜明的对比度:X 线图像具有适当的光学密度很重要,是图像优质参数的前提,在此基础上兴趣区图像必须具有鲜明的对比度,人眼才能识别组织差别。一幅图像最基本的表现形式是图像显示出了被检体正常组织与病变组织吸收 X 线差异所形成的相对应的光学密度差,这是观察被检体正常组织与病变组织的最重要的依据。

(3) 丰富的层次:一幅图像除具有适当的密度、鲜明的对比度外,应尽量全面显示组织结构或病变特点,尽可能多地反映诊断信息,即层次要丰富。影像对比和层次均是光学密度的差异,但层次强调的是这种差异等级数的多少,图像上对比度差异等级数越多,层次就越丰富。在人眼可识别的有限密度范围(0.25~2.0)内,两者是相互制约的,影像对比度大,层次欠丰富;反之,层次丰富的图像,则对比度减小。总之图像上尽可能多地显示出人眼能识别的正常和异常组织的变化,使图像具有鲜明的对比与丰富的层次是临床诊断对 X 线图像最基本的要求。

(4) 良好的清晰度:一幅优质图像对于两种组织或毗邻器官的影像界限应清晰显示,若因器官运动或摄影设备精度不佳等原因,会造成两个毗邻组织影像边界不清。

在实际 X 线摄影工作中,影像模糊现象是无法完全避免的,但尽量减小技术性模糊,如通过减少曝光时间、固定被检部位、采用小焦点、缩短被照部位到 IR(胶片、IP、探测器等)距离、选用高质增感屏、屏片接触紧密、控制照片斑点等相应措施,均可降低影像技术性模糊,提高影像锐利度。数字 X 线设备有专门提高影像锐利度的后处理技术软件,应充分利用。

(5) 尽量少的噪声:噪声会淹没影像中的微小病灶信息,影响影像质量。若到达胶片上的 X 线量子数无限多,当单位面积上量子数达到一定程度时可以认为处处相等,或认为 X 线量子分布"均匀性"较好;然而当 X 线量子总数相对较少的,像面上单位面积上量子数产生分布上的差异,或认为 X 线量子分布"均匀性"较差,称为 X 线量子的"统计涨落"。"统计涨落"在照片上表现就是微小的光学密度差,称照片斑点或噪声。

X 线摄影中,屏 - 片系统形成照片噪声的原因主要有三个:①增感屏结构斑点系最主要原因。②胶片粒状度。③量子斑点:量子斑点的多少是可控的技术性因素,随着高千伏摄影技术的普遍应用和稀土增感屏广泛使用,X 线摄影中用的管电压过高,或增感屏增感率过高,则 mAs 相应减少,此时到达胶片上的 X 线量子显著减少,形成的照片斑点显著增多。数字 X 线摄影中形成影像噪声的环节多,原因比屏 - 片系统复杂。

(李占峰)

第二节　X 线摄影设备及基本操作

一、屏 - 片摄影系统

(一) 组成及成像原理

1. 组成　屏 - 片系统由增感屏与 X 线胶片系统组合而成。屏 - 片系统使胶片感光形成潜影,通过冲洗处理形成照片影像。

2. 成像原理　X 线管产生的 X 线,穿过被检体(三维空间分布)时,由于组织的吸收和散射而衰减,透过机体后的 X 线到达增感屏的荧光体层,激发荧光体发出荧光,并将荧光强度分布传递给 X 线胶片,X 线胶片感光乳剂层中的卤化银受荧光照射发生光化学反应,形成银颗粒分布的潜影,再经显影加工处理,潜影转变为可见光密度分布的照片影像。

(二) 特点

1. 空间分辨率较高。

2. 操作较为烦琐。

3. 不能进行图像后处理。

(三) 操作注意事项

1. 核对被检者的姓名、性别、年龄,了解其病情及状况,明确 X 线检查的部位和要求。

2. 请被检者本人或家属帮助脱掉和摘掉影响 X 线检查的衣服和饰物,并向被检者说明 X 线检查的过程,消除被检者的紧张情绪,取得被检者的配合。

3. 一些部位的检查,尤其是胸部各部位的摄影要进行呼吸方式训练,避免因呼吸运动造成运动模糊。

二、CR 系统

计算机 X 线摄影(CR)是以成像板(IP)作为信息接收器,经 X 线曝光及信息读出处理形成数字影像的成像技术。CR 系统已将模拟 X 线摄影的模拟信息转化为数字信息,不仅实现了各种图像后处理功能,还可将获得的数字信息通过图像存储与传输系统(PACS)实现远程医学。但是 CR 系统的时间和空间分辨力还有待提高,目前还不能实时动态观察器官和结构,显示细微结构能力也不及屏 - 片摄影。

(一) 组成及成像原理

1. 组成　CR 系统主要由 X 线机、IP、影像阅读器、后处理工作站和存储装置等组成(图 2-2-1)。

(1) X 线机:CR 系统使用的 X 线机与传统的 X 线机兼容,不需要单独配置。但无暗盒型影像阅读装置是将 IP 与阅读装置组合为一体,则需要单独配置 X 线机。

(2) 成像板:IP 是 CR 成像系统的关

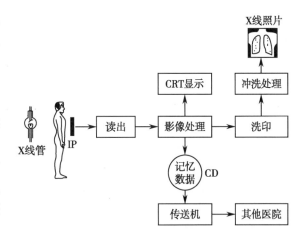

图 2-2-1　CR 系统示意图

键部件,是CR系统信息采集的设备,是记录人体影像信息、实现模拟信息转化为数字信息的介质,IP只具有记录功能,不具备影像显示功能。IP有正反之分。

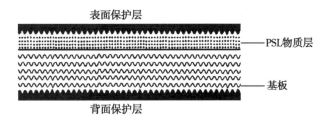

图2-2-2 成像板结构示意图

1) IP的基本结构:IP由保护层、成像层、支持层和背衬层组成(图2-2-2)。

①保护层:由一层非常薄的聚酯树脂类纤维制成。保护荧光层不受外界温度、湿度和辐射的影响及使用过程中防止荧光层受到损伤。②成像层:又称光激励发光(photo stimulated luminescence,PSL)物质层。主要是由"光激励发光物质"组成。PSL物质一般由掺入2价铕离子(Eu^{2+})的氟卤化钡($BaFXEu^{2+}$,X=C1,Br,I)的结晶构成,它的光激励发光作用最强。这些PSL物质晶体的平均尺寸为$4\sim7\mu m$,晶体直径越大,PSL现象越强,但影像清晰度随之下降。③支持层:又称基板,用于支持和固定成像物质,是由聚酯树脂纤维胶制成。为了避免激光在成像层和支持层之间发生界面反射,提高图像的清晰度,故将支持层制成黑色。④背衬层:又称背面保护层,其材料与保护层相同。主要是防止使用过程中与IP之间的摩擦损伤。

2) IP的规格与类型:IP常用的规格有35cm×43cm(14英寸×17英寸)、35cm×35cm(14英寸×14英寸)、25cm×30cm(10英寸×12英寸)和20cm×25cm(8英寸×10英寸)四种规格。IP的类型根据不同的摄影技术分为有标准型(standard,ST)和高分辨力型(high resolution,HR)两种。ST多用于常规摄影而HR则用于乳腺摄影。

3) IP的特性:①IP具有"光激励发光现象":IP中PSL物质在受到第一次激励光照射时,能将第一次激励光所携带的信息贮存下来,当受到第二次激励光照射时,能发出与第一次激励光所携带信息相关的荧光,这种现象被称为"光激励发光现象",这种物质就被称之为光激励发光物质。这种"光激励发光现象"是由于PSL物质受到第一次激发光(如X线、γ射线及紫外线等)照射时,物质中的电子吸收能量呈半稳定状态散布在成像层内,即形成潜影;当第二次激发(如激光)照射时,半稳定状态的电子就会以可见光的形式将能量释放出去。②IP可重复使用:IP可替代胶片,作为信息的采集部件重复使用。IP重复使用是PSL物质中微量Eu^{2+}形成的发光中心发挥的作用。成像板在正常条件下的使用寿命可达10 000余次。③IP的激励光谱与发射光谱不同:IP的激励光谱是激光阅读器中激光发出的波长为600nm左右的光谱,也是PSL物质发生光激励发光现象的光谱。IP的发射光谱是IP中PSL物质在激光阅读器中被激光激励时释放出的可见光光谱,峰值为390~400nm。该光谱的峰值恰是光电倍增管吸收光谱的范围,因而,信息检测效率最高。④IP的光发射寿命期短:光发射寿命期是发射荧光的强度达到初始值的1/e(e=2.718)时所用的时间。⑤IP存储信息易消退:X线激励IP后,模拟影像被存储在IP内。随着时间的推移,俘获的信号会通过自发荧光呈指数规律消退。一次曝光后,典型的成像板会在10分钟至8小时之间损失25%的存储信息,这个时间段之后逐渐变慢。时间越长、存储的温度越高,消退速度越快。因此,曝光后的IP,需要在8小时内读出信息。⑥IP易受天然辐射的影响:IP是高敏感性的光敏材料,不仅对X线敏感,对其他形式的电磁波也敏感,如紫外线、γ射线及粒子射线等。因此,长期存放未使用的IP,使用前应先采用强光(来自激光阅读器)消除天然辐射产生的伪影。

（3）影像阅读器：CR 系统的影像阅读装置分为暗盒型和无暗盒型两种。暗盒型影像阅读器，需要采用暗盒装载 IP，经过 X 线曝光后，随同暗盒一起插入影像阅读装置（图 2-2-3）特定的通道中，IP 被自动取出，经过扫描之后送回暗盒中，整个过程自动连续。该种类型的 CR 系统所用的 X 线机与传统的 X 线机兼容，不需要单独配置。

无暗盒型影像阅读器是将 IP 与影像阅读器组合成一体，无需暗盒，直接放置在 X 线摄影滤线器的后面，经曝光后自动进入影像阅读装置，读出影像后自动复位到初始位置，整个过程都是自动完成。

影像阅读器主要是通过激光扫描读取成像板中的记录信息，并可通过曝光数据识别进行影像的初步处理，之后将影像数据输出到影像后处理工作站。此外，还负责对成像板的潜影进行擦除处理。

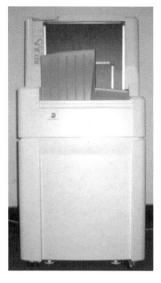

图 2-2-3　阅读处理器外观图

（4）影像处理工作站：影像处理工作站有影像处理软件，可提供不同解剖成像部位的多种预设影像处理模式，实现影像的最优化处理和显示，并可进行影像数据的存储和传输。其可以进行影像的查询、显示与处理（如放大、局部放大、窗宽窗位调节、旋转、边缘增强、添加注解、测量和统计等），并可把处理结果输出。

存储装置用于存储经影像阅读处理器处理过的数据，如光磁、硬盘等。

2. 工作流程及成像原理　CR 系统工作流程也就是影像信息的形成过程，主要包括影像信息采集、影像信息转换、影像信息处理和影像信息存储四部分。

（1）影像信息的采集：CR 系统采用 IP 作为 X 线信息采集的接收器。将未曝光的 IP 经穿过被照体的透射线照射后，X 线光子就被 IP 的 PSL 物质层中的荧光颗粒吸收，释放出电子，其中一部分电子散布在成像层内呈半稳定状态，形成潜影，X 线信息以潜影的形式被记录下来。

（2）影像信息的转换：指存储在 IP 上的 X 线模拟信息转化为数字信号的过程。主要由激光扫描读出装置，又称光激励发光扫描仪（PSL 扫描仪）、光电倍增管和模数（A/D）转换器完成。其过程是储存着潜影的 IP 置入到影像阅读器内，IP 被自动取出并经过激光扫描仪扫描，潜影信息以可见光的形式被读取出来，同时，释放的可见光被光电倍增管检测收集，并将接收到的光信号转换成为相应强弱的电信号，放大并由模数（A/D）转换器转换为数字信号。

期间激光扫描读出装置的激光扫描读出过程：随着由高精度电机带动 IP 匀速移动，激光束经摆动式反光镜和回旋式多面体反光镜的反射，在与 IP 垂直的方向上，依次对 IP 进行精确而均匀地扫描。与此同时，随着激光束的扫描，IP 上释放出的 PSL 被自动跟踪的集光器收集，经光电倍增管转换成相应强弱的电信号，并逐步放大，再由模数（A/D）转换器转换成数字信号。这一过程反复进行，扫描完一张 IP，便可得到一幅完整的数字图像（图 2-2-4）。

（3）影像信息的处理：是指在 CR 系统的后处理工作站采用不同的影像处理技术实施处理，以达到影像质量的最优化，满足临床诊断的需求。主要包括谐调处理、空间频率处理和减影处理等。

（4）影像信息的存储：CR 系统影像信息的存储方式有两种：一种是通过激光打印机打印成照片的形式进行存储；另一种是采用光盘或大容量的硬盘的方式存储。光盘或硬盘的储存方式可大大减小储存的空间，并能够长久保存。

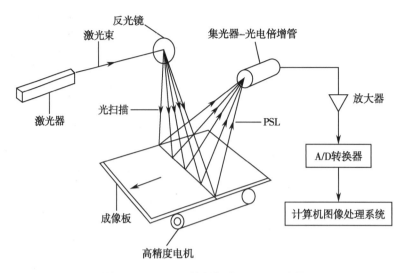

图 2-2-4 CR 系统影像读取原理示意图

CR 系统的成像原理复杂,可用直观的"四象限"理论进行解释(图 2-2-5)。

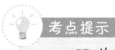

考点提示

CR 的成像原理

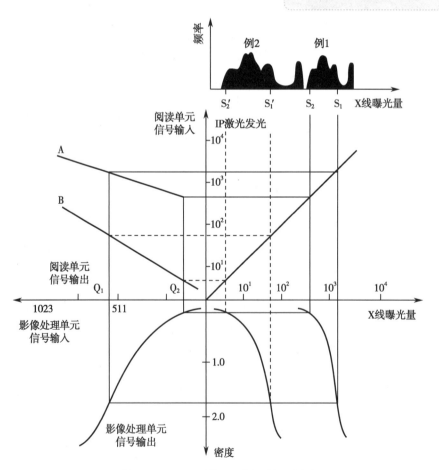

图 2-2-5 CR 系统四象限理论示意图

1) 第一象限:横坐标表示入射到 IP 的 X 线曝光量,纵坐标表示 IP 被第二次激励释放可见光的强度,二者之间的关系在 $1:10^4$ 动态范围具有良好的线性,即 IP 的动态范围大、线性好,这种线性关系也说明 CR 系统具有很高的敏感性和较宽的动态范围。

2) 第二象限:表示 IP 被第二次激发释放可见光的强度与 CR 影像的像素值灰度之间的转化关系,即由模拟信息到数字信息的转化关系。通过曝光数据识别器(exposure data recognizer,EDR)确定阅读条件。例 1:读出条件由 A 线指示,使用了较高的 X 线剂量和较窄的动态范围;例 2:读出条件由 B 线指示,使用了较低的 X 线剂量和较宽的动态范围。使输出的像素灰度值均在 Q_1 和 Q_2 之间,得到的 CR 影像与合适曝光量的效果相同。

3) 第三象限:通过输入的数字信息(数字影像),采用多种图像处理技术,如动态范围压缩处理、谐调处理、空间频率处理等,对影像进行处理,使影像能够达到最佳的显示,以最大程度的满足医学影像诊断的需要。

4) 第四象限:横坐标表示入射的 X 线曝光量,纵坐标表示数字图像的影像密度,这种曲线类似于屏 - 片系统的 X 线胶片特性曲线,它包括了前面三个象限对影像转化和处理后的综合效果,是 CR 系统的一个总的特性曲线。

(二) 特点

1. CR 比传统胶片成像有更高的成像宽容度,因此 CR 可用于曝光条件差的环境比如床边摄影。并且由于 CR 有数字图像处理技术的支撑,所以在曝光不足和过度曝光的情况下,可通过图像处理技术进行修正而无需重新成像。

2. 实现医院医学影像的数字化基础,便于并入网络系统,进行图像存储与传输,省去胶片费用及存储胶片空间。

3. 时间分辨力较差,不能满足动态器官和结构的显示。

(三) 操作注意事项

1. 长期存放未使用的 IP,使用前应先采用强光(来自激光阅读器)消除天然辐射产生的伪影。

2. 由于 IP 中的荧光物质对放射线、紫外线的敏感度远高于普通 X 线胶片,因此摄影前、后应注意对 IP 的屏蔽保护。

3. 在使用中,应注意避免 IP 出现擦伤。

三、DR 系统

数字 X 线摄影(DR)是继 CR 之后又一数字化 X 线摄影技术,是指在具有图像处理功能的计算机控制下,采用一维或二维的 X 线探测器直接把 X 线影像信息转化为数字信号的技术。DR 与 CR 系统的成像过程大致相同,主要区别在于影像接收器,DR 的影像接收器为平板探测器(FPD)。

(一) 组成及摄影原理

1. 组成　DR 系统主要包括 X 线发生装置、影像接收器、系统控制器、影像监视器、影像处理工作站等几部分组成。DR 根据接收器的能量转换方式

考点提示

DR 的组成及接收器的类型

不同分为:直接探测器和间接探测器。直接探测器是直接使用 X 线的光电导特性,将 X 线的信息直接转换成电信号。如非晶硒平板探测器和多丝正比电离室(multi-wire proportional chamber,MWPC)。间接探测器是利用闪烁体和光电二极管组合,将 X 线的信息通过可见光

间接转换成电信号。如非晶硅平板探测器和电荷耦合器件（charge coupled device，CCD）。其中，平板是指探测器的单元阵列采用薄膜晶体管（TFT）技术，制成外观似平板的探测器。

2. 摄影原理 根据 DR 影像接收器的类型不同，DR 的成像原理有所不同。

（1）非晶硒（a-Se）DR：非晶硒（a-Se）DR 成像原理是当携带被照体信息的 X 线照射硒光电导层后，非晶硒层的导电特性发生变化，产生一定比例的电子 - 空穴对，该电子 - 空穴对在几千伏偏置电压形成的电场作用下被分离并反向运动，形成电流。电流的大小与入射 X 线光子的数量成正比，这些电流电荷无丢失或散落地被存贮在具有 TFT 的电容上（图 2-2-6）。每个 TFT 形成一个采集图像的最小单元，即像素。每一个像素区内有一个场效应管，在读出控制信号的控制下，开关导通，把储存于电容内的像素信号逐一按顺序读出、放大、经过模数（A/D）转换器，电信号转化为数字信号，经工作站处理，数字信号被重建后形成数字图

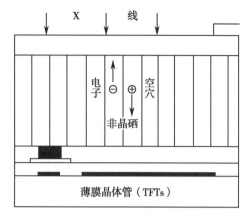

图 2-2-6 非晶硒平板探测器的工作原理

像。信号读出后，扫描电路自动清除硒层中的潜影和电容存储的电荷，为下一次曝光和转换做准备。

其具体的工作流程如图 2-2-7 所示。

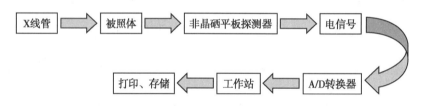

图 2-2-7 非晶硒直接转换型 DR 的工作流程

（2）非晶硅（a-Si）DR：非晶硅（a-Si）DR 的成像原理是位于探测器顶层的 CsI 闪烁晶体将入射的透射线信息转换为可见光，可见光在针状 CsI 结晶内受外膜反射向底层方向传导，直接被非晶硅（a-Si）光电二极管吸收并转换成电信号，每一个像素的电荷量变化与入射的透射线强度成正比，在中央时序控制器的统一控制下，居于行方向的行驱动电路与居于列方向的读取电路将电荷信号逐行取出，并由转换为串行脉冲序列并量化，由 A/D 转换器转化为数字信号，经通信接口电路传送至工作站的图像处理器，形成 X 线数字图像。

非晶硅（a-Si）DR 的具体工作流程如图 2-2-8 所示。

（3）CCD 摄像机：CCD 摄像机成像原理是 X 线曝光时，碘化铯闪烁晶体探测器将携带人体信息的透射线转换为可见光，采用阵列技术，在同一平面上近百个性能一致的 CCD 摄像机摄取荧光影像，通过光学传导系统，投射到小面积的 CCD 器件上并转换为电信号，再通过模数（A/D）转换成数字信号，进入计算机系统进行图像处理，将图像拼接，形成一幅完整的图像（如图 2-2-9）。

目前，以 CCD 数字线成像的影像设备有：数字化胃肠 X 线机、常规摄影的数字化 X 线机以及具有动态成像的心血管造影 X 线机。

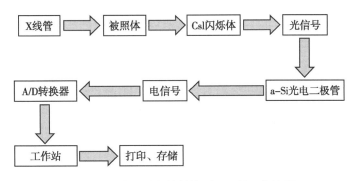

图 2-2-8　非晶硅间接转换型 DR 的工作流程

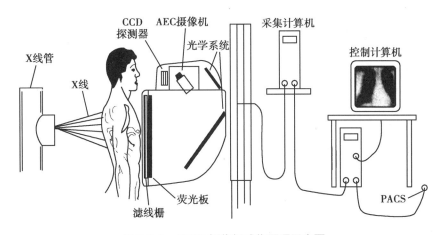

图 2-2-9　CCD 摄像机成像原理示意图

（4）多丝正比电离室：多丝正比电离室的成像原理是 X 线管发射的锥形 X 线束经水平狭缝准直后形成了平面扇形 X 线束。通过患者的透射线射入水平放置的多丝正比室窗口，被探测器接收后，扫描器使 X 线管、水平狭缝及探测器沿垂直方向作均匀的同步平移扫描，到达新位置后再作水平照射投影；如此重复即完成了一幅图像的采集（图2-2-10）。多丝正比室的每根金属丝都与放大器相连，经 A/D 转换器数字化后，输入计算机进行图像处理。

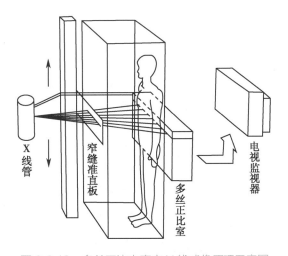

图 2-2-10　多丝正比电离室 X 线成像原理示意图

LDRD 系统的工作程序是在控制台准备工作就绪后，选好曝光条件，用鼠标按点采集功能，即开始一幅图像的扫描工作，整个扫描支架从定位由下向上运动采集影像数据，图像的每行曝光时间为 5~6 毫秒。X 线管的射出窗口被屏蔽材料阻挡成一个水平缝隙，经过限束器使 X 线束在入射人体前的前准直器上形成一个约 200mm × 20mm 的窄条。再经前准直器上 1mm 的准直器缝隙，形成一个极窄的线状断面的扇形波束。当射线经人体后再经过一个约 1mm 的准直器缝进入 MWPC 探测系统，每根阳极连至一个计数器，记录 X 线光子所

33

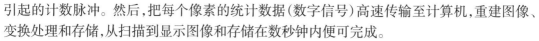

引起的计数脉冲。然后,把每个像素的统计数据(数字信号)高速传输至计算机,重建图像、变换处理和存储,从扫描到显示图像和存储在数秒钟内便可完成。

(二) 特点

1. 它最突出的优点是分辨率高、图像清晰、细腻,医生可根据需要进行诸如数字减影等多种图像后处理,以期获得理想的诊断效果。

2. 该设备在透视状态下可实时显示数字图像,医生再根据患者病症的状况进行数字摄影,然后通过一系列影像后处理如边缘增强、放大、黑白翻转、图像平滑等功能,从中提取出丰富可靠的临床诊断信息,尤其对早期病灶的发现可提供良好的诊断条件。

3. 数字化 X 线机形成的数字化图像比传统胶片成像所需的 X 射线剂量要少,因而它能用较低的 X 线剂量得到高清晰的图像,同时也使病人降低了受 X 射线辐射的危害。

4. 由于它改变了已往传统的胶片摄影方法,可使医院放射科取消原来的图像管理方式,采用计算机无片化档案管理方法取而代之,可节省大量的资金和场地,极大地提高工作效率。此外,由于数字化 X 线图像的出现,结束了 X 线图像不能进入医院 PACS 系统的历史,为医院进行远程专家会诊和网上交流提供了极大的便利。另外,该设备还可进行多幅图像显示,进行图像比较,以利于医生准确判别、诊断。通过图像滚动回放功能,还可为医生回忆整个透视检查过程。

(李占峰)

第三节 普通 X 线摄影检查步骤与原则

为了使 X 线影像能准确反映被照体的形态结构,摄影前需调整好 X 线管、被照体与 IR (或者暗盒、IP)之间的关系,设计好摄影位置。熟练掌握人体体表定位标志、人体解剖学及 X 线摄影学等方面的术语和专有名词是做好 X 线摄影工作的基础。

一、基本摄影体位与常用 X 线摄影体表定位标志

(一) 解剖学体位

1. 解剖学姿势 又称标准姿势,人体直立,两眼平视正前方,两上肢自然下垂,掌心向前,两下肢并拢,足尖向前(图 2-3-1,图 2-3-2)。在 X 线摄影和影像诊断时,都是以标准姿势作为定位依据。

2. 解剖学基准轴与基准面 人体处于标准姿势时,有三根虚拟的轴线,这三根轴线分别通过人体上下方向、左右方向和前后方向,分别叫做人体垂直轴、冠状轴、矢状轴(图 2-3-3):

(1) 垂直轴:自头部至足部的连线称为垂直轴,亦称人体长轴,其特征为与水平面垂直。

(2) 冠状轴:人体左右两侧等高处的连线,即人体左右方向走行与水平面平行的水平轴。

(3) 矢状轴:人体腹侧至背侧等高处的连线,即人体前后方向走行与水平面平行的水平轴。

(4) 矢状面:沿前后方向将人体分成左右两部分的平面,称为矢状面;沿人体正中线上的矢状面称为正中矢状面。正中矢状面将人体分成左右相等的两部分,人体正中矢状面只有 1 个。

(5) 冠状面:沿左右方向将人体分成前后两部分的平面称为冠状面,冠状面又称额状面。

(6) 水平面:将人体分为上下两部分的平面称为水平面。头颅部分的水平面指沿两眼眶下缘与两外耳孔连线所构成的平面。

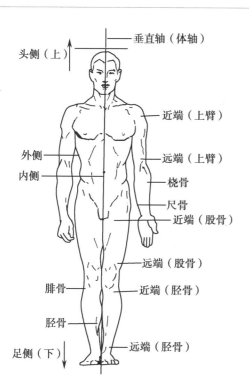

图 2-3-1　标准姿势正面观示意图

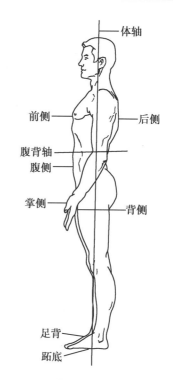

图 2-3-2　标准姿势侧面观示意图

3. 解剖学方位　在标准姿势下,描述人体结构间相对位置关系的术语。

(1)上和下:近头部者为上,近足部者为下。

(2)前和后:近身体腹面者为前(或称腹侧),近身体背面者为后(或称背侧)。

(3)内侧和外侧:近正中矢状面者为内侧,远离正中矢状面者为外侧。

(4)近和远:近心脏者为近端,远离心脏者为远端。

(5)浅和深:距体表近者为浅,距体表远者为深。

对于四肢来说,靠近尺骨者为尺侧,靠近桡骨者为桡侧;靠近胫骨者为胫侧,靠近腓骨者为腓侧;靠近跗骨上部为足背侧,靠近跗骨下部为足底侧。

(二)常用 X 线摄影体表定位标志

体表定位标志点是指在人体的表面可以看到或扪及到的固定标志点,这些点与体

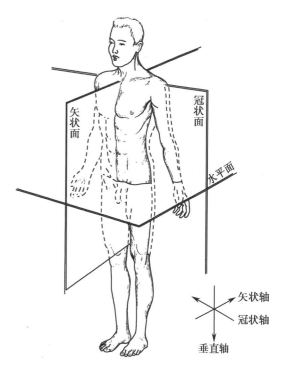

图 2-3-3　人体体轴和标准平面示意图

内某些解剖部位或器官位置相对应,定位点之间的连线称为定位线。定位点与定位线是 X 线摄影体位设计的依据。

1. 头颅摄影体表定位标志

（1）听眶线：为外耳孔与同侧眼眶下缘间的连线。听眶线为解剖学的水平线，与解剖学水平面平行。

（2）听眦线：为外耳孔与同侧眼外眦间的连线。与同侧听眶线约呈 12°。

（3）听鼻线：为外耳孔与同侧鼻翼下缘间的连线。与同侧听眶线约呈 13°。

（4）听口线：为外耳孔与同侧口角间的连线。与同侧听眶线约呈 23°。

（5）听眉线：为外耳孔与眉间的连线。与同侧听眶线约呈 22°。

（6）瞳间线：为两瞳孔间的连线。

2. 胸部摄影体表定位标志

（1）胸骨颈静脉切迹位于胸骨上缘的凹陷处，平第 2 胸椎下缘高度。

（2）胸骨角为胸骨柄与胸骨体的连接处，微向前凸，两侧与第 2 肋骨前端连接，平对气管分叉及第 4、5 胸椎椎体交界处。

（3）剑突末端为胸骨最下端，平第 11 胸椎椎体高度。

（4）肋弓构成胸廓下口的前缘部分，由第 8~10 肋骨前端分别与上位肋软骨相连形成，肋弓的最低点平第 3 腰椎高度。

（5）锁骨中线为通过锁骨中点的垂线。

（6）腋前线为通过腋窝前缘的垂线。

（7）腋中线为通过腋窝中点的垂线。

（8）腋后线为通过腋窝后缘的垂线。

3. 腹部摄影体表定位标志　腹部脏器体表定位，常采用"九分法"，即用两条水平线和两条垂直线将腹部分为 9 个区。上水平线为经过两侧肋弓下缘最低点的连线，下水平线为经过两侧髂嵴最高点的连线，两条垂直线分别为左锁骨中线与左腹股沟韧带中点的连线和右锁骨中线与右腹股沟韧带中点的连线。所分的 9 个区，上部为腹上区、左季肋区和右季肋区；中部为脐区、左腰区和右腰区；下部为腹下区、左髂区和右髂区。腹部主要脏器的投影见图 2-3-4、表 2-3-1。

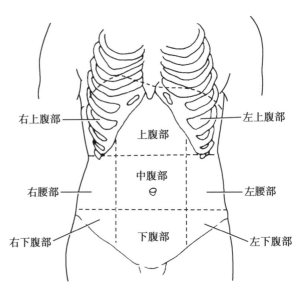

图 2-3-4　腹部九分法

表 2-3-1　腹部脏器的投影

右季肋区	腹上区	左季肋区
1. 肝右叶大部分	1. 肝右叶小部分，肝左叶大部分	1. 肝左叶小部分
2. 部分胆囊	2. 胃幽门及部分胃体	2. 胃贲门、胃底及小部分胃体
3. 部分右肾	3. 部分胆囊、胆总管、肝动脉和门静脉	3. 脾
4. 结肠肝曲	4. 十二指肠大部分	4. 结肠脾曲
	5. 胰腺头及体部	5. 胰尾
	6. 两肾上部及肾上腺	6. 部分左肾
	7. 腹主动脉及下腔静脉	

续表

右腰区	脐区	左腰区
1. 部分胆囊 2. 右肾下部 3. 升结肠 4. 部分回肠	1. 胃大弯 2. 横结肠 3. 大网膜 4. 十二指肠小部分 5. 部分空回肠 6. 腹主动脉及下腔静脉 7. 双侧输尿管	1. 降结肠 2. 部分空肠 3. 左肾下部

右髂区	腹下区	左髂区
1. 盲肠 2. 阑尾 3. 回肠末端	1. 回肠祥 2. 膀胱 3. 子宫 4. 部分乙状结肠 5. 直肠	1. 大部分乙状结肠 2. 回肠祥

腹部进行 X 线摄影时,根据表 2-3-1 可了解到所摄脏器的大概范围,常用的体表定位标志还有:①胆囊底体表投影为右侧肋弓与腹直肌外缘交界处;②成人肾门约平第 1 腰椎高度,肾上极平第 11 胸椎下缘,肾下极平第 2 腰椎下缘;③膀胱位于耻骨联合上方。

4. 脊柱摄影体表定位标志　脊柱 X 线摄影时,可以借助与某些椎体相对应的体表标志作为中心 X 线的入射点或射出点,常用体表定位标志见表 2-3-2。

表 2-3-2 脊柱体表定位

部位	前面观对应平面	侧面观对应平面
第 1 颈椎	上腭	
第 2 颈椎	上腭牙齿咬合面	
第 3 颈椎	下颌角	
第 4 颈椎	舌骨	
第 5 颈椎	甲状软骨	
第 6 颈椎	环状软骨	
第 7 颈椎	环状软骨下 2cm	颈根部最突出的棘突
第 2、3 胸椎间	胸骨颈静脉切迹	肩胛上角
第 4、5 胸椎间	胸骨角	
第 6 胸椎	双乳头连线中点(男)	
第 7 胸椎	胸骨体中点	肩胛下角
第 11 胸椎	胸骨剑突末端	
第 1 腰椎	剑突末端与肚脐连线中点	
第 3 腰椎	脐上 3cm	肋弓下缘(最低点)
第 4 腰椎	脐	髂嵴
第 5 腰椎	脐下 3cm	髂嵴下 3cm
第 2 骶椎	髂前上棘连线中点	
尾骨	耻骨联合	

5. 四肢摄影体表定位标志

(1) 尺骨茎突为前臂近腕部内侧的突起。

（2）桡骨茎突为前臂近腕部外侧的突起。

（3）尺骨鹰嘴为肘关节背侧的突起。

（4）肱骨内上髁为肘关节内侧的突起。

（5）肱骨外上髁为肘关节外侧的突起。

（6）肱骨大结节为位于肩峰外下方的突起。

（7）锁骨为横向位于胸廓前上方可触及到的内低外高的骨骼。

（8）肩峰为肩胛冈外上方的突起。

（9）肩胛骨喙突为肩峰前内下深按可扪及到的突起。

（10）肩胛下角位于肩胛骨的最下端，与第 7 胸椎下缘等高。

（11）内踝为小腿远端踝关节内侧的突起。

（12）外踝为小腿远端踝关节外侧的突起。

（13）胫骨粗隆为小腿近端胫骨前缘的突起。

（14）髌骨为膝关节前面可活动的骨骼。

（15）股骨内上髁为股部远端膝关节内侧的突起。

（16）股骨外上髁为股部远端膝关节外侧的突起。

（17）髂嵴为髂骨最高位置处的突起，平第 4 腰椎高度。

（18）髂前上棘为髂骨前上方的突起，平第 2 骶椎高度。

（19）股骨大粗隆为股骨外上方的突起，平耻骨联合高度。

（三）常用 X 线摄影体位

1. 常用体位

（1）站立位：被检者身体直立，垂直轴与地面垂直的体位称为站立位。

（2）仰卧位：被检者仰卧于摄影床面上的体位称为仰卧位。

（3）俯卧位：与仰卧位相反。

（4）侧卧位：被检者身体矢状面与摄影床面平行的体位称为侧卧位。左侧靠近床面时称为左侧卧位，右侧靠近床面时称为右侧卧位。

（5）斜位：身体的冠状面与 IR 呈一定角度的体位称为斜位。

（6）轴位：身体矢状面与 IR 垂直，X 线中心线与身体或器官长轴平行投射。

（7）侧卧水平正位：指被检者侧卧于摄影床面上，X 线中心线与地面平行经身体前至后面或后至前面呈水平投射的体位。

（8）仰卧水平侧位：指被检者仰卧于摄影床面上，X 线中心线与地面平行经身体一侧至另一侧呈水平投射的体位。

2. 特殊体位

（1）穿胸位：当肱骨上段骨折为了查看其对位对线的一种摄影体位。被检者立位患肢靠近胸片架，健侧上肢抱头，身体稍向前，使身体冠状面与 IR 呈 75°，IR 上缘包括肩峰。

（2）前弓位：为胸部摄影时的一种特殊体位，X 线中心线水平投射，摄片时被检者胸部前弓，如后背上部靠近探测器，X 线从被检者前方射至后方为前后方向前弓位；如前下胸部靠近探测器，X 线中心线从被检者后方射至前方为后前方向前弓位。

（3）蛙形位：为髋关节摄影时的一种特殊体位，被检者仰卧，探测器在下，类似青蛙双下肢姿势。

（4）功能位：用 X 线摄片来观察人体某些组织的功能，如颞颌关节的张口位、闭口位等。

（四）常用X线摄影方向与位置

1. 摄影方向　摄影方向是指X线摄影时,中心线投射于被检肢体的方向。

（1）矢状方向有前后方向和后前方向

1）前后方向:X线自被检者前方射入后方射出的方向,头部也叫额枕方向。

2）后前方向:X线自被检者后方射入前方射出的方向。

（2）冠状方向有左右方向和右左方向

1）左右方向:X线自被检者身体左侧射入右侧射出的方向。

2）右左方向:X线自被检者身体右侧射入左侧射出的方向。

（3）斜方向有前斜位方向和后斜位方向

1）左前斜位:X线自被检者身体右后方射入左前方射出的方向。

2）右前斜位:X线自被检者身体左后方射入右前方射出的方向。

3）左后斜位:X线自被检者身体右前方射入左后方射出的方向。

4）右后斜位:X线自被检者身体左前方射入右后方射出的方向。

（4）轴方向有上下方向和下上方向

1）上下方向:X线自上而下的投射方向。

2）下上方向:X线自下而上的投射方向。

（5）切线方向　X线中心线与被检肢体局部边缘相切的投射方向。

2. 摄影位置

（1）前后位:胶片置于被检部位的背侧,X线呈矢状方向由被检部位的前面射入后面射出到达胶片的摄影位置称为前后位。

（2）后前位:胶片置于被检部位的前面,X线呈矢状方向从被检部位的后面射入前面射出到达胶片的摄影位置称为后前位。

（3）侧位:胶片置于身体的一侧,X线呈冠状方向从身体的另一侧射入一侧射出到达胶片的摄影位置称为侧位。身体左侧靠近胶片称为左侧位,身体右侧靠近胶片称为右侧位。

（4）右前斜位:被检者身体的右前部靠近胶片(冠状面与胶片呈一定角度),X线从被检部位的左后方射入右前方射出到达胶片的摄影位置称为右前斜位,在胸部摄影中也称第一斜位。

（5）左前斜位:被检者身体的左前部靠近胶片(冠状面与胶片呈一定角度),X线从被检部位的右后方射入左前方射出到达胶片的摄影位置称为左前斜位,也称第二斜位。

（6）左后斜位:被检者身体的左后部靠近胶片(冠状面与胶片呈一定角度),X线从被检部位的右前方射入左后方射出到达胶片的摄影位置称为左后斜位。

（7）右后斜位:被检者身体的右后部靠近胶片(冠状面与胶片呈一定角度),X线从被检部位的左前方射入右后方射出到达胶片的摄影位置称为右后斜位。

（8）切线位:指X线中心线与器官或病灶的边缘相切,并与IR垂直的摄影方法。

二、患者检查前准备与沟通

（一）准备

1. 随身物品处理　患者应脱去检查部位厚层的衣服及影响X线穿透的物品,如发夹、金属饰物、膏药、敷料等,以免影像受到干扰。

2. 呼吸训练　对于不同呼吸方式,摄影技师在摆放好摄影位置后要对病人进行呼吸方式训练,以保证病人在曝光时处于正确的呼吸方式。

3. 腹部检查准备 除急腹症外,腹部摄片前应清洁肠道,以免气体或粪便影响摄片效果。

(二)沟通

影像技师在不同的场合下尽量使用安慰性、鼓励性、劝说性、指令性语言让被检者配合接受检查。

三、X 线摄影步骤和原则

(一)X 线摄影步骤

1. 登记、编号 接到受检者后,首先应阅读检查申请单。确认受检者的姓名、性别、年龄、检查项目以及临床检查的所有信息,进行本部门的项目登记和编号,并对检查的注意事项给予受检者或家属以适当的解释和说明。

2. 分诊 登记结束后引导受检者到达指定候诊区域等待检查。

3. 摄片 请受检者本人或家属帮助脱掉和摘掉影响 X 线检查的衣服和饰物,依据受检者和 X 线检查要求,选择适当尺寸的 X 线胶片,并标明片号、摄影日期和方位(左或右)。按检查要求,摆放 X 线摄影体位,并进行呼吸方式训练,摆放摄影位置时,要考虑受检者实际情况,尽量使其舒适,避免 X 线检查期间移动,必要时请受检者家属协助固定被检肢体,调整照射野和焦 - 片距,并固定 X 线管和摄影床面。此外,应做好患者及家属的射线防护。

4. 图像处理 主机工作站显示患者检查图像信息后,对得到的图像进行各种图像后处理,包括左、右标记、窗宽、窗位、对比度、锐利度,图像的放大、缩小、翻转等。图像质量符合 CR、DR 图像诊断标准,然后发往工作站进行胶片打印,发送时应再次核对患者信息。

5. 图像打印 根据需要进行选择单幅、双幅或多幅方式以及打印张数后进行打印。

(二)X 线摄影原则

X 线检查原则包括对摄影设备的应用原则和对被检者的操作原则,这是 X 线摄影必须遵循的原则。

1. 大、小焦点选择原则 在 X 线管容量规格允许负荷的前提下,应尽量选用小焦点,减小几何模糊,提高照片影像的锐利度。一般对于较薄肢体(如四肢)和不易活动,且照射野比较小的部位(如乳突)摄影时,应选择小焦点摄影;对于较厚肢体(如头颅、腹部、脊柱)和呼吸不易控制的部位(如胸部)进行 X 线摄影时,则应选用大焦点摄影。若采用高千伏摄影技术,也可选用小焦点进行摄影。

2. 滤线设备应用原则 滤线设备有滤过板和滤线器两种。滤过板厚度及材料的选择要根据 X 线管管套本身的固有滤过和所使用的管电压值而定。一般情况下,X 线管管套本身的固有滤过为 0.5~1.0mm 铝当量,在中、大型 X 线机,使用 60~70kV 管电压进行摄影需采用 1.0mm 附加铝滤过板,80~130kV 管电压摄影采用 1.5~3mm 附加铝滤过板。被检肢体厚度超过 15cm 或应用 60kV 以上管电压进行摄影时,应使用滤线器摄影技术。使用滤线器摄影时,必须熟悉所用滤线器的特性及使用注意事项。

3. 焦 - 片距和肢 - 片距选择原则 为了减小影像失真及模糊度,在 X 线摄影时,焦 - 片距选择的原则是在 X 线管负荷量允许的情况下,尽量增大焦点与 IR 之间的距离。一般四肢摄影时,焦 - 片距取 75~100cm;胸部 X 线摄影,焦 - 片距为 150~180cm,心脏 X 线摄影,焦 - 片距为 180~200cm,婴幼儿胸部较薄,焦 - 片距可减少至 100cm;腹部等应用摄影床下滤线栅进行 X

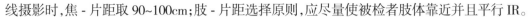

线摄影时,焦 - 片距取 90~100cm;肢 - 片距选择原则,应尽量使被检者肢体靠近并且平行 IR。

4. X 线中心线和斜射线应用原则 X 线中心线应用的一般原则是:X 线中心线经过被检部位的中心,垂直于被检部位和 IR。但有时为了避免影像过度重叠,可在不改变被检者体位的情况下,将 X 线中心线倾斜一定的角度(如胸骨后前位)进行摄影。有时为了观察局部结构与其他组织的关系,可让 X 线中心线通过被检部位的局部组织(并非被检部位的中心)垂直射入 IR(如头颅切线摄影)。斜射线是 X 线束的重要组成部分,摄影时除了利用好 X 线中心线之外,还要充分利用斜射线。例如手的后前斜位摄影时,可利用中心线对准第 5 掌骨头,利用斜射线使掌指骨成像,减少掌骨的重叠。

5. 屏 - 片组合原则 应用增感屏与胶片进行普通 X 线摄影时,必须注意增感屏与胶片必须匹配使用,其匹配含义为增感屏的发光光谱应与胶片的吸收光谱相吻合。

6. 曝光条件选择原则 X 线摄影时,摄影参数比较多,除曝光条件(mAs、kV、摄影距离)外、还有屏 - 片组合的选择和滤线设备的选择等,可以进行主观调整的就是曝光条件。曝光条件选择原则是:对于摄取部位薄、密度低、易固定的组织时,宜采用小 mA、长时间摄影;部位厚、密度高宜采用高 kV 摄影技术,以获得较多的影像信息,尽可能减少被检者的吸收剂量,同时为了提高影像对比度,必须充分利用消除散射线装置。对于不易固定的组织,外伤病人、危重病人以及婴幼儿进行 X 线摄影时,应尽量缩短曝光时间。一般来说,曝光条件必须根据被检者的年龄、病情、被检肢体的解剖结构以及临床对照片影像的特殊要求等进行选择。

7. 呼吸方式运用原则 呼吸运动能导致某些部位发生移动,使影像产生运动模糊。因此,为显示最佳影像效果,对不同部位的摄影可采用不同的呼吸方式。

(1)平静呼吸不屏气曝光方式:一般应用于上肢、下肢各部位摄影,其理由是这些部位受呼吸运动影响很小。

(2)平静呼吸下屏气曝光方式:一般应用颈部、头部和心脏等部位摄影,其理由是呼吸运动会导致这些部位产生运动模糊。

(3)深吸气后屏气曝光方式:一般应用肺部及膈上肋骨摄影,其理由是深吸气后屏气,肺内含气量增加,使影像对比度增加,同时膈肌下降,肺野及肋骨暴露较多。

(4)深呼气后屏气曝光方式:一般应用腹部、膈下肋骨摄影、肺大疱、气胸病人的检查,其理由是深吸气再呼出后屏气,可使肺内含气量减少,两侧膈肌上升,腹部厚度变薄,降低照射条件。另外,血液中含氧量增加,有利于较长时间内屏气。

(5)均匀连续的浅呼吸方式:一般应用胸骨正位摄影,其理由是此种呼吸运动可使近胶片的胸骨不动或活动度很小,而与之重叠的其他组织因呼吸运动使其影像模糊,从而衬托胸骨的影像。

(李占峰)

第四节 X 线图像处理

一、图像信息内容及标记

(一)标记内容

X 线照片是重要的临床诊断资料之一,是医疗、教学、科研及进行伤残鉴定的依据,摄影时必须在照片上清楚地做好各种标记。X 线照片标记,传统以铅字标记法为主,随着计算机技术在医学影像学中应用,目前 CR 及 DR 技术的照片标记是用键盘直接输入的方法。

1. 标记内容　X 线照片标记的基本内容有 X 线片号、序号、摄影日期以及检查部位的方位等,除此之外,医疗机构名称及被检者的姓名、性别和年龄等也是 X 线照片的标记内容。

(1) X 线片号及序号:X 线片号是按照被检者的就诊先后次序编排的数字号码,而序号则是同一被检者摄取两张以上以及在不同的时间所摄取的 X 线片的数字号码,每一位被检者在同一个医疗机构只占一个 X 线号,同一日期内所摄不同位置的照片或不同日期内所摄的照片,则用不同的序号标明。

(2) 摄影日期:每张 X 线照片上均需标明摄影日期,必要时标明摄影时间(现在 CR、DR 机器都自动标注日期、时间)。

(3) 被检肢体的方位:用上、下、左、右、内、外等标记,表明所摄组织器官的部位。

(4) 医疗机构名称:医疗机构名称使用全称或简称或汉语拼音或英文缩写。

(5) 被检者姓名:被检者姓名采用全称或汉语拼音或英文。

(6) 其他标记:X 线检查时,有一些情况需要做特殊标记,如新生儿先天性肛门闭锁摄影应标明肛门位置等,这些标记有助于 X 线影像的诊断。

2. 标记方法

(1) 铅字法:铅字法标记是利用铅的原子序数高,吸收 X 线能力强的特点,用铅制成标记清晰地显示在 X 线照片上。由于铅标记制作容易、放置简单,故是目前中小型医疗单位常用的标记方法之一。铅字标记有"正放"与"反放"之分,所谓"正放"是指铅字面向 X 线管的放置方法,反之为"反放"。常规 X 线照片标记方法为:

1) 正位片:前后位片"正放",后前位片"反放"。

2) 侧位片:胸部、腹部侧位摄影,照片标记一律"反放",方位标记以近片侧为准,即左侧靠片时放置"左"字,右侧靠片时放置"右"字。四肢侧位摄影,标记"反放"。

3) 斜位片:根据 X 线穿过方向而定,后前斜位时"反放",前后斜位时"正放"。

4) 轴位片:下上方向时"正放",上下方向时"反放"。

(2) 键盘直接输入法:利用电子计算机进行图像处理的"数字"影像技术,照片标记是利用键盘将 X 线片号、被检者姓名、性别和年龄等照片标记内容输入到计算机内,经计算机处理后清晰显示在照片上。

在进行 X 线摄影后,如果发生未做任何标记现象,应及时采取辅助法,其做法是用蓝、黑色墨水将 X 线片号及摄影日期等基本标记内容书写在 X 线照片无银盐沉积的透明区。这种方法也可用于点片后的标记处理。

3. 标记放置

(1) 胸部照片铅字标记:胸部正位片标记,横放于 IR 上缘,颈部两侧(图 2-4-1),胸部侧位片标记,置于胸部前上方,且平行于身体长轴。

(2) 腰椎照片铅字标记:正位片标记应置身体外侧,侧位片标记应置身体腹侧,且平行于身体长轴(图 2-4-2,图 2-4-3),腹部正、侧位片标记放置参照腰椎正、侧位片放置方法。

(3) 四肢照片铅字标记:正位片置于被检肢体外侧,

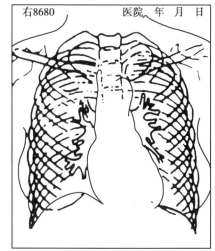

图 2-4-1　胸部正位片标记位置

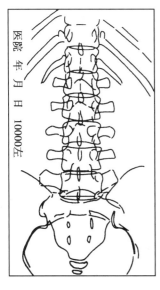

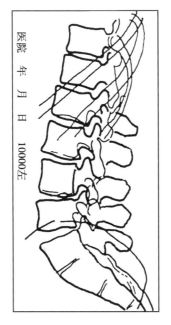

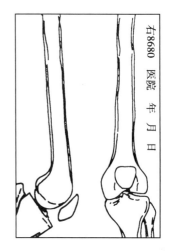

图 2-4-2 腰椎正位片标记位置 　图 2-4-3 腰椎侧位片标记位置 　图 2-4-4 股骨正、侧位片标记位置

侧位片置于被检肢体后方,标记应与肢体长轴平行;正、侧位片摄于同一张胶片上时,铅字标记只放在正位照射野内即可(图 2-4-4)。

(4)头颅照片铅字标记:无论胶片是横放还是竖放,铅字标记均放于 IR 下方(与身体长轴垂直)(图 2-4-5,图 2-4-6)。

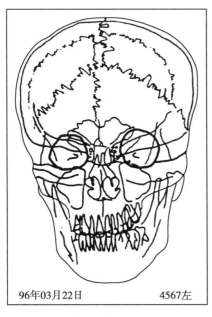

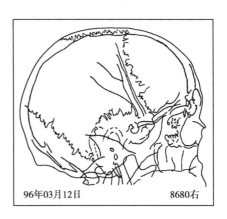

图 2-4-5 头颅正位片标记位置 　　　图 2-4-6 头颅侧位片标记位置

二、照片处理与打印

（一）照片图像处理

常用的医学数字图像处理技术有：图像增强、图像运算、图像变换、图像分割及图像重建等。

1. 图像增强　图像增强是增强图像中某些有用信息，削弱或去除无用信息。如：增强图像对比度、提高信噪比、强调组织边缘等。

2. 图像运算　图像运算分为代数运算和几何运算。

图像代数运算是指对两幅或两幅以上的图像进行加、减、乘、除运算，处理的基本单位是像素，通过运算改变像素灰度值，但不改变像素之间的相对位置关系。

图像几何运算是指对图像进行缩放、平移、旋转、错切、镜像等改变像素相对位置的处理。

3. 图像变换　图像变换是指将图像转换到频率域或其他非空间域的变换域中进行处理。

4. 图像分割　图像分割是按照某种原则将图像分成若干个有意义的部分，使得每一部分都符合某种一致性要求。

5. 三维重建　三维图像重建是指利用获得的连续二维断层图像信息，按照体绘制、面绘制等运算方法，重建出反映组织三维信息的三维影像。面绘制适于重建单个脏器组织，重在显示组织外观形态和空间结构，但不描述组织内部信息，信息利用率较小。临床常用的面绘制有表面阴影显示（SSD）。体绘制适于多个脏器组织的重建，尤其对于相互包含的多重组织显示效果较好，其算法充分利用图像数据，反映的诊断信息更多。临床常用的体绘制有最大密度投影（MIP）、容积再现（VR）等。

（二）照片冲洗与打印

1. 手工冲洗　X 线照射到胶片后，胶片感光后经显影、定影、水洗、干燥四个步骤完成冲洗。

2. 自动洗片机　自动洗片技术改善了工作条件，提高工作效率，还可以保持恒定的显影效果，使 X 线摄影条件标准化、自动化，减少照射剂量，提高影像质量。

> **考点提示**
> 自动洗片机

（1）自动洗片机的种类

1）按冲洗速度分类：有 3 分钟洗片机，90 秒洗片机，最快 45 秒洗片机。

2）按冲洗容量分类：按冲洗 10×12 胶片为标准，有小型（台式）60 张 / 小时、中型 130 张 / 小时及大型 500 张 / 小时。

3）按结构可分为压力室结构洗片机：利用喷管将显、定影液加压喷在胶片表面。"U"形槽式结构洗片机：将显影液和定影液放在"U"形槽内（图 2-4-7）。

（2）自动洗片机的安置方式：自动冲洗机的安置方式大体分三种：

1）全明室安置：即自动冲洗机全部安置在明室内，但它与特定的多幅胶片、存储 IR 相匹配使用。

2）半明室安置：即自动冲洗机的输入胶片侧在暗室内，其余大部分在明室内。冲洗后的照片直接在明室收取。

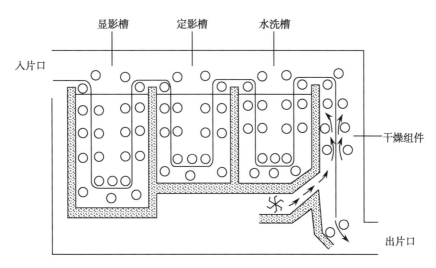

图 2-4-7 "U"形槽式结构示意图

3）整机配套连接：一些特定的机型与 X 射线机配套连接，胶片经曝光后，由自动传片系统送入与 X 射线机密封连接的自动冲洗机的输入口。

（3）自动洗片机的组成：自动洗片机由许多系统组成，包括胶片输送系统、控制系统、温度控制系统、循环系统、补充系统及干燥系统组成等。

1）输送系统：它的作用是把胶片安全地按顺序通过每一个处理程序。另一个重要功能是保证胶片移动速度恒定协调，并且可以控制。显影、定影、水洗和干燥的时间均取决于输片的速度。

2）控制系统：其功能有：第一张胶片进入机内后，经延时发出一信号，提示可送入第二片，防止两片重叠；节能，长时间不冲片时，通过自动延时将加热器和风机电路切断或维持一组低温加热，有的同时断掉供水。保证了电、水能源不必要的消耗，称为待机状态。

3）温控系统：自动冲洗机循环速度确定后，显影、定影时间就是恒定的。为保证冲片质量，显影温度也必须恒定。显影温度控制系统就是要使显影液的温度控制在一个预置温度的恒定状态。理想的显影温度是 33~35℃，允许波动温差为 ±0.3℃。

4）循环系统：机器在工作时，显影槽、定影槽及水洗槽内的溶液各自保持循环状态。其功能为：搅拌溶液加速显影和定影的进程；保持槽内药液分布化学成分相同；使槽内药液的温度维持平衡；滤清药液的反应颗粒及其他化学杂质，保持其活性；水洗循环的目的是以流动清水充分洗涤照片中残留的定影液。

5）补充系统：胶片冲洗时，吸收一定量的溶液并在乳剂中发生化学反应，使显影液和定影液的活性降低，药液量减少。这种情况持续下去会使照片密度降低，对比不良。为保持显、定影药液的稳定和维持药液容积，自动冲洗机内设有自动补充系统。

6）干燥系统：干燥系统主要是提供热风吹向经过充分水洗的胶片表面，使其迅速烘干。该系统主要包括发热元件、送风设备、干燥管道和温度检测器等。

（4）自动洗片机的工作过程：自动洗片机的核心部分是辊轴，辊轴成对或成组并行紧密排列，相互间依靠支架支撑，分别构成几组。所有的辊轴都相互联系，以同一电机为动力，在电机驱动下进行同步协调的运转。当胶片从输入口送至第一对辊轴之间时，胶片便借助辊轴间的挤压力和旋转引力将其向前推进，送到第二对辊轴间；同样，第二对辊轴继续将胶片向前推进输送到第三对辊轴间以此类推,最后将胶片从输出口送入收片箱。胶片在运行中的转向依靠带有一定曲度的导向板完成。在胶片输送过程中,依次通过显影槽、定影槽、水洗槽和干燥室,从而完成了从冲洗到干燥的全部处理过程。

自动冲洗的显影套液和定影套液的工作原理与手洗显、定影原理是一样的。但由于自动冲洗套药冲洗时间缩短,温度高,对显影液和定影液配方有特别的要求,例如,为了加快显影速度,需要提高显影温度,同时要加强促进剂的作用,提高溶液的pH,所以要使用氢氧化钠,与此相适应的是套液中必须增加有机防灰雾剂等成分来降低灰雾度。

(5) 自动洗片技术的优缺点

1) 优点:相对于手工冲洗方式来说,自动洗片技术的优点包括:①胶片冲洗效果稳定一致,照片质量好,避免人工操作中人为的差异;②促进X线摄影条件规范化、自动化、减少照射剂量;③胶片处理时间短,速度高,暗室加工效率高;④操作中手不接触药液,避免污染胶片的可能性;⑤为照片质量控制与管理提供了可能性;⑥减少了暗室人工的劳动强度,改善了工作环境;⑦减少药品处理程序,由药品污染胶片的机会减少。

2) 缺点:相对于手工冲洗方式来说,自动洗片技术的缺点包括:①价格高;②管理水平要求高;③有出现机械、电气故障的可能性,故障损耗费用大;④冲洗标准化,通融性差。

3. 数字打印技术 数字图像打印技术早期始于激光打印机(又称激光照相机或激光成像仪),是20世纪80年代中期兴起的一种数字化硬拷贝成像设备,1994年又开发出了干式打印机,它的问世为胶片成像技术开辟了新的途径,从而大大提高图像的质量。现已被广泛应用于各种数字成像设备的图像记录中,如CT、MRI、DSA、CR、DR等。数字图像打印装置尚无统一明确的分类标准。一般分为热敏打印和激光打印两大类。

(1) 热敏打印:热敏打印是一种使用炭黑记录影像信息的影像处理技术。整个操作过程可在明室下完成,使用的胶片是一种不含卤化银的专用胶片,又称干式热敏胶片。不需化学处理,无环境污染,主要依靠热力头打印成像,故称直接热敏打印成像。

1) 热敏打印机的基本结构:热敏打印机结构主要包括如下部分(图2-4-8)。①片盒部:是胶片IR装卸的地方。储片盒可装100张胶片,该胶片不具有感光性,装片完全在明室下操作。②输片部:包括取片和输片。取片采取吸盘方式,通过吸盘及机器运动,将IR内的胶片吸起并送到输片辊轴,再通过输片辊轴把胶片送到记录部,再继续送到出片口。③清洁部:在记录部前面安装有一种带有黏性的辊轴。当胶片通过该辊轴时,即将附着在胶片表面的灰尘清除掉,故称此轴为清洁辊轴。④记录部:这是干式热敏打印机的关键部分,胶片在此部打印成像。包括高精度驱动马达,材料优质的压纸卷筒和高品质的热力头。⑤信号处理系统:该系统是干式打印机的核心。信号处

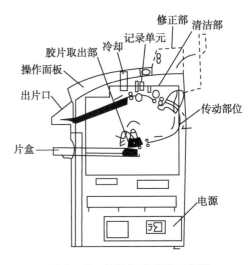

图 2-4-8 热敏打印结构示意图

理全部由计算机完成。其功能是信号的传输、存贮、处理、修正等。⑥控制部分:通过操作面板、控制打印程序及各项操作指令。

2) 热敏打印机的成像原理:干式热敏打印机利用热力头打印技术成像。热力头能把电

力转变成热力,在热敏胶片上进行打印如图 2-4-9 所示。热敏胶片是一种非银盐性片,胶片的感热层(成像层)内含有显色剂的微型胶囊和显色剂乳化剂,靠黏合剂散布在胶片支持体上。通过热力头加热,使微型胶囊壁变成透过性,显色剂进入胶囊与发色剂起反应而发色,反应量与加热温度成对应关系。发色后胶囊内温度会冷却,而使微型胶囊又重新变成非透过性,停止发色反应。反应后形成的图像保留于胶片中仍被微型胶囊隔离,未受热的胶囊保持原状。这种利用热反应微型胶囊记录系统称"微型隔离技术"(MI 技术)(图 2-4-10)。在热力头内装有数千个微小发热源,

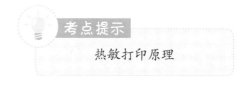

考点提示

热敏打印原理

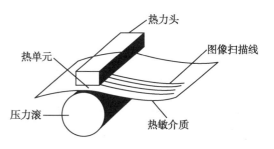

图 2-4-9 热力头工作原理示意图

每个发热源受一个集成电路控制,在很少的电力下即能发热。通过控制电力脉宽,就控制了放电时间,从而决定每点的影像密度。

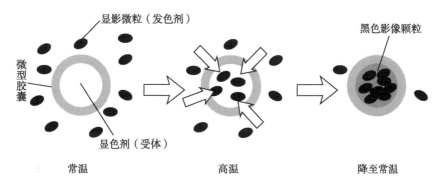

图 2-4-10 热敏打印成像原理示意图

(2) 干式激光打印

1) 激光打印机分类:①按激光的光源分类:可分为医用氦氖激光打印机和医用红外激光打印机两类。以氦氖激光器(又称气体激光器)作为光源的称为氦氖激光打印机,它所产生的光谱波长为 633nm,具有衰减慢、性能稳定的优点。以红外二极管激光器(又称半导体激光器)作为光源的称红外激光打印机。它所产生的激光光谱波长为 670~830nm,具有电注入、调制速率高、寿命长、体积小、使用方便的优点。由于两种激光器所产生的波长不一样,因此,在临床应用时,必须选择与激光波长相匹配的红外胶片或氦氖胶片,才能保证照片影像质量,且两者不可代替使用。②按胶片处理方式分类:可分为湿式打印机和干式打印机两类。经激光感光后的胶片需经显影、定影、水洗处理后方可成像的设备称为湿式打印机,不经过显影、定影、水洗等处理而直接打印成照片的设备称为干式激光打印机。

2) 干式激光打印机基本结构:干式激光打印机见图 2-4-11。主要由激光打印系统、胶片传送系统、信息传递与存储系统、控制系统及其他配件等几部分组成,如图 2-4-12 所示。

①激光打印系统:包括激光发生器、调节器、发散透镜、多角光镜、聚焦透镜、高精度电机及滚筒等。其作用是完成激光扫描使胶片曝光。②胶片传送系统:包括送片盒、收片盒、吸盘、

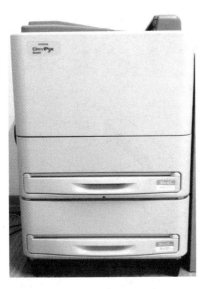

图 2-4-11 干式激光打印机的外观图

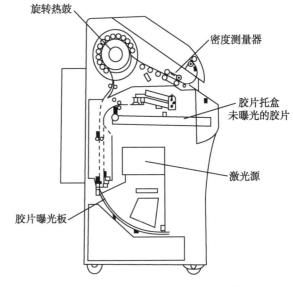

图 2-4-12 干式激光打印机基本结构图

辊轴、电机及动力传动部件等。其功能是将要曝光的胶片从送片盒内取出,经过传动装置送到激光扫描位置。再把已曝光的胶片传送给收片盒或直接传送给自动冲洗机的输片口。③信息传递与存储系统:此系统包括电子接口、磁盘及光盘、记忆板、电缆或光缆以及 A/D 转换器、计算机等。它的主要功能是将主机成像装置采集到的图像信息,通过电缆及电子接口、A/D 转换器输入到存储器进行激光打印。电子接口分视频接口和数字接口。一台激光打印机可以连接数台成像设备,根据成像设备的输出情况选择不同的接口,以接受视频或数字图像数据。为了保证多机输入同时进行,激光打印机内装有硬磁盘或光盘,以缓冲进入的图像进行打印排队,确保连续图像输入和图像打印无锁定的进行(图 2-4-13)。④控制系统:包括键

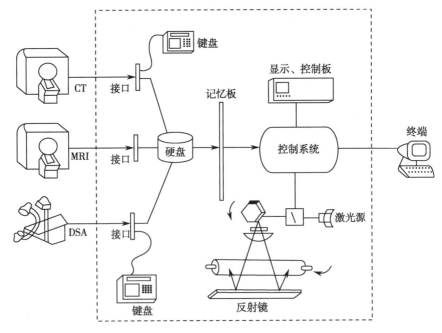

图 2-4-13 激光打印机基本结构示意图

盘、控制板、显示板以及各种控制键的按钮。用来控制激光打印程序、格式选择、打印张数选择及图像质控调节等。⑤其他配件:如终端显示、文字打印等。其作用可控制终端将文字注释输入并打印在照片上。

3) 干式激光打印机的成像原理 来自激光发生器的激光束,首先经过调制器调制和发散透镜发散,投影到多棱光镜。激光束经多棱光镜镜面折射,再聚焦成点状光源照射到胶片上。因多棱光镜是沿胶片

考点提示

干式激光打印原理

X轴方向上旋转,所以,点状光源随着多棱光镜镜面角度的改变,光点在胶片上沿X轴方向移动,完成"行式打印"。每变换一个镜面,则完成一行打印。在"行式打印"的同时,胶片亦在高精度电机带动下,精确地在Y轴方向上均匀的向前移动,完成整张胶片的幅式打印(图2-4-14)。

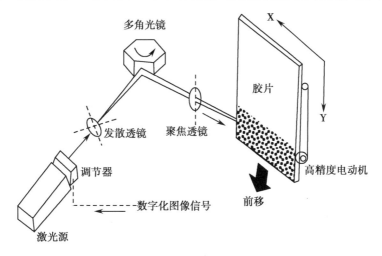

图2-4-14 激光打印机工作原理图

投射到胶片上的激光束的强度由调制器控制,调制器的调制又受图像数字信号控制。成像装置把图像的像素单元的灰度值,以数字的方式输入激光打印机的存贮器中,并以此值直接控制每一像素单元的激光强度。

(李占峰)

第五节 四肢X线检查

病例

王某,女,65岁,行走时不慎摔倒,左手掌着地,伤后即感左腕部疼痛,活动受限。无昏迷、呕吐,无心悸气促。查体:T 37℃,P 76次/分,R 18次/分,BP 135/70mmHg,急性痛苦病容,皮肤未见出血,腹软,移动性浊音(-)。左腕部肿胀,"餐叉样"畸形,左桡骨远端、尺骨茎突压痛(+),腕关节功能障碍。

请问:1. 应首选哪项影像学检查?

　　　2. 如选择X线摄影,应选择哪种摄影体位?

　　　3. 患者不能配合时应如何调整摄影方式?

一、摄影注意事项

1. 长骨摄影时,应包括上下两个关节,病变局限在一端时,应至少包括邻近病变一端的关节,以明确其解剖位置。肢体的长轴与胶片的长轴平行。

2. 在一张胶片上摄取同一部位的两个不同位置时,肢体同一端应置于胶片的同一端,且包括相同的关节,使关节面在同一水平线上。胶片的大小应充分包括被检部位的软组织。常规在一张胶片上摄正、侧位。

3. 对外伤者应尽量采用改变 X 线方向或移动摄影床床面方式,以适应摄影体位的要求。若需移动肢体时,应轻、准、快,以免骨折错位或增加病人痛苦。根据病人的状况摄影体位可灵活、多变。

4. 婴幼儿骨关节常规摄取双侧影像,以便两侧对比。成年人需摄取对侧时,摄影条件应与被检侧相同,可设于同一张胶片上。

5. 较厚部位应使用滤线栅装置。厚薄相差悬殊的同一部位摄影时,应利用阳极效应。

6. 加强对被检者的 X 线防护意识,并选用适当厚度的滤过板。

7. 根据被检部位的大小,选择合适的照射野和辅助工具。

8. 四肢摄影时,焦 - 片距为 75~100cm。

二、上肢摄影体位

(一) 手后前位

【摄影目的】 观察手骨形态、软组织、关节等。

【摄影体位】 被检者侧坐于摄影床旁,被检侧腕关节及手指伸展,手掌向下,五指伸直自然分开,平放于 IR 上,第三掌骨头置于 IR 中心,IR 上缘包括指骨软组织,下缘包括腕关节(图 2-5-1A)。双手同时摄片时,被检者面向摄影床,两臂前伸,掌面向下对称放在 IR 上。

【中心线】 中心线对准第三掌骨头垂直射入。若同时摄取双手,中心线经两手第 3 掌骨头连线的中点垂直射入。

【影像显示】 被检侧 2~5 掌指骨呈正位影像,拇指的掌指骨呈斜位像;骨小梁清晰显示,软组织显示良好(图 2-5-1B、C)。

(二) 手后前斜位

【摄影目的】 观察各掌、指骨斜位的结构和骨质情况。

【摄影体位】 被检者坐于摄影床旁,被检侧手掌向下,被检侧小指和第五掌骨桡侧紧贴 IR,手内旋,使掌面与 IR 约呈 45°角,手指均匀分开且稍弯曲,各指尖触及 IR,第三掌骨头置于 IR 中心,IR 上缘包括指骨软组织,下缘包括腕关节(图 2-5-2A)。

【中心线】 中心线对准第三掌骨头垂直摄入。

【影像显示】 被检侧 1~5 掌指骨呈斜位影像,第 4、5 掌骨基底部有不同程度重叠,手背侧内部及掌侧外部的骨皮质呈切线位投影;骨小梁清晰显示,软组织影像显示良好(图 2-5-2B、C)。

(三) 腕关节后前位

【摄影目的】 观察腕骨、掌骨近端、尺桡骨远端的骨质、关节及软组织正位影像。常用于腕部外伤检查。观察小儿发育情况时,需摄取双侧影像。

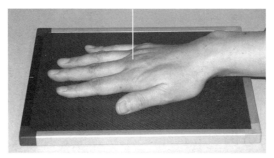

A. 体位

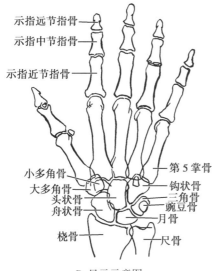

示指远节指骨
示指中节指骨
示指近节指骨

小多角骨
大多角骨
头状骨
舟状骨
桡骨

第 5 掌骨
钩状骨
三角骨
豌豆骨
月骨
尺骨

B. 显示示意图

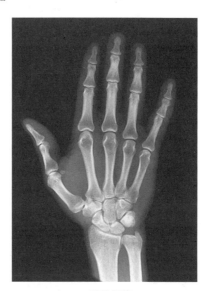

C. 照片影像

图 2-5-1　手后前位

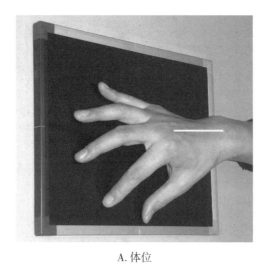

A. 体位

图 2-5-2　手后前斜位

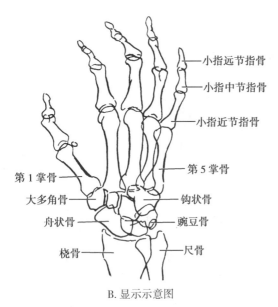

B. 显示示意图

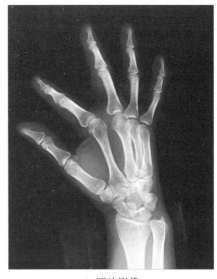

C. 照片影像

图 2-5-2(续)

【摄影体位】 被检者侧坐于摄影床旁,被检侧肘部弯曲,前臂伸直,掌面向下手呈半握拳或伸直,被检侧腕部尺桡骨茎突连线中点置于 IR 中心,IR 上缘包括掌骨近端,下缘包括尺桡骨远段(图 2-5-3A)。双侧摄影时,双腕部置于 IR 中心。

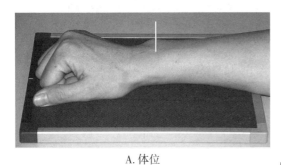

A. 体位

图 2-5-3 腕关节后前位

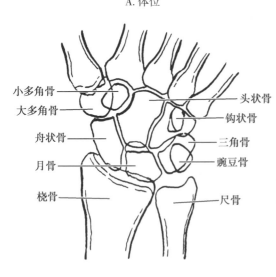

B. 显示示意图

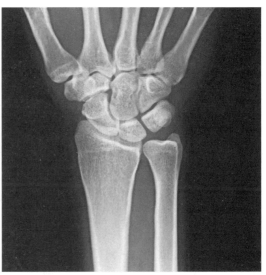

C. 照片影像

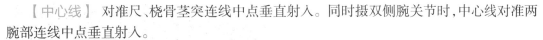

【中心线】 对准尺、桡骨茎突连线中点垂直射入。同时摄双侧腕关节时,中心线对准两腕部连线中点垂直射入。

【影像显示】 显示腕骨、掌骨基底部、尺骨及桡骨远端的正位影像,腕桡关节面清晰;骨小梁清晰显示,软组织显示良好(图 2-5-3B、C)。

(四)腕关节侧位

【摄影目的】 观察腕骨、掌骨近端、尺桡骨远端的骨质、关节及软组织侧位影像。

【摄影体位】 被检者侧坐于摄影床旁,被检侧手呈半握拳或伸直,腕部掌面与 IR 垂直,尺侧在下,尺骨茎突位于 IR 中心,IR 上缘包括掌骨,下缘包括尺桡骨远段(图 2-5-4A)。

【中心线】 中心线对准桡骨茎突垂直射入。

【影像显示】 显示腕关节、掌骨基底部、尺骨及桡骨远段的侧位影像,腕骨重叠较多,月骨显示较为清晰;腕部诸骨骨小梁清晰显示,软组织显示良好(图 2-5-4B、C)。

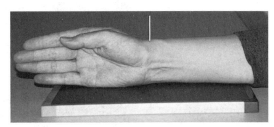

A. 体位

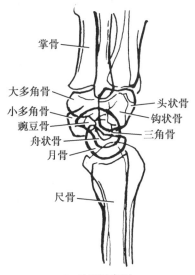

掌骨

大多角骨
小多角骨
豌豆骨
舟状骨
月骨

头状骨
钩状骨
三角骨

尺骨

B. 显示示意图

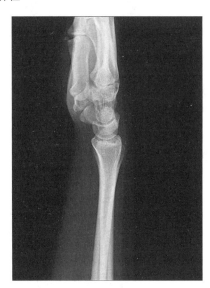

C. 照片影像

图2-5-4 腕关节侧位

(五)腕关节尺偏位

【摄影目的】 观察腕部舟骨正位影像。

【摄影体位】 被检者侧坐于摄影床旁,肘部弯曲,被检侧手和前臂前伸,掌心向下平放于 IR 上,腕部置于 IR 中心,使被检侧手向尺骨侧偏转,IR 上缘包括掌骨,下缘包括尺桡骨远段(图 2-5-5A)。

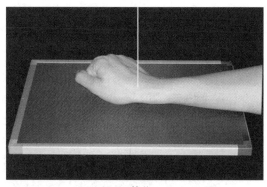

A. 体位

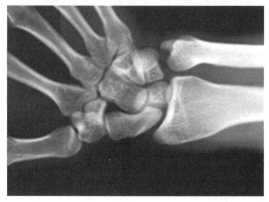

C. 照片影像

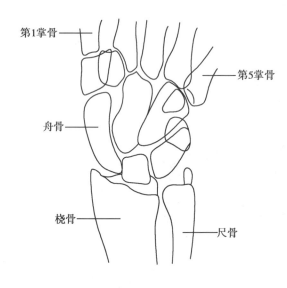

第1掌骨

第5掌骨

舟骨

桡骨

尺骨

B. 显示示意图

图 2-5-5 腕关节尺偏位

【中心线】 中心线对准尺、桡骨茎突连线中点垂直射入。

【影像显示】 显示舟骨长轴展开影像,舟骨形态、骨质及与其他骨的邻接面清晰;骨小梁清晰显示,软组织显示良好(图 2-5-5B、C)

(六) 前臂前后位

【摄影目的】 观察尺、桡骨骨质及软组织正位影像。

【摄影体位】 被检者侧坐于摄影床旁,被检侧前臂伸直,背侧向下,腕部稍外旋,使前臂远端保持正位体位,肘部及肱骨远端紧贴 IR,前臂长轴与 IR 长轴平行,前臂中点置于 IR 中心,IR 上缘包括肘关节,下缘包括腕关节(图 2-5-6A)

【中心线】 中心线对准前臂中点垂直射入。

【影像显示】 显示尺、桡骨及肘关节、腕关节正位影像,近端桡骨粗隆与尺骨少量重叠;骨小梁清晰显示,软组织显示良好(图 2-5-6B、C)。

(七) 前臂侧位

【摄影目的】 观察尺、桡骨骨质及软组织侧位影像。

【摄影体位】 被检者侧坐于摄影床旁,被检侧肘部弯曲约呈 90° 角,手呈侧位,前臂伸直尺侧在下平放于 IR 上,前臂长轴与 IR 长轴平行,前臂侧位中点置于 IR 中心,IR 上缘包括肘关节,下缘包括腕关节(图 2-5-7A)。

【中心线】 中心线对准前臂中点垂直射入。

【影像显示】 显示尺、桡骨及肘关节、腕关节侧位影像,桡骨头与尺骨喙突有部分重叠;

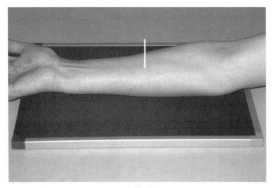

A. 体位

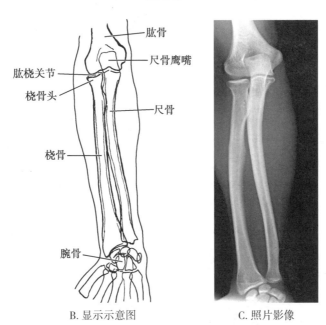

肱骨

尺骨鹰嘴

肱桡关节

桡骨头

尺骨

桡骨

腕骨

B. 显示示意图

C. 照片影像

图 2-5-6　前臂前后位

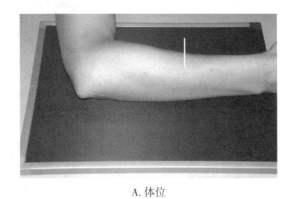

A. 体位

图 2-5-7　前臂侧位

55

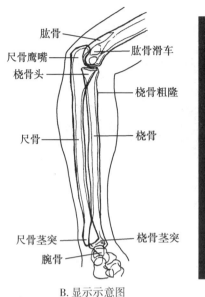

B. 显示示意图

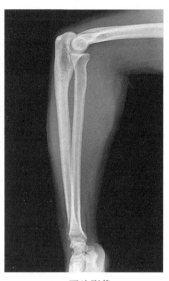

C. 照片影像

图 2-5-7(续)

骨小梁清晰显示,软组织显示良好(图 2-5-7B、C)。

(八) 肘关节前后位

【摄影目的】 观察肘关节肱骨远端、尺桡骨近端及周围软组织正位影像。

【摄影体位】 被检者侧坐于摄影床旁,被检侧肘关节伸直,背侧在下,掌心向上,上臂贴近床面,尺骨鹰嘴置于 IR 中心,IR 上缘包括肱骨远段,下缘包括尺桡骨近段(图 2-5-8A)。

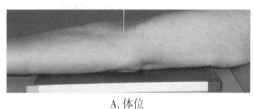

图 2-5-8 肘关节前后位

A. 体位

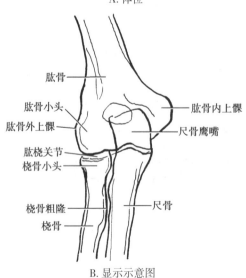

B. 显示示意图

C. 照片影像

【中心线】 中心线对准肱骨内、外上髁连线中点垂直射入。

【影像显示】 显示肘关节正位影像,关节间隙清晰,鹰嘴窝位于肱骨内外髁正中稍偏尺侧,呈三角形密度减低区;骨小梁清晰显示,软组织显示良好(图 2-5-8B、C)。

(九)肘关节侧位

【摄影目的】 观察组成肘关节各骨及相互关系的侧位影像。

【摄影体位】 被检者侧坐于摄影床旁,被检侧肘关节屈曲约呈 90° 角,尺侧在下,肘部紧贴 IR,掌面垂直于床面,肱骨内上髁置于 IR 中心,IR 上缘包括肱骨远段,下缘包括尺桡骨近段(图 2-5-9A)。

【中心线】 中心线对准肱骨外上髁垂直射入。

【影像显示】 显示肘关节侧位影像,关节间隙清晰,肱骨两髁相重叠呈圆形;骨小梁清晰显示,软组织显示良好(图 2-5-9B、C)。

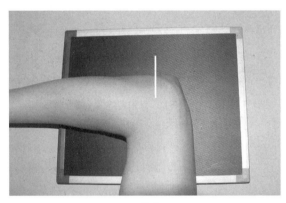

A.体位

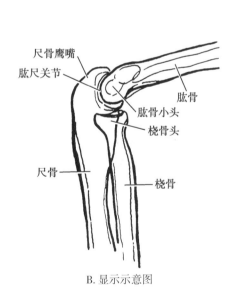

B. 显示示意图

尺骨鹰嘴
肱尺关节
肱骨
肱骨小头
桡骨头
尺骨
桡骨

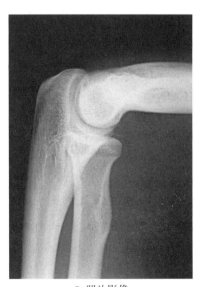

C. 照片影像

图 2-5-9 肘关节侧位

（十）上臂前后位

【摄影目的】 观察肱骨骨质及软组织情况。

【摄影体位】 被检者仰卧于摄影床上,被检侧上肢伸直外展 20°~30° 角,掌面向上,使肩、肘与摄影床面平行,上臂和肩部紧贴 IR,上臂长轴与 IR 长轴平行,上臂中点置于 IR 中心,IR 上缘包括肩关节,下缘包括肘关节(图 2-5-10A)。站立位摄影时体位相同。

【中心线】 中心线对准上臂中点垂直射入。

【影像显示】 显示肱骨正位影像,影像至少显示一个关节且呈正位像;骨小梁清晰显示,软组织显示良好(图 2-5-10B、C)。

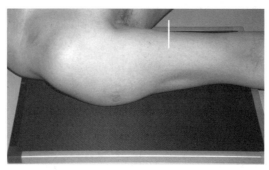

A. 体位

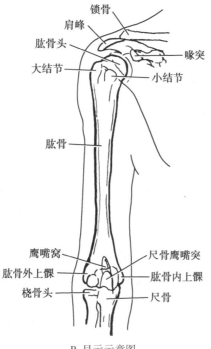

B. 显示示意图

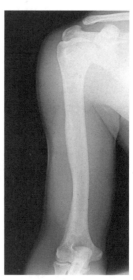

C. 照片影像

图 2-5-10 上臂前后位

（十一）上臂侧位

【摄影目的】 观察肱骨侧位骨质及软组织情况。

【摄影体位】 被检者仰卧于摄影床上,被检侧上臂稍外展,屈肘呈 90° 角,手内旋掌面向下置于腹前,上臂内侧靠近 IR,使肱骨内、外上髁相互重叠呈侧位,上臂长轴与 IR 长轴平行,上臂中点置于 IR 中心,IR 上缘包括肩关节,下缘包括肘关节(图 2-5-11A)。站立位摄影时体位相同。

【中心线】 中心线对准上臂中点垂直射入。

【影像显示】 显示肱骨侧位影像;骨小梁清晰显示,软组织显示良好(图 2-5-11B、C)。

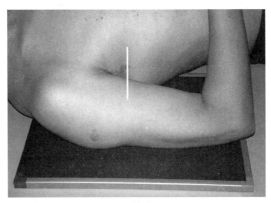

A. 体位

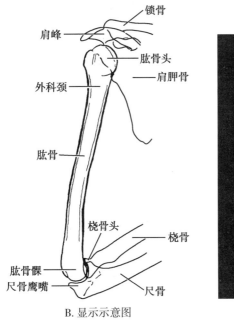

B. 显示示意图

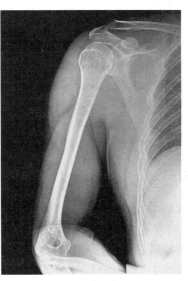

C. 照片影像

图 2-5-11 上臂侧位

(十二) 肩关节前后位

【摄影目的】 观察肩关节各骨正位形态。

【摄影体位】 被检者立于摄影架前或仰卧于摄影床上,被检者肩部背侧紧贴 IR,被检侧上肢稍外展且与躯干分开,头转向对侧,肩胛骨喙突置于 IR 中心,IR 上缘超出肩部软组织 3cm,下缘包括肱骨近段(图 2-5-12A)。

【中心线】 中心线对准肩胛骨喙突垂直射入。

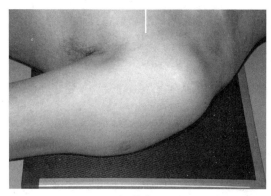

A. 体位

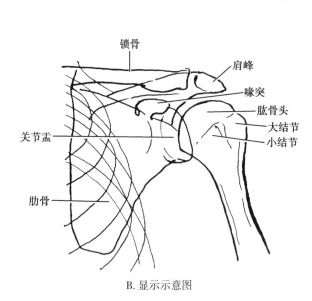

B. 显示示意图

锁骨
肩峰
喙突
肱骨头
大结节
小结节
关节盂
肋骨

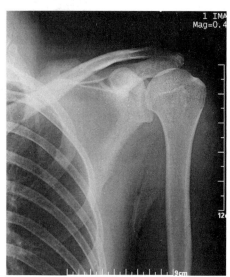

C. 照片影像

图 2-5-12 肩关节前后位

【影像显示】 肩关节呈正位影像,关节间隙显示清晰;骨小梁清晰显示,软组织显示良好(图 2-5-12B、C)。

(十三)肱骨近端侧位

【摄影目的】 上臂活动受限时,摄此位置观察肱骨外科颈骨质情况,及肩关节脱位。

【摄影体位】 被检者侧立于摄影架前,被检者上臂外缘紧贴 IR,被检侧上肢及肩部尽量下垂,掌心向前,对侧上肢高举抱头,被检侧肱骨外科颈置于 IR 中心,IR 上缘超出肩部 5cm,下缘包括肱骨中段(图 2-5-13A)。

【中心线】 中心线对准对侧腋下,经被检侧上臂 1/3 处垂直射入。

【影像显示】 显示肱骨上端和肩关节的轴位影像,关节间隙显示清晰;骨小梁清晰显示,软组织显示良好(图 2-5-13B、C)。

(十四)锁骨后前位

【摄影目的】 观察锁骨正位影像。

【摄影体位】 被检者俯卧于摄影床上或立于摄影架前背向 X 线管,头部转向对侧,被

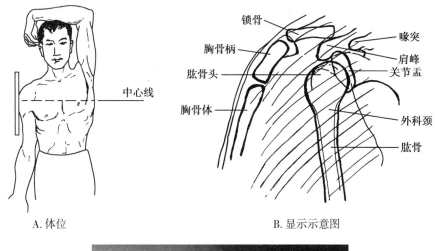

A. 体位   B. 显示示意图

图中标注:锁骨、胸骨柄、肱骨头、胸骨体、喙突、肩峰、关节盂、外科颈、肱骨、中心线

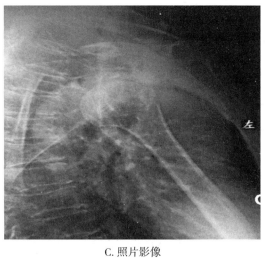

C. 照片影像

图 2-5-13 肱骨近端侧位

检侧上肢内旋 180° 角,使被检侧锁骨紧贴床面或 IR,锁骨中点置于 IR 中心,IR 外缘包括肩锁关节,内缘包括胸锁关节(图 2-5-14A)。

【中心线】 中心线对准锁骨中点垂直射入。

【影像显示】 显示锁骨正位影像。肩锁关节及胸锁关节显示清晰;骨小梁清晰显示,软组织显示良好(图 2-5-14B、C)。

三、下肢摄影体位

1. 足正位(前后位)

【摄影目的】 观察足部正位骨骼骨质及软组织影像,常用于检查足部外伤骨折、异物及其他足部病变。

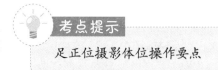

考点提示

足正位摄影体位操作要点

【摄影体位】 被检者仰卧或者坐于摄影床上,被检侧髋部和膝关节屈曲,足底平踏于 IR 上,足部长轴与 IR 长轴平行,对侧下肢伸直平放于床面上,保持身体静止不动,第 3 跖骨基底部至于 IR 中心,IR 上缘包括足趾软组织,下缘

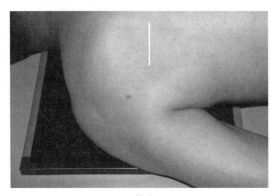

A. 体位

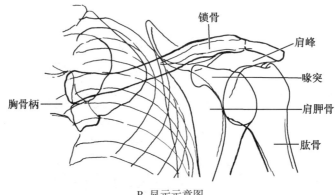

B. 显示示意图

锁骨
肩峰
喙突
胸骨柄
肩胛骨
肱骨

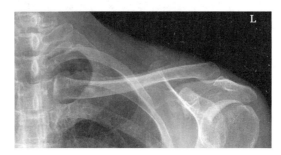

C. 照片影像

图 2-5-14　锁骨后前位

包括足跟(图 2-5-15A)。

【中心线】 ①中心线对准第 3 跖骨基底部垂直 IR 入射;②中心线向足跟方向倾斜 15° 角,对准第 3 跖骨基底部入射。

【影像显示】 被检侧趾骨、跖骨及部分跗骨正位影像及周围软组织影像显示于照片中, 第 3 跖骨基底部位于照片中心,骨小梁清晰显示,周围软组织影像层次可见(图 2-5-15B、C)。

　　2. 足内斜位

【摄影目的】 观察足部各骨及软组织斜位影像,常与足部正位影像配合进行不同角度 观察,以减少影像重叠。

【摄影体位】 被检者坐于摄影床上,被检侧髋部和膝关节屈曲,第 3 跖骨基底部置于 IR 中心,足底内侧紧贴 IR,足外侧抬高,使足底与 IR 约呈 30°~45°角(或足背与 IR 平行),

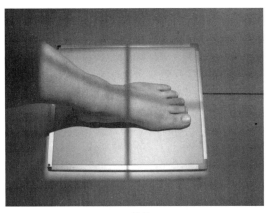

A. 体位

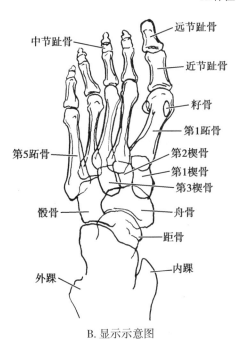

B. 显示示意图

远节趾骨
近节趾骨
籽骨
第1跖骨
第2楔骨
第1楔骨
第3楔骨
舟骨
距骨
内踝

中节趾骨
第5跖骨
骰骨
外踝

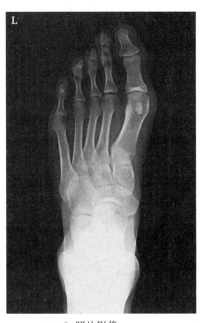

C. 照片影像

图 2-5-15　足前后位

足部长轴与 IR 长轴平行,保持身体静止不动,IR 上缘包括足趾软组织,下缘包括足跟(图 2-5-16A)。

【中心线】　中心线对准第 3 跖骨基底部垂直 IR 入射。

【影像显示】　足部各骨及周围软组织呈斜位影像,第 1、2 跖骨部分影像重叠,第 3、4、5 跖骨及其他趾骨显示清晰;跟距关节、舟楔关节及跗跖关节间隙显示较好;骨小梁清晰显示,周围软组织影像层次可见(图 2-5-16B、C)。

3. 跟骨侧位

【摄影目的】　观察跟骨及软组织侧位影像,常用于检查跟骨骨质增生(骨刺)、外伤骨折、足内异物及其他跟骨病变。

【摄影体位】　被检者侧卧或坐于摄影床上,被检侧足部跟骨外侧紧贴 IR,IR 上缘包括踝关节,下缘包括足底部(图 2-5-17A),保持身体平稳。如需双侧对比,使双侧跟骨对称置于

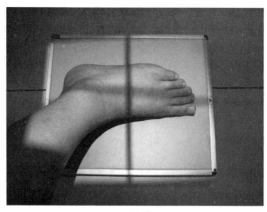

A. 体位

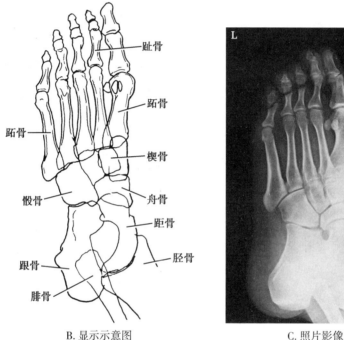

B. 显示示意图　　　　　　　　C. 照片影像

图 2-5-16　足内斜位

IR 上。

【中心线】　中心线对准内踝下 2cm 垂直 IR 入射。如双侧摄影,中心线对准双侧内踝下 2cm 连线中点垂直 IR 入射。

【影像显示】　跟骨侧位影像显示于照片正中,跟骨形态、骨质、跟骰关节、跟距关节显示清晰;骨小梁显示清晰,周围软组织影像层次可见(图 2-5-17B、C)。

4. 跟骨轴位(底 - 跟轴位)

【摄影目的】　观察跟骨轴位影像,常与跟骨侧位配合进行影像观察,减少影像重叠。

【摄影体位】　被检者坐或仰卧于摄影床上,被检侧下肢伸直,跟骨紧贴 IR,踝关节置于 IR 中心(或跟骨结节置于 IR 上缘以内 2~3cm),身体保持稳定,足尖向上,用绷带套于足底前部,嘱被检者向头端用力牵拉,使踝关节极度屈曲,IR 上缘包括跟距关节,下缘包括跟骨结

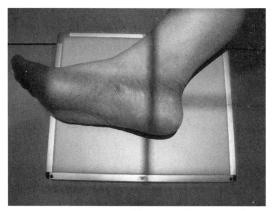

A.体位

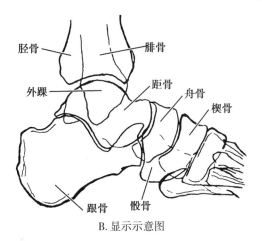

胫骨
腓骨
外踝
距骨
舟骨
楔骨
跟骨
骰骨

B.显示示意图

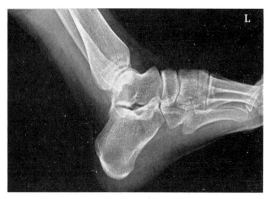

C.照片影像

图 2-5-17 跟骨侧位

节(图 2-5-18A)。

【中心线】 向头端倾斜 35°~45° 角,经跟骨中心射入 IR 中心。

【影像显示】 跟骨轴位影像显示于照片正中,跟骨形态、骨质、跟距关节显示清晰;骨小梁显示清晰,跟骨结节完整显示,周围软组织影像层次可见(图 2-5-18B、C)。

5. 踝关节正位(前后位)

【摄影目的】 观察踝关节正位骨质、间隙及周围软组织影像,临床常用于检查踝关节外伤骨折及其他踝关节病变。

【摄影体位】 被检者坐或仰卧于摄影床上,被检侧下肢伸直,跟骨紧贴 IR,足尖向上稍内旋,使足矢状面垂直于 IR,内、外踝连线中点向上 1cm 处置于 IR 中心,下肢保持稳定,IR 上缘包括胫腓骨远段,下缘包括部分跗骨(图 2-5-19A)。

【中心线】 中心线经内、外踝连线中点向上 1cm 处垂直 IR 入射。

> **考点提示**
>
> 跟骨轴位摄影体位操作要点

> **考点提示**
>
> 踝关节正位摄影体位操作要点

65

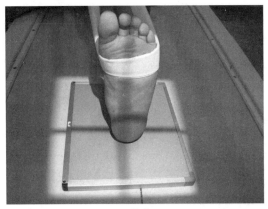

A. 体位

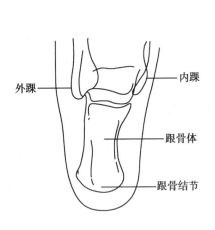

外踝 — — 内踝

— 跟骨体

— 跟骨结节

B. 显示示意图

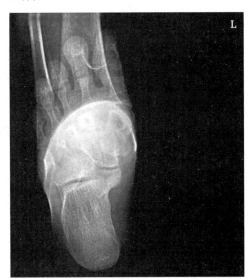

C. 照片影像

图 2-5-18　跟骨轴位

【影像显示】　踝关节前后位影像显示于照片中心,踝关节间隙清晰可见,胫腓骨远端稍有重叠,骨小梁显示清晰,周围软组织影像层次可见(图 2-5-19B、C)。

6. 踝关节侧位

【摄影目的】　观察踝关节侧位骨质、间隙及周围软组织影像,临床常与踝关节正位配合进行影像观察,减少影像重叠。

【摄影体位】　被检者侧卧于摄影床上,被检侧下肢弯曲,外踝紧贴 IR,使足矢状面与 IR 平行,胫腓骨长轴与 IR 长轴平行,将外踝上方 1cm 处置于 IR 中心,下肢保持稳定,IR 上缘包括胫腓骨远段,下缘包括部分跗骨及跟骨(图 2-5-20A)。

【中心线】　中心线经内踝上方 1cm 处垂直 IR 入射。

【影像显示】　踝关节侧位影像显示于照片中心,内、外踝重叠,腓骨小头重叠于胫骨中,踝关节诸骨质显示清晰,关节间隙清晰可见,周围软组织影像层次可见(图 2-5-20B、C)。

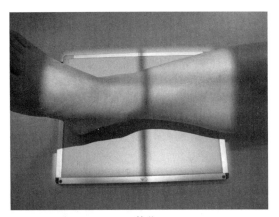

A. 体位

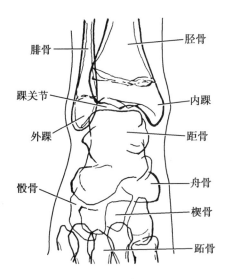

B. 显示示意图

腓骨
胫骨
踝关节
内踝
外踝
距骨
舟骨
楔骨
骰骨
跖骨

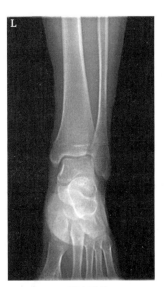

C. 照片影像

图 2-5-19 踝关节前后位

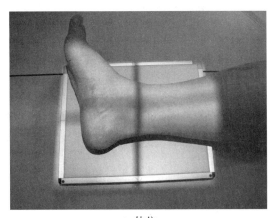

A. 体位

图 2-5-20 踝关节侧位

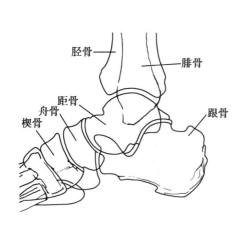

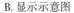

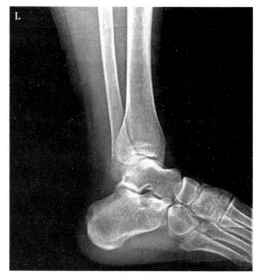

B. 显示示意图   C. 照片影像

图 2-5-20(续)

7. 小腿正位(前后位)

【摄影目的】 观察胫腓骨正位及周围软组织影像,临床常用于检查胫腓骨外伤骨折、异物及其他胫腓骨病变。

【摄影体位】 被检者坐或仰卧于摄影床上,被检侧下肢伸直,足尖向上稍内旋,小腿矢状面与 IR 垂直,胫腓骨中点置于 IR 中心,IR 上缘包括膝关节,下缘包括踝关节,下肢保持稳定,如病变靠近一端,可仅包括邻近关节,胫腓骨长轴与 IR 长轴平行(图 2-5-21A)。

【中心线】 中心线对准小腿中点垂直 IR 入射。

【影像显示】 胫腓骨、邻近关节及周围软组织正位影像显示于照片中心,胫腓骨长轴与 IR 长轴平行,骨小梁显示清晰,周围软组织影像层次可见(图 2-5-21B、C)。

8. 小腿侧位

【摄影目的】 观察胫腓骨、膝关节、踝关节侧位及周围软组织影像,临床常与小腿正位配合用于胫腓骨外伤骨折、异物及其他胫腓骨病变影像观察,减少影像重叠。

【摄影体位】 被检者侧卧于摄影床上,被检侧下肢弯曲,小腿腓侧紧贴 IR,小腿中点置于 IR 中心,IR 上缘包括膝关节,下缘包括踝关节,小腿长轴与 IR 长轴平行,下肢保持稳定,如病变靠近一端,可仅包括邻近关节, (图 2-5-22A)。

【中心线】 中心线对准小腿内侧中点垂直 IR 入射。

【影像显示】 胫腓骨、邻近关节及周围软组织侧位影像显示于照片中心,胫腓骨长轴与 IR 长轴平行,胫腓骨上端及下端略有重叠,骨小梁显示清晰,周围软组织影像层次可见(图 2-5-22B、C)。

9. 膝关节正位(前后位)

【摄影目的】 观察膝关节正位各骨骨质、膝关节间隙及周围软组织影像,临床常用于检查膝关节骨质增生、外伤骨折及其他膝关节病变。

【摄影体位】 被检者坐或仰卧于摄影床上,被检侧下肢伸直,足尖向上稍内旋,腘窝紧贴 IR,膝部正中矢状面与 IR 垂直,髌骨下缘置于 IR 中心,下肢保持稳定,IR 上缘包括股骨

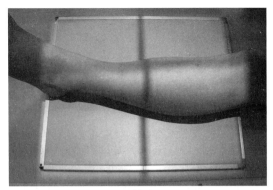

A. 体位

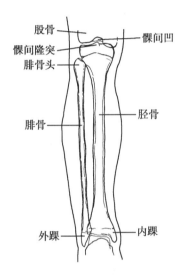

股骨
髁间隆突
腓骨头

髁间凹

腓骨

胫骨

外踝
内踝

B. 显示示意图

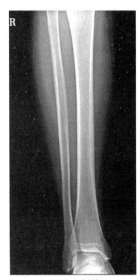

C. 照片影像

图 2-5-21 小腿前后位

远端,下缘包括胫腓骨近端(图 2-5-23A)。

【中心线】 中心线经髌骨下缘垂直 IR 入射。

【影像显示】 膝关节正位影像显示于照片中心,股骨远段、胫腓骨近段、髌骨(重叠于股骨下端),骨小梁显示清晰,周围软组织影像层次可见(图 2-5-23B、C)。

10. 膝关节侧位

【摄影目的】 观察膝关节、髌骨侧位及周围软组织影像,临床常与膝关节正位对比观察膝关节骨质增生、髌骨外伤骨折及其他膝关节病变。

【摄影体位】 被检者侧卧于摄影床上,被检侧下肢弯曲,呈 135° 角,外侧紧贴 IR,膝部矢状面与 IR 平行,踝部稍垫高,使膝部放平。髌骨下缘与腘窝折线连线中点置于 IR 中心,对侧下肢屈曲置于被检侧下肢前方,下肢保持稳定,IR 上缘包括股骨远段,下缘包括胫腓骨近段(图 2-5-24A)。

考点提示

膝关节正位摄影体位操作要点

考点提示

膝关节侧位摄影体位操作要点

69

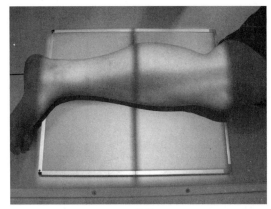

A. 体位

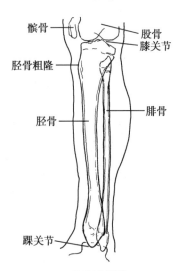

B. 显示示意图

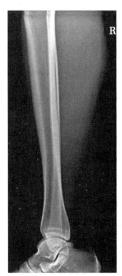

C. 照片影像

图 2-5-22 小腿侧位

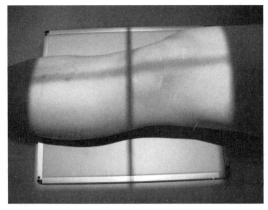

A. 体位

图 2-5-23 膝关节前后位

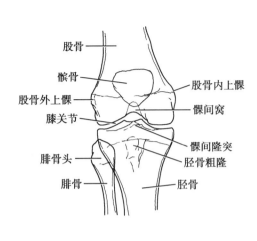

股骨
髌骨
股骨外上髁
膝关节
腓骨头
腓骨

股骨内上髁
髁间窝
髁间隆突
胫骨粗隆
胫骨

B. 显示示意图

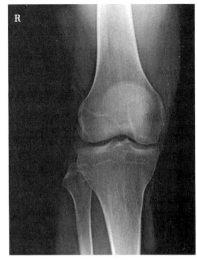

C. 照片影像

图 2-5-23(续)

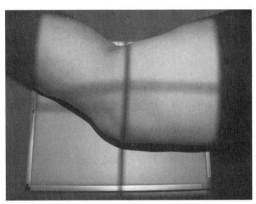

A. 体位

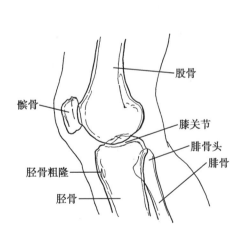

髌骨
胫骨粗隆
胫骨

股骨
膝关节
腓骨头
腓骨

B. 显示示意图

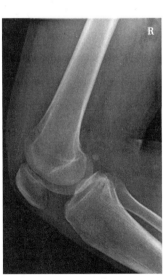

C. 照片影像

图 2-5-24 膝关节侧位

【中心线】 中心线对准髌骨下缘与腘窝折线连线中点垂直 IR 入射。

【影像显示】 膝关节侧位影像显示于照片正中,股骨内外髁重叠,髌骨呈侧位与股骨无重叠,膝关节间隙显示清晰,骨小梁显示清晰,周围软组织影像层次可见(图 2-5-24B、C)。

11. 髌骨轴位

【摄影目的】 观察髌骨轴位影像,临床常与膝关节侧位对比,用于观察髌骨纵行骨折及髌骨关节面病变。

【摄影体位】 被检者俯卧于摄影床上,对侧下肢伸直,被检侧下肢屈曲稍内旋,使髌骨矢状面与 IR 垂直,被检侧踝部用绷带套住,嘱被检者向头端牵拉,使膝关节极度屈曲。髌骨置于 IR 中心,保持下肢稳定。IR 上缘包括髌骨前缘,下缘包括股骨内外髁(图 2-5-25A)。

【中心线】 中心线对准髌骨下缘垂直 IR 入射。

【影像显示】 三角形髌骨及股骨髁间凹影像显示于照片中,骨小梁显示清晰,周围软组织影像层次可见(图 2-5-25B、C)。

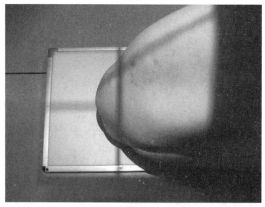

A. 体位

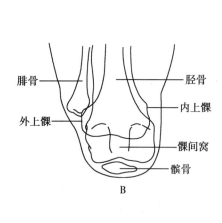

B. 显示示意图

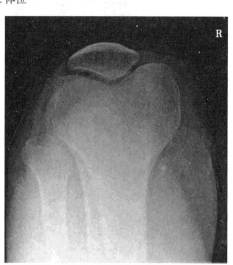

C. 照片影像

图 2-5-25 髌骨轴位

12. 大腿正位(前后位)

【摄影目的】 观察股骨正位及周围软组织影像。临床常用于检查股骨外伤骨折及其他股骨病变。

【摄影体位】 被检者仰卧于摄影床上,被检侧下肢伸直,足尖向上稍内旋,使股骨正中矢状面与 IR 垂直,股骨长轴与 IR 长轴中线重合,股骨中心置于 IR 中心,下肢保持稳定。IR上缘包括髋关节,下缘包括膝关节,如病变靠近一端,可仅包括邻近一端关节(图 2-5-26A)。

【中心线】 中心线对准股骨中点垂直 IR 入射。

【影像显示】 股骨、髋关节、膝关节正位影像及周围软组织影像显示于照片中,骨小梁显示清晰,周围软组织影像层次可见(图 2-5-26B、C)。

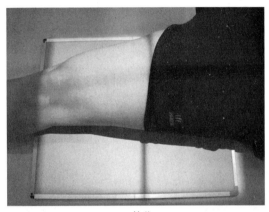

A. 体位

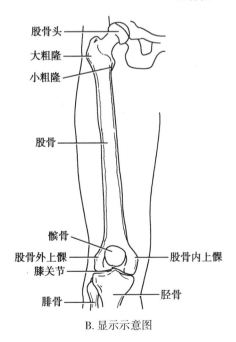

B. 显示示意图

C. 照片影像

图 2-5-26 大腿前后位

13. 大腿侧位

【摄影目的】 观察股骨侧位及周围软组织影像,临床常与股骨正位对比进行多角度影像观察。

【摄影体位】 被检者侧卧于摄影床上,被检侧在下,髋关节和膝关节屈曲,大腿外侧紧贴床面,大腿长轴与 IR 中线重合,使股骨矢状面与床面平行,确保髌骨呈内外垂直位。对侧下肢屈曲置于被检侧下肢后方,以保持下肢稳定。股骨中点置于 IR 中心,IR 上缘包括髋关节,下缘包括膝关节,如病变靠近一端,可仅包括邻近一端关节(图 2-5-27A)。

【中心线】 中心线对准股骨内侧中点垂直 IR 入射。

【影像显示】 股骨、髋关节、膝关节侧位影像及周围软组织影像显示于照片中,骨小梁显示清晰,周围软组织影像层次可见(图 2-5-27B、C)。

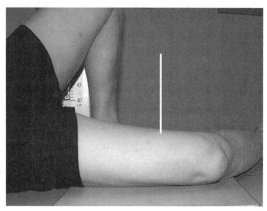

A. 体位

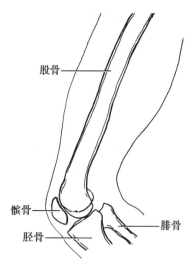

B. 显示示意图

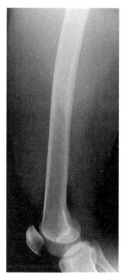

C. 照片影像

图 2-5-27 大腿侧位

14. 髋关节（前后位）

【摄影目的】 观察髋关节间隙、股骨颈正位及周围软组织影像。临床常用于检查股骨头无菌坏死、关节结核、脱臼、外伤骨折及髋关节其他病变。

【摄影体位】 被检者仰卧于摄影床上，双下肢伸直，足尖向上稍内旋，使两踇趾靠拢，足跟分离，呈"内八字"，被检侧股骨头定位点（髂前上棘与耻骨联合上缘连线的中点，向外下作垂线 5cm 处为髋关节定位点），使该点置于 IR 中心，保持下肢稳定。IR 上缘包括髂嵴，下缘包括股骨近段（图 2-5-28A）。

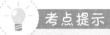

考点提示

髋关节正位摄影体位操作要点

【中心线】 中心线对准股骨头定位点垂直 IR 入射。

【影像显示】 髋关节、股骨颈正位影像及周围软组织影像显示于照片中，关节间隙清晰显示，股骨颈显示充分，骨小梁显示清晰，周围软组织影像层次可见（图 2-5-28B、C）。

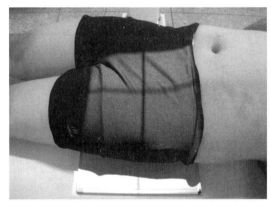

A. 体位

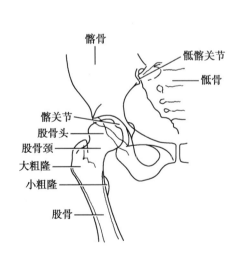

髂骨
骶髂关节
骶骨
髂关节
股骨头
股骨颈
大粗隆
小粗隆
股骨

B. 显示示意图

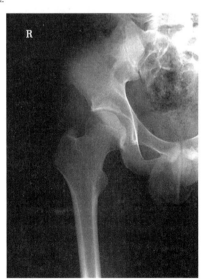

C. 照片影像

图 2-5-28 髋关节前后位

（崔军胜 沈凌云）

75

第六节 脊柱 X 线检查

 病例

魏某,男,40岁,会计工作十余年。头晕伴双上肢麻木1周,加重2天,遂到当地医院就诊。

请问:1. 该患者首选何种 X 线相关检查?

2. 体位该如何选择?

3. 各体位的观察重点是什么?

脊柱是全身骨骼的支柱,承担负重、运动、平衡等重要的生理功能。成人脊柱由 24 块椎骨、1 块骶骨(5 个骶椎融合而成)和 1 块尾骨(4 个尾椎融合而成)借椎间盘、椎间关节及韧带等连接构成。脊柱摄影有助于发现各种骨病、肿瘤、先天性或后天性畸形、损伤、感染、活动功能改变等情况。应根据医嘱要求和病变特点进行多种体位的组合摄影。一般除 1、2 颈椎外,中心线均取所摄位置的中心,且需使用滤线设备。熟练掌握脊柱体表定位标志对于准确开展摄影操作非常重要。

一、摄影注意事项

1. 摄影前应去除被检部位体表影响成像的物品,如影响 X 线透过的饰品、膏药、敷料、带金属丝或金属染料的衣物等。腰椎及骶尾椎摄影前,应询问被检者近期是否服用过高原子序数的药物,是否做过消化道钡餐及钡灌肠检查,骶尾椎摄影前应先行排便。

2. 摆放摄影体位时,应在熟悉脊柱解剖和体表定位标志的基础上,利用调整被检者体位或中心线投射方向的方法,来适应脊柱的生理弯曲或病理弯曲,尽量使 X 线与椎间隙平行,避免椎体影像重叠。同时应避免人为地造成前屈、后伸或侧弯。

3. 脊柱外伤患者摄影时,为避免搬动患者可能造成的伤情加重,可在保持中心线、体位和 IR 三者相对关系不变的前提下,通过改变摄影操作方法来满足摄影位置的要求。

4. 脊柱摄影应包括邻近有明确标志的椎体,以便识别椎序。对于组织密度、厚度差异较大的部位,可分段摄影,但相邻段之间应重叠 1~2 个椎体,以免遗漏病变。

5. 腰椎摄影宜让患者深呼气后屏气曝光,使腹部组织变薄,利于提高影像对比度,其他位置多为平静呼吸状态下屏气曝光。

6. 脊柱摄影管电压较高,体厚较大,应使用滤线器摄影技术,以提高影像对比度。被检部位厚度悬殊较大时,可利用 X 线管阳极效应,使影像密度趋于一致。使用聚焦式滤线栅摄影时,应注意摄影距离需在焦 - 栅距离范围之内。

7. 摄影时应注意对被检者的 X 线防护,特别是下部脊柱摄影时,应用铅橡皮遮蔽生殖器官。

8. 脊柱摄影 IR 大小选用:颈椎及骶尾椎 203mm × 254mm(8 英寸 × 10 英寸);胸、腰椎 279mm × 356mm(11 英寸 × 14 英寸)或相应照射野的 IR 板。

二、常用摄影体位

(一)颈椎摄影体位

1. 第 1、2 颈椎张口位(前后位)

【摄影目的】 观察 1、2 颈椎正位情况。重点观察齿突骨折、前后弓骨折、寰枢关节情况及有无先天性改变。

【摄影体位】 被检者仰卧于摄影床上,头颈部正中矢状面垂直并重合于 IR 中线,两臂置于身旁。头稍后仰使上颌中切牙咬合面与乳突尖的连线垂直于床面。两侧口角连线的中点对 IR 中心,保持头部稳定。曝光时嘱被检者尽量张大口,并发"啊……"声(不能持久张口者也可在上下切牙间放一干燥的软木塞或泡沫块)。口腔内有活动义齿者,摄影时需取下,以免与颈椎影像相重叠(图 2-6-1A)。

> **考点提示**
> 脊柱常见病变的摄影体位选择与标准影像所见

【中心线】 经两侧口角连线的中点,垂直 IR 射入。

【影像显示】 显示第 1、2 颈椎正位影像,第 1、2 颈椎及寰枢关节清晰地显示在上、下齿列之间;上颌切牙牙冠与枕骨底部骨板边缘影像重叠;第 2 颈椎位于照片正中,齿状突显影清晰且不与枕骨重叠;照片两侧影像对称,齿状突与第 1 颈椎两侧块间隙对称;寰枕关节呈切线状显示。若头仰角度小或中心线偏上,影像显示上颌牙列与寰椎重叠;若头过仰或中心线偏下,则显示枕骨与寰椎重叠(图 2-6-1B、C)。

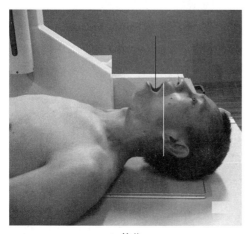

A. 体位

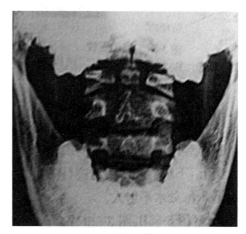

C. 照片影像

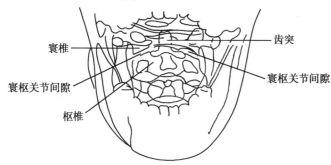

B. 照片示意图

图 2-6-1 第 1、2 颈椎张口位

2. 第 3~7 颈椎正位（前后位）

【摄影目的】 观察 3~7 颈椎正位情况。重点观察钩突关节、椎间隙。

【摄影体位】 被检者仰卧于摄影床上或站立于摄影架前，身体正中矢状面垂直并重合于 IR 中线。头稍上仰，颌部抬起，听鼻线垂直于摄影床或 IR。IR 上缘超过外耳孔，下缘平胸骨颈静脉切迹（图 2-6-2A）。

【中心线】 中心线向头侧倾斜 10°~15°角，经甲状软骨射入。

【影像显示】 显示第 3~7 颈椎正位影像，第 3~7 颈椎及第 1 胸椎显示于照片正中；颈椎棘突位于椎体正中，椎弓根呈轴位投影于椎体与横突相接处，横突左、右对称显示；颈椎骨质、椎间隙与钩椎关节显示清晰；气管投影于椎体正中，其边界易于分辨；诸骨小梁清晰显示，周围软组织层次可见，下颌骨显示于第 2、3 颈椎间隙高度（图 2-6-2B、C）。

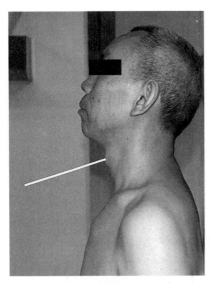

A. 体位

> **知识链接**
>
> 站立位中心线倾斜 15° 以适应颈椎前凸度，使 X 线尽量与椎间隙平行。仰卧位前凸度可能降低，可适当减小角度。颈椎病情况下，颈椎曲度变直，可向头端倾斜 5°，甚至垂直射入。

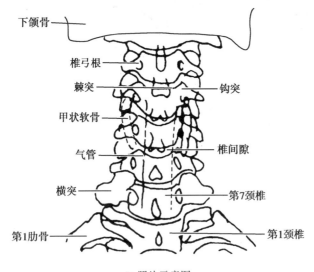

B. 照片示意图

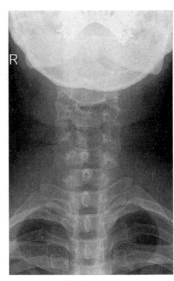

C. 照片影像

图 2-6-2 第 3~7 颈椎正位

3. 颈椎侧位

【摄影目的】 观察 1~7 颈椎侧位情况。重点观察椎体骨折与破坏,退行性颈椎关节改变,颈椎失稳等。

【摄影体位】 被检者站立于摄影架前,身体正中矢状面与 IR 平行,瞳间线与 IR 垂直。头稍上仰,听鼻线与地面平行,以免下颌骨与上部颈椎重叠。双肩尽量下垂,必要时被检者双手各持一沙袋,以免肩部与下部颈椎重叠。IR 上缘超过外耳孔,下缘平胸骨颈静脉切迹,颈部前后缘连线中点对 IR 中线。颈椎侧位也可取坐位或仰卧位(水平侧位)摄影(图 2-6-3A)。

【中心线】 中心线经甲状软骨平面、颈部前后缘连线中点垂直射入(因肢 - 片距较大,为减小影像放大失真,胶 - 片距以 150cm 为宜;在呼气后屏气曝光,有助于肩部向下放松)。

【影像显示】 显示全部颈椎侧位影像及颈部软组织影像;各椎体前后缘重合无双缘现象,枕骨与寰椎关节间隙清晰显示;椎体骨质、各椎间隙、椎间关节显示清晰,下颌骨不与椎体重叠;椎间隙、椎体骨皮质、骨小梁结构及周围软组织层次可见(图 2-6-3B、C)。

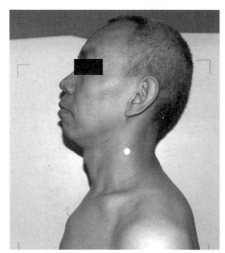

A.体位

> **知识链接**
>
> 颈椎功能位置的摄影方法:在颈椎侧位的基础上,头部尽量后仰时称过伸位;下颌尽量内收时称过屈位。目的是观察颈部的运动功能和诊断、排除颈椎序列失稳。

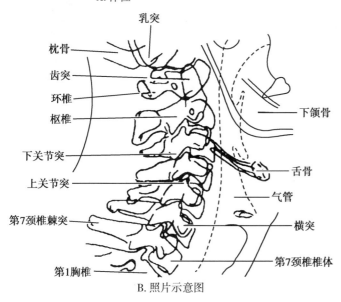

B.照片示意图

乳突
枕骨
齿突
环椎
枢椎
下关节突
上关节突
第7颈椎棘突
第1胸椎
下颌骨
舌骨
气管
横突
第7颈椎椎体

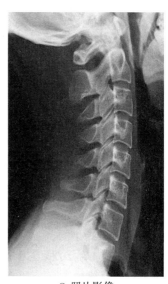

C.照片影像

图 2-6-3　颈椎侧位

4. 颈椎斜位

【摄影目的】 观察椎间孔、小关节及椎弓根情况。需分别摄取左、右斜位。

【摄影体位】 被检者立于摄影架前或俯卧于摄影床。右前斜位时面向左侧旋转,并使身体冠状面与摄影架呈 55°角,左前斜位时相反。颈部斜位中线对 IR 中线,头部矢状面与 IR 平行,下颌略前伸。IR 上缘超过外耳孔,下缘包括胸骨颈静脉切迹。此位置可进行卧位或坐位摄影。摄取双侧,以作对比(图 2-6-4A)。

【中心线】 中心线向足侧倾斜 10°角,经甲状软骨平面颈部前后缘连线中点射入。

【影像显示】 显示颈椎斜位影像,右(左)前斜位显示右(左)侧椎间孔和椎弓根;椎间孔呈卵圆形排列,显示于椎体与棘突之间,椎弓根投影于椎体正中,上下关节突显示清晰;椎骨纹理清晰;下颌骨不与椎体重叠(图 2-6-4B、C)。

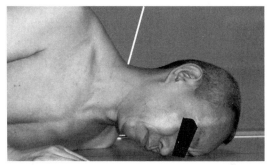

A. 体位

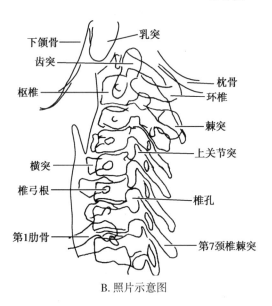

B. 照片示意图

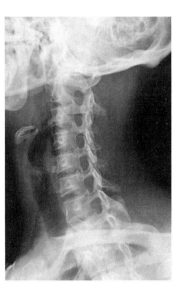

C. 照片影像

图 2-6-4 颈椎斜位

🌐 知识链接

　　颈椎斜位也可摄前后斜位。此时中心线需向头侧倾斜 10°角,经甲状软骨平面颈部前后缘连线中点射入。左(右)后斜位显示右(左)侧椎间孔和椎弓根。

（二）胸椎摄影体位

1. 胸椎正位（前后位）

【摄影目的】 观察胸椎正位形态及椎旁软组织情况。重点观察骨折、先天性脊柱侧弯、后凸畸形、骨肿瘤、感染性骨病、骨质疏松等。

【摄影体位】 被检者仰卧于摄影床上，背部贴紧台面，身体正中矢状面垂直于床面并重合于 IR 中线。两臂置于身旁，下肢伸直或髋关节、膝关节屈曲，双足平踏床面。IR 上缘平第 7 颈椎，下缘包括第 1 腰椎（图 2-6-5A）。

【中心线】 中心线对准第 6 胸椎（相当于胸骨体中点）垂直射入。

【影像显示】 显示胸椎正位影像于照片正中；棘突位于椎体正中，两侧横突、椎弓根对称显示，边缘锐利；椎间隙清晰，胸椎椎体骨小梁清晰显示（图 2-6-5B、C）。

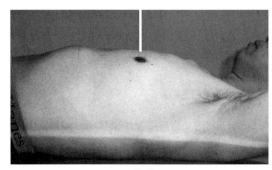

A. 体位

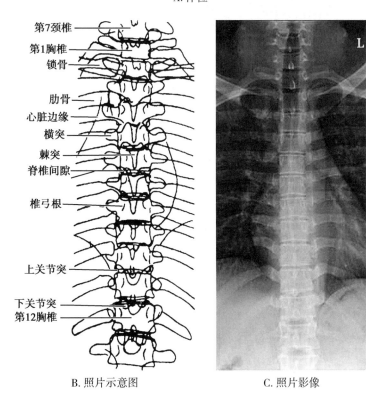

第7颈椎
第1胸椎
锁骨
肋骨
心脏边缘
横突
棘突
脊椎间隙
椎弓根
上关节突
下关节突
第12胸椎

B. 照片示意图　　　　C. 照片影像

图 2-6-5　胸椎正位

2. 胸椎侧位

【摄影目的】 观察胸椎侧位形态、排列曲度及骨质情况。重点观察骨折、先天性脊柱侧弯、后凸畸形、骨肿瘤、感染性骨病、骨质疏松等。

【摄影体位】 被检者侧卧于摄影床上，胸椎侧弯畸形者凸侧靠近床面。两臂上举屈曲，头枕于近床面一侧的上臂上。双侧髋关节、膝关节屈曲以支撑身体。两膝间放沙袋或棉垫，腰部过细者在腰下垫棉垫，使脊柱长轴与床面平行。胸椎棘突后缘置于床面中线外约 4cm 处。IR 上缘包括第 7 颈椎，下缘包括第 1 腰椎（图 2-6-6A）。

【中心线】 中心线对准腋后线第 7 胸椎平面垂直射入。

【影像显示】 显示胸椎侧位影像，第 3~12 胸椎呈侧位影像显示于照片正中，胸椎序列略呈后凸弯曲；椎体前后缘呈切线显示，无双边影现象；椎间隙显示清楚，后肋相互重叠，各椎体及附件结构清晰（图 2-6-6B、C）。

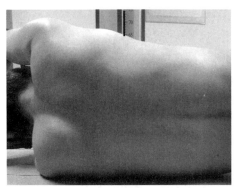

A. 体位

知识链接

由于心脏、膈肌、上腹部器官重叠在下胸部，与上胸部组织密度差异较大，所以胸椎正、侧位摄影应利用阳极效应，将 X 线管阴极端置于组织较厚的下部分胸椎。

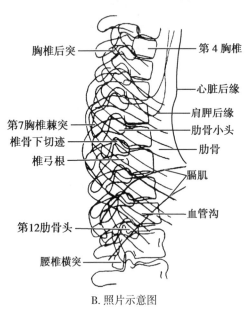

胸椎后突 —— 第 4 胸椎

心脏后缘

肩胛后缘

第 7 胸椎棘突 —— 肋骨小头

椎骨下切迹 —— 肋骨

椎弓根 —— 膈肌

第 12 肋骨头 —— 血管沟

腰椎横突

B. 照片示意图

C. 照片影像

图 2-6-6 胸椎侧位

（三）腰椎摄影体位

1. 腰椎正位（前后位）

【摄影目的】 观察腰椎正位形态及椎旁软组织情况。重点观察骨折、骨肿瘤、感染性骨病、退行性关节病、脊柱侧弯等。

【摄影体位】 被检者仰卧于摄影床上，身体正中矢状面垂直于床面并重合于IR中线。两臂置于身旁，双侧髋关节、膝关节屈曲，双足平踏床面，使腰背部贴近床面，以减少生理弯曲度。IR上缘包括第11胸椎，下缘包括上部骶椎、左右包括腰大肌（图2-6-7A）。

【中心线】 中心线对准第3腰椎（相当于脐上3cm处）垂直射入。

【影像显示】 显示包括第11胸椎至第2骶椎全部椎骨及两侧腰大肌的影像，腰椎显示于照片正中，椎间隙清晰；诸椎体显示于影像正中，两侧横突、椎弓根对称显示；第3腰椎椎体各缘呈切线状显示，无双边现象；骨小梁清晰显示，腰大肌及周围软组织层次可见（图2-6-7B、C）。

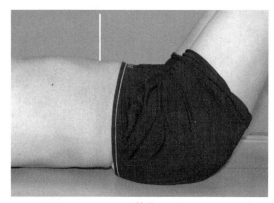

A.体位

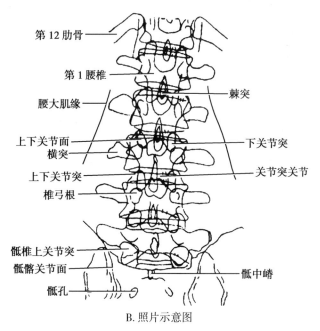

B.照片示意图

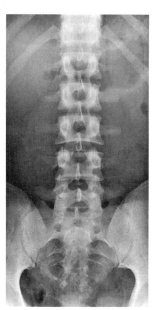

C.照片影像

图2-6-7 腰椎正位

2. 腰椎侧位

【摄影目的】 观察腰椎侧位形态、排列曲度、棘突、椎间孔、关节突及骨质等情况。重点观察骨折、先天性脊柱畸形、脊椎滑脱、感染性骨病、骨质疏松等。

【摄影体位】 被检者侧卧于摄影床上,身体正中矢状面平行于床面。两臂上举抱头,双侧髋关节、膝关节稍屈曲以支撑身体(注意不要过度屈曲,否则腰椎前凸度将人为变直),腰细臀宽者在腰下垫棉垫,使脊柱与床面平行。第 3 腰椎棘突置于 IR 中线后 5cm 处。IR 上缘包括第 11 胸椎,下缘包括第上部骶椎(图 2-6-8A)。

【中心线】 中心线经第 3 腰椎平面(相当于肋弓下缘)垂直射入。

【影像显示】 显示第 11 胸椎至第 2 骶椎全部椎骨的侧位及部分软组织影像;第 3 腰椎椎体无双边现象;椎弓根、椎间孔、椎间关节、腰骶关节及棘突显示;椎体骨皮质和骨小梁结构清晰显示;周围软组织层次可见(图 2-6-8B、C)。

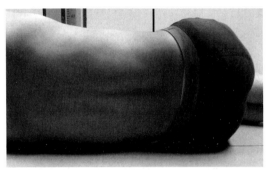

A. 体位

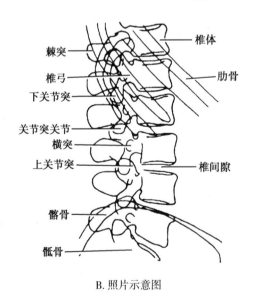

B. 照片示意图

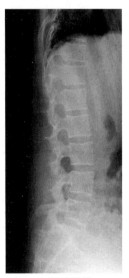

C. 照片影像

图 2-6-8 腰椎侧位

知识链接

腰椎前后位摄影 X 线管阴极端置于组织较厚的上部分腰椎。腰椎侧位摄影时,腰椎下段髋部软组织厚度大,应将 X 线管阴极端置于下部腰椎。

3. 腰椎斜位

【摄影目的】 观察腰椎椎间关节、上下关节突和椎弓等情况。常规摄取左右双斜位进行对比。

【摄影体位】 被检者侧卧于摄影床上,身体向后倾斜,使身体冠状面与床面呈45°角,必要时可在背部及臀部垫以棉垫支撑。双侧髋关节、膝关节屈曲以支撑身体。腰细臀宽者在腰下垫棉垫,使脊柱与床面平行。第3腰椎棘突置于 IR 中线后4cm 处。IR 上缘包括第11 胸椎,下缘包括上部骶椎(图 2-6-9A)。

【中心线】 中心线经第3腰椎平面垂直射入。

【影像显示】 显示第1-5腰椎及腰骶关节斜位影像位于照片正中;近片侧各椎弓根投影与椎体重叠,椎间关节间隙呈切线状,投影于椎体后部;椎间隙及骨结构显示良好;腰椎附件在斜位片上显示为"猎狗状"形态:近片侧的横突为"狗嘴",椎弓根为"狗眼",椎弓峡部为"狗颈",上关节突为"狗耳",下关节突为"狗前腿","狗耳"与"狗前腿"间的窄隙为关节突关节间隙。远片侧的椎弓、关节突关节组成"猎狗"的后半部,"后腿"为下关节突,"狗尾巴"为横突(图 2-6-9B、C)。

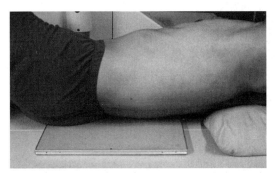

A.体位

知识链接

腰椎过伸、过屈位摄影方法:侧卧位,被检者自然用力进行腰部过伸、过屈运动到极限位置分别摄片。目的是观察腰部前屈后伸的运动功能状态和通过序列曲线变化诊断、排除腰椎序列失稳、关节滑脱。

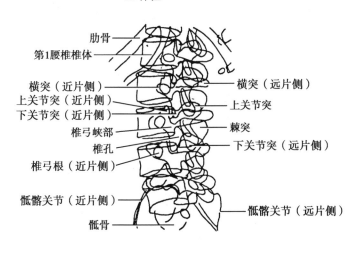

肋骨
第1腰椎椎体
横突（近片侧）
上关节突（近片侧）
下关节突（近片侧）
椎弓峡部
椎孔
椎弓根（近片侧）
骶髂关节（近片侧）
骶骨
横突（远片侧）
上关节突
棘突
下关节突（远片侧）
骶髂关节（远片侧）

B.照片示意图

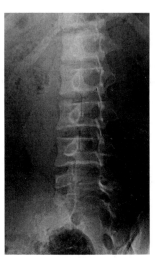

C.照片影像

图2-6-9 腰椎斜位

（四）骶尾椎摄影体位

1. 骶尾椎正位（前后位）

【摄影目的】 观察骶尾椎正位骨质情况。重点观察骨折、骨肿瘤等。

【摄影体位】 被检者仰卧于摄影床上，身体正中矢状面垂直于床面并重合于 IR 中线。两臂置于身旁，双下肢伸直并拢。IR 上缘包括第 4 腰椎，下缘包括耻骨联合下 3cm（图 2-6-10A）。

【中心线】 骶椎摄影时中心线向头侧倾斜 15°~20° 角经耻骨联合上 3cm 处射入。尾椎摄影时中心线向足侧倾斜 15° 角经耻骨联合上 3cm 处射入。骶尾椎同时摄影时中心线对两侧髂前上棘连线中点至耻骨联合上缘连线中点垂直射入。

【影像显示】 分别显示骶椎、尾椎正位影像，骶中嵴位于照片正中，骶椎与尾椎骨质结构清晰，骶孔左右对称（图 2-6-10B、C）。

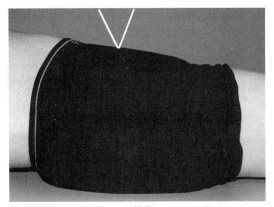

A. 体位

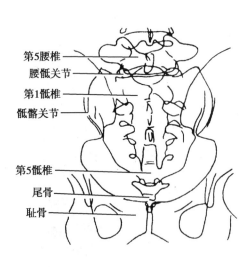

第5腰椎
腰骶关节
第1骶椎
骶髂关节

第5骶椎
尾骨
耻骨

B. 照片示意图

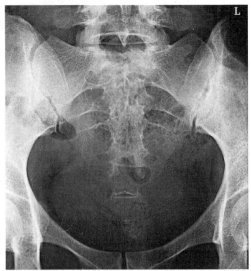

C. 照片影像

图 2-6-10　骶尾椎正位

2. 骶尾椎侧位

【摄影目的】 观察骶尾椎侧位骨质情况,多用以检查外伤后骨折。

【摄影体位】 被检者侧卧于摄影床上,身体正中矢状面平行于床面。两臂上举抱头,双侧髋关节、膝关节屈曲以支撑身体。腰细臀宽者在腰下垫棉垫,使脊柱与床面平行。骶部后缘置于 IR 中线外 4cm。IR 上缘包括第 4 腰椎,下缘包括耻骨联合下 3cm(图 2-6-11A)。

【中心线】 中心线经骶尾椎中部(髂前上棘向下、向后 8~10cm 处)垂直射入。

【影像显示】 骶椎、尾椎侧位影像显示于照片中心,边界明确;腰骶关节及骶尾关节间隙清晰(图 2-6-11B、C)。

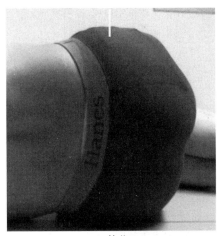

A. 体位

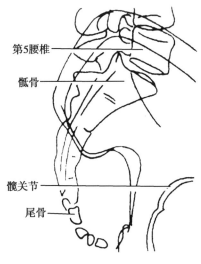

第5腰椎

骶骨

髋关节

尾骨

B. 照片示意图

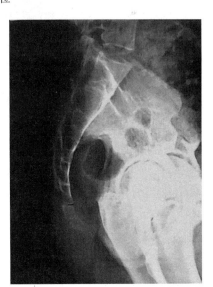

C. 照片影像

图 2-6-11 骶尾椎侧位

三、摄影体位选择

脊柱摄影的体位选择参见表 2-6-1。

表 2-6-1 脊柱摄影体位选择

病变	首选位置	其他位置
神经根型颈椎病	颈椎斜位	颈椎侧位
脊髓型颈椎病	颈椎侧位	颈椎前后位、颈椎斜位
椎动脉型颈椎病	颈椎前后位	颈椎斜位、颈椎侧位
颈椎骨折（第 1、2 颈椎）	第 1、2 颈椎张口位	颈椎侧位
颈椎骨折（下段）	颈椎侧位	颈椎前后位
寰枢椎病变	第 1、2 颈椎张口位	颈椎侧位
落枕	颈椎前后位、颈椎侧位	第 1、2 颈椎张口位
颈椎脱位、椎间关节绞锁	颈椎侧位功能位	颈椎前后位
颈椎结核	颈椎侧位	颈椎前后位
颈部软组织病变	颈椎侧位	颈部软组织侧位
胸腔开口综合征	颈椎前后位	
颈肋	颈椎前后位（包括 T_2）	
截瘫	相应脊柱段前后位、侧位	
上段胸椎病变	胸椎上段前后位	胸椎上段侧位、斜位
胸椎结核、肿瘤、炎症	胸椎前后位、侧位	
胸椎骨折	胸椎前后位、侧位	胸椎仰卧水平侧位
脊柱侧弯	胸椎前后位、侧位	
椎体骨软骨病	胸椎前后位、侧位	腰椎前后位、侧位
腰椎骨折	腰椎前后位、侧位	腰椎仰卧水平侧位
腰椎结核、肿瘤、炎症	腰椎前后位、侧位	
腰椎退行性变	腰椎前后位、侧位	腰椎斜位
腰椎间盘突出	腰椎前后位、侧位	
强直性脊柱炎	腰椎前后位、骶髂关节前后位	腰椎侧位、胸椎前后位
腰椎滑脱	腰椎前后位、侧位	腰椎斜位、侧位功能位
腰椎椎弓根峡部裂	腰椎斜位	腰椎关节突关节位
脊柱裂	腰椎前后位、骶骨前后位	
腰椎骶化、骶椎腰化	腰椎前后位（包括骶髂关节）	
致密性骨炎	骶髂关节前后位	骶髂关节前后斜位
布氏杆菌病	腰椎前后位	斜位、骶髂关节前后位
骶尾椎骨折	骶尾椎侧位	骶尾椎前后位

（吕俊宏）

第七节 骨盆 X 线检查

某青年男性于特技轮滑训练过程中向后跌倒,从高空坠落,双臀着地负伤。遂入院就诊,临床怀疑骨盆骨折。

请问:1. 从影像技师的角度分析应如何选择摄影体位?
2. 操作中的相关注意事项有哪些?

骨盆由左右髋骨和骶骨、尾骨以及其间的骨连接构成。髋骨由髂骨、耻骨和坐骨组成。骶髂关节和耻骨联合为微动关节,共同起传递重量、支持脊柱、保护盆腔的作用。骨盆 X 线摄影重点观察外伤、各类骨病、肿瘤、感染、先天性或后天性畸形、活动功能改变等,应根据医嘱要求和病变体征选择多种体位组合摄影。

一、摄影注意事项

1. 摄影前应清除肠道内容物,排空膀胱尿液。

2. 摄影时要准确利用体表定位标志,明确中心线的入射点和出射点,避免对投影产生不利影响。

3. 盆腔组织密度高、厚度大,摄影时应使用滤线器。摄影距离:75~100cm。

4. 对外伤患者应避免因搬动而造成的不必要的损伤。

5. 骨盆摄影呼吸方式常用平静呼吸时曝光,目的是通过呼吸运动使盆腔内脏器产生运动性模糊,从而衬托出骨盆的影像,也可采用深呼气后屏气曝光。

6. 骨盆摄影 IR 大小选用:骨盆整体片常用 304mm×381mm(12 英寸 ×15 英寸);局部片用 203mm×254mm(8 英寸 ×10 英寸)或相应照射野的 IR 板。

7. 摄影时应注意对被检者的 X 线防护,适当运用体位防护。

二、常用摄影体位

(一) 骨盆正位(前后位)

【摄影目的】 常规位置;观察骨盆形态、骨质结构及双侧髋关节,主要用于外伤性骨盆骨折、关节脱位及分离。

【摄影体位】 被检者仰卧于摄影床上,身体正中矢状面垂直床面并重合于 IR 中线。双下肢伸直并稍内旋,足尖向上,两踇趾靠拢。IR 上缘超出髂骨嵴 3cm,下缘达耻骨联合下 3cm。骨盆畸形者需用棉垫垫于髋部,使两侧髂前上棘连线与摄影床面平行(图 2-7-1A)。

【中心线】 经两侧髂前上棘连线中点与耻骨联合上缘连线的中点垂直 IR 射入。

【影像显示】 显示骨盆正位影像,照片包括骨盆诸骨、股骨近端及两侧软组织,左右对称;骨盆位于影像正中,骶骨嵴与耻骨联合位于中线,左右对称显示,耻骨不能与骶骨重叠,左右髋关节分别位于骨盆两侧下 1/4 处,内方为耻骨、坐骨围成的闭孔;骨盆诸骨、股骨近端皮质及骨小梁清晰可见,无明显的粪便气体及其他干扰影(图 2-7-1B、C)。

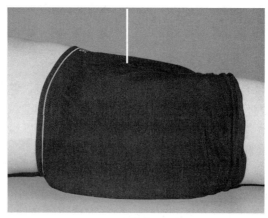

A. 体位

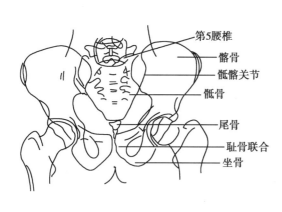

B. 照片示意图

第5腰椎
髂骨
骶髂关节
骶骨
尾骨
耻骨联合
坐骨

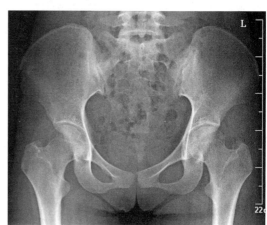

C. 照片影像

图 2-7-1　骨盆正位

（二）骶髂关节正位（前后位）

【摄影目的】　观察双侧骶髂关节情况。

【摄影体位】　被检者仰卧于摄影床上，身体正中矢状面垂直床面并重合于 IR 中线。屈肘置于胸前，双下肢伸直并拢，足尖直立向上。IR 上缘超出髂骨嵴 3cm，下缘达耻骨联合（图 2-7-2A）。

【中心线】　中心线向头侧倾斜 10°~20°角，经髂前上棘连线中点与耻骨联合连线中点射入。中心线倾斜的角度依腰骶弯曲度的大小而决定，男性倾斜角度偏小，女性倾斜角度偏大。

【影像显示】　显示骶髂关节正位影像，左右对称；骶骨呈正位影像，与髂骨的耳状面重叠，骶髂关节耳状面边缘、间隙显示清楚，骨纹理清晰；骶尾椎部分与耻骨联合重叠（图 2-7-2B、C）。

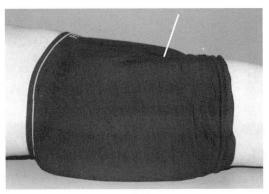

A. 体位

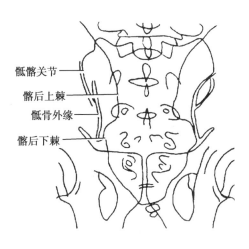

骶髂关节
髂后上棘
骶骨外缘
髂后下棘

B. 照片示意图

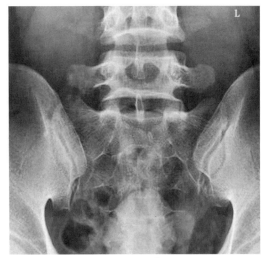

C. 照片影像

图 2-7-2　骶髂关节正位

（三）双侧髋关节与股骨颈侧位（蛙形位）

【摄影目的】　主要用于小儿髋关节脱位复位后的检查及观察两侧股骨颈骨质的情况。

【摄影体位】　被检者仰卧于摄影床上，身体正中矢状面垂直床面并重合于 IR 中线。双侧髋关节、膝关节屈曲，且外旋与床面皆呈约 30°（成人为 75°）角，双足内缘靠拢，足掌相对。两侧股骨大粗隆连线中点置于 IR 中心（图 2-7-3A）。

【中心线】　中心线经两侧股骨大粗隆连线中点垂直 IR 射入。

【影像显示】　显示双侧髋臼正位影像，两侧股骨向外下方伸展，股骨头和股骨颈近似侧位影像，两侧对称；大粗隆与股骨颈重叠；骨质及关节间隙显示清晰（图 2-7-3B、C）。

三、摄影体位选择

骨盆摄影的体位选择参见表 2-7-1。

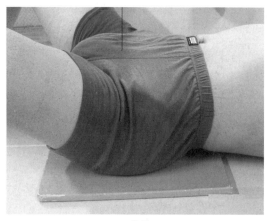

A. 体位

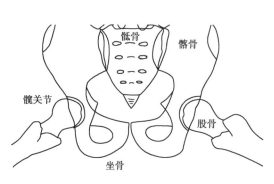

B. 照片示意图

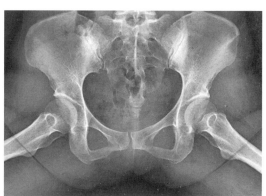

C. 照片影像

图 2-7-3 双侧髋关节与股骨颈侧位

表 2-7-1 骨盆摄影体位选择

病变	首选位置	其他位置
骨盆外伤	骨盆前后位	骨盆入口位、出口位
下腹部、臀部异物	骨盆前后位	骨盆侧位
畸形性骨炎、骨软骨瘤	骨盆前后位	
氟骨症	骨盆前后位	腰椎前后位
髂骨炎性病变	髂骨前后斜位	骶髂关节前后斜位
髂骨肿瘤	髂骨前后斜位	骨盆前后位
致密性骨炎	骶髂关节前后位	骶髂关节前后斜位
耻骨、坐骨外伤	耻骨和坐骨前后位	
产后耻骨联合分离	耻骨联合站立后前位	
髋关节脱位	双侧髋关节正位、蛙形位	

(吕俊宏)

第八节　胸部 X 线检查

陈某,女,32 岁,发热、咳嗽、咳痰 3 天,遂到当地医院就诊。

请问:1. 该患者首选何种 X 线检查?

2. 首选的摄影体位是哪些?

3. 各体位的摄影要点有哪些?

一、摄影注意事项

1. 摄影前,被检者着棉质内衣,注意摘脱金属饰品及膏药等,女性被检者脱去胸罩,将发辫等置于头上。

2. 胸部摄影常规摄取站立位,以利于观察胸部病变。对于外伤、体弱、病情严重或婴儿等不能站立的被检者,可根据情况摄取坐位、半坐位或卧位片。

3. 胸部正位常规摄取后前位片,充分显示肺组织,且心影放大率小,摄取胸部侧位片时,如主要检查肺部,常规摄取右侧位或患侧侧位片,而检查心脏大血管,常规摄取左侧位片。

4. 需重点观察肺部时,中心线经第 5 胸椎水平垂直摄入 IR;为使头部、颈部甲状腺等免受 X 线照射,可将中心线向足端倾斜 5°~10° 角,经第 5 胸椎摄入 IR 中心。需重点观察心脏大血管时,中心线经第六胸椎水平垂直摄入 IR,为观察左心房与食管的关系,须同时口服医用硫酸钡。

5. 肺部摄影时,呼吸方式为深吸气后屏气;心脏大血管摄影时,平静呼吸下屏气。对不能配合呼吸动作的被检者,可选择高毫安、短时间,并在吸气末进行曝光,摄取肺充气像,利于观察肺内病变。

6. 成人肺部摄影,摄影距离为 150~180cm;心脏摄影,摄影距离 200cm,儿童胸部摄影距离一般为 100cm。

7. 摄影参数选择,在 X 线管容量允许的情况下,选择最短曝光时间,减少心脏搏动导致的运动性模糊。心脏大血管摄影管电压较肺部摄影需增加 5~10kV。若因病变导致两侧肺部密度相差较大或欲观察被肋骨、心脏、锁骨等遮盖的肺组织及纵隔肿瘤等影像,可采用高千伏摄影技术,并选用高栅比的滤线栅。

8. 肋骨摄影,应根据病变部位采取尽可能使病变贴近 IR 的体位进行摄影,常规摄正位,不摄侧位片,必要时加摄斜位片、切线位片。

9. 膈上肋骨与肺组织重叠,膈下肋骨与腹腔脏器重叠,X 线吸收差异较大,故膈上肋骨和膈下肋骨应分别采用不同的摄影条件及呼吸方式进行摄影,也可采用高千伏技术同时摄取全肋骨影像。

10. 胸骨正位摄影,应采用低千伏、低毫安、长时间、近距离,并倾斜中心线的摄影技术,呼吸方式为均匀缓慢连续浅呼吸,以获得自体断层的效果。

11. IR 规格选择,胸部整体片一般选择 356mm × 432mm(14 英寸 × 17 英寸)或 305mm × 381mm(12 英寸 × 15 英寸),局部片及小儿片视具体情况酌减,IR 一般竖放,小儿及矮胖者横放。

二、常用摄影体位

（一）胸部正位（后前位）

【摄影目的】 观察胸廓、肺部、心脏大血管、纵隔、膈肌等形态，进行心脏测量，常规体检。

【摄影体位】 被检者背向X线管，站立于摄影架前，双足分开与肩同宽，前胸壁紧贴IR，身体正中矢状面与IR垂直，并对准IR中线，头稍上仰，下颌置于立位摄影架颌托上。双手背置于髋部，双肩放松下垂，肘部弯曲，上臂及肘部尽量内旋，使肩胛骨向外牵拉，避免与肺野重叠。IR上缘超出肩部皮肤3cm，下缘包括两侧肋膈角，两侧包括侧胸壁皮肤（图2-8-1A）。

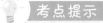

考点提示

肺部常见病变的摄影体位选择与标准影像所见

【中心线】 中心线对准第5胸椎水平垂直射入。

【影像显示】 显示胸部正位影像（包括胸廓、双侧肺野、纵隔及双侧肋膈角），两侧胸锁关节对称，上四个胸椎体清晰可见，肩胛骨投影于肺野之外；双肺尖充分显示，肺门结构可辨，肺纹理由肺门呈放射状伸向肺野，层次清晰，心脏居中偏左，心脏大血管边缘及膈肌锐利，肋骨纹理清晰（图2-8-1B、C）。

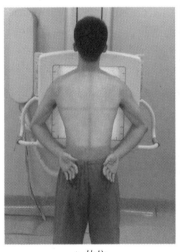

A.体位

C.照片影像

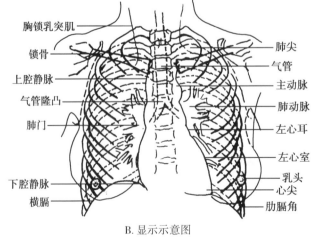

图2-8-1
胸部后前位

B.显示示意图

(二)胸部侧位

【摄影目的】 观察心脏大血管的形态及其后方肺组织和前后肋膈角等影像,结合正位片确定病变部位,了解纵隔内病变部位。

【摄影体位】 被检者侧立于摄影架前,被检侧紧贴IR,双足分开与肩同宽,身体正中矢状面与IR平行,身体长轴中线对准IR中线。两臂上举屈肘交叉抱头,使肩部尽量不与肺部重叠。IR上缘平第7颈椎,下缘包括肋膈角,前后缘包括前前胸壁及后背皮肤(图2-8-2A)。

【中心线】 中心线对准腋中线第6胸椎水平垂直射入。

【照片显示】 显示胸部侧位影像,包括肺尖、前后胸壁、膈肌及后肋膈角,胸骨及胸椎呈侧位像,膈肌前高后低。从颈部到气管分叉部,能连续追踪到气管影像,心脏大血管居中偏前,心前、后间隙、肺野清晰,食管吞钡显影时位于心影后方(图2-8-2B、C)。

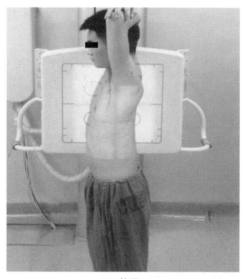

A.体位

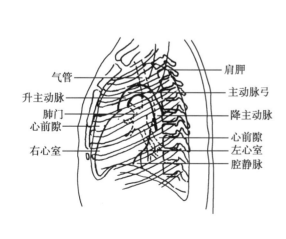

B.显示示意图

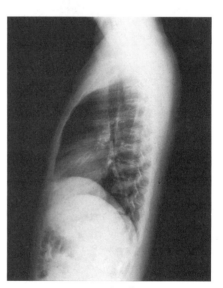

C.照片影像

图2-8-2 胸部侧位

（三）胸部右前斜位

【摄影目的】 观察左心房、肺动脉干、右心室漏斗部及右心房形态。

【摄影体位】 被检者背向 X 线管,站立于摄影架前,右前胸壁紧贴 IR,使身体冠状面与 IR 呈 45°~55° 角,左臂上举,屈肘抱头,右手背放在髋部,右臂内旋。IR 上缘超出锁骨 6cm,下缘达第 12 胸椎,左前及右后胸壁包括在 IR 内(图 2-8-3A)。

考点提示

胸部右前斜位最佳显示心脏哪个房室

【中心线】 中心线对准第 6 胸椎水平与左侧腋后线交界处垂直射入。曝光时患者需吞服医用硫酸钡。

【影像显示】 显示胸部右前斜位影像,照片上缘包括下颈部,下缘包括膈肌,前后缘包括侧胸壁;胸部呈斜位投影,心脏大血管投影于胸部左侧,不与胸椎重叠,胸椎投影于胸部右后 1/3 处;食管胸段钡剂充盈良好,位于心脏与脊柱之间(图 2-8-3B、C)。

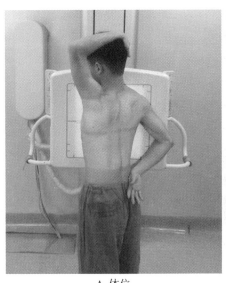

A. 体位

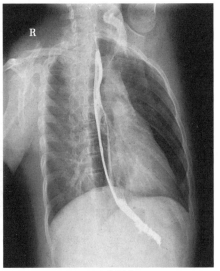

C. 照片影像

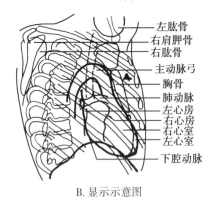

左肱骨
右肩胛骨
右肱骨
主动脉弓
胸骨
肺动脉
左心房
右心房
右心室
左心室
下腔动脉

B. 显示示意图

图 2-8-3 胸部右前斜位

（四）胸部左前斜位

【摄影目的】 观察左心室、右心室、左心房、右心房、主动脉及主动脉窗的形态。

【摄影体位】 被检者背向 X 线管，站立于摄影架前，左前胸壁紧贴 IR，使身体冠状面与 IR 呈 60°~70°角，右臂上举，屈肘抱头，左手背放在髋部，左臂内旋。IR 上缘超出锁骨 6cm，下缘达第 12 胸椎，右前及左后胸壁包括在 IR 内（图 2-8-4A）。曝光时患者需吞服医用硫酸钡。

【中心线】 中心线对准第 6 胸椎高度与斜位胸廓水平连线的中点，垂直射入。曝光时患者需吞服医用硫酸钡。

【影像显示】 显示胸部左前斜位影像，照片上缘包括下颈部，下缘包括膈肌，前后缘包括侧胸壁；胸部呈斜位投影，心脏大血管投影于胸部右侧，胸椎投影于胸部左后 1/3 偏前处；心后缘上方是展开的主动脉弓，弓下透明区为主动脉窗，胸主动脉全部展示，边缘清晰（图 2-8-4B、C）。

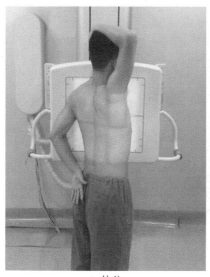

A. 体位

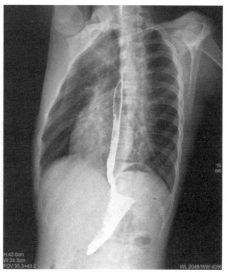

C. 照片影像

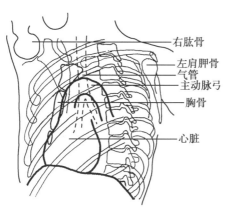

B. 显示示意图

图 2-8-4 胸部左前斜位

（五）婴幼儿胸部正位

【摄影目的】 观察婴幼儿心脏及肺的形态。

【摄影体位】 幼儿:被检幼儿站立或坐于摄影架前,陪护人员手持幼儿双臂上举抱头,并使幼儿头部后仰,避免下颌与上胸部重叠。前胸壁紧贴 IR,身体正中矢状面与 IR 中线垂直并重合。婴儿:IR 平放于摄影床上,被检婴儿仰卧于 IR 上,陪护人员一人固定髋部,一人将婴儿手臂上举放于头部两侧并固定肩部,身体正中矢状面与 IR 中线垂直并重合(图 2-8-5A)。

【中心线】 中心线对准胸骨角垂直射入。注意选择小焦点、短时间、严格控制照射野。

【影像显示】 显示婴幼儿胸部正位影像,胸廓左右径大于上下径。心脏居中,心脏上方可见胸腺影像,肺尖显示于锁骨之下。(图 2-8-5B)。

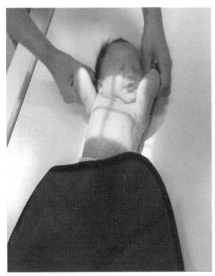 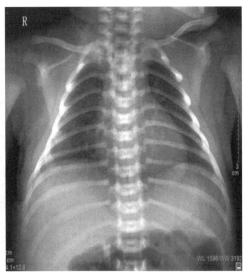

A. 体位   B. 照片影像

图 2-8-5　婴儿胸部正位

（六）胸部半坐前后位

【摄影目的】 适用于病重不能站立且有胸腔积液者。

【摄影体位】 被检者半卧于床上,IR 置于背后,身体正中矢状面与 IR 长轴中线垂直并重合。头后仰,两手背置于髋部,肘部尽量屈曲内旋,IR 应包括肺尖、两侧胸壁、双侧膈肌及肋膈角(图 2-8-6A)。

【中心线】 中心线对准胸骨角垂直射入。

【影像显示】 显示胸部正位影像,与站立后前位影像相比,半坐位照片显示纵隔增宽,心脏及前肋骨影像放大(图 2-8-6B)。

（七）胸部仰卧侧位

【摄影目的】 观察不能移动的被检者胸部侧位影像和被胸腔积液遮蔽的前部肺野。

【摄影体位】 被检者仰卧于摄影床上,背部下垫 5~7cm 高棉垫。双臂上举,下颌前伸,IR 侧立于被检测胸壁外,身体矢状面与 IR 长轴平行,IR 上缘平甲状软骨,下缘包括 12 胸椎,前后缘包括前胸壁及后背皮肤(图 2-8-7)。

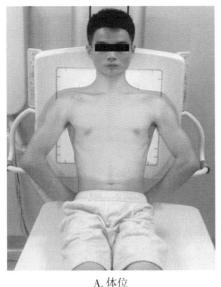

A. 体位

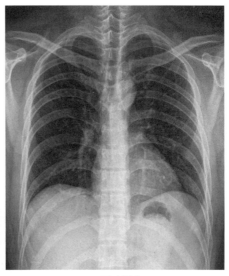

B. 照片影像

图 2-8-6　胸部半坐前后位

【中心线】　中心线经腋中线与第 5 胸椎平面交点垂直射入。

【影像显示】　显示胸部侧位影像,膈肌位置较高,近前胸壁的肺组织显示清晰。

（八）胸部前弓位

【摄影目的】　为胸部正、侧位的补充位置;主要用于显示肺尖、锁骨下区及右肺中叶的病变。

【摄影体位】　被检者面向 X 线管,站立于摄影架前 30cm 处,两足分开与肩同宽,肩部紧贴 IR,身体的正中矢状面与 IR 中线垂直并重合,两手背放于髋部,肘部屈曲内旋,身体后仰,头稍前倾,下胸部及腹部前凸,使胸部冠状面与 IR 呈 45° 角 ,IR 上缘超出锁骨 6~7cm,两侧与侧胸壁等距(图 2-8-8A)。

【中心线】　中心线对准胸骨角下缘垂直射入。

【影像显示】　显示胸部半轴位影像。肺尖肺野、右肺中叶显示清楚,锁骨投影在胸廓上方,肋骨呈水平位显示,肋间隙变宽(图 2-8-8B、C)。

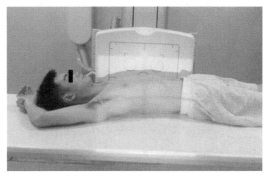

图 2-8-7　胸部仰卧侧位

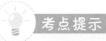 考点提示

　　胸部前弓位主要显示什么部位的病变

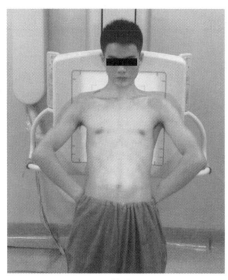

A. 体位

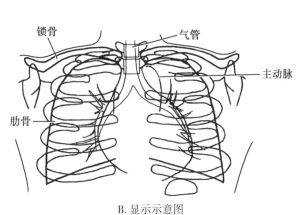

B. 显示示意图

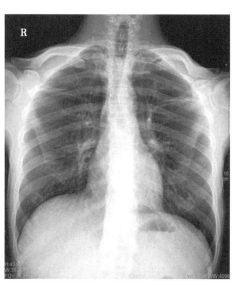

C. 照片影像

图 2-8-8　胸部前弓位

（九）胸骨正位

【摄影目的】　观察胸骨正位骨质情况。

【摄影体位】　IR 横置于摄影台上,下垫一高约 5cm 的木块,被检者立于摄影床外侧,俯身使胸骨紧贴 IR,身体矢状面与床面长轴垂直,IR 上缘达胸锁关节上 2cm,下缘包括剑突,两臂内旋 180° 置于身旁,头部前伸垫以软垫(图 2-8-9A)。

【中心线】　中心线向左侧倾斜,经胸骨中点射入。

中心线倾斜角度 $\alpha = 40$(常数) – 胸部前后径(cm)

【影像显示】　显示胸骨后前斜位影像,胸骨位于照片中央,不与胸椎重叠;胸骨边缘锐利,骨质和关节间隙清晰,肋骨影像模糊;当中心线从左后射入时,因胸骨与心脏影像重叠胸骨密度显示均匀,但对比度降低(图 2-8-9B、C)。

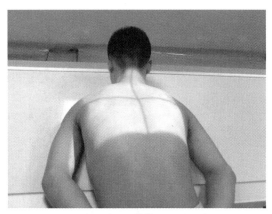

A. 体位

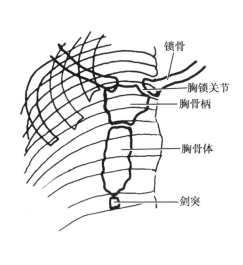

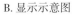

B. 显示示意图

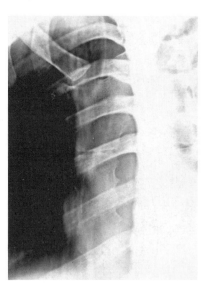

C. 照片影像

图 2-8-9　胸骨后前斜位

（十）胸骨侧位

【摄影目的】　观察胸骨前后面骨质及侧位情况。

【摄影体位】　被检者侧立于摄影架前，身体矢状面与 IR 平行，下颌颏部略抬起，两臂放于后背，两手相握，肩部尽量向后，胸部前挺，IR 上缘包括胸锁关节，下缘包括剑突，前胸壁位于 IR 前中 1/3 交界处（图 2-8-10A）。

【中心线】　中心线对准胸骨侧位中点距前胸壁后约 4cm 处垂直射入。

【影像显示】　显示胸骨侧位影像，全部胸骨不与肺组织或肋骨影像重叠；胸骨前后缘骨皮质及骨纹理显示清晰，胸锁关节重叠，胸前壁软组织清晰可见（图 2-8-10B、C）。

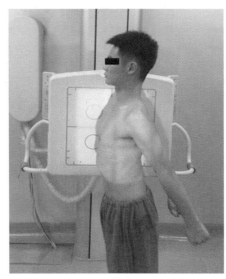

A. 体位

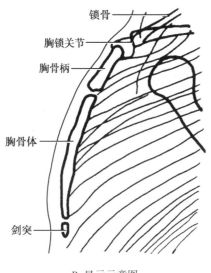

锁骨

胸锁关节

胸骨柄

胸骨体

剑突

B. 显示示意图

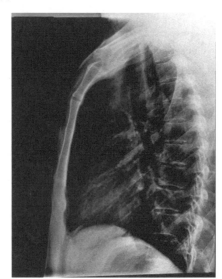

C. 照片影像

图 2-8-10 胸骨侧位

(十一) 肋骨斜位

【摄影目的】 观察腋中线区肋骨弯曲部分的骨质情况。

【摄影体位】 被检者面向 X 线管,站立于摄影架前,被检侧紧贴 IR,身体冠状面与 IR 成 45°角,两臂上举,屈肘抱头,肩部内收,IR 上缘包括第 7 颈椎,下缘包括第 3 腰椎(图 2-8-11A)。

【中心线】 中心线对准斜位胸廓中点垂直射入。

【影像显示】 显示被检测肋骨斜位影像,腋中线部肋骨呈平面展示,骨纹理清晰,肋骨颈部显示好(图 2-8-11B、C)。

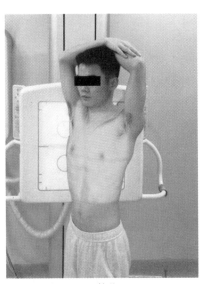

A. 体位

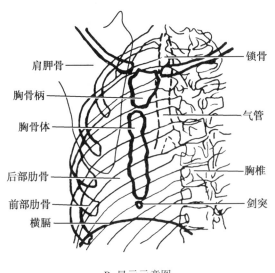

B. 显示示意图

C. 照片影像

图 2-8-11 肋骨斜位

(十二) 胸锁关节后前位

【摄影目的】 观察胸锁关节形态及胸骨柄上部、锁骨内侧端骨质情况。

【摄影体位】 被检者俯卧于摄影床上,身体正中矢状面对准床面中线,下颌前伸,颈部支撑于床面,两臂向下内旋 180° 置于身体两侧,双肩尽量内收。胸骨颈静脉切迹对准 IR 中心(图 2-8-12A)。

【中心线】 近距离摄影,中心线经第 3 胸椎垂直射入。

【影像显示】 显示胸锁关节正位影像,胸骨柄位于照片正中,胸锁关节对称显示于脊柱两侧,关节间隙清晰,胸椎影像放大较模糊(图 2-8-12B、C)。

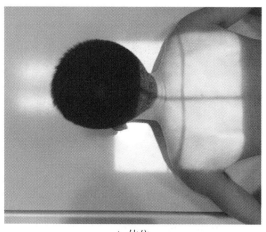

A. 体位

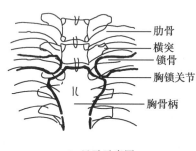

肋骨
横突
锁骨
胸锁关节
胸骨柄

B. 显示示意图

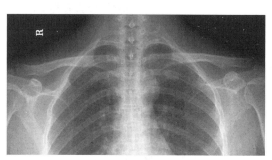

C. 照片影像

图 2-8-12 胸锁关节后前位

（李　冰）

第九节　腹部 X 线检查

一、摄影注意事项

1. 做好摄影前准备,为减少或清除肠腔内容物对诊断影像的重叠干扰,除急腹症及孕妇外,摄影前均应先清除肠腔内容物。方法有:

（1）自洁法:摄影前一日晚服缓泻剂,如:蓖麻油 20~30ml 或番泻叶一剂。摄影日晨禁食、禁水,摄影前先行腹部透视,肠腔内清洁后方可摄影。

（2）灌肠法:摄影前 2 小时用生理盐水约 1500ml 进行清洁灌肠,清除肠腔内容物。

2. 腹部摄影因体厚大,密度较高,除新生儿外,一般均应使用滤线器技术,摄影距离为90~100cm。

3. 腹部摄影一般选择深呼气后屏气曝光。

4. 观察肠腔内气液平面或腹腔内游离气体时,应采用立位或侧卧位水平方向摄影。摄影前应让被检者坐立或侧卧片刻,以使腹腔内游离气体移动到膈下或侧腹壁。

5. 腹部摄影注意选择适当的照射野,并使用防护用具,对被检者的性腺器官进行有效的 X 线防护。

6. 成人腹部摄影 IR 大小为 356mm×432mm（14 英寸 ×17 英寸），局部片及婴幼儿根据所摄部位病变范围而定。

二、常用摄影体位

（一）腹部仰卧前后位

【摄影目的】 观察腹腔脏器的结石、钙化，腹部异物、肠腔气体等情况。

【摄影体位】 被检者仰卧于摄影床上，身体正中矢状面与床面垂直，并与 IR 线重合；双臂上举或放于身旁，双下肢伸直；IR 上缘包括剑突，下缘包括耻骨联合（图 2-9-1A）。

【中心线】 中心线对准剑突与耻骨联合上缘连线的中点垂直射入。

【影像显示】 显示腹部正位影像，照片上缘包括膈肌，下缘包括耻骨联合，两侧包括侧腹壁；脊柱居中，两侧髂骨对称，双膈面清晰；双肾影轮廓及腰大肌影清晰可见；腹壁脂肪线显示清楚，无肠腔气体粪便影像（图 2-9-1B、C）。

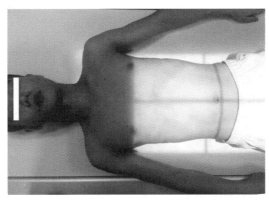

A. 体位

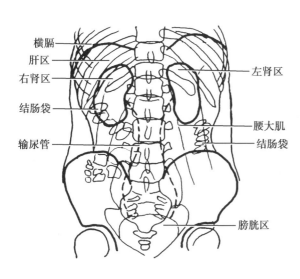

B. 显示示意图

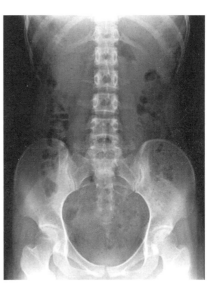

C. 照片影像

图 2-9-1　腹部仰卧前后位

（二）腹部侧卧侧位

【摄影目的】 观察腹腔脏器的结石、钙化，腹部异物、肠腔气体等情况。

【摄影体位】 被检者侧卧于摄影床上，被检侧在下，身体冠状面与床面垂直，腹部前后径中线对准 IR 中线；双臂上举，屈肘抱头，双下肢轻度弯曲；IR 上缘超过剑突，下缘包括耻骨联合（图 2-9-2A）。

【中心线】 中心线对准剑突与耻骨联合上缘连线的中点平面，腹部前后径中点垂直射入。

【影像显示】 显示腹部侧位影像，照片上缘包括膈肌，下缘包括耻骨联合，两侧包括腹前壁及背部；腰骶椎呈侧位，两侧髂骨重叠，腹壁脂肪线显示清楚（图 2-9-2B）。

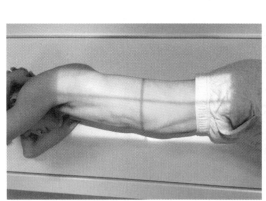
A. 体位

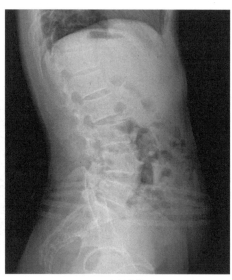
B. 照片影像

图 2-9-2　腹部侧卧侧位

（三）腹部站立前后位

【摄影目的】 主要用于观察消化道穿孔、肠梗阻及肾下垂等情况。

【摄影体位】 被检者面向 X 线管，站立于摄影架前，身体正中矢状面与 IR 垂直，并与 IR 中线重合；两臂自然下垂，手掌向前置于身旁；IR 竖放，疑有消化道穿孔者，IR 上缘包括膈肌；疑为肾位置异常者，IR 下缘包括耻骨联合（图 2-9-3A）。

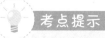
考点提示

怀疑空腔脏器穿孔应选择的摄影体位

【中心线】 中心线对准剑突与耻骨联合上缘连线的中点垂直射入。疑有消化道穿孔者，中心线经剑突与脐连线的中点垂直射入。

【影像显示】 显示腹部正位影像，照片上缘包括膈肌，下缘包括耻骨联合，两侧包括侧腹壁；脊柱居中，两侧髂骨对称，腰大肌由内上斜向外下，边缘清晰双肾影轮廓可见，腹壁脂肪线显示清楚（图 2-9-3B）。

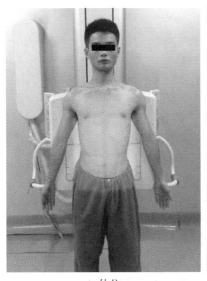
A. 体位

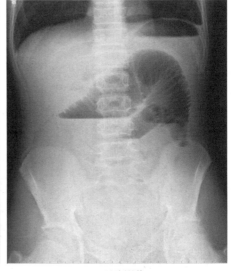
B. 照片影像

图 2-9-3 腹部站立前后位

（李　冰）

第十节　头颅 X 线检查

一、摄影注意事项

1. 认真阅读 X 线检查申请单。根据临床诊断需要,选择合适的摄影体位和摄影条件。重症患者,应在临床医生的监护下进行体位设计,防止病情变化造成严重后果。

2. 摄影前,要求被检者去除头部的饰物(如发卡、眼镜等)或能产生伪影的物品(如活动义齿等),避免影响诊断。

3. 摆放摄影位置时,要熟练和正确利用头颅的体表定位标志,明确 X 线中心线的入射点和出射点。特殊情况无法使摄影体位符合常规摆放要求,可通过改变 IR 位置和 X 线投射方向,使摄影效果符合诊断要求。

4. 结构对称的部位分别进行摄影时,两侧的摄影条件必须一致,便于比较分析影像。

5. 除乳突等局部结构摄影采用小照射野、近距离摄影外,均使用滤线器摄影技术,以提高影像清晰度。

6. 焦 - 片距根据使用滤线栅的栅焦距而定,一般 90~100cm。

7. 呼吸方式为平静呼吸下屏气,避免曝光时产生运动性模糊。对于学龄前儿童,可采用安眠镇静后完成摄影;意识不清或不合作者,必要时采用头颅固定装置。

8. 头颅解剖结构复杂,摄影体位的摆放需借助辅助工具(如量角器、角度架等),才能达到最佳显示。

9. 头颅外伤等危重病人摄影时,应在临床医生的监护下进行,尽量少搬动病人,通常取头颅后前位和俯卧水平侧位。

10. 摄影时对被检者进行有效的 X 线防护。

二、常用摄影体位

(一)头颅正位(后前位)

【摄影目的】 观察颅骨正位影像。了解颅骨对称性、骨板厚度、颅缝宽度,可用于检查颅骨骨折、骨质增生、骨质破坏等颅骨病变。

【摄影体位】 被检者俯卧于摄影床上,头颅正中矢状面垂直床面并重合于IR中线,两肘弯曲,双手置于头颅两侧,下肢伸直;下颌内收,前额和鼻尖靠近床面,使听眦线与床面垂直;IR上缘超出颅顶3cm(图2-10-1A、B)。

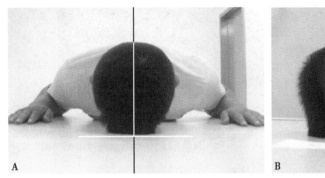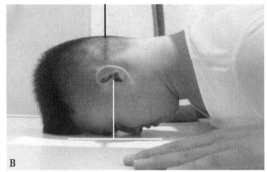

图2-10-1 头颅后前位摄影体位图

【中心线】 中心线自枕外隆凸经眉间垂直射入IR。

【影像显示】 颅骨正位影像,颅骨骨板及骨质结构显示清晰;顶骨及两侧颞骨影像对称显示,矢状缝及鼻中隔影像居中;两眼眶影像大小相等,颞骨岩部影像位于眼眶影之中,颞骨岩部影像中可见内听道的影像(呈横位管状)。在头颅外伤或其他原因造成被检者意识不清时,头颅正位可采用前后位摄影。照片显示眼眶影像放大明显(图2-10-2A、B)。

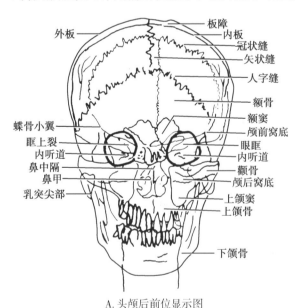

A.头颅后前位显示图

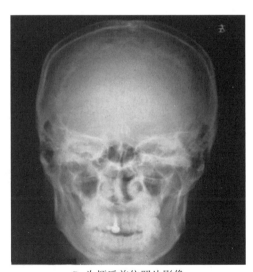

B.头颅后前位照片影像

图2-10-2 头颅后前位影像显示

（二）头颅侧位

【摄影目的】 用于观察颅骨侧位影像。了解骨质、骨缝、颅内有无钙化斑点等，主要用于观察蝶鞍侧位的形态和大小等。

【摄影体位】 被检者俯卧于摄影床上，身体长轴与 IR 中线重合。被检侧上肢内旋置于身旁，下肢伸直；对侧上肢屈肘握拳垫于颌下，下肢屈曲以支撑身体。头部侧转，被检侧靠近床面，矢状面与床面平行，瞳间线与床面垂直，下颌内收，额鼻线（前额与鼻尖的连线）与床中线平行。IR 上缘超出颅顶 3cm（图 2-10-3A、B）。

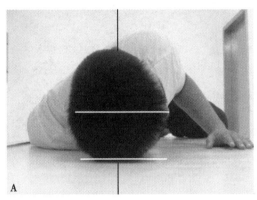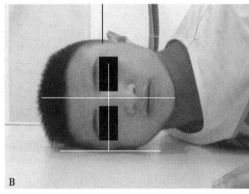

图 2-10-3 头颅侧位摄影体位图

【中心线】 中心线对准外耳孔前、上各 2.5cm 处垂直射入 IR。

【影像显示】 颅骨侧位影像，额骨、顶骨和枕骨包括在照片内；蝶鞍影像居中，鞍底呈单边显示，颅骨内板、外板和板障及颅缝影显示清晰；双侧外耳孔完全重叠，下颌角、上颌后牙槽突接近重叠（图 2-10-4A、B）。

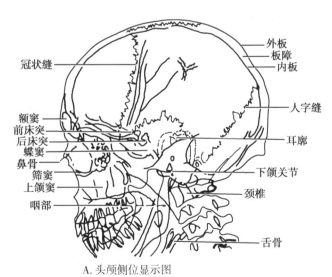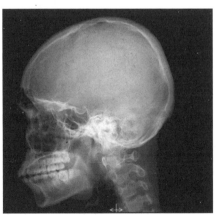

A. 头颅侧位显示图 　　　　　　　　　B. 头颅侧位照片影像

图 2-10-4 头颅侧位影像显示

（三）瓦氏位（Water view，鼻窦后前 37°位）

【摄影目的】 用于观察上颌窦、额窦、后组筛窦、上颌骨的形态及骨质情况等。

【摄影体位】 被检者俯卧于摄影床上，头颅正中矢状面垂直于床面，并与 IR 中线重合。下颌骨颏部置于床面上，头稍后仰，鼻尖距床面约 1cm，以听眦线与床面呈 37° 角为准。鼻尖部对准胶片中心。IR 上缘包括前额，下缘包括颏部（图 2-10-5A、B）。

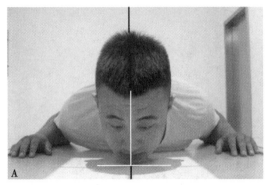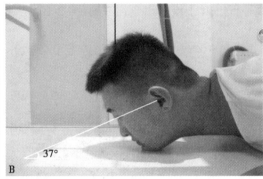

图 2-10-5 瓦氏位摄影体位图

【中心线】 中心线经鼻尖部垂直射入 IR。

【影像显示】 两侧上颌窦影像呈"倒置三角形"对称显示于眼眶影像下面；额窦、后组筛窦显示良好；颞下颌关节与颧骨部分重叠（图 2-10-6A、B）。

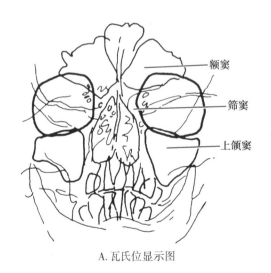

A. 瓦氏位显示图

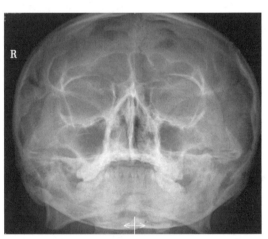

B. 瓦氏位照片影像

图 2-10-6 瓦氏位影像显示

（四）柯氏位（Caldwell view，鼻窦后前 23°位）

【摄影目的】 用于观察额窦、前组筛窦、眼眶及眶上裂等结构影像。

【摄影体位】 被检者俯卧于摄影床上，头颅正中矢状面垂直于床面，并与 IR 中线重合。额部及鼻尖置于床面上，下颌内收，听眦线垂直于床面，鼻根对准 IR 中心（图 2-10-7A、B）。

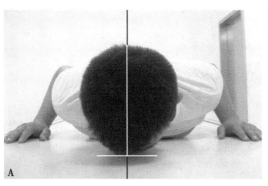
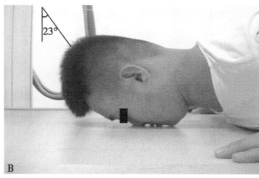

图 2-10-7 柯氏位摄影体位图

【中心线】 中心线向足侧倾斜 23° 角,经鼻根射入 IR。

【影像显示】 两眼眶影像显示清晰,左右对称投影于照片的中部,其内可见眶上裂影像;额窦影像位于眼眶的内上方,前组筛窦影像显示于两眼眶影之间;颞骨岩部投影于眶下与上颌窦重叠(图 2-10-8A、B)。

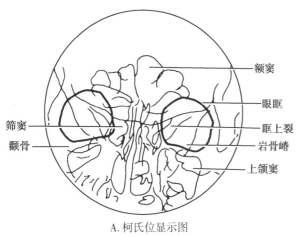

A. 柯氏位显示图

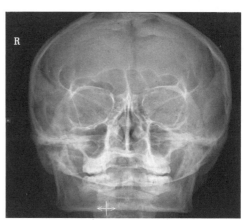

B. 柯氏位照片影像

图 2-10-8 柯氏位影像显示

(五)鼻骨侧位

【摄影目的】 用于观察鼻骨外伤者骨折凹陷情况。

【摄影体位】 被检者俯卧于摄影床上,头部侧转,头颅矢状面与床面平行,瞳间线与床面垂直。鼻根下 1cm 处对准 IR 中心(图 2-10-9)。

【中心线】 中心线经鼻根下 1cm 处垂直射入 IR。

【影像显示】 鼻骨呈侧位影像,位于眼眶影像的前方;因鼻骨骨质较薄,摄影条件

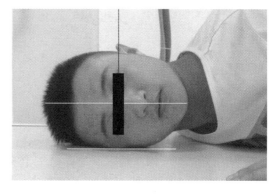

图 2-10-9 鼻骨侧位摄影体位图

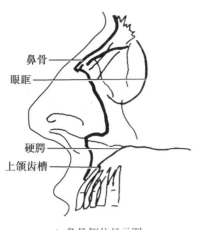

A. 鼻骨侧位显示图

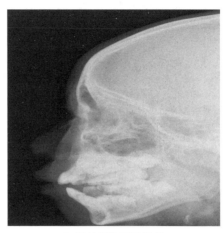

B. 鼻骨侧位照片影像

图 2-10-10　鼻骨侧位影像显示

不宜过高（图 2-10-10A、B）。

（六）颅骨切线位

【摄影目的】　用于检查颅骨局部的凹陷性骨折及骨质凸出性病变。

【摄影体位】　被检者通常取卧位，根据病变部位转动被检者头部，使病变区颅骨弧形边缘与 IR 呈垂直关系；对病变区不显著者可于其外侧放置金属标记（图 2-10-11）。

【中心线】　中心线与病变处颅骨边缘相切，垂直射入 IR 中心。

【影像显示】　头颅某局部切线投影，邻近颅骨骨质及软组织影像清晰显示；凹陷骨折者，可见骨皮质断裂和骨片凹陷情况；肿瘤病变者，可显示软组织肿胀及颅骨骨质破坏情况（图 2-10-12）。

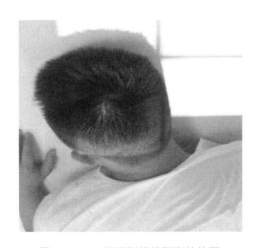

图 2-10-11　颅骨切线位摄影体位图

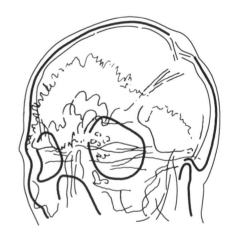

图 2-10-12　颅骨切线位显示图

（七）下颌骨侧位

【摄影目的】　用于观察下颌骨支部、体部骨质情况；舌骨也可用此位置。

【摄影体位】　被检者仰卧于摄影床上，头部枕在下端垫高 15° 角的 IR 上（头部呈顶低颏高），被检侧肩部下垂，前臂伸直置于身旁；对侧身体抬高，股部后移，下肢屈曲以固定身体;颈部尽量前伸、下颌仰起,使下颌骨体部与 IR 下缘平行,面部再向被检侧转,使头部呈面低枕高姿势;检查下颌骨支部,矢状面与 IR 呈 10° 角(图 2-10-13);检查下颌骨体部,头颅矢状面与 IR 呈 30° 角(图 2-10-14)。

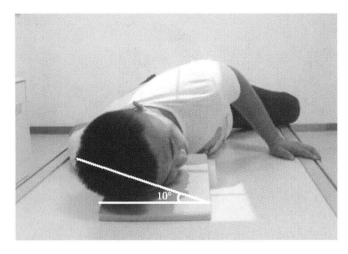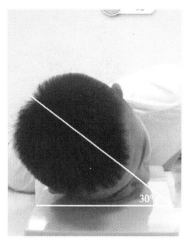

图 2-10-13　下颌骨侧位支部摄影体位图　　　图 2-10-14　下颌骨侧位体部摄影体位图

【中心线】　中心线向头侧倾斜 15°~25° 角,经被检侧下颌骨体部的中点射入 IR。

【影像显示】　被检侧下颌骨支部及体部影像清晰显示;各部形态及牙齿排列情况与解剖形态相似(图 2-10-15)。

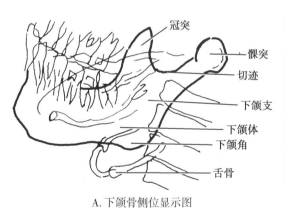

冠突
髁突
切迹
下颌支
下颌体
下颌角
舌骨

A. 下颌骨侧位显示图　　　　　　　　　B. 下颌骨侧位照片影像

图 2-10-15　下颌骨侧位影像显示

(八) 颞下颌关节侧位

【摄影目的】　用于观察颞下颌关节关节间隙,检查颞下颌关节有无脱位等。

【摄影体位】　被检者体位与头颅侧位相同。被检侧颞下颌关节对准照射野中心上,先摄闭口位片,保持头部不动,再摄张口位,摄完一侧再摄另一侧(图 2-10-16A、B)。

【中心线】　中心线向足侧倾斜 25° 角,对准对侧外耳孔上 7~8cm 处,经被检侧颞下颌关节射入 IR。

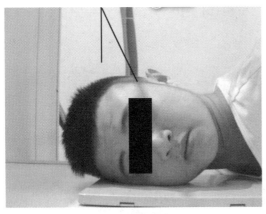 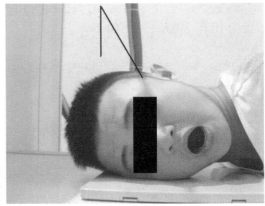

A. 闭口位摄影体位图 B. 张口位摄影体位图

图 2-10-16 颞下颌关节侧位摄影体位

【影像显示】 颞下颌关节间隙显示清楚,反映关节的张、闭口功能(图 2-10-17A、B、C、D)。

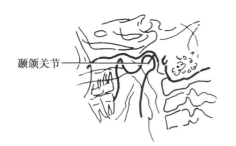 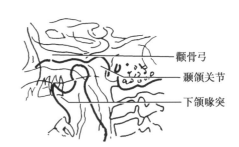

A. 闭口位显示图 B. 张口位显示图

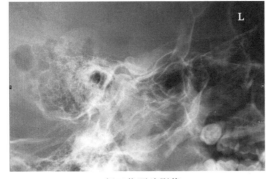 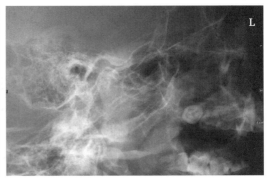

C. 闭口位照片影像 D. 张口位照片影像

图 2-10-17 颞下颌关节侧位影像显示

(刘俊恒)

第十一节　口腔 X 线检查

一、口腔摄影 X 线机

口腔摄影 X 线机是口腔科专门拍摄牙片的专用 X 线机,与综合性 X 线设备相比,其容量小、结构简单,功能单一。

(一)牙科摄影 X 线机

牙科 X 线机所用的照射野范围很小,因此采用指向性强的遮线筒,直接指向受检部位。X 线管的支持装置用可伸缩或升降的平衡曲臂支持,可使球管在一定范围内任意高度和位置停留并固定(图 2-11-1)。这样在被检者体位固定后,仅移动 X 线机管头就可以对任意一颗牙齿摄影。

牙的摄片称为"口内摄影"。即将 IR 置于口腔内牙的舌面或上下咬合面间,X 线从面部射入,经牙、牙龈、牙槽骨等组织到达 IR 的一种摄影方法。

(二)口腔曲面全景体层摄影 X 线机

普通 X 线摄影一次曝光只能显示少数牙的影像并有重叠现象。由芬兰人 Peatero 根据人类口腔颌部的解剖学特点,利用体层摄影和狭缝摄影原理而设计的固定三轴连续转换的体层摄影技术,它一次曝光便可将全口牙齿、牙周组织及相邻解剖结构影像投影在一张照片上,这种摄影方法称口腔曲面全景体层摄影。

口腔曲面全景体层摄影 X 线机架由立柱、升降支架、转动横臂及驱动装置组成,有的机架配有头颅测量的摄影组件(图 2-11-2)。

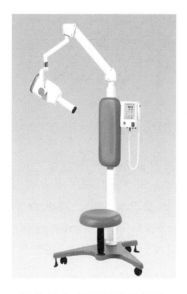

图 2-11-1　牙科摄影 X 线机

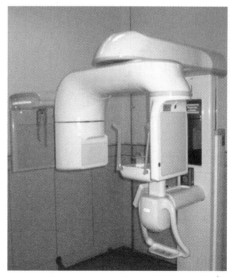

图 2-11-2　口腔曲面全景体层摄影 X 线机

二、牙齿的解剖结构及体表投影

(一) 牙齿解剖

1. 乳牙与恒牙　人的一生中生长两次牙即乳牙和恒牙。乳牙出生后 6 个月开始萌出，至 2 岁前后出齐，共 20 颗，对称分布在上下颌骨的牙槽骨上。乳牙用罗马数字书写，其排列及名称如图 2-11-3 所示。恒牙在乳牙自然脱落的原位置上长出，并在 V 后增出 3 颗牙，称 1~3 磨牙。其中第 3 磨牙大约在 17~25 岁或更晚萌出，故称迟牙 (过去称智齿)，也有人终身不萌出。恒牙共 32 颗，用阿拉伯数字书写，其排列及名称如图 2-11-4 所示。

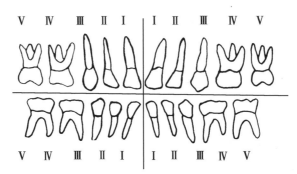

Ⅰ切牙　Ⅱ侧切牙　Ⅲ尖牙　Ⅳ第一磨牙　Ⅴ第二磨牙

图 2-11-3　乳牙排列及名称示意图

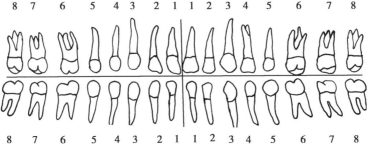

1 门齿(切牙)　2 侧门齿(侧切牙)　3 犬牙(单尖牙)　4、5 前白齿(双尖牙)
6、7、8 白齿(磨牙)

图 2-11-4　恒牙排列及名称示意图

2. 牙齿的形态与结构　牙齿由三部分组成：牙冠、牙颈和牙根。暴露于口腔内的部分称为牙冠，包埋于牙槽骨内部分称为牙根，介于两者之间被牙龈覆盖的部分称为牙颈。牙冠分为五个面：唇面(颊面)、内面(舌面)、接触面(两侧)、咬合面(咀嚼面)。每颗牙的牙根数目不同，分为：单根、双根和 3 根。

牙齿本身称为牙体，牙体组织包括牙釉质、牙本质、牙骨质和牙髓质。前三者是钙化的硬组织，其中牙釉质是人体最硬的组织，牙本质构成牙体的主体，牙骨质在牙根部的表面，牙髓质位于牙髓腔内。

牙周组织包括牙周膜、牙槽骨和牙龈。牙周膜是介于牙根与牙槽骨之间的纤维结缔组织，有固定牙根的作用。牙槽骨是上、下颌骨的突起部分，包绕着牙根。牙龈为口腔软组织，包绕着牙颈和牙槽嵴,牙龈坚韧且有弹性,其浅层具有较厚角化上皮,属软组织(图2-11-5)。

(二)牙根的体表投影

牙齿位于上、下颌的牙槽内,上下诸牙根可在左右对称地连接成直线,称牙根线。上颌牙的牙根线与听鼻线一致,且与上颌咬合面平行;下颌牙的牙根线相当于下颌骨下缘上方1cm的连线;下颌咬合面为两侧听口线所在的平面。

从纵线上看,上、下颌中切牙牙根尖位于头颅正中矢状面的两侧,侧切牙牙根尖位于鼻翼中点线上,单尖牙牙根尖位于眼内眦线,双尖牙根尖位于眼眶中点连线上,磨牙根尖位于外眼眦线上。正中矢状面及上述几条线垂直分别与上、下颌牙根线的相交点即为各牙齿的体表投影(图2-11-6)。

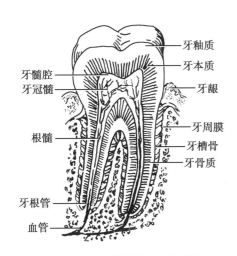

图2-11-5 牙齿的形态与结构图

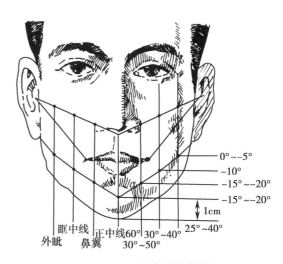

图2-11-6 牙根尖体表定位图

三、摄影注意事项

1. 口内摄影基础体位 使头部矢状面与地面垂直,瞳间线与地面平行。上颌牙齿摄影时,听鼻线呈水平位;下颌牙齿摄影时,听口线呈水平位。

2. 牙片分类 分为齿型片、咬合片和咬翼片3种。成人的齿型片为3cm×4cm,儿童的为2cm×3cm,摄影时用手指固定(图2-11-7A、B)。咬翼片是在普通齿型片的长轴中线上装有突出的纸板作为咬翼,摄片时咬在上下牙咬合面间。咬合片大小为6cm×8cm,摄影时咬在上下咬合面间(图2-11-8A、B)。

3. 牙位置的表示方法 画一"十"字线,横线上为上颌牙,下方为下颌牙,竖线左右表示相应的两侧牙。牙由中线向外,可依次用数字表示,乳牙用罗马数字表示,恒牙用阿拉伯数字表示。

4. 牙片的放置与固定 在放入IR前,同被检者讲解固定IR方法及注意事项,争取配合。摄影时,应将IR的感光面贴近牙齿的舌侧。上颌牙齿摄影时,被检者用对侧拇指轻压IR背面中心,余4指伸直或呈半握拳,下颌牙齿摄影时,被检者用对侧示指轻压IR背面中心,余4指屈曲。

5. 口内摄影中心线 由于牙齿长轴与IR间不能保持平行,为了减少牙齿影像过度变形失真,采用中心线垂直于牙齿与IR间分角面的方法,并要求中心线经过被检牙齿牙根的

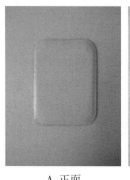

A. 正面	B. 反面

图 2-11-7 齿型片

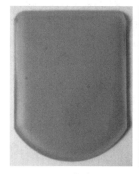
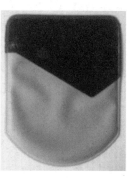

A. 正面	B. 反面

图 2-11-8 咬合片

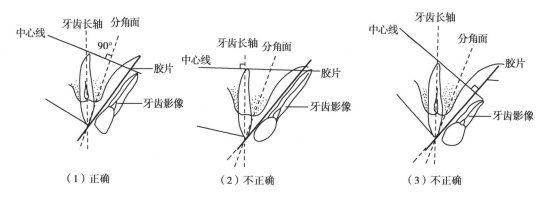

（1）正确　　　　　　（2）不正确　　　　　　（3）不正确

图 2-11-9　中心线与牙体长轴的角度关系图

中部（图 2-11-9）。

以中心线和水平面平行为标准（记作 0°角），中心线向足侧倾斜记作正度角，向头侧倾斜记作负度角，成人各牙齿摄影时，中心线倾斜角度分别为：上颌切牙 40°~50°，尖牙 35°~45°，前磨牙 30°~40°，磨牙 25°~30°；下颌切牙 −15°~−25°，尖牙 −10°~−20°，前磨牙 −10°，磨牙 −5°。

中心线除与水平面成一定角度外，还与矢状面间成一定夹角，不同牙齿摄影时，中心线向正中矢状面倾斜的角度不同，磨牙以前的各牙，以两侧第一磨牙连线的中点为圆心，上颌切牙位"0°"，上颌尖牙 60°~75°，上颌前磨牙 70°~80°；下颌切牙为"0°"，下颌尖牙 45°~50°，下颌前磨牙 70°~80°，上、下颌的磨牙摄影均以对侧第 3 磨牙为圆心，倾斜角度为 80°~90°（图 2-11-10）。

6. 口内摄影卫生　注意对使用过的 IR 套应及时更换，防止交叉感染。

7. 口内摄影曝光条件　牙齿摄影时，管电压为 60~80kV，管电流量为 45~90mAs，焦 - 片距 20~30cm，注意对被检者的防护。

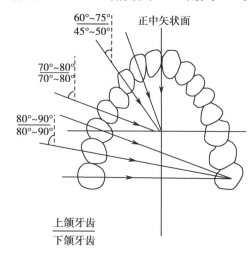

图 2-11-10　中心线与矢状面投影角度示意图

四、口内摄影体位

(一) 上颌切牙位

【摄影目的】 用于观察上颌切牙牙体的形态、病变及牙周组织情况。

【摄影体位】 被检者坐于摄影椅上,头部靠在枕托上,呈基础体位,头部矢状面与地面垂直,听鼻线与地面平行。被检者口张大,将 IR 竖放于内口,紧贴切牙的舌侧,下缘贴近牙冠并超出切缘 0.5cm 与颌面平行;上缘贴于腭部;嘱被检者用拇指轻压牙片固定(图 2-11-11A)。

【中心线】 中心线与矢状面平行,向足侧倾斜 40°~45°（即垂直于切牙长轴与 IR 的分角面)经鼻尖射入 IR。

【影像显示】 显示上颌切牙及根周围组织影像(图 2-11-11B)。

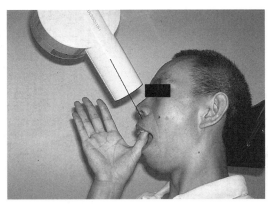 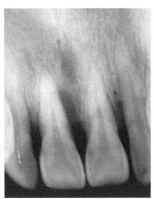

A. 体位 B. 照片影像

图 2-11-11 上颌切牙位

(二) 上颌尖牙及前磨牙位

【摄影目的】 用于观察上颌尖牙与前磨牙牙体的形态、病变及牙周组织情况。

【摄影体位】 被检者坐于摄影椅上,头颅正中矢状面与地面垂直,听鼻线与地面平行。被检者尽量张口,将 IR 竖放于口内,紧贴上颌尖牙及双尖牙舌侧,嘱被检者用对侧手拇指轻压牙片固定(图 2-11-12A)。

【中心线】 中心线与矢状面呈 65°~70° 角,与上颌咬合面呈 35°~45° 角,经第一前磨牙体表定位点射入 IR。

【影像显示】 显示上颌尖牙与前磨牙的牙釉质、牙体和牙髓的影像(图 2-11-12B)。

(三) 下颌磨牙位

【摄影目的】 用于观察下颌磨牙牙体的形态、病变及牙周组织情况。

【摄影体位】 被检者坐于摄影椅上,头部靠在枕托上,听口线与地面平行。被检者尽量张口,将 IR 横放于口内,紧贴左下颌磨牙的舌侧,IR 长轴与咬合面平行,嘱被检者用对侧示指轻压牙片固定(图 2-11-13A)。

【中心线】 中心线向头侧倾斜 0°~-5° 角且与正中矢状面呈 80°~90° 角,经下颌磨牙的体表定位点射入 IR。

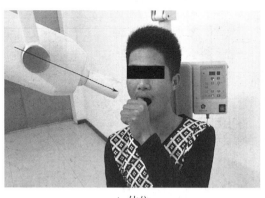

A. 体位

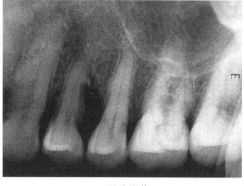

B. 照片影像

图 2-11-12　上颌尖牙及前磨牙位

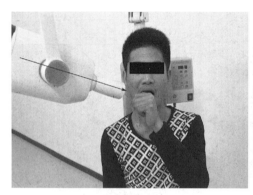

A. 体位

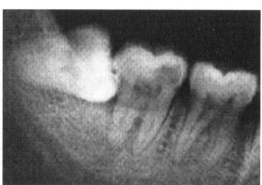

B. 照片影像

图 2-11-13　下颌磨牙位

【影像显示】　显示下颌磨牙及根周围组织影像(图 2-11-13B)。

（四）上颌咬合片位

【摄影目的】　用于观察硬腭、上颌牙齿及牙槽骨骨质情况。

【摄影体位】　被检者坐于摄影椅上,头部靠在枕托上,听鼻线与地面平行。将 IR 置于口内,最大限度的推向后方,IR 外缘位于切牙外 1cm 处,两侧包括磨牙,嘱被检者轻轻咬住 IR,起固定和支持 IR 作用(图 2-11-14)。

【中心线】　摄取上颌前部咬合片时,中心线向足侧倾斜与上颌牙齿咬合面呈 60°~65° 角经鼻尖上方软骨部射入 IR;摄取上颌左、右侧的牙咬合片时,中心线向足侧和正中矢状面各倾斜 65°,经被检侧颧骨前下缘射入 IR。

【影像显示】　上颌前部咬合牙片显示切牙与尖牙的正位影像。上颌左、右侧的咬合片显示前磨牙及磨牙牙体的影像(图 2-11-15)。

（五）下颌咬合片位

【摄影目的】　用于观察下颌牙体,下颌骨体部和舌下腺及颌下腺的病变。

【摄影体位】　被检者坐于摄影椅上,头部靠在枕托上,头颅正中矢状面、上颌牙齿咬合面均与地面垂直。将 IR 置于口内,最大限度的推向后方,IR 外缘位于切牙外 1cm 处,两侧包括磨牙,嘱被检者轻轻咬住 IR,起固定和支持 IR 作用。

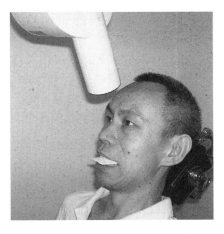

图 2-11-14　上颌咬合片摄影体位图

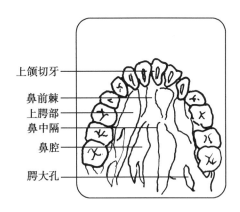

图 2-11-15　上颌咬合片显示图

【中心线】　中心线向头端射入。

1. 摄取下颌口底咬合片时,经两侧第二前磨牙连线中点射入。

2. 下颌颏部咬合片摄影时,向背侧倾斜 45°角,经下颌颏部中点入射 IR。

【影像显示】

1. 下颌口底咬合片显示下颌骨体部及后部牙的轴位像,前部牙为半轴位像(图 2-11-16A)。

2. 下颌颏部咬合片为颏部的半轴位像,颏部骨质显示清晰(图 2-11-16B)。

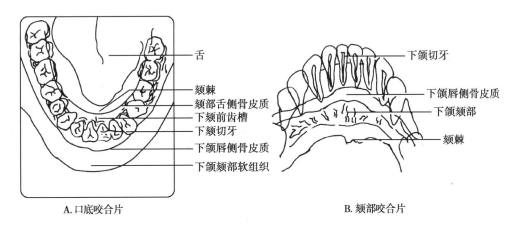

A. 口底咬合片　　　　　　　　　　　　　　B. 颏部咬合片

图 2-11-16　下颌咬合片显示图

(六) 咬翼位片

【摄影目的】　观察上、下颌牙齿的牙冠病变及上下牙齿的咬合情况。

【摄影体位】　被检者坐于摄影椅上,头颅正中矢状面与地面垂直,牙齿的咬合面与地面平行。咬翼位片置于被检者口内,紧贴被检者牙齿的舌侧,嘱被检者轻轻咬住 IR 的咬翼,以固定 IR。

【中心线】　中心线向足侧倾斜 5°~10°角,垂直于咬翼片射入 IR 中间。

【影像显示】　显示上、下颌牙齿的牙冠及上下牙齿的咬合面影像。

五、口腔曲面全景体层摄影

口内摄影是针对个别牙齿分别摄影,不能一次了解口腔全貌。如欲了解口腔全貌,只能对牙齿采取分别、多次投照的方法显示;这样,费时、费事,被检者接受 X 线量还多。

(一)口腔曲面全景体层摄影的优缺点

1. 口腔曲面全景体层摄影的优点

(1)一次曝光可将颌骨及全口牙体显示在一张照片上,呈左右展开的平面影像。

(2)可显示上颌骨、下颌骨、下颌关节、上颌窦、鼻腔等部位,故可全面了解全部牙列的咬合关系、牙的远近中倾斜角度、乳牙恒牙的交替情况,同时可完成对多发病变以及对需双侧对照病变的诊断与鉴别诊断。

(3)对较大的牙槽突骨折及下颌多发性骨折的定位、定向均很有诊断价值。

(4)被检者接受 X 射线少。

(5)被检者舒适,口中不需放置胶片。

2. 口腔曲面全景体层摄影的缺点

(1)影像相对放大较大。

(2)摄影体位欠妥时,可有牙重叠影像。

(3)骨质结构的清晰度相对较差,因此尚不能全部取代平片检查。

(二)临床应用

目前临床应用主要有:全口牙位曲面体层、下颌骨位曲面体层、上颌骨位曲面体层、颞下颌关节曲面体层等。

1. 全口牙位曲面体层摄影 为最常用检查方法。摄影时,被检者立位或坐位,颈椎垂直或向前倾斜,下颌颏部置于颏托正中,头矢状面与地面垂直,听眶线与听鼻线的角平分线与地面平行。用额托或头夹将头固定(图 2-11-17)。IR 选用 127mm × 178mm(5英寸 × 7 英寸)固定于片架上。全口牙位曲面体层摄影影像显示如图 2-11-18 所示。

2. 下颌骨位曲面体层摄影 被检者下颌颏部置于颏托正中,听鼻线与地面平行,头矢状面与地面垂直。IR 尺寸、准备及 X 线管倾斜角度同全口牙位曲面体层摄影。层面选择:颏托标尺前移 10mm 处。

3. 上颌骨位曲面体层摄影 被检者颏部置于颏托上,听眶线与地面平行,头矢状面与地面垂直。IR 尺寸、准备及 X 线管倾斜角度同全口牙位曲面体层摄影。层面选择:颏托标尺向前移 10~15mm 处。

4. 颞下颌关节曲面体层摄影 被检者

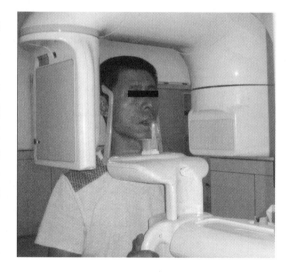

图 2-11-17 牙位曲面体层摄影体位图

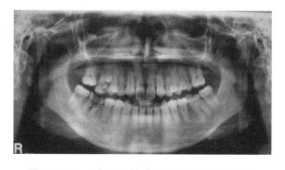

图 2-11-18 全口牙位曲面体层摄影照片影像

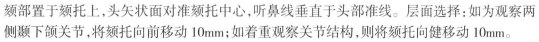

颏部置于颏托上,头矢状面对准颏托中心,听鼻线垂直于头部准线。层面选择:如为观察两侧颞下颌关节,将颏托向前移动 10mm;如着重观察关节结构,则将颏托向健移动 10mm。

(三) 注意事项

1. 体层幅度随不同型号机器会略有不同。此外,根据对大多数人体解剖分析,切牙各尖牙前后径约为 4mm,磨牙约为 6mm,上、下垂直幅度约为 150mm。

2. 被检者体位必须与该机的体层域相符,下颌应始终置于颏托的正中,矢状面与水平面垂直。

3. 应事先给病人解释检查过程,以求最佳的配合、最好的检查效果。

(刘俊恒)

第十二节 乳腺 X 线检查

患者,女性,52 岁,肥胖。左侧乳房偶有疼痛,触诊时可触及类圆形肿块,质硬,表面不光整,在乳房内不易被推动。门诊医生初步诊断为乳房占位病变,送影像科检查。

请问:1. 该患者需要做哪种检查?

2. 检查前有哪些注意事项?

3. 采用哪几种检查体位?

一、乳腺摄影基础知识

(一) 乳腺摄影 X 线机

钼靶 X 线机是乳腺摄影的专用设备。机架有 C 型臂、球形臂两种(图 2-12-1A、B)。钼(Mo)靶阳极的 X 线管输出 12~25kV 的低能 X 线,是乳腺摄影的主要射线源。部分乳腺 X 线机阳极靶面采用钼铑(Rh)双靶或钼钨(W)双靶。钼靶较适用于一般密度较低的乳腺摄

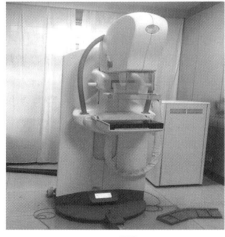

A. C 形臂

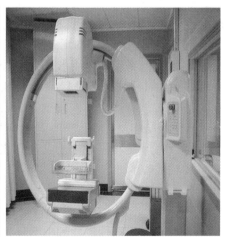

B. 球形臂

图 2-12-1 钼靶 X 线机

影,铑靶、钨靶 X 线穿透能力较强,适用于致密型乳腺、巨大乳腺及钙化较多的乳腺摄影,一般在压迫厚度超过 6cm 时使用。但是铑靶 X 线管热容量较低,不适于连续工作。一般根据乳腺厚度、密度情况,手动或自动选择钼靶或铑靶。

摄影电压为 20~40kV,4~600mAs。X 线管焦点多为双焦点 0.3/0.1,大焦点最高管电流常为 100mA,小焦点管电流常为 25mA。小焦点常用于放大摄影。摄影距离一般为 50~65cm。

IR 有屏 - 片系统、IP、FPD、直接光子计数技术用的硅硼板等。乳腺摄影所用的滤线栅是线型滤线栅(碳基密纹滤线栅),栅密度 36~60LP/cm,栅比 4∶1~6∶1,焦距 65cm;高通多孔型滤线栅(蜂窝状滤线栅)铅条交叉排列,不需填充物,提高了有用射线的通过率。

曝光控制方式有手动曝光、自动曝光控制(automatic exposure control,AEC)及全自动曝光控制(automatic optimize parameter,AOP),现代乳腺 X 线机多采用电离室自动曝光控制。AEC 装置位于 X 线接收装置的下方。半自动方式根据乳腺被压迫后的厚度显示,人工选择管电压值、靶 - 滤过板类型,曝光开始后设备自动控制所需的曝光量,保证达到探测器上所设定的感光量。全自动方式有两种,一种根据乳腺被压迫后的厚度和压力自动控制管电压值、靶 - 滤过板材料和曝光量;另一种是预曝光方式,根据乳腺被压迫后的厚度,预设条件进行一次 15 毫秒的预曝光,根据预曝光探测乳腺组织密度,并修正曝光条件,正式曝光,以保证影像质量。

近年来乳腺 X 线摄影进入数字化时代,已逐渐取代传统的屏 - 片模拟系统,其具有动态范围宽,密度分辨力高,能对图像进行后处理等特点,特别适合乳腺组织的检查,同时所需辐射剂量比屏 - 片乳腺摄影少,而且能更早发现病变。数字化乳腺摄影还有助于计算机辅助诊断(CAD),能准确检出微小钙化灶,提高判定乳腺癌的准确性。此外,数字 X 线摄影还有一些特殊技术如全数字化乳腺摄影、数字乳腺体层合成、立体定位活检等。

(二)乳腺摄影原理

乳腺摄影属于软 X 线摄影。软 X 线摄影系指用管电压在 40kV 以下的 X 线摄影技术,其波长较长,能量较低,穿透力较弱。适用于组织器官较薄、不与骨骼重叠且有效原子序数较低的软组织。

> **考点提示**
>
> 软 X 线摄影管电压在 40kV 以下

医用诊断 X 线与物质作用的形式主要有光电吸收与康普顿散射,但当管电压降低时,X 线能量也降低,X 线与物质的作用形式会逐渐转变为康普顿散射减少,光电吸收增加。由于乳腺主要由结缔组织、脂肪组织和腺体组织构成(图 2-12-2),虽然三种组织的有效原子序数存在一定的差异,X 线会产生不同程度的吸收,但由于组织密度差异较小,普通 X 线摄影无法清楚显示其组织结构及病变。但当乳腺检查采用软 X 线摄影时,此时 X 线与物质的作用会以光电吸收为主,而光电吸收能力又与作用物质原子序数(Z)的四次方成正比,也就扩大了组织之间 X 线吸收的差异值,从而获得较大的 X 线对比度,利于乳腺组织结构层次的显示。

X 线对比度的大小取决于线吸收系数(μ)之差,吸收系数除与构成被照体物质的有效原子序数有关外,还与被照体物质的密度(ρ)及作用的 X 线波长(λ)有关,其关系为:

$$\mu=k\lambda^{3}\cdot Z^{4}\cdot\rho$$

由公式可知,为了增加其吸收差异,获得良好对比度的乳腺结构影像,必须合理选择波

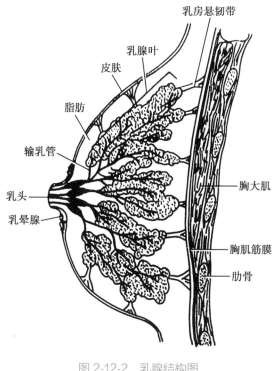

图 2-12-2 乳腺结构图

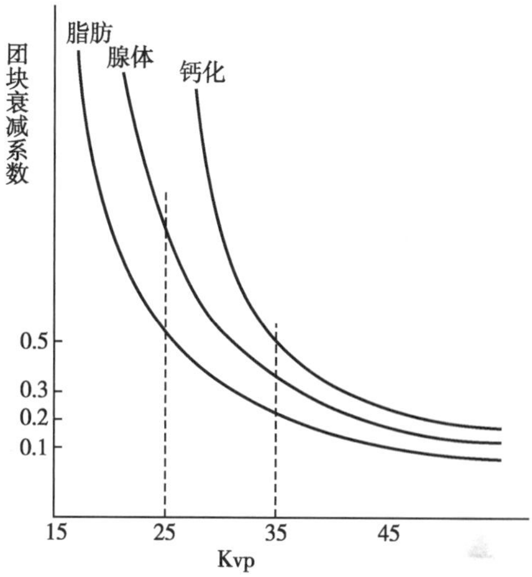

图 2-12-3 腺体组织、脂肪组织及钙化的 X 线吸收差异

长即合理选择管电压,以此来扩大其构成组织的 X 线吸收差异。如(图 2-12-3)所示,当管电压在 25kV 时,脂肪组织与腺体组织之间的对比度是管电压在 35kV 时的 3 倍,同时光电效应不产生有效的散射,对照片不产生灰雾。

二、适应证与禁忌证

乳腺疾病是影响成年女性健康的常见疾病之一。近年来,乳腺癌发病率不断提高,乳腺 X 线摄影检查对乳腺疾病有重要的诊断价值,是目前国际公认的乳腺癌普查方法之一,乳腺癌在 X 线片中的直接征象主要包括肿块结节影和微小钙化等改变。

1. 适应证 发现有乳腺肿块或结节者;排除了垂体病变的乳头溢液者;乳腺癌高危人群和 40 岁以上女性的普查,一般 40 岁以上每两年检查 1 次,50 岁以上每 1 年检查 1 次;一侧乳腺癌手术后随访对侧乳腺;曾作隆胸手术,疑植入的假体有异常者;立体定位穿刺或放置定位金属钩者;明确乳腺钙化性质及病变定位等。

2. 禁忌证 怀孕为相对禁忌证,孕妇如需做乳腺 X 线摄影时,应做好相应防护措施。

三、摄影注意事项

1. 摄影前必须认真查对检查申请单,了解被检者情况(包括姓名、性别、年龄和病情介绍等)、诊断要求、检查目的等。

2. 做好准确的方位标记以利于识别。可根据需要在乳腺皮肤表面粘贴标记,以便在照片中提示肿块或手术瘢痕等。

3. 采用多个位置、摄影角度及 X 线入射方向摄影。在影响组织显示时,应将乳头置于切线位。常规摄取双侧对比。

4. 使用压迫器适当加压,加压可使乳腺变薄、密度均匀,减少曝光剂量的同时降低了散射线发生,提高了图像对比度。另外可缩短乳腺组织至 IR 的距离,减少散射线引起的模糊。加压的程度应达病人能够耐受的最小厚度,但恶性肿瘤肿块较大时不宜加压过度,以免造成肿瘤扩散。对有丰胸植入物、心脏起搏器、化疗泵的乳腺压迫时,要特别注意,可通过摄取附加辅助体位显示。压迫器有手动、电动两种,加压时应缓慢渐进渐行。

5. 摄影中通过适当手法使乳腺组织尽量不与其他组织重叠,手法要轻柔,注意保护个人隐私。

6. 根据不同年龄的乳腺发育特点、不同生理状态的乳腺特点以及个体差异选择合适的曝光条件,

> **考点提示**
> 月经后 1 周左右乳腺摄影影像最清晰

尤其管电压值的正确选择,比如青春期乳腺,各组织对比度较低,一般用 32~34kV;哺乳期乳腺应排空乳汁后采用较大条件;有哺乳史,乳腺处于静止状态者,采用 28~32kV;老年妇女选用 25~30kV。对于巨大乳腺可采用分段拍片法使乳腺全貌得以显示,例如头尾位时可分为内侧和外侧两次摄片;在月经后 1 周左右进行乳腺摄影影像最清晰。

四、常用摄影体位

根据乳腺的解剖方位与 X 线的几何投影方向命名,乳腺常用摄影位置有内外斜位 (medial-lateral oblique,MLO)、头尾位(cranio-caudal,CC)、90°侧位和点压放大位等。常规采用内外斜位和头尾位,其中内外斜位能很好地显示乳腺外上象限的组织,此部位为乳腺恶性肿瘤的好发部位。可根据不同的检查目的选取不同摄影位置。

(一) 乳腺内外斜位(MLO)

【摄影目的】 筛检性和诊断性乳腺摄影,主要观察乳腺外上象限及部分胸大肌、腋窝淋巴结、皮肤及乳头等情况。

【摄影体位】 被检者面对摄影架坐或立位,转动机架使摄影台与被检侧胸大肌外侧缘平行,即与水平面成 30°~60°角;被检侧上臂抬高并肘部弯曲,置于机架手柄上,以放松手臂肌肉及胸大肌。被检侧紧贴摄影台,同时向上向外牵拉被检侧乳腺,使其尽量离开胸壁避免组织影像的相互重叠。并包括腋部乳腺组织、胸大肌及腋窝前部;调整压迫器加压,同时用手拉伸展平乳腺,使乳腺呈侧斜位压扁状,同时避免皮肤出现皱褶,在不影响乳腺组织及病变成像的情况下,使乳头呈切线位(图 2-12-4A、B)。

【中心线】 倾斜中心线,自被检侧乳腺内上方射入,外下方射出。

【影像显示】 乳腺、部分胸大肌及腋窝组织、皮肤、乳头均可显示;乳腺无皱褶,无下垂(图 2-12-4C)。

(二) 乳腺头尾位(CC)

【摄影目的】 筛检性和诊断性乳腺摄影,主要观察内外侧乳腺结构、皮肤及乳头等。

【摄影体位】 被检者面对摄影架坐或立位,旋转机架垂直于地面,摄影台平行于水平面。被检侧胸壁紧靠摄影台,用手托起乳腺下部向前上拉伸将其置于摄影台上,调整压迫器自上向下压紧并固定乳腺,展平外侧皮肤皱褶,同时使乳头呈切线位(2-12-5A、B)。

【中心线】 自被检侧乳腺的上方射入,下方射出,垂直于摄影台。

【影像显示】 内侧乳腺组织显示完整,包含腺体后的脂肪组织、部分胸大肌以及乳头、皮肤情况(2-12-5C)。

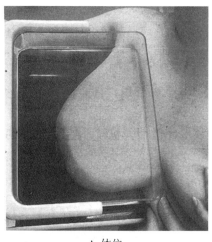
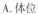
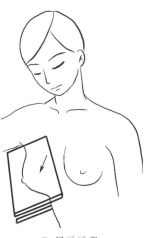
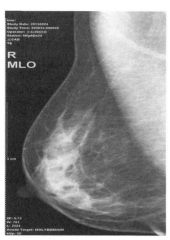

A. 体位　　　　　　　　　B. 显示示意　　　　　　　　　C. 照片影像

图 2-12-4　乳腺内外斜位摄影

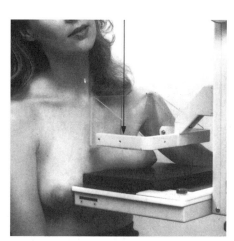
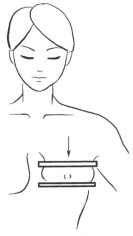
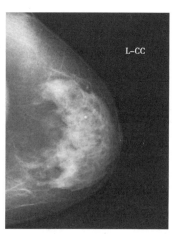

A. 体位　　　　　　　　　B. 显示示意　　　　　　　　　C. 照片影像

图 2-12-5　乳腺头尾位摄影

（三）乳腺 90°侧位

包括内外侧位（medial-lateral，ML）和外内侧位（latero-medial，LM）。

【摄影目的】　筛检性和诊断性乳腺摄影。

【摄影体位】　被检者面对摄影架坐或立位，机架旋转 90°置于水平方向，摄影台垂直于水平面并置于被检侧乳腺外侧，被检侧乳腺紧贴摄影台，调整压迫器加压，在加压的同时用手将乳腺向前上牵拉，使腺体组织呈侧位扁平状，乳头呈切线位（图 2-12-6A、B）。

【中心线】　X 线呈水平方向，经乳腺内侧射入外侧（ML），垂直于摄影台。

【影像显示】　乳腺及部分胸大肌显影（图 2-12-6C）。

乳腺摄影的各个位置均有各自的摄影盲区，如：乳腺内外斜位时乳腺的后部内侧可能包括不全；乳腺头尾位往往因胸壁呈弧形而无法摄取腋侧部分乳腺组织。此外，乳腺内外斜位与头尾位不能形成正交，即这两个位置不在垂直的两个方向上，对病变的定位不利。因此，

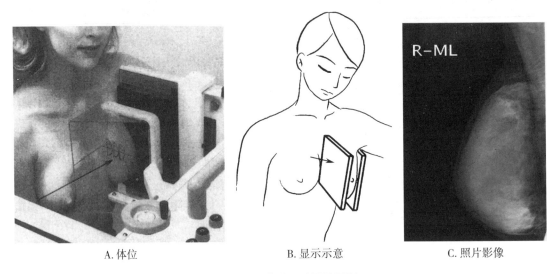

A. 体位　　　　　　　　B. 显示示意　　　　　　　C. 照片影像

图 2-12-6　乳腺 90°侧位摄影

根据具体情况灵活选择各种摄影位置是非常必要的。

五、其他摄影技术

1. 定点压迫摄影(spot compression radiography)　常在普通乳腺摄影之后,对密集组织区域的模糊或不明确的可疑病灶进行补充检查。使用小压迫器,压迫局部感兴趣区,可使感兴趣区厚度有更大幅度的减小,减少重叠,是常规位置的补充。通常结合小焦点放大摄影来提高乳腺细节的分辨率。

2. 放大摄影(magnification radiography)　提高空间分辨力,可精确地观察病灶密度或团块的边缘形态和内部结构,更好地显示钙化点的数目、分布和形态,有利于鉴别良、恶性病变。通常在普通摄影后,对可疑病变区域进行放大摄影。被检侧乳腺和影像接收器之间放置一个放大平台,间距 30cm。所用 X 线管焦点通常为 0.1,放大倍数常为 1.5、1.8。根据需要进行选择,保证最好的放大效果和优化锐利度。通常与定点压迫技术结合使用。

3. 人工(植入物)乳腺摄影　常规采取内外斜位和头尾位,需手动设置曝光参数,压迫程度受植入物的可压迫性限制。除此之外,应加照修正的内外斜位和头尾位,即将植入体推向胸壁,使假体避开压迫范围,对前方的乳腺组织加压摄片(图 2-12-7)。

4. 乳腺导管摄影　通过乳腺导管将对比剂逆行注入乳腺导管系统,然后摄片显示乳腺导管及乳腺组织。适应证主要是乳头异常溢液患者。禁忌证为急性乳腺炎患者;怀孕为相对禁忌证。对比剂一般使用 30%~60% 的泛影葡胺或 300mgI/ml 的碘海醇、优维显等。

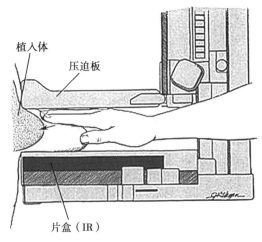

植入体
压迫板
片盒(IR)

图 2-12-7　人工(植入物)乳腺修正头尾位摄影显示示意

六、乳腺摄影的质量控制

乳腺疾病是女性常见疾病,乳腺摄影是乳腺检查的常用方法之一,因此乳腺 X 线摄影技术的质量控制对乳腺病变的 X 线诊断至关重要。近年来由于高新技术的应用,设备的更新换代,尤其目前全数字乳腺摄影、自动曝光控制等技术应用于临床,使得乳腺 X 线图像质量大幅提高(密度分辨力及空间分辨力),而 X 线片的质量是准确诊断的前提。

(一)影响乳腺影像质量的相关因素

1. 压迫 适当加压会提高图像质量。乳腺压迫不足主要表现为乳腺结构重叠、组织曝光差异大,乳腺较厚部分穿透不充分,较薄部位曝光过度及运动模糊等。

2. 曝光 曝光不足时光学密度低、照片对比度低,限制了细节,尤其是微小钙化和低对比病变的显示。曝光不足通常因压迫不当,自动曝光控制设定不正确或失效而致。曝光过度可导致较薄或脂肪型乳腺过度黑化。

3. 对比度 适中的对比度能显示乳腺中的微小差异。对比度低下的原因包括不适当的曝光、冲洗缺陷、压迫不当、使用低对比胶片、靶材料和滤过不当及管电压过高。

4. 清晰度 良好清晰度的乳腺图像能捕获微小细节结构,如针状结构的边缘。在乳腺摄影中,模糊度通过微小线性结构边缘、组织边缘和钙化的模糊表现出来。乳腺摄影中可能遇到的模糊种类包括运动模糊、增感屏模糊、几何模糊和视差模糊。

5. 噪声 噪声(或称照片斑点)淹没或降低了识别钙化等微细结构的能力。乳腺照片噪声的主要产生原因是量子斑点。量子斑点是单位区域内吸收 X 线光子数量的统计涨落形成的,形成影像所用的 X 线光子越少,量子斑点越多,即噪声越大。因此,曝光不足,高速的影像接收器都可能增加噪声。

6. 伪影 伪影是指在影像中没有反映物体真正衰减差异的任何密度的改变。它可以是胶片操作、增感屏维护、可见光漏光、安全灯、滤线栅等引起。CR 系统可能产生伪影的因素远远大于屏 - 片系统。

(二)乳腺影像的评价标准

1. 内外斜位图像评价标准 胸大肌显示充分,胸大肌的下缘能显示到后乳头线,乳头线大致与胸大肌垂直;乳头不下垂,乳头呈切线位显示;乳腺腺体组织显示充分;腺体后部的脂肪组织清晰显示;乳腺下皱褶分散展开;左右乳腺影像对称,呈菱形(图2-12-8)。

2. 头尾位图像评价标准 在乳腺胸壁侧缘可显示胸大肌;腺体后的脂肪组织及所有中间组织能够清晰显示;乳头位于照片中心横轴线上;沿乳头线可测得组织厚度,头

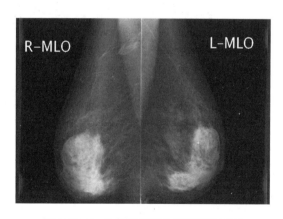

图 2-12-8 双侧乳腺内外斜位照片影像

尾位的厚度为 MLO 位的 80%;无皮肤皱褶;双侧乳腺头尾位照片相对放置,则两侧乳腺呈球形(图 2-12-9)。

影像细节的显示要求,能显示 0.2mm 的细小钙化灶。

总之,乳腺疾病的最终诊断应依赖于各种影像检查技术的综合应用。乳腺超声检查,对

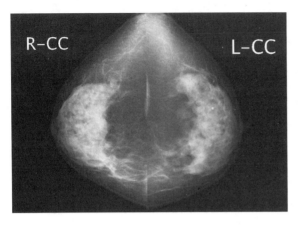

图 2-12-9 双侧乳腺头尾位照片影像

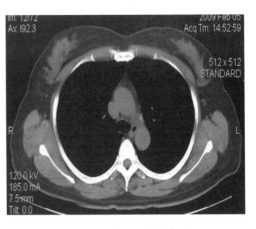

图 2-12-10 CT 检查图像

人体无创伤,检查快捷、重复性强,有助于鉴别肿块的囊、实性,彩超可以显示病变血流特征。CT 检查具备高密度分辨力,有益于观察病变形态、结构、钙化等情况,还有助于发现淋巴结和远处转移(图 2-12-10);MRI 检查使用专用乳腺表面线圈,多方位、多参数成像显示病变,MRS 技术还可以检测病变区域胆碱水平的变化(图 2-12-11)。CT 及 MRI 可以进行增强扫描,观察病变血供特征有助于定性。超声、CT、MRI 影像引导下的穿刺活检可以提供病理诊断。但作为乳腺检查的方法,首推钼靶 X 线检查。

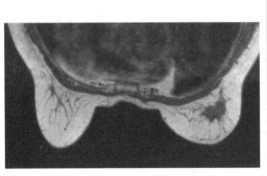
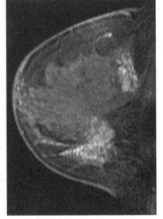

图 2-12-11 MRI 检查图像

（王 江）

本章小结

无论是屏-片 X 线摄影,还是 CR、DR 等数字 X 线设备,在正确的几何投影基础上,采用合适的摄影条件是获得优质图像的关键,是实施数字后处理的基础条件。X 线摄影中在相对固定的感光因素(电源、滤线器、增感屏、胶片等)的基础上,要根据受检体的身体状况、生理状况、病理情况、设备类型、图像显示方式(照片冲洗、数字图像处理)等,确定恰当的管电压、管电流、曝光时间及摄影距离等摄影条件,来获得符合诊断要求的图像。

X 线摄影应按摄影原则和设备的操作规程进行,才能充分发挥设备效能,获得满意图像。摄影原则包括 X 线机使用原则、大小焦点选择原则、滤线设备应用原则、摄影距离选择原则、X 线中心线和斜射线应用原则、图像标记原则、呼吸方式运用原则、曝光条件选择原则及放射防护原则。

各部位的 X 线摄影是本章的主要内容,分别介绍了四肢、头颅、脊柱、胸部、腹部、口腔及乳腺的摄影,其重点是各位置的摄影注意事项、摄影目的、体位设计、中心线及影像显示等内容。

 目标测试

1. X 线检查程序可以简化为

   A. X 线→被照物→信号→检测→图像形成

   B. 被照物→X 线→信号→检测→图像形成

   C. X 线→被照物→检测→图像形成→信号

   D. 被照物→X 线→检测→信号→图像形成

   E. X 线→被照物→检测→信号→图像形成

2. X 线照片密度影响因素的叙述,错误的是

   A. 密度的变化与 kV^n 成正比　　B. 感光效应与摄影距离的平方成反比

   C. 屏片组合使用影像密度大　　D. 随被照体的厚度增大而增高

   E. 与照片的显影条件有密切关系

3. X 线透过被照体后形成的 X 线强度的差异,称为

   A. 人工对比度　　　　　　B. 天然对比度　　　　　　C. 射线对比度

   D. 胶片对比度　　　　　　E. 照片对比度

4. X 线照片影像的诊断密度范围是

   A. 0.5~1.0　　　　　　　B. 0.5~2.0　　　　　　　C. 0.25~2.0

   D. 0.25~2.5　　　　　　E. 0.5~2.5

5. 照片影像失真度的概念,正确的是

   A. 标准的照片影像不应有任何失真度

   B. 影像变形是被照体不等量放大的结果

   C. 失真度与焦点大小无关

   D. 位置变形不是影像的变形

   E. 放大变形不是影像的变形

6. 照片对比度与 X 线对比度关系,错误的是

   A. 照片对比度与射线对比度有关

   B. 密度层次越多照片对比度越小

   C. X 线对比度是照片对比度的基础

   D. X 线对比度大则照片对比度小

   E. 照片对比度与胶片对比度成正比例

7. 影响 X 线对比度的因素,不包括
    A. X 线波长
    B. 人体组织的密度
    C. 物质的线吸收系数
    D. 人体组织的原子序数
    E. X 线源与人体间的距离

8. H=F×b/a 中,错误的是
    A. H 表示半影大小
    B. F 表示焦点尺寸
    C. b 表示被照体 - 胶片距离
    D. a 表示焦点 - 被照体距离
    E. 模糊阈值应为 0.1mm

9. 关于 X 线照片模糊的分析,错误的是
    A. 模糊度也称不锐利度
    B. 相邻两组织影像密度过渡的幅度
    C. 阳极端影像锐利度大于阴极端
    D. 模糊随肢 - 片距离的增大而加大
    E. 焦点的移动,不会引起影像模糊

10. 关于焦点的叙述,错误的是
    A. 实际焦点——电子撞击阳极靶面的面积
    B. 有效焦点——实际焦点在不同方位上投影
    C. 靶面上形成的焦点是一正方形
    D. 焦点用无量纲的数字表示
    E. 近阳极端有效焦点小

11. 有关 X 线束的描写,错误的是
    A. 摄影时照射野应尽量扩大
    B. X 线束有一定的穿透能力
    C. X 线管窗口射出的是锥形线束
    D. 锥形 X 线束的中心部位为中心线
    E. X 线束入射于曝光面的大小称照射野

12. 有关中心线的叙述,正确的是
    A. X 线管窗口射出的均是中心线
    B. 中心线是摄影方向的标志射线
    C. 中心线均通过被摄部位的边缘
    D. 中心线分阳端及阴极端中心线
    E. 中心线的能量在 X 线束中最大

13. 对散射线的叙述,错误的是
    A. 散射线是康普顿效应的结果
    B. 散射线产生于 X 线穿过物体时
    C. 散射线与原发射线完全同向
    D. 散射线比原发射线波长长
    E. 散射线比原发射线穿透力弱

14. 关于散射线的叙述,错误的是
    A. 管电压的升高散射线含有率加大
    B. 反向和侧向散射线使 X 线强度减弱
    C. 原方向散射线使照片对比度受损
    D. 肢体产生散射线使照片对比度损失
    E. 照射野产生的散射线不使对比度下降

15. 消除散射线的最有效方法是
    A. 增加肢 - 片距
    B. 减少曝光条件

C. 使用滤线栅　　　　　　　D. 缩小照射野　　　　　E. 固有滤过

16. 有关滤线栅的叙述,错误的是

    A. 滤线栅排除散射线

    B. 滤线栅不能侧向倾斜

    C. 滤线栅不能侧向偏离栅焦距

    D. 高电压摄影时不用交叉滤线栅

    E. 活动滤线器的运动多采用振动式

17. 不属于 X 线摄影条件选择参数的是

    A. kV 值　　　　　　　　　B. 被照体形态　　　　　C. 焦 - 片距

    D. 曝光时间　　　　　　　　E. mA

18. 软 X 线摄影是指用管电压在

    A. 25kV 以下　　　　　　　B. 40kV 以下　　　　　C. 50kV 以下

    D. 60kV 以下　　　　　　　E. 70kV 以下

19. 腕部舟骨摄影,以下位置不妥的是

    A. 斜位　　　　　　　　　　B. 外展位　　　　　　　C. 前后正位

    D. 中心线倾斜 20° 角　　　E. 暗盒倾斜 20° 角

20. 上肢长骨常规体位选择为

    A. 正位及侧位　　　　　　　B. 正位及斜位　　　　　C. 正位及切线位

    D. 侧位及切线位　　　　　　E. 斜位及切线位

21. 关于手正位摄影的中心线应对准

    A. 第 1 掌骨远端　　　　　　B. 第 3 掌骨远端　　　　C. 第 5 掌骨远端

    D. 第 3 掌骨近端　　　　　　E. 第 5 掌骨近端

22. 尺、桡骨拍摄前后正位的原因是

    A. 避免尺、桡骨重叠　　　　B. 被检者体位舒适　　　C. 必须符合解剖学体位

    D. 对被检者防护有利　　　　E. 可提高影像的对比度

23. 肱骨穿胸侧位,适用的病变是

    A. 肱骨骨折　　　　　　　　B. 肱骨骨疣　　　　　　C. 肱骨骨髓炎

    D. 肱骨成骨肉瘤　　　　　　E. 肱骨外科颈骨折

24. 肩关节正位摄影,中心线正确射入点是

    A. 锁骨的中点　　　　　　　B. 关节盂　　　　　　　C. 肩峰

    D. 肩胛骨喙突　　　　　　　E. 肱骨头

25. 用于足弓测量的检查位置是

    A. 全足正位　　　　　　　　B. 足正位　　　　　　　C. 双足负重侧位

    D. 足侧位　　　　　　　　　E. 足内斜位

26. 膝关节侧位摄影,关节需屈曲

    A. 105°　　　　　　　　　　B. 115°　　　　　　　　C. 125°

    D. 135°　　　　　　　　　　E. 145°

27. 股骨头无菌坏死的首选体位是

    A. 髋关节正位　　　　　　　B. 髋关节侧位　　　　　C. 髋关节侧斜位

    D. 髋关节蛙形位　　　　　　E. 髋关节前后斜位

28. X 线摄影足斜位片时,中心线应对准何处垂直暗盒射入胶片
    A. 第 2 跖骨头　　　　　　B. 第 2 跖骨基底部　　　C. 第 3 跖骨头
    D. 第 3 跖骨基底部　　　　E. 第 2 楔骨中心

29. 髋关节前后位摄影时,应使足尖
    A. 稍内收　　　　　　　　B. 稍外展　　　　　　　C. 稍内旋
    D. 稍外旋　　　　　　　　E. 垂直向上

30. 关于下肢摄影,错误的是
    A. 长骨长轴应平行与胶片长轴
    B. 与上肢等厚部位应略增 kV
    C. 至少应包括一端关节
    D. 股骨近端不用滤线器
    E. 焦片距通常多采用 100cm

31. 足内斜位摄影,足底与暗盒的夹角为
    A. 0°~5°　　　　　　　　　B. 30°~45°　　　　　　C. 50°~60°
    D. 70°~80°　　　　　　　　E. 90°

32. 小腿前后位摄影,下列说法不正确的是
    A. 观察胫腓骨及邻近软组织　　B. 小腿后部贴近暗盒
    C. 足外旋 10°~15°　　　　　　D. 中心线经小腿中部射入
    E. 小腿长轴平行于胶片长轴

33. 关于跟骨侧位叙述错误的是
    A. 被检侧足部外踝紧贴暗盒并置于胶片中心
    B. 距骨下关节面呈切线位显示,关节间隙清晰显示
    C. 照片显示包括踝关节
    D. 跟骨纹理显示清晰
    E. 中心线对准内踝

34. 关于踝关节正位叙述错误的是
    A. 被检侧下肢伸直且稍内旋,足尖向上
    B. 内外踝连线中点上 1cm 置于照射野中心
    C. 中心线对准内外踝连线中点
    D. 照片显示踝关节面呈切线位
    E. 胫腓骨联合间隙不超过 0.5cm

35. 膝关节正位摄影,中心线应对准
    A. 髌骨上缘　　　　　　　　B. 髌骨中心　　　　　　C. 髌骨下缘
    D. 髌骨上缘 1cm　　　　　　E. 髌骨下缘 2cm

36. 有关髋关节前后位摄影的叙述,正确的是
    A. 髋关节定位点是:髂前上棘与耻骨联合上缘连线中点向内下作垂线 5cm 处
    B. 股骨颈及闭孔无投影变形
    C. 申通线不能显示
    D. 双下肢稍外旋
    E. 患者屈髋屈膝

37. 跟骨轴位摄影,中心线入射角度,下列哪项是正确的
    A. 向头端倾斜 10°~20° 角　　　　B. 向足端倾斜 15°~25° 角
    C. 向头端倾斜 20°~30° 角　　　　D. 向足端倾斜 35°~45° 角
    E. 向头端倾斜 35°~45° 角

38. 疑有跟骨骨刺时,选择下列哪个体位观察最佳
    A. 足前后位　　　　B. 踝关节前后位　　　　C. 踝关节侧位
    D. 跟骨侧位　　　　E. 跟骨前后位

39. 股骨颈骨折观察前后移位时,理想摄影体位是
    A. 髋关节正位　　　　B. 侧卧髋关节侧位　　　　C. 股骨颈前后位
    D. 髋关节侧斜位　　　　E. 股骨颈仰卧水平侧位

40. 髋关节前后位摄影的叙述,正确的是
    A. 双下肢伸直稍内旋,足尖向上踇趾靠拢
    B. 双足外旋
    C. 双足尖垂直向上
    D. 双下肢稍外展,足尖外旋并拢
    E. 双足跟并拢,足尖外旋

41. 髋关节前后位摄影的叙述,正确的是
    A. 髋关节定位点:被检侧髂前上棘与耻骨联合上缘连线中点向内下作垂线 5cm
    B. 股骨颈及闭孔无投影变形
    C. shenton 线不能显示
    D. 双下肢稍外旋
    E. 患者屈髋屈膝

42. 检查小儿髋关节脱位、复位情况的体位是
    A. 髋关节前后位　　　　B. 髋关节侧位　　　　C. 髋关节侧斜位
    D. 髋关节蛙形位　　　　E. 髋关节后前斜位

43. 足前后位摄影中心线应对准
    A. 第三跖骨头　　　　B. 第三跖骨基底部　　　　C. 第三跖趾关节
    D. 内外踝连线中点　　　　E. 距骨中点

44. 足正位影像可以清晰显示的关节是
    A. 踝关节　　　　B. 舟距关节　　　　C. 桡腕关节
    D. 指间关节　　　　E. 跟距关节

45. 颈椎张口位摄影,错误的是
    A. 上颌切牙咬合面与乳突尖连线垂直于床面
    B. 头后仰
    C. 中心线向头侧倾斜 15°
    D. 尽量张大口
    E. 主要观察寰枢椎

46. 第 3~7 颈椎前后位摄影时,中心线应
    A. 向头侧倾斜 20°　　　　B. 向头侧倾斜 10°　　　　C. 垂直射入 IR
    D. 向足侧倾斜 10°　　　　E. 向足侧倾斜 20°

47. 钩椎关节于哪种摄影照片中显示
    A. 颈椎张口位　　　　　　　　B. 3~7 颈椎前后位　　　C. 颈椎侧位
    D. 胸椎前后位　　　　　　　　E. 腰椎前后位

48. 颈椎右前斜位摄影,观察的是
    A. 右侧椎间孔　　　　　　　　B. 左侧椎间孔　　　　　C. 右侧横突孔
    D. 左侧横突孔　　　　　　　　E. 椎孔

49. 关于常规胸椎侧位摄影的叙述,错误的是
    A. 清晰显示 1~12 胸椎形态　　B. 患者侧卧于摄影台
    C. 冠状面应垂直于 IR　　　　　D. 应使用滤线器摄影
    E. 中心线对准第 7 胸椎入射

50. 椎弓峡部断裂,正确的摄影体位是
    A. 腰椎正位　　　　　　　　　B. 腰椎侧位　　　　　　C. 腰椎双斜位
    D. 腰骶部斜位　　　　　　　　E. 腰骶部侧位

51. 关于腰椎前后位摄影的叙述,错误的是
    A. 是常规位置　　　　　　　　B. 必须使用滤线器　　　C. 常与侧位片一同摄取
    D. 脐下 3cm 对准 IR 中心　　　E. 屈髋屈膝

52. 强直性脊柱炎应摄取
    A. 腰椎前后位、骶髂关节前后位
    B. 颈椎前后位、侧位
    C. 胸椎前后位、侧位
    D. 腰椎前后位、侧位、斜位
    E. 骶椎前后位、侧位

53. 颈椎张口位照片显示,以下错误的是
    A. 寰枢椎显示于上、下齿列之间
    B. 上中切牙牙冠与枕骨底部相重叠
    C. 齿突与寰椎两侧块间隙对称
    D. 寰枕关节呈切线位显示
    E. 第 3、4 颈椎亦可显示于口中

54. 颈椎张口位照片显示齿突与枕骨重叠,摄影体位不当之处是
    A. 下颌过仰　　　　　　　　　B. 下颌过收　　　　　　C. 下颌稍微过收
    D. 下颌投影放大　　　　　　　E. 摄影体位正确

55. 某外伤患者,临床怀疑椎弓峡部断裂,正确的摄影体位是
    A. 腰椎正位　　　　　　　　　B. 腰椎侧位　　　　　　C. 腰椎双斜位
    D. 腰骶部双斜位　　　　　　　E. 腰骶部侧位

56. 腰椎双斜位照片显示的是哪一侧的椎弓峡部
    A. 左侧　　　　　　　　　　　B. 右侧　　　　　　　　C. 靠近摄影台面侧
    D. 远离摄影台面侧　　　　　　E. 双侧

57. 骨盆的常规摄影体位
    A. 前后位　　　　　　　　　　B. 后前位　　　　　　　C. 侧位
    D. 斜位　　　　　　　　　　　E. 轴位

58. 骶骨前后位摄影的中心线应
    A. 垂直投射　　　　　　　　　B. 向头侧倾斜15°　　　　C. 向足侧倾斜15°
    D. 向头侧倾斜45°　　　　　　　E. 向足侧倾斜45°

59. 关于骨盆摄影的叙述,错误的是
    A. 常用于外伤及骨质破坏的检查
    B. 应完全包括骨盆诸骨
    C. 双下肢伸直并内旋,两踇趾并拢,足跟分开
    D. 中心线应向足侧倾斜20°角
    E. 成人摄片都需要使用滤线器

60. 检查髋关节股骨头缺血坏死常用的体位是
    A. 髋关节前后位　　　　　　　B. 髋关节侧位　　　　　C. 髋关节侧斜位
    D. 髋关节蛙形位　　　　　　　E. 髋关节后前斜位

61. 胸部后前位摄影标准影像显示,以下错误的是
    A. 肺门结构可辨
    B. 膈肌、心脏、纵隔边缘清晰
    C. 锁骨、乳腺、左心影内肺纹理可不显示,其他部位肺纹理需清晰显示
    D. 膈肌、心脏、纵隔边缘清晰
    E. 肺尖充分显示

62. 肋骨斜位摄影,目的是观察
    A. 腋中线,肋骨上斜部骨质情况
    B. 腋中线,肋骨弯曲部骨质情况
    C. 腋后线,肋骨弯曲部骨质情况
    D. 腋前线,肋骨弯曲部骨质情况
    E. 腋中线,肋骨直线部骨质情况

63. 关于胸部摄影,错误的是
    A. 两手背置于髋部,双肘内旋的主要目的是避免双臂投影于肺内
    B. 焦 - 片距应为180cm
    C. 应使用滤线器
    D. 应使用短摄影时间
    E. 常规站立后前位

64. 常规肺部摄影正确的呼吸方式是
    A. 平静呼吸　　　　　　　　　B. 平静呼吸屏气　　　　C. 深吸气末屏气
    D. 深呼气末屏气　　　　　　　E. 缓慢连续呼吸

65. 患者,女,34岁。咳嗽,咳痰2周,现对该患者进行X线检查,请问应首选的摄影体位是
    A. 胸部右前斜位　　　　　　　B. 胸部左前斜位　　　　C. 胸部后前位
    D. 胸部侧位　　　　　　　　　E. 胸部前后位

66. 上述检查发现肺尖锁骨下区有可疑病变,该患者应加摄的体位是
    A. 胸部右前斜位　　　　　　　B. 胸部左前斜位　　　　C. 胸部后前位
    D. 胸部侧位　　　　　　　　　E. 胸部前弓位

67. 心脏 X 线摄影是检查心脏病变的重要手段。关于心脏摄影的叙述,错误的是
    A. 常规取站立后前位   B. 右前斜位应服钡   C. 摄影距离 200cm
    D. 侧位常规取左侧位   E. 深吸气末屏气曝光

68. 心脏右前斜位摄影,身体冠状面与胶片夹角为
    A. 15°~20°   B. 25°~35°   C. 35°~40°
    D. 45°~55°   E. 55°~65°

69. 心脏右前斜位摄影,服钡的目的是观察
    A. 右心房压迫食管情况   B. 右心室压迫食管情况
    C. 左心房压迫食管情况   D. 左心室压迫食管情况
    E. 全心压迫食管情况

70. 急腹症应首选的摄影体位是
    A. 腹部站立侧位   B. 腹部仰卧前后位   C. 腹部站立前后位
    D. 腹部仰卧侧位   E. 腹部侧卧后前位

71. 腹部仰卧前后位摄影的叙述,错误的是
    A. 患者仰卧于摄影床上   B. 腹部正中矢状面与床面垂直
    C. IR 上缘包括剑突末端   D. IR 下缘包括耻骨联合
    E. 中心线入射点为脐上 3cm

72. 急腹症摄影,IR 上缘应包括
    A. 肝脏   B. 两侧横膈   C. 左侧横膈
    D. 右侧横膈   E. 以上均不对

73. 头颅 X 线检查焦 - 片距根据使用滤线栅的栅焦距而定,一般为
    A. 70~90cm   B. 80~100cm   C. 90~100cm
    D. 90~110cm   E. 150~180cm

74. 头颅正位标准影像显示,以下错误的是
    A. 显示头颅正位影像   B. 矢状缝及鼻中隔居中
    C. 外耳孔显示清晰   D. 顶骨和两侧颞骨影像对称
    E. 颅骨骨板及骨质结构显示清晰

75. 关于头颅侧位摄影叙述错误的是
    A. 常用于检查颅骨骨质改变   B. 矢状面与床面平行
    C. 瞳间线与床面垂直   D. 深吸气后屏气曝光
    E. 头颅常规摄影体位之一

76. 上颌窦摄影,常规位置是
    A. 瓦氏位   B. 头颅后前位   C. 柯氏位
    D. 劳氏位   E. 梅氏位

77. 柯氏位摄影,中心线与听眦线夹角是
    A. 15°   B. 23°   C. 37°
    D. 45°   E. 53°

78. 患者,男,35 岁。头部外伤 1 小时,意识丧失,面色苍白,呼吸较浅,脉搏较快,外伤处出现血肿。现对该患者进行 X 线检查,请问首先应考虑使用哪种摄影体位
    A. 头颅正位   B. 头颅侧位   C. 瓦氏位

D. 柯氏位　　　　　　　　E. 颅骨切线位

79. 头颅侧位能够显示的结构是
  A. 内听道　　　　　　　B. 圆孔　　　　　　　C. 枕骨大孔
  D. 视神经孔　　　　　　E. 蝶鞍侧位影像

80. 头颅侧位摄影中心线射入点是
  A. 外耳孔前、上各 0.5cm 处　　B. 外耳孔前、上各 1.0cm 处
  C. 外耳孔前、上各 1.5cm 处　　D. 外耳孔前、上各 2.0cm 处
  E. 外耳孔前、上各 2.5cm 处

81. 额窦病变应首选
  A. 头颅前后位　　　　　B. 柯氏位　　　　　　C. 瓦氏位
  D. 头颅侧位　　　　　　E. 切线位

82. 蝶窦病变应首选
  A. 头颅前后位　　　　　B. 柯氏位　　　　　　C. 瓦氏位
  D. 头颅侧位　　　　　　E. 切线位

83. 摄取牙片一般选择
  A. 坐位　　　　　　　　B. 半坐位　　　　　　C. 仰卧位
  D. 俯卧位　　　　　　　E. 侧卧位

84. 牙齿摄影,摄影距离为
  A. 近距离　　　　　　　B. 远距离　　　　　　C. 75cm
  D. 80cm　　　　　　　　E. 100cm

85. 咬翼片主要显示
  A. 牙根　　　　　　　　B. 牙冠　　　　　　　C. 牙体
  D. 牙龈　　　　　　　　E. 牙尖

86. 上颌牙的牙根线位于
  A. 听口线上　　　　　　B. 听鼻线上　　　　　C. 听眶线上
  D. 听颏线上　　　　　　E. 外耳孔至上嘴唇上

87. 牙片摄影时,中心线射入点是
  A. 经牙根中部射入胶片
  B. 经牙冠射入胶片
  C. 经牙颈射入胶片
  D. 经牙冠或牙颈间射入胶片
  E. 经牙面射入胶片

88. 牙片在口内放好后,摄取上颌牙的固定方法是
  A. 用舌头顶住　　　　　B. 用牙齿咬住　　　　C. 用两侧手指
  D. 用对侧拇指轻压牙片　　E. 用同侧拇指轻压牙片

89. 患者,女,15 岁,下颌牙列不齐,欲做牙齿正畸治疗。请问首先应考虑使用哪种 X 线检查技术
  A. 头颅后前位　　　　　B. 上颌咬合片位
  C. 牙齿咬翼位片　　　　D. CT 扫描
  E. 口腔曲面全景体层摄影

90. 上颌牙齿摄影时,应与地面平行的线是

    A. 听眶线   B. 听眦线   C. 听鼻线

    D. 听口线   E. 听眉线

91. 下颌牙齿摄影时,应与地面平行的线是

    A. 听眶线   B. 听眦线   C. 听鼻线

    D. 听口线   E. 听眉线

92. 关于乳腺摄影的解释①采用低电压摄影 ②乳腺癌检查方法之一 ③采用钼靶 ④摄影时施加压迫⑤专用屏 / 片系统。正确的是

    A. ①②③   B. ①②⑤   C. ①④⑤

    D. ②③④   E. ①②③④⑤

第三章 X线造影检查技术

学习目标

1. 掌握:对比剂的分类和引入人体的方法;离子型对比剂与非离子型对比剂的特点;碘过敏试验方法及对比剂不良反应的表现及处理;静脉肾盂造影的检查技术及摄影方法;子宫输卵管造影的检查技术及摄影方法。
2. 熟悉:消化系统的造影检查技术;逆行肾盂造影的检查技术及摄影方法。
3. 了解:消化系统、泌尿与生殖系统造影检查的适应证和禁忌证;其他造影检查技术。

人体中某些组织、器官密度与邻近组织、器官或病变的密度相同或相似时,由于缺乏天然对比,其X线平片的影像对比度较差,达不到影像诊断的目的,需用人工的方法将某些物质引入人体内,从而改变这些组织、器官与邻近组织、器官的X线对比度,以显示其形态和功能。这种以医学成像为目的将某种特定物质引入体内,改变了器官组织与周围组织的密度差,从而使脏器的形态和功能清晰显示出来的方法称为X线造影检查。所采用的提高对比度的物质称为对比剂。

第一节 对比剂及其应用

病例

患者,男性,45岁。肝炎病史10年,现肝硬化、脾大,B超发现肝右叶前段不规则低密度占位性病变,大小约4cm×5cm,临床建议CT增强进一步检查。

请问:1. 该患者最好选用哪一种类型对比剂? 为什么?
2. 临床应选用哪种对比剂的引入途径?

广义地讲,对比剂包括X线对比剂、磁共振对比剂、超声对比剂、ECT及PET对比剂等。各种影像学检查方法需要引入的物质,由于物质成分和作用不同,无法统一,这里我们仅针对X线造影用对比剂进行讨论。

天然对比:人体的组织结构存在着密度的差异,X线通过人体后由于穿透人体的射线量不同,所以在胶片上就形成明暗黑白对比的不同影像。

人工对比:人体很多器官和组织与周围的结构缺乏明显的密度差异,为了改变其对比度,人为引入对比剂改变它们之间的密度差异称人工对比(图3-1-1)。

X线对比剂种类繁多,理化性能各异。理想的对比剂应具备以下条件:①与人体组织的

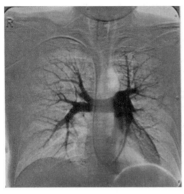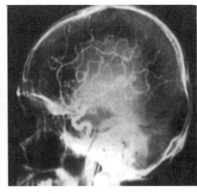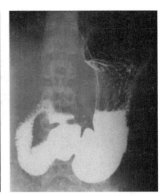

图 3-1-1 人工对比目的

密度对比相差较大,显影效果良好。②无味、无毒性、无刺激性和不良反应小,具有水溶性。③黏稠度低,无生物活性,易于排泄。④理化性能稳定,久贮不变质。⑤价格低廉且使用方便。

一、对比剂分类

对比剂根据成像方式可以分为阳性对比剂和阴性对比剂两大类。详细分类见表 3-1-1。

表 3-1-1 常用对比剂的分类

阴性	气体	空气、氧气、二氧化碳			
阳性	钡剂	医用硫酸钡			
	碘剂	无机碘	碘化钠		
		有机碘	水溶性	经肾排泄	离子型	复方泛影葡胺、碘他拉葡胺
					非离子型	碘海醇、碘普罗胺、碘曲仑
				经肝排泄	口服	碘番酸、吡罗勃定
					静脉	胆影葡胺、胆影钠
			脂溶性	油脂类	碘化油、碘苯酯

(一)根据对比剂的显示效果分类

1. 阳性对比剂 是指原子序数高、密度高、吸收 X 线量多、比重大的物质,在 X 线照片上显示为影像密度低或白色的影像。阳性对比剂的 X 线衰减系数大于人体组织结构。常用的有钡剂和碘剂。

2. 阴性对比剂 是指原子序数低、密度低、吸收 X 线量少、比重小的物质,在 X 线照片上显示为影像密度高或黑色的影像。阴性对比剂的 X 线衰减系数小于人体组织结构,如空气、氧气、二氧化碳等。

(二)根据对比剂的分子结构分类

1. 离子型对比剂 指对比剂能电离成阴离子和阳离子,在溶液中以离子状态存在的对比剂。常用的离子型对比剂有复方泛影葡胺。

离子型对比剂的特点:副作用大,过敏反应多,价格低。

考点提示

常用对比剂的分类

考点提示

阳性对比剂及阴性对比剂的定义

2. 非离子型对比剂　指对比剂不能电离成阴离子和阳离子,在溶液中以非离子状态存在的对比剂。非离子型对比剂特点是低渗、低黏度、低毒性、过敏反应小、费用高。非离子型对比剂具有水溶性和弥散力强的优点,它在溶液中不分解成离子,其亲水性越高,亲脂性就越低,与血浆蛋白的结合力就越低,毒性反应就越小,尤其是神经毒性反应就明显下降。

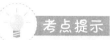

考点提示

离子型和非离子型对比剂的特点

由于非离子型对比剂具有低毒性及过敏反应小的优点,在临床应用上基本取代了离子型对比剂。常用的非离子型对比剂有碘海醇(欧乃派克)、碘普罗胺(优维显)、碘曲仑(伊索显)等。

(三)根据使用途径分类

1. 血管内注射对比剂　为水溶性含碘制剂,利用碘的高X线吸收的特点,提高组织的对比度。主要是静脉注射用,也可以直接用于动脉注射。

2. 椎管内注射对比剂　穿刺后经蛛网膜下腔注入。可做椎管及脑池造影。

3. 胃肠道使用对比剂　主要是钡剂和碘对比剂,可服用,亦可灌肠。

4. 腔内注射对比剂　如膀胱造影、胸膜腔造影等。

5. 胆系对比剂　经过胆系排泄的碘制剂对比剂,可使胆管内呈高密度。胆系对比剂是一种间接显影对比剂,既可以经静脉注射排泄到胆管系统(胆管与胆囊),也可以经口服排泄到胆管系统(胆管与胆囊),使其成为高密度影像(现已经淘汰)。另外,根据需要还可直接进行T形管及ERCP胆管造影。

二、常用X线对比剂

(一)常用阴性对比剂

1. 空气和氧气　空气最为常用,取之方便、费用最低。因其溶解度较小、吸收较慢,故在器官及组织内停留时间较长。因有产生气体栓塞的危险,故不能注入正在出血的器官。抽取空气时应用无菌纱布或火焰过滤,以免引起感染。

2. 二氧化碳　二氧化碳的溶解度较大,即使进入血管也不会产生气体栓塞,但极易在器官和组织内被吸收,应在较短时间内完成造影检查工作。

(二)常用阳性造影剂

1. 医用硫酸钡

(1)性状:医用硫酸钡为白色粉末、无臭、不溶于水、有机溶剂及酸碱性溶液,其具有不被胃肠道吸收、性质稳定、耐热、不怕光、能久贮不变的特点,分子含钡量54%。医用硫酸钡有粉剂和混悬剂两种,系临床常用的对比剂。目前市场销售及临床应用的硫酸钡粉剂或混悬剂,绝大多数已由厂家配好,只需加入固定的水量搅拌即可使用。根据各种用途可配成不同的浓度,其钡水调剂比例为:稠钡剂为(3~4):1,用于食管造影;稀钡剂为1:1,用于胃及十二指肠造影;钡灌肠用为1:4。混悬剂含50%硫酸钡,临床多使用制成品。

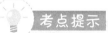

考点提示

消化道造影医用硫酸钡的钡水调剂比例

(2)临床应用:医用硫酸钡粉剂主要用于胃肠道的单对比和气钡双对比造影检查。用量根据检查部位而定,食管浓度为200%左右,口服用量10~30ml。胃及十二指肠造影检查浓度一般为 160%~200%,一般口服用量为每人每次 50~250ml。小肠和结肠造影浓度在 60%~120%,钡剂灌肠用量为 800~1000ml。

2. 复方泛影葡胺

(1) 性状:为离子型对比剂,无色透明或微黄色水溶液,黏稠度低,含碘量高,耐受性好。浓度有 60%、76% 两种,每安瓿 20ml,另外有 30% 每安瓿含量 1ml,用于碘过敏试验。

(2) 临床应用:主要用于静脉肾盂造影、周围血管造影,亦可用于 CT 增强、瘘管和器官腔内造影检查。成人用量为:静脉肾盂造影用 60% 或 76% 的复方泛影葡胺 20~40ml,周围血管造影用 60% 或 76% 复方泛影葡胺 15~40ml,胃肠造影用 76% 复方泛影葡胺 30~90ml,若遇低温可结晶析出,置于温水中可溶解。由于该对比剂副作用大,过敏反应多,临床上已基本被非离子型对比剂所替代。

3. 碘海醇(碘苯六醇、欧乃派克)

(1) 性状:为非离子型对比剂,无色至淡黄色澄清液体,在溶液中不分解成离子。具有多种浓度,有 10ml、20ml、50ml、100ml、200ml 等多种规格。

(2) 临床应用:为新型非离子型对比剂,其渗透压与血液相近,黏度适中,易于注射。广泛应用于心血管造影、四肢血管造影、尿路造影及 CT 增强检查等。心血管造影用碘浓度 350mg/ml,30~60ml;尿路造影成人用浓度 300mg/ml,40~80ml;儿童应根据体重,最高按 8ml/kg 计算。

4. 碘普罗胺(优维显)

(1) 性状:为非离子型对比剂,水溶液为无色透明或微黄色,黏度低,分子含碘量 48.1%。浓度有 300mg/ml、370mg/ml,规格有 20ml、30ml、50ml、100ml 等。

(2) 临床应用:适用于 CT 增强检查、数字减影血管造影、动静脉造影、静脉肾盂造影及子宫输卵管造影等,但不能用于蛛网膜下腔造影及脑池造影。

5. 碘帕醇(碘必乐)

(1) 性状:为非离子型对比剂,无色透明溶液,黏度低,分子含碘量 49.0%,属影像诊断用药。有 10ml(200mgI/ml)、10ml(300mgI/ml)、50ml(370mgI/ml)、100ml(300mgI/ml)、100ml(370mgI/ml)的规格。

(2) 临床应用:广泛应用于各种血管造影,如脑动脉造影、心血管造影、数字减影血管造影等,以及尿路、关节、瘘道、脊髓、脑池、脑室造影,CT 检查中的增强扫描。

6. 碘克沙醇(威视派克)

(1) 性状:为非离子型、双体、六碘、水溶性的 X 线对比剂,无色或淡黄色的澄明液体。与全血和其它相应规格的非离子型单体对比剂相比,所有临床使用的碘克沙醇水溶液具有较低的渗透压。浓度为 270~320mgI/ml。规格有 5.4g(I)/20ml、6.4g(I)/20ml、13.5g(I)/50ml、16g(I)/50ml、27g(I)/100ml、32g(I)/100ml。

(2) 临床应用:用于成人的心血管造影、脑血管造影、外周动脉造影、腹部血管造影、尿路造影、静脉造影以及 CT 增强检查;儿童心血管造影、尿路造影和 CT 增强检查。

7. 碘曲伦(伊索显)

(1) 性状:为非离子型对比剂,分子含碘量 46.82%。浓度有 240mg/ml、300mg/ml。规格有 10ml、20ml 等。

(2) 临床应用:是目前临床上理想的椎管造影对比剂,其渗透压与脑脊液、血液几乎相等。因其与体液混合缓慢,显影时间长,黏滞度较大,故不适合于血管内注射。

8. 碘化油

(1) 性状:是碘与植物油结合的有机碘化合物,呈澄清微黄色黏稠油状,略有酸臭味,不溶于水,可溶于乙醚。分子含碘量为37%~41%,浓度有30%及40%两种。规格有5ml、10ml、20ml。

(2) 临床应用:主要用于支气管、瘘管、窦道、脓腔造影及子宫输卵管造影。注意不应使其误入血管,子宫输卵管造影应避免油栓形成。

三、对比剂比较与选择

(一) 对比剂比较

1. 有机碘与无机碘对比剂的比较 有机碘对比剂虽含碘量少于无机碘,但对局部组织的刺激性小,可通过增加剂量,克服含碘量较小的缺点。而无机碘对比剂含碘量较大,对局部组织的刺激性也大于有机碘对比剂,有机碘对比剂除可用于腔道造影外,还可口服或做动静脉注射,用于多种器官的造影检查。无机碘对比剂一般只用于直接引入腔道造影,不能口服和血管内注射,应用范围狭窄。总之,有机碘对比剂优于无机碘对比剂。

2. 钠盐与葡胺盐对比剂的比较 肾排泄对比剂中的钠盐,因其钠离子影响组织中的渗透压,对局部的刺激性较大。而肾排泄对比剂中的葡胺盐系有机胺盐,在水中溶解度大,稳定性较好,电离成分亦小,因此对组织的刺激性较小。葡胺盐虽然较钠盐分子量大,纯品中含碘量相对较低,但该缺点可以通过提高葡胺盐制剂浓度加以克服。

3. 非离子对比剂与离子型对比剂的比较 非离子型对比剂在水溶液中不分离,呈分子状态,渗透压近似人体血浆,对脑组织和心肌刺激性小,毒性明显低于离子型对比剂,可用于多个部位的造影,是一类理想的对比剂。离子型对比剂由于渗透压大于人体血浆及本身的化学毒性,其毒副作用大于非离子型对比剂,不能用于神经系统(如蛛网膜下腔)造影。

(二) 对比剂选择

心脏、冠状动脉、大血管及脑血管造影检查以选用非离子型对比剂较为理想,尤其对高危人群均应使用非离子型对比剂。四肢血管、内脏管腔造影及非血管内注射可使用离子型对比剂。椎管造影目前以选用碘曲仑较为安全。

对比剂的选用原则:

1. 根据造影目的和各对比剂的适用范围选用对比剂。

2. 安全第一的原则,血管内尽可能使用非离子型对比剂。

3. 选用非离子型对比剂要结合经济条件。

4. 高危人群的患者,尽可能使用非离子型对比剂。

造影检查的高危人群:①年龄大于60岁老年人或婴儿;②体质弱者;③严重的心血管疾病患者;④既往有对比剂反应史者;⑤有变态反应和哮喘史者;⑥严重的肝、肾功能障碍者;⑦其他特殊情况,如甲状腺功能亢进、嗜铬细胞瘤、多发性骨髓瘤、糖尿病、烦躁和精神不安的患者。

四、对比剂的引入途径

造影检查时,需将对比剂通过一定的途径引入欲行造影检查的目标器官或组织。对比剂的引入途径有直接引入法和间接引入法两大类(表3-1-2)。

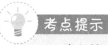

考点提示

对比剂的引入途径

表3-1-2　对比剂引入方法及临床应用

引入方法	途径	临床应用
直接引入法	自然孔道	钡餐、钡灌肠、支气管造影、逆行肾盂造影、子宫输卵管造影
	病理瘘管	各种瘘管及窦道造影
	体表穿刺	PTC、脑血管、椎管及肝管造影等
间接引入法	口服	口服胆囊造影
	静脉	静脉肾盂造影

(一) 直接引入法

是通过人体自然孔道、病理瘘管或体表穿刺等途径,直接将对比剂引入造影部位。

直接引入法一般有三种途径:

1. 口服法　如消化道钡餐造影(图3-1-2)。

2. 灌注法　如钡剂灌肠和子宫输卵管造影等(图3-1-3)。

3. 穿刺注入法　经注射针头或导管将对比剂注入人体,如血管造影、关节造影等(图3-1-4)。

(二) 间接引入法

是将对比剂通过口服或静脉注入人体内,经过人体吸收,利用某些器官的排泄功能,使对比剂有选择的聚集到需要检查的部位而产生对比。

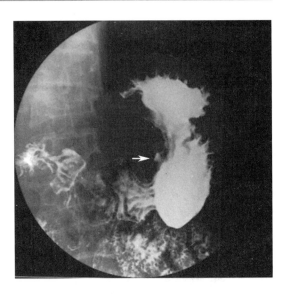

图 3-1-2　口服法 - 消化道钡餐造影

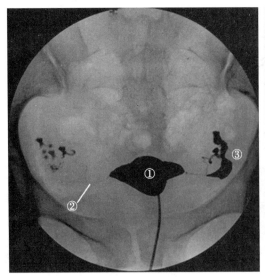
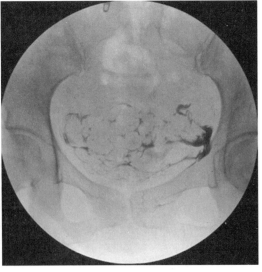

图 3-1-3　灌注法 - 子宫输卵管造影

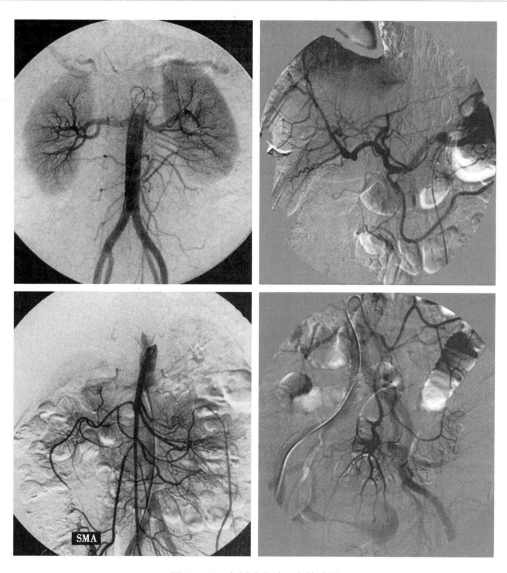

图 3-1-4　穿刺注入法 - 血管造影

间接引入法一般有两种途径：

1. 生理排泄法　如静脉肾盂造影（图 3-1-5）。

2. 生理吸收法　如间接淋巴管造影等。

五、造影检查辅助用药

为了提高造影的显影质量或缩短造影时间，造影检查常需用辅助药物。主要有下列几种：

（一）平滑肌松弛药

此类药可降低胃肠道、胆道等器官的平滑肌张力，解除痉挛，有利于显示上述器官黏膜面的细微结构及微小病变。常用药物有：

1. 阿托品　每次用量为 0.5~1.0mg，皮下或静脉注射。

2. 山莨菪碱（654-2）　用量为 10~20mg，肌内注射。低张效果好，价格便宜，目前临床广泛应用。副作用有口干、皮肤潮红等。患有青光眼、心律失常、冠心病和前列腺肥大者禁用。胃肠道梗阻的病例也不宜应用。

（二）增强胃肠道蠕动药

此类药可加强胃肠道的张力，促进胃肠道的蠕动，缩短检查时间，多用于胃肠道钡餐检查。常用药有：

1. 新斯的明　用量为每次 1.0mg，肌内或皮下注射。副作用有头痛、恶心、呕吐、腹痛和低血压等。机械性肠梗阻、哮喘、心肌病、巩膜炎及妊娠后禁用此类药。

2. 甲氧氯普胺（灭吐灵，胃复安）　每次用量 20~40mg，口服后 10 分钟显效，也可每次用 20mg，肌注或静脉注射。副作用少，偶可引起嗜睡和震颤。孕妇禁用。

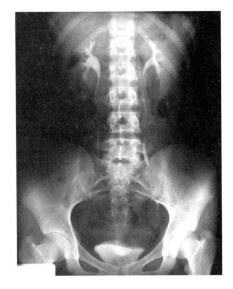

图 3-1-5　生理排泄法 - 静脉肾盂造影

（三）清洁灌肠药

静脉尿路造影、胆系造影和钡剂灌肠检查前，患者常规应做清洁灌肠准备工作。清洁灌肠的方法有药物法和清洁灌肠法。药物法常用药物有：

1. 番泻叶　能刺激肠蠕动加快，服后 6 小时即引起轻微腹泻。用量为 9g，开水泡服或煎服，月经期或妊娠期禁用。

2. 蓖麻油　服后在小肠上部被脂肪分解酶水解，释放出有刺激的蓖麻油酸，可引起肠蠕动增加，导致腹泻。每次用量 20ml~30ml，睡前服用，服后 4~6 小时排便，月经期或孕妇不宜服用。

（四）镇静安定用药

为了使造影安全顺利，有时术前需应用镇静安定药。常用苯巴比妥（鲁米那）及地西泮等。

（五）局部麻醉药

体表穿刺直接引入对比剂常辅以局部麻醉药。常用的局部麻醉药有普鲁卡因、利多卡因、丁卡因。

第二节　碘过敏试验方法及不良反应处理措施

　病例

患者，女性，52 岁，腰痛 2 天，尿常规：红细胞 +++。B 超发现右肾结石。现行静脉肾盂造影检查，在造影过程中患者出现面色苍白、呕吐、胸闷、气促症状。

请问：1. 该患者临床症状说明什么问题？

2. 临床应如何处理？

一、碘过敏试验方法

在造影过程中有时因使用碘对比剂而出现过敏反应,轻者影响检查,重者危及生命,因此造影前应常规做碘剂的过敏试验,特别是使用离子型对比剂,造影前必须做碘过敏试验。

碘过敏试验的方法有:

1. 静脉注射法 用 30% 有机碘对比剂 1ml 缓慢静脉注射,观察 15 分钟,若出现恶心、呕吐、胸闷、气急、荨麻疹及休克者,为阳性反应。

2. 口含试验(舌下试验) 用 2~3 滴对比剂滴入舌下,观察 5 分钟,阳性反应为舌下充血、流涎、心慌、眼睑水肿、舌肿胀变厚及荨麻疹等。

3. 眼结膜法 向一侧眼滴入 1~2 滴水溶性对比剂(原液),5 分钟后观察,结膜有充血、流泪刺激感为阳性。

4. 皮内试验 将碘剂 0.1ml 注入前臂皮内,10~15 分钟后观察,若注药处出现红斑或周围有伪足即为阳性。

5. 口服试验 检查前 3 日口服 10% 碘化钾溶液,每日 3 次,每次 10ml。亦可口服复方碘溶液(Lugol溶液)10 滴,每日 3 次,在 3 日内观察有无反应。若出现恶心、呕吐、唾液腺肿胀、唾液增加、皮肤潮红、手脚麻木等症状为阳性。

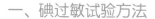

考点提示

碘过敏试验方法及阳性反应的判断

以上碘过敏试验中以静脉注射法最为可靠。应当注意,在做碘过敏试验时偶尔也可能引起碘过敏反应现象,重者甚至会出现休克、死亡。碘过敏试验为阴性者,在造影过程中也可发生碘过敏反应。因此,即使碘过敏试验阴性,在造影过程中也应随时观察患者的变化,明确其是否有碘过敏反应。

二、碘过敏不良反应的预防

(一) 签署碘对比剂使用的知情同意书

在使用碘对比剂前应与受检者或监护人签署知情同意书,之前需要了解受检者有无碘过敏史、甲状腺功能亢进、肾功能不全以及心、肝、肺功能的异常,以便及早发现高危受检者;甲状腺功能亢进受检者是否可以注射碘对比剂,需要咨询内分泌医师;肾功能不全受检者,使用对比剂需要谨慎和采取必要措施。

知情同意书的内容包括:

1. 使用碘对比剂可能出现不适和不同程度的过敏反应,严重者可造成休克及死亡。

2. 注射部位可能出现对比剂渗漏,造成皮下组织肿胀、疼痛、麻木甚至溃烂和坏死等。

3. 使用高压注射器时,存在造成注射针头脱落、注射血管破裂的潜在危险。

4. 询问有无特别的过敏史,既往有无使用碘剂发生不良反应的病史。

5. 是否存在甲状腺功能亢进及肾功能不全。

6. 我已详细阅读以上告知内容,对医护人员的解释清楚和理解,经慎重考虑,同意做此项检查。

受检者或监护人应详细阅读告知的内容,同意接受注射碘对比剂检查,并在知情同意书上签字。签署的内容包括:受检人或监护人姓名、监护人与受检者关系、谈话医务人员姓名及签署时间。

(二) 碘过敏反应预防措施

1. 造影前做碘过敏试验,并了解用药史及过敏史。

2. 尽量选用反应较少的非离子型对比剂。

3. 掌握各种碘对比剂的适应证、熟悉受检者病史及全身情况,造影前均应筛查具有高危因素的受检者,严格掌握适应证。

4. 预防性给药,如肾上腺皮质激素、抗组胺药、镇静剂等,可有效地减少不良反应的发生。

5. 让受检者和家属了解整个造影检查程序,做好解释工作,消除受检者紧张情绪,并准备好各种抢救药品和设备。

6. 对比剂温度 碘对比剂存放条件必须符合产品说明书要求,使用前建议加温至37℃。

7. 完备的抢救措施 备有过敏反应及毒副反应的抢救药品、器械及氧气等。

8. 造影过程中及造影后均应密切观察病人,一旦发生过敏反应,立即停止注药,终止检查。

三、碘过敏不良反应的临床表现

在造影检查中患者可因药物过敏或其他原因出现意外情况,检查人员必须认识发生意外的症状和体征,根据其临床表现判断碘过敏反应的程度,以便为下一步处理做好准备。

1. 一般反应 表现为头痛、恶心、呕吐、荨麻疹等。

2. 轻度反应 表现为咳嗽、喷嚏、一过性胸闷、结膜炎、鼻炎、恶心、全身发热、荨麻疹、瘙痒、血管神经性水肿等。

3. 中度反应 表现为面色苍白、呕吐、出汗、呕吐、胸闷、气促、眩晕及喉干痒等。

4. 重度反应 表现为呼吸困难、喉头水肿、意识丧失、休克及心脏骤停等,甚至死亡或其他不可预测的不良反应。

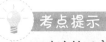

考点提示

碘过敏不良反应的临床表现

5. 迟发性反应 注射碘对比剂1小时至1周内可能出现各种迟发性不良反应,如恶心、呕吐、头痛、骨骼肌肉疼痛、发热等。

四、碘过敏不良反应处理措施

当出现碘过敏反应时,必须根据情况及时、有效地做好相应处理,保证被检者的安全。一旦发生意外,应立即停止注药。轻者待症状缓解后可继续进行造影检查;重者应立即终止检查,采取急救措施,并通知临床医生参加急救。急救应在放射科进行,待危险期过后转到病房治疗。

1. 一般反应 一般无需特殊处理,属于一过性的,平卧休息即可恢复。

2. 轻度反应 须卧床休息、吸氧。观察血压、呼吸、脉搏。必要时肌肉或静脉注射地塞米松10mg,或肌注异丙嗪(非那根)25mg。

3. 中度反应 须立即静脉注射地塞米松20mg或静脉点滴氢化可的松50~100mg,同时吸氧,将患者放于通风、保暖环境平卧。密切观察血压、呼吸、脉搏,对症处理。亦可注射肾上腺素1mg、异丙嗪25mg。

考点提示

碘过敏不良反应的处理

4. 重度反应　应立即测量血压、脉搏、呼吸,测试瞳孔对光反应。并组织有关科室配合抢救(气管切开、人工呼吸、心脏按压及急救药物应用等)。

第三节　消化系统造影

患者,女性,40 岁。腹痛,大便形状改变 1 个月,便中带血 2 天,呈脓血便。

请问:1. 该患者应做哪一种消化道造影检查? 所采用对比剂的钡水比例及用量为多少?

2. 临床应如何进行造影检查?

消化系统包括食管、胃、小肠、结肠及肝、脾、胰等脏器。它们由肌肉、结缔组织、腺体等构成,密度大致相同,均缺乏天然对比。造影检查能够显示消化道和消化腺的病变形态及功能改变,同时亦可观察消化道和消化腺以外某些病变的范围及性质,因此消化系统造影检查的临床应用较为广泛。

消化道造影检查分为:食管造影、胃及十二指肠造影、小肠造影及结肠造影。

一、食管造影检查

一般在上消化道钡餐检查前进行,也可以单独做食管造影检查。

(一) 适应证

1. 吞咽不畅及吞咽困难。

2. 门脉高压症,了解有无静脉曲张。

3. 食管异物及炎症。

4. 食管、咽部肿瘤或异物感。

5. 观察食管周围病变与食管的关系。

(二) 禁忌证

1. 食管 - 气管瘘。

2. 肠梗阻。

3. 胃肠道穿孔。

4. 急性消化道出血。

5. 腐蚀性食管炎的急性期。

(三) 造影前准备

一般采用稠钡剂,也可根据病人吞咽困难的程度,给予不同剂量和黏稠度的钡剂。疑有贲门周围癌及食管裂孔疝时,因需观察胃部情况,应禁饮食 6~12 小时。低张双对比造影检查,要备好平滑肌松弛剂,如 10~20ml 的山莨菪碱或 0.5~1ml 的阿托品等。

(四) 对比剂

医用硫酸钡。若疑有气管 - 食管瘘者应选用 76% 的复方泛影葡胺。

(五) 造影技术

检查前常规做胸腹部透视,以除外胃肠道穿孔及肠梗阻等并发症。食管邻近结构的异常及纵隔内病变常可见对食管造成推移和压迫,检查时应注意纵隔形态的变化。

被检者立于诊断床前,口服钡剂,观察吞咽动作、双侧梨状窝和食管上段扩张是否正常;继而随造影剂的走行,转动患者,从不同体位,观察钡剂通过食管全程是否通畅、食管充盈扩张及收缩排空情况、钡剂通过后的黏膜情况,特别要注意观察食管下端贲门部的情况。当病变显示最清楚时及时摄片,食管造影常规摄取食管正位、右前斜位及左前斜位片,必要时加摄侧位片,并应根据需要摄取食管的充盈像及黏膜像(图 3-3-1)。

检查中,要根据病情采取多种体位或配合呼吸动作进行,卧位或头低足高位可使钡剂流速减慢,有利于显示食管上段病变。若同时使用腹部加压法,更能减慢钡剂下行的速度,使食管下段管腔充盈满意,有助于发现食管壁的轻度浸润病变。做呼吸动作能改变食管下段管腔大小,有助于观察食管下段管壁的柔软度。

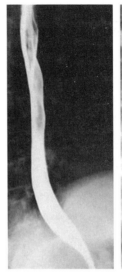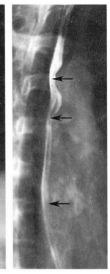

A. 充盈像　　　　B. 黏膜像

图 3-3-1　食管造影照片

食管异物患者用钡棉检查,较小异物可见钡剂或钡棉偏侧通过或绕流,较大嵌顿异物显示钡剂或钡棉通过受阻;尖刺状或条状异物,常见钡棉勾挂征象。食管钡棉检查虽然有时可以起到治疗作用,但是风险也很大,现在最好选择 CT 检查食管异物。

二、胃及十二指肠造影检查

目前,胃肠道疾病主要依靠动态多像造影检查,即把传统单对比法的充盈像、加压像与双对比法的双对比像、黏膜像的优点相结合。在受检者身体转动时,在充气扩张的胃内钡液流动中,发现和认识胃内所呈现出病变的变动图像。能对病变做出定位(确定部位)、定形(大小和形状)、定质(柔软度、浸润范围)及定性(良、恶性)的诊断,是目前最为理想的上消化道检查。

胃及十二指肠造影检查主要包括胃、十二指肠常规造影检查和胃双重对比造影检查。

(一)胃及十二指肠常规造影检查

口服钡剂后,在透视下不断推压上腹部以观察黏膜的形态和充盈后的轮廓。如有异常,随时摄片。此法简单易行,多年来已形成一套成熟的检查程序,成为最常用的检查方法,特别在基层医院影像科应用较广泛。虽然目前双重对比造影已被广泛应用,但不能取代常规法。

1. 适应证

(1)先天性胃肠道异常者。

(2)对任何有上腹部症状如上消化道出血、上腹部疼痛、恶心、呕吐等欲明确原因者。

(3)上腹部肿块,以确定与胃肠道关系。

(4)胃及十二指肠手术后复查。

2. 禁忌证

(1)胃肠道穿孔。

（2）急性胃肠道出血，一般于出血停止后两周，大便隐血试验阴性后方可进行。

（3）肠梗阻。

3. 造影前准备

（1）检查前 6~12 小时禁食禁水。

（2）幽门梗阻病人，于检查前一日进流质食物，如胃内仍有大量潴留液，应抽胃液。

（3）检查前 3 天禁服影响胃肠道功能和不透 X 线的药物。

4. 对比剂　医用硫酸钡。

5. 造影技术　检查中应按一定的程序进行。其检查步骤是：先作胸、腹部常规透视，腹部透视可发现不透 X 线的胆结石、肾结石和钙化影。如发现胃内有大量潴留液时，应抽液后或改日再作检查。若肠管有气液平面或气腹者，除应详细了解病情外，还需与临床取得联系，怀疑急腹症者禁行上消化道钡餐检查。此外，还应注意胃泡的形态，有无软组织块影。

嘱病人立位口服一大口稠钡混悬液，大体观察钡剂通过食管的情形，重点检查胃黏膜。稀钡显示胃黏膜较稠钡为佳，因为稀钡容易与胃内少量胃液混匀，并能均匀地涂布在胃黏膜皱襞上。

其检查顺序是先胃体，后胃窦和幽门前区。对于瀑布型胃，钡剂积存胃底，可让病人做弯腰动作，钡剂可流至胃体和胃窦。对于低张力胃，钡剂沉于胃体下部或胃窦，可倾斜床位或卧位检查。对于高张力胃或体胖者，推压困难，可取卧位，不断转动病人体位，并加手法推压胃部。

俯卧位时，气体积于胃底部使该部的黏膜显示较清。在黏膜的检查中要注意观察其中柔软度、粗细、形态、有无破坏、中断、纠结现象。再服中等稀钡剂（100~150ml），观察胃中等量充盈下的形态。继而再服多量钡剂（200~400ml），重点观察胃在大量钡剂充盈下的轮廓、形态和功能表现。检查时要立位、卧位互相配合，不断转动病人的体位，多轴位观察胃的大小弯和前后壁的形态及其蠕动和收缩。胃底也是胃癌的好发部位，因位置高，不易扪压，缺乏蠕动，黏膜形态各异，容易漏诊。仰卧位时胃底充盈钡剂可显示其充盈像的轮廓。十二指肠的检查一般在胃检查结束后进行，按球部、球后、降部、水平部和十二指肠空肠曲的顺序逐段检查，既要看充盈像，又要观察其黏膜像，并注意有无激惹征象、变形和龛影，以及十二指肠的形态、轮廓、蠕动和收缩功能等。

在检查中，亦应采用多种体位检查，如立位时便于将球部的前后壁病变转到切线位上观察：俯卧位胃蠕动活跃，球和降段均易充盈，可显示其轮廓；仰卧位右侧抬高，易使胃窦的气体进入十二指肠内，形成双重对比造影。

> 💡 **考点提示**
>
> 胃十二指肠造影检查技术

胃及十二指肠常规造影，应以透视为主，辅以摄片。当透视发现异常或发现病变而不能定性时，应局部摄片。当透视未发现异常而临床体征明显时，可摄取黏膜像、充盈像和充盈加压像（图 3-3-2）。

（二）胃双重对比造影

胃双重对比造影是首先服入钡剂，再充以足量的气体形成对比分明的影像。这种检查通常在透视下摄取多幅照片，以阅片为主。由于胃腔扩张，黏膜皱襞展平，可显示出胃壁的微细结构（胃小区、胃小沟等），可发现常规造影所不能发现的细微病变。对早期胃癌、糜烂性胃炎、细小溃疡等有特殊的诊断价值。现已被广泛采用。

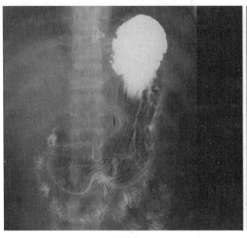
A. 黏膜像

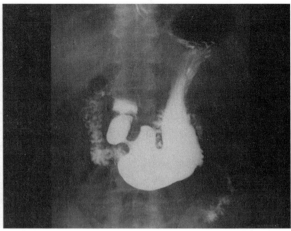
B. 充盈像

图3-3-2 胃及十二指肠常规造影照片

1. 适应证

(1) 胃常规造影发现的可疑病变而难以定性者。

(2) 临床怀疑有肿瘤而常规造影无阳性发现者。

(3) 胃镜检查发现早期肿瘤病变者。

(4) 胃肠道起源于黏膜的病变(良、恶性肿瘤、溃疡、炎症)。

(5) 起源于黏膜下的病变(主要是间质性良、恶性肿瘤)。

2. 禁忌证

(1) 胃肠道穿孔。

(2) 急性胃肠道出血,一般于出血停止后两周,大便隐血试验阴性后方可进行。

(3) 肠梗阻。

(4) 低张双对比造影需注射抗胆碱药,故青光眼及明显心律不齐者禁做。

(5) 低张药使用禁忌者。

3. 对比剂 双重对比剂造影用医用硫酸钡混悬剂,浓度以 160%~200% 为宜,成人一般用量 100~200ml。

4. 造影前准备

(1) 检查前 6~12 小时禁食、禁水。空腹潴留液多者,应用胃管将液体抽出或取右侧卧位引流。或于检查前 1.5 小时服用甲氧氯普胺 1 片,后每隔 30 分钟服用一片,一共服用 3 片,并采用右侧卧位使胃液排空,但其缺点是胃肠蠕动增强,对双对比检查不利。

(2) 发泡剂一包。

5. 造影技术 肌内注射 654-2 10~20mg,病人取右侧卧位,有利于胃内潴留液排出。待5~15 分钟产生低张效果后,在透视下口服 40~50ml 混悬液。首先在右前斜位和左前斜位观察食管的情况。特别要注意第一口钡剂通过食管下端和贲门进入胃内的走行是否自然,贲门口的扩张和收缩功能是否正常,接着是胃充气(有人主张先胃充气,再服钡剂)。充气量可因胃的张力和胃内病变而不同,一般约需 300ml。充气的方法,最常用的是服发泡剂一包。若无专制发泡剂,用枸橼酸和小苏打各 2g,分别溶解在一匙钡剂或水内服下亦可。若胃内潴留液较多,需用胃管抽液,可留置胃管注气,有利于控制充气量。让病人取卧位不断翻转

4~5次,使钡剂均匀涂抹于胃壁上,透视观察下胃腔已充气扩张,胃壁已均匀涂抹上一层薄薄的钡剂,即可摄取各种体位的照片。

6. 摄影技术　①立位右前斜位及左前斜位,观察食管。②仰卧正位观察胃体、胃窦双对比像。③仰卧右前斜位观察胃幽门前区双对比像。④仰卧左前斜位观察胃体上部及胃底双对比像。⑤仰卧右后斜位观察贲门正面像。⑥俯卧右后斜位观察胃窦前壁双对比像,必要时可使床面倾斜至头低足高,效果更好。⑦俯卧左后斜位观察胃体与胃窦充盈像和十二指肠充盈像。⑧仰卧右前斜位观察十二指肠双对比像。⑨立位观察胃窦及球部充盈像加压。⑩立位胃充盈像:受检者取立位后,再加服浓度较低(60%~80%)的钡液150ml,此时胃体、胃窦及十二指肠呈充盈像,胃底部呈立位双对比像,部分小肠也可显示,在透视下不断转动体位,充分显示胃角切迹及十二指肠曲。

以上步骤大约15次曝光,一般选择12幅图像照片(图3-3-3)。

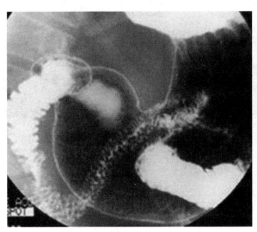 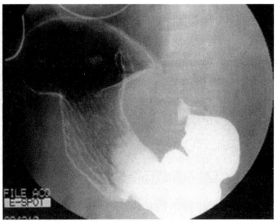

A. 仰卧位　　　　　　　　　　　　　　B. 俯卧位

图3-3-3　胃双重对比造影照片

检查可根据情况灵活掌握顺序,重点部位可反复观察,随时可吞钡。

三、小肠造影检查

小肠包括十二指肠、空肠及回肠。十二指肠属上消化道检查范围,临床上常用的小肠检查主要指空肠和回肠。

(一) 适应证

1. 胃肠道出血怀疑来自小肠者。
2. 不明原因的腹痛、腹胀或腹泻者。
3. 怀疑有小肠炎症或肿瘤者。

(二) 禁忌证

1. 胃肠道穿孔。
2. 急性胃肠道出血。
3. 小肠完全梗阻。

(三) 造影前准备

造影前禁饮食6~12小时。检查前日晚8时开水泡服番泻叶9g,30分钟后再泡服一次,使肠道清洁。

(四)对比剂

钡剂采用40%~50%浓度的硫酸钡悬浊液。

(五)造影技术

造影前常规观察胸、腹部。口服钡剂小肠造影检查通常在上消化道造影后,立即让受检者口服300ml左右40%~50%浓度稀钡,使小肠完全充盈;单纯口服钡剂小肠造影则直接口服600ml稀钡。向右侧卧位可增加胃内张力,使钡剂更容易进入小肠。透视中须用压迫法仔细分开相互重叠的肠袢,并顺序摄取各部位影像,一般应每半个小时检查一次,必须观察到钡剂充盈回盲部,在末端回肠、部分盲肠及升结肠显影后,才可结束检查(图3-3-4)。

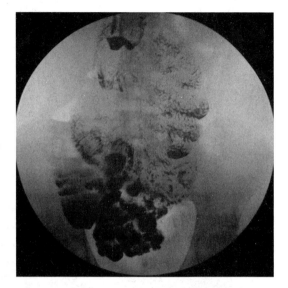

小肠造影检查可作为全消化道钡餐造影的一部分。上消化道检查完毕,即观察钡剂充盈的空肠上段,以后每隔半小时透视1次,直至钡剂到达回盲部。

图3-3-4 正常小肠造影照片

四、结肠钡灌肠造影检查

结肠钡灌肠造影检查分为结肠钡灌肠常规造影检查和结肠低张双对比造影检查,由于结肠低张双对比造影检查可明显提高结肠内细微病变的显示率,目前已被广泛应用。

(一)结肠钡灌肠常规造影检查

结肠钡灌肠常规造影检查是利用稀钡自直肠逆行灌入结肠,以了解结肠器质性病变的常规造影方法。

1. 适应证

(1)结肠良、恶性肿瘤、炎症及结核。

(2)肠扭转、肠套叠的诊断以及早期肠套叠的灌肠整复。

(3)观察盆腔病变与结肠的关系。

2. 禁忌证

(1)结肠穿孔或坏死。

(2)急性阑尾炎。

(3)中毒性巨结肠。

(4)肛裂疼痛不能插管者。

3. 造影前准备

(1)检查前1天晚8点钟冲服番泻叶5~10g。

(2)钡灌肠前1小时给被检者做清洁灌肠,清除结肠内粪便。

(3)禁用刺激肠蠕动的药物。

(4)备好灌肠用具及对比剂,老年及幼儿被检者宜用双腔气囊管(Foley管)。

4. 对比剂 硫酸钡制剂,一般配成钡水重量比为1:4的溶液,浓度为60%~120%,用量800~1000ml。

5. 造影技术 首先将钡剂盛入灌肠桶内,上接导管和消毒肛管,肛管端涂润滑油,放出少量钡剂,观察肛管通畅情况。然后将灌肠桶挂在输液架上,高度距检查床1m,对比剂温度与体温相仿。

考点提示

结肠钡灌肠常规造影技术

受检者取屈膝左侧卧位,将肛管缓慢插入直肠,深度约10cm(对小儿及老年人,常用双腔气囊导管,从侧孔注入10~15ml气体,以防小儿不合作及老年人肛门松弛,钡剂外溢或肛管自肛门脱落);插管完毕病人取仰卧位,常规行胸、腹部透视,以了解胸、腹部一般情况。再将右侧略抬高,透视下经灌肠桶或压力灌注泵将浓度为15%~20%稀钡800~1000ml,经导管注入全部结肠直至盲肠充盈,在灌肠过程中,密切注意钡头有无受阻、分流及狭窄,发现异常,立即停止注钡,用压迫器在患处按压,观察肠管轮廓、宽窄、移动度、有无压痛及激惹征征象,必要时进行点片。对于结肠重叠的部位如肝曲、脾曲要倾斜体位检查,对病变好发部位如直肠、乙状结肠、盲肠应重点检查。充盈像检查结束后,让被检查者排钡后,再分段仔细检查黏膜像,根据需要分别摄取结肠充盈像和黏膜像照片(图3-3-5)。

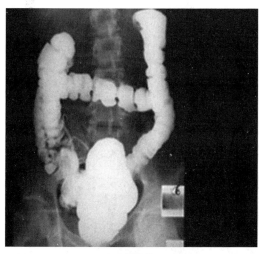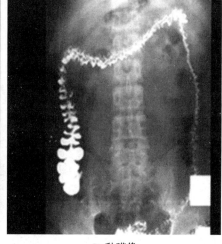

A. 充盈像　　　　　　　　　　　B. 黏膜像

图3-3-5 结肠钡灌肠常规造影照片

(二)结肠低张双对比造影

结肠低张双对比造影是向结肠内注入低张药后再灌入钡剂并注入足量的气体,使肠腔充气扩张形成双重对比的改良方法。本法可以明显提高结肠内细微病变的显示率,目前已被广泛应用。

1. 适应证

(1)怀疑有结肠息肉或肿瘤者。

(2)慢性溃疡性结肠炎或肉芽肿性结肠炎者。

(3)鉴别肠管局限性狭窄的性质。

(4)结肠高度过敏或肛门失禁的病人等。

2. 禁忌证

(1) 结肠穿孔或坏死。

(2) 急性溃疡性结肠炎。

(3) 中毒性巨结肠。

(4) 危重或虚弱的患者。

3. 对比剂 结肠双对比造影应采用细而颗粒均匀的钡剂,浓度为70%~80%为好,用量100~250ml,调钡时钡剂温度应控制在40℃左右。

4. 造影前准备 同结肠常规钡剂灌肠造影。

5. 造影技术 肌内注射山莨菪碱10~20mg。取俯卧头低位或左侧卧位,经肛门插入带有气囊的双腔导管,在透视下向结肠内注入钡剂。根据结肠的解剖位置调整体位,便于钡剂流入,待钡首到达横结肠中段时,即停止注钡。经注气囊向肠腔内注入气体(注气量为800~1000ml),驱使钡剂向前推进至结肠肝曲、升结肠而达盲肠。若钡头未到达盲肠,可嘱被检者翻转体位4~5次,使钡剂均匀涂布于肠壁上,形成双重比比。

6. 摄影技术 在透视下观察双对比造影效果,采用分段摄片。一般在俯卧头低位(倾斜20°~30°角)显示直肠、部分乙状结肠、降结肠下段、升结肠、盲肠比较清楚;仰卧位显示横结肠和部分乙状结肠较清楚;仰卧足侧向下倾斜60°~90°角显示升、降结肠上段较好;右前斜位可将结肠肝曲展开;左前斜位易将结肠脾曲展开。可根据临床要求和病变的具体情况分别摄取结肠双对比像及黏膜像。点片满意后,终止检查(图3-3-6)。

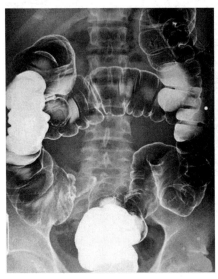 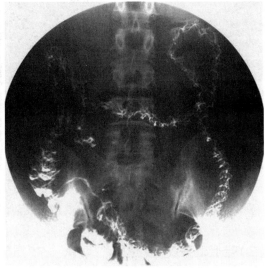

A. 双对比像　　　　　　　　　　　　　　B. 黏膜像

图3-3-6 结肠低张双对比造影照片

五、小儿肠套叠空气灌肠

(一) 适应证

1. 临床高度怀疑小儿患有肠套叠。

2. 肠套叠在 48 小时以内无血便或在 24 小时以内有血便。

3. 体温 38℃以下；白细胞少于 12×10^9/L。

4. 无腹膜炎体征患者。

（二）禁忌证

1. 病程超过 48 小时以上或全身情况不良，并有高热、严重脱水、精神萎靡及休克等中毒症状者。

2. 腹胀明显且透视下肠腔内多个巨大张力性液平者。

3. 已有腹膜刺激症状或疑有肠穿孔、肠坏死、腹膜炎者。

4. 肠套叠多次复发疑有器质性病变者。

5. 出血早且量多，肠壁血管损害严重者。

6. 小肠型套叠。

7. 肿块过大已至横结肠脾曲以下，估计很难复位者。

8. 先患有痢疾等肠壁本身的损害性病变而合并肠套叠者。

（三）造影前准备

1. 常规透视并摄取腹部平片。

2. 器械准备　气囊导尿管、空气灌肠机、监护仪、5ml 针管、液状石蜡、X 线透视机。

3. 检查前准备　空气灌肠前要检查空气灌肠机功能是否完善，Foley 管气囊有无漏气。在进行此项检查时，应用铅橡皮保护患儿生殖器部位。如需肠套叠整复临床医师必须在场，先用镇静药、解痉药，如氯丙嗪、阿托品。

（四）对比剂

空气。

（五）造影技术

1. 小儿平卧操作台上，使用 X 线透视，了解小儿腹部情况。

2. 肛门及肛管涂抹液状石蜡，取左侧卧位，用 Foley 管插入肛门，插入深度为 7~10cm，然后用 5ml 注射器向气囊内注入空气 10~15ml 将肛门堵塞，以防止空气灌肠时肛管脱出肛门。

3. 连接并启动空气压力灌肠机，先进行诊断性空气灌肠，以 60mmHg 的压力持续缓慢向结肠内注入空气，同时在 X 线透视监视下观察气柱前端开展情况及气柱前端突向充气结肠的软组织块影的特征，当见到杯口及软组织块影时，即可摄片，以确定肠套叠的诊断（图 3-3-7）。

4. 对诊断已经确定的病例，如无上述肠套叠复位的禁忌证，可逐渐提高灌肠压力，通常复位压力为 10.7~13.3kPa（80~90mmHg），最大安全压力不

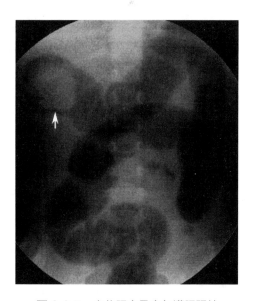

图 3-3-7　小儿肠套叠空气灌肠照片

超过 16kPa（120mmHg），维持空气压力约 5 分钟以后再停歇，每个患儿灌肠压力大小视病情而定。同时在灌肠时辅助腹部反复按摩，当观察到套头由远端向结肠近端逐渐移动，套头逐渐缩小消失，气柱前端的杯口影消失，大量空气经回盲瓣进入回肠，呈皂泡状迅速扩张至腹

中部和左侧腹部肠曲(小肠充气)时,提示整复成功,缓慢排出肠腔内气体。

5. 空气灌肠整复后,常规腹部透视了解小肠内气体量的变化情况,并观察膈下有无游离气体,排除肠穿孔。

第四节 泌尿生殖系统造影检查

病例

患者,女,已婚,35岁,孕2产0,最后一次妊娠至今已6年,未采取任何避孕措施,时有下腹不适,月经正常。妇科检查:子宫后位,正常大小,双附件区增厚,基础体温双相型。临床想了解双侧输卵管通畅情况。

请问:1. 该患者进一步需要做哪种方式检查?

2. 检查前需要做哪些准备工作?

3. 如何注入对比剂?

泌尿和生殖系造影检查是诊断泌尿生殖系统疾病的重要检查方法,此法可了解泌尿生殖系统的内部结构和生理功能,对于了解有无病变及病情诊断有很大帮助。

泌尿系统由肾、输尿管、膀胱和尿道组成。肾脏在体表的标志上极约平第12胸椎上缘,下极与第2腰椎下缘等高,随呼吸及体位的改变略有上下移动,移动范围不超过1个椎体。肾门约在第12肋下缘与竖脊肌外缘交角处。输尿管有三处生理狭窄:肾盂与输尿管移行部;与髂总动脉交叉处;膀胱入口处,即膀胱壁内段,这些生理狭窄处是输尿管结石最容易滞留的部位。

泌尿系统的器官均为软组织构成,缺乏天然对比,平片只能见到肾脏的轮廓、大小、钙化及阳性结石,其内部结构及排泄功能必须通过造影检查才能显示。

一、静脉肾盂造影

静脉肾盂造影(intravenous pyelography,IVP)又称静脉尿路造影,有以下两种:常规静脉肾盂造影、大剂量静脉肾盂造影。

(一)常规静脉肾盂造影

是将对比剂通过静脉注入,经肾脏排泄至尿路而使其显影的一种检查方法。此方法简便易行,痛苦少,危险性小,能同时观察尿路的解剖结构及分泌功能,应用广泛,但肾功能严重受损时,尿路显影不佳或不显影。

1. 适应证

(1) 尿路结石、结核、囊肿、肿瘤、慢性炎症和先天性畸形。

(2) 原因不明的血尿和脓尿。

(3) 尿路损伤。

(4) 腹膜后肿瘤的鉴别诊断。

(5) 肾性高血压的筛选检查。

(6) 了解腹膜后包块与泌尿系的关系。

2. 禁忌证

(1) 碘过敏及甲状腺功能亢进者。

(2) 严重的肾功能不良。

(3) 急性尿路感染。

(4) 严重的心血管疾患及肝功能不良。

3. 对比剂　常用 76% 复方泛影葡胺或非离子型对比剂。成人用量一般为 20ml，少数肥胖者可用 40ml。儿童剂量则以 0.5~1.0ml/kg 计算。6 岁以上即可用成人量，必要时可用等渗非离子型对比剂。

4. 造影前准备

(1) 造影前 2~3 天不吃易产气和多渣食物，禁服钡剂、碘剂、含钙或重金属的药物。

(2) 造影前日晚服泻药，口服蓖麻油 30ml 或冲服中药番泻叶 5~10g。

(3) 造影前 12 小时禁食和控制饮水。

(4) 造影前行腹部透视，如发现肠腔内容物较多，应做清洁灌肠或皮下注射垂体加压素 0.5ml，促使肠内粪便或气体排出。有心血管疾病者禁用垂体加压素。

(5) 摄取全尿路平片以备与造影片对照诊断。

(6) 做碘过敏试验，同时向患者说明检查过程以取得患者合作。

5. 造影技术　被检者仰卧在摄影床上，将 2 个圆柱状棉垫呈"倒八字"形压迫在两侧髂前上棘连线水平上，此水平相当于输尿管进入骨盆处，输尿管后方为骶骨，故在此处压迫输尿管可有效阻断其通路。在棉垫之上放血压表气袋，用多头腹带将棉垫、气袋同腹部一起束紧，然后由静脉注入对比剂。当注入

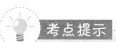

考点提示

肾盂造影时压迫腹部的作用

对比剂 1~2ml 后减慢速度，观察 2~3 分钟，如被检者无不良反应即将对比剂在 2~3 分钟内注完，必要时可缩短注药时间。注药中若有反应，立即停止注药。如反应轻微，待症状缓解后仍可继续进行造影。对比剂注射完毕，给血压表气袋注气，压力为 80~100mmHg 压迫输尿管，阻止对比剂进入膀胱，以利于肾盂充盈显示。注完药后于 7 分钟、15 分钟及 30 分钟各摄肾区片 1 张。肾盂肾盏显影良好时，解除腹带摄全尿路片 1 张。若 30 分钟肾盂显影淡或不显影，膀胱内又无对比剂，应解除腹带，延长至 1~2 小时重摄肾区片。

6. 摄影技术　常规静脉肾盂造影多摄取肾区的前后位片，观察肾盂、肾盏内对比剂充盈情况。摄片时取仰卧位，身体正中线对准台面中线，两臂放于身旁。胶片尺寸为 25cm×30cm（10 英寸 ×12 英寸）横置于滤线器托盘上，中心线对准胸骨剑突至脐部连线的中点，经第 2 腰椎垂直射入胶片。曝光时，患者呼气后屏气。（当然，数字胃肠机可直接点片，分段曝光）

7. 照片显示　正常尿路造影是经静脉注入对比剂后 1~2 分钟肾实质显影，密度均匀。2~3 分钟后，肾小盏开始显影，随后肾大盏和肾盂也对称显影。7 分钟时肾盂、肾盏在照片上显示的影像较淡，15 分钟后的影像显示清晰，30 分钟时显影最浓。如果肾功能不良，则显影延迟，密度较低，严重时可不显影。

正常肾盂多呈三角形，上缘凸，下缘凹，呈弧形弯曲，基底位于肾窦内，尖端向内下与输尿管相连。在全尿路片上输尿管呈细带状影。膀胱内虽有对比剂充盈，但因量较少充盈不足，故膀胱上方多呈凹陷状。正常两侧肾盂、肾盏密度相等（图 3-4-1）。

8. 注意事项

（1）腹部有巨大肿块、肥胖及腹水的被检者压迫输尿管有困难时，可采用倾斜摄影床面的方法，使被检者头低足高 30° 角以减缓对比剂及尿液流入膀胱。

（2）被检者若因腹带压力过大，出现迷走神经反应或下肢血供不足时，应减轻腹带压力或暂时松解，待症状缓解后重新加压或采用头低足高位继续进行造影，症状严重者立即解除腹带，进行对症治疗。

（3）摄取造影片的管电压比腹部平片要高 2~3kV。

（二）大剂量静脉肾盂造影

大剂量静脉肾盂造影又称大剂量排泄性尿路造影，是将较多的对比剂加葡萄糖液快速静脉滴注，使全尿路显影的一种检查方法。

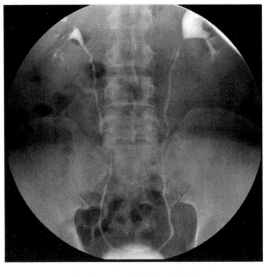

图 3-4-1　静脉肾盂造影

1. 适应证

（1）常规法静脉肾盂造影或逆行肾盂造影显影不满意。

（2）肥胖、腹水及腹部巨大肿块。

（3）高血压患者，需要观察肾脏者。

（4）某些不合作的小儿和为了观察全尿路者。

2. 禁忌证

（1）碘过敏者。

（2）有严重的心血管疾病，因大量液体快速注入静脉，可增加心脏负担。

（3）多发性骨髓瘤合并肾功能衰竭。

（4）有严重肝病者。

3. 对比剂　常用 76% 复方泛影葡胺或非离子型对比剂，剂量按体重 2ml/kg 计算，加入等量 5% 葡萄糖混匀后使用。对比剂量最大不应超过 140ml。

4. 造影前准备　不必禁水。肾功能损害严重时，禁水不但达不到提高肾盂内对比剂浓度的目的，反而导致体内电解质紊乱，引起无尿症。亦不需做压迫输尿管准备。其余准备事项同常规静脉肾盂造影。

5. 造影技术　被检者仰卧于摄影台上，先摄取全尿路平片一张。然后采用静脉输液法将对比剂在 5~8 分钟内快速滴注完，勿超过 10 分钟，时间过长会影响显影效果。自注药开始后的 10 分钟、20 分钟及 30 分钟各摄尿路片 1 张，若肾盂、肾盏及输尿管显影不良，可适当延长时间后再摄片。

6. 摄影技术　摄影位置同腹部前后位，因在一张片上能够同时显示肾实质、肾盂、输尿管及膀胱，所以照射野应包括第 11 胸椎及耻骨联合。中心射线经耻骨联合至剑突连线的中点垂直射入胶片。必要时加照膀胱斜位及尿道片。因对比剂量大，肾实质内充有较多的对比剂，使肾影密度增高，肾盂、肾盏、输尿管及膀胱内可同时有对比剂显影。

7. 注意事项　造影中少数被检者可出现轻度咳嗽、喷嚏、皮疹或面部潮红等，通常不需

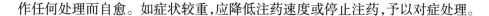

作任何处理而自愈。如症状较重,应降低注药速度或停止注药,予以对症处理。

二、逆行肾盂造影

逆行肾盂造影是借助膀胱镜将输尿管导管插入输尿管内,经导管注入对比剂,使肾盂、肾盏、输尿管等全尿路充盈,并显示其形态的一种检查方法。优点为充盈完全,显影清晰,不受肾功能障碍的影响,同时摄片时间及体位不受限制。缺点为操作复杂,痛苦较大,不能观察肾功能,且易发生逆行性感染。故此种检查多用于做选择性应用。

(一)适应证

1. 静脉肾盂造影不能达到诊断目的者。如严重的肾盂积水、肾结核及先天性多囊肾等。

2. 输尿管疾患。

3. 邻近肾及输尿管的病变。

4. 为了证实尿路结石的部位。

(二)禁忌证

1. 尿道狭窄。

2. 肾绞痛及严重血尿、泌尿系感染。

3. 严重膀胱病变禁做膀胱镜检查者。

4. 心血管疾病及全身性感染者。

(三)对比剂

非离子型对比剂或者 76% 复方泛影葡胺稀释至 15%~35%,一般用量为每侧 10~20ml。具体用量要根据临床实际操作而定。如有阳性结石可选用气体。

(四)造影前准备

检查前清洁灌肠,清除肠道内积粪和气体;禁食有关药物;摄尿路平片等。但不必禁水和做碘过敏试验。

(五)造影技术

一般先由泌尿科医生在手术室经膀胱镜将导管插入输尿管上段,然后将被检者送至摄影检查室做造影检查。导管插入后,患者仰卧在摄影台上,脊柱对准台面中线,摄腹部平片或透视观察导管位置,导管头端位于肾盂和输尿管交界处为宜。然后向双侧导管内同时等速注入对比剂。注入压力不宜过大,速度不能太快,注药量以被检者肾区有胀感为止,一般每侧 5~10ml,可多次重复注射。注药后立即摄肾区片,及时阅片,根据显影情况决定是否再次注药摄影或摄取其他体位片。照片显示满足诊断要求后,拔出导管,结束检查。

(六)摄影技术

常规摄取仰卧前后位片,有时加摄侧位、斜位、头高位或头低位片。

(七)照片显示

由于对比剂浓度高,肾盂、肾盏与周围组织对比良好,影像清晰,优于静肾盂造影(图3-4-2)。

(八)注意事项

双侧输尿管导管注射对比剂时,注射速度必须同步。若患者一侧肾区有胀感时,应停止注药,另一侧继续注射至肾区有胀感为止。

三、膀胱及尿道造影

(一)膀胱造影

膀胱造影方法有逆行造影、静脉尿路造影和穿刺造影及气壁造影等,但以逆行造影为常用。利用导管经尿道插入膀胱内,逆行注入对比剂,以显示膀胱的位置、形态、大小及周围组织器官的关系。采用透视和摄片相结合的方法进行检查。

1. 适应证

(1)膀胱器质性病变:肿瘤、结石、炎症、憩室及先天性畸形。

(2)膀胱功能性病变:神经性膀胱、尿失禁及输尿管反流。

(3)膀胱外在性压迫:前置胎盘、盆腔内肿瘤、前列腺疾病、输尿管囊肿等。

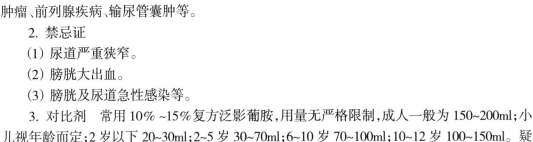

图 3-4-2　逆行肾盂造影

2. 禁忌证

(1)尿道严重狭窄。

(2)膀胱大出血。

(3)膀胱及尿道急性感染等。

3. 对比剂　常用 10%~15%复方泛影葡胺,用量无严格限制,成人一般为 150~200ml;小儿视年龄而定;2 岁以下 20~30ml;2~5 岁 30~70ml;6~10 岁 70~100ml;10~12 岁 100~150ml。疑有膀胱结石或肿瘤病变者,用低浓度对比剂,以免遮盖病变。

膀胱造影亦可选用空气作对比剂,剂量 250~300ml,通常注气到被检者有胀感为止。也可先注入上述碘液类对比剂 30~50ml,再注入空气或氧气 250~300ml 做双重对比造影。

4. 造影前准备

(1)清洁灌肠清除结肠及直肠内的粪便及气体。

(2)嘱患者排空尿液,排尿困难者应插管导尿。

(3)准备导尿管,成人用 12~14 号,小儿用 8~10 号。

(4)插导尿管所需消毒用具等。

5. 造影技术　被检者仰卧检查台,尿道外口消毒,导尿管顶端涂润滑剂后,经尿道插入膀胱,固定导尿管,在透视下将对比剂缓慢注入膀胱,注药中经常变换受检者体位,做多轴位观察,发现病变及时点片。注药完毕即拔出导尿管摄取前后位及左、右后斜位片。观察满意后,嘱被检者自行排尿,将对比剂排出。

6. 摄影技术　一般采用膀胱前后位、膀胱右后斜位,膀胱左后斜位,必要时加摄侧位或俯卧位。膀胱显示为密度增高的椭圆形影,前后位显示膀胱两侧壁及顶部边缘。右后斜位观察膀胱的右前缘及左后缘。左后斜位则显示膀胱左前缘及右后缘。从三个不同位置的多个角度,显示膀胱的不同边缘部分,通过全面观察可得到一个完整的主体概念(图 3-4-3)。

7. 注意事项

(1)摄取膀胱造影片均有滤线器,焦片距 75~90cm。

（2）插导管时动作要轻，以免损伤尿道。

（3）单纯膀胱气体造影，对观察膀胱内低密度结石、小肿瘤及异物等更为清晰。

（二）尿道造影

尿道造影是诊断尿道疾病的检查办法，多用于检查男性尿道。

1. 适应证

（1）尿道结石、肿瘤、瘘管及尿道周围脓肿。

（2）前列腺肥大、肿瘤及炎症。

（3）先天性尿道畸形，如后尿道瓣膜、双尿道及尿道憩室。

（4）尿道外伤性狭窄等。

2. 禁忌证　急性尿道炎、阴茎头局部炎症及尿道外伤出血等。

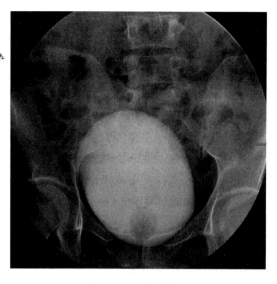

图 3-4-3　膀胱造影

3. 对比剂　常用 60％ 泛影葡胺稀释至 10％ 左右。用量：注入法 20~30ml；排尿法 150~200ml，为了减慢对比剂在尿道内的流动速度，可于 100ml 碘化钠溶液内加羧甲基纤维素 1g 以增加对比剂的黏稠度。

4. 造影前准备　检查前嘱被检者自行排尿。有过敏史者做碘过敏试验。备好导尿管、对比剂及消毒用具等。

5. 造影方法

（1）注入法：被检者仰卧摄影台上，尿道外口及其周围常规消毒，将导尿管插入尿道外口内少许，用胶布固定，由导管注入对比剂。在注药 20ml 时，嘱被检者做排尿动作，使随意括约肌松弛，利于后尿道充盈。继续注药的同时进行摄片。亦可用一带锥形橡皮头的注射器将对比剂直接注入尿道，该法适用于狭窄不易插入导管需观察前尿道病变者。

（2）排尿法：为注入法的补充检查方法，通常是在注入法检查完毕时膀胱内留有多量的对比剂，此时可嘱被检者排尿并同时摄片。也可将导尿管插入膀胱，注射对比剂 150~200ml，拔出导尿管。将被检者置于摄影体位，嘱其自行排尿，在排尿过程中摄片。排尿法造影时，因后尿道松弛，管腔较大，利于观察膀胱颈及尿道功能或有无后尿道狭窄等先天性畸形。

6. 摄影技术　男性尿道造影常摄取左后斜位。亦可摄前后位或右后斜片位。尿道的左后斜位摄片系被检者仰卧摄影床上，右侧太高，使身体矢状面与床呈 45° 角，左髋及膝关节屈曲 90°，平放摄影台上。阴茎拉向左方，与床面平行。胶片横放，照射野上缘与髂前上棘相齐，下缘包括全尿道。中心线经耻骨联合前缘垂直暗盒射入胶片中心。

7. 照片显示　尿道起于耻骨联合上方的膀胱下缘，向下行走为后尿道，管腔较粗呈梭形，长 3~3.5cm。膜部较细，在耻骨联合后下方，以下为尿道海绵体部（图 3-4-4）。

8. 注意事项　注入法造影时，注药压力不宜过高，以免因尿道狭窄而引起破裂，使对比剂进入组织间隙及血管内。

四、子宫输卵管造影

子宫输卵管造影是经子宫颈口注入对比剂，以显示子宫颈管、子宫腔及两侧输卵管的一种 X 线检查方法。主要用于观察子宫的位置、形态、大小及输卵管是否通畅等病变。个别患者造影后可使原输卵管阻塞变为通畅达到治疗的目的。对于多次刮宫后引起的宫腔内粘连,造影还有分离粘连的作用。

(一) 适应证

1. 不孕症 寻找不孕症的原因,如子宫炎症、结核、肿瘤以及子宫的位置、形态异常。

2. 确定输卵管有无阻塞及阻塞位置和原因。

3. 各种绝育措施后观察输卵管情况。如需要作输卵管再通者,术前需做造影。

(二) 禁忌证

1. 生殖器官急性炎症。

2. 子宫出血、经前期和月经期。

3. 妊娠期、分娩后 6 个月内和刮宫术后 30 天之内。

4. 子宫恶性肿瘤。

5. 碘过敏者。

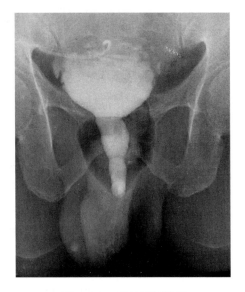

图 3-4-4 男性尿道造影

(三) 对比剂

有机碘溶液(76% 泛影葡胺)或非离子型对比剂。

(四) 造影前准备

1. 造影时间选择在月经停止后第 3~7 天内进行。如时间太早则子宫内膜尚有创面,碘化油可致油栓,太晚则子宫内膜增生,某些病变不易显示。

2. 做碘过敏试验。

3. 造影前排空大小便。清洁外阴部及尿道。

考点提示

子宫输卵管造影的时间

(五) 造影技术

常规插管及注射对比剂由妇产科医生操作。被检者仰卧检查台上,取截石位,局部消毒,用窥阴器扩张阴道,暴露宫颈,宫颈消毒。如用金属导管造影,在离导管远端 1.5cm 处固定橡皮塞子,导管腔内先注满对比剂,防止带入气泡,造成伪影。然后将导管插入宫颈,不能太深,以达子宫颈内口为宜。再接通注射器将对比剂注入宫腔。注入对比剂时,橡皮塞子应顶住宫口,防止对比剂外溢。同时不可用力向上推移子宫,以免人为地造成子宫位置和形态改变。若用子宫造影橡皮导管进行造影,导管插入宫腔后将气囊注气,取出窥阴器进行注药。近年来,用双腔气囊管注入对比剂较方便。

注射对比剂应在透视下进行,注射速度要缓慢,压力不宜太高,被检者下腹部有胀感或透视见子宫及输卵管全部充盈后即停止。然后进行摄片。

(六) 摄影技术

被检者仰卧于摄影台上,正中矢状面对准并垂直台面中线。片盒横置于滤线器托盘上,照射野上缘达髂前上棘,下缘包括耻骨联合。中心线对准暗盒中心,垂直射入暗盒。一般在子宫输卵管充盈后即摄取第 1 张影像,如果输卵管通畅,立即拍摄弥散影像。

(七) 图像显示

第1张充盈影像显示子宫位于耻骨联合的上方,宫腔为倒置三角形,两腰相等,上边的底边称子宫底,下角与子宫颈管相连。子宫底两侧为子宫角,与输卵管相通。充盈对比剂的子宫腔,密度均匀,边缘光滑。正常宫底宽约3.8cm,两侧边长约3.4cm。正常宫颈管呈圆柱状,上口为宫颈内口,与子宫腔相通,下口为宫颈外口,与阴道相通。宫颈管边缘呈羽毛状或棕榈状。输卵管自子宫角伸向盆腔两侧,呈迂曲柔软之线条状,由内向外端分为间质部、峡部、壶腹部和伞部。如果输卵管通畅,可见对比剂弥散进入腹腔,分布于肠管之间、子宫直肠窝和子宫膀胱间,表现为波浪状或弧线状阴影(图3-4-5)。

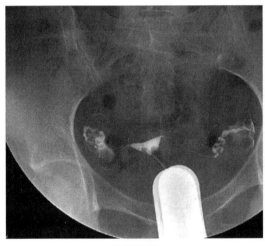 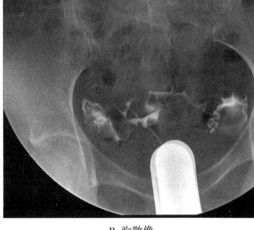

A. 充盈像   B. 弥散像

图3-4-5   子宫输卵管造影

(八) 注意事项

注射对比剂过程中,透视发现子宫腔轮廓不清,周围出现条纹状和树枝状阴影时,为对比剂进入子宫静脉征象,应立即停止注药。注意缩短透视时间,减少X线照射量。

第五节   其他造影

病例

患者,女,53岁,2月前行肝外胆管支架置入术。近来有皮肤黄染,右上阵发性腹痛,消化不良的症状,4天前上述症状加重,伴发热,恶心,尿色进行性加深,体温38.5℃,血压135/80mmHg。门诊医生欲了解支架通畅情况,送影像科造影室检查。

请问:1. 检查前需要做哪些准备工作?

2. 如何注入对比剂?

一、经皮肝穿刺胆管造影

经皮肝穿刺胆管造影(PTC),是用细针经皮肝穿刺直接刺入肝管内并注射对比剂,使胆管显影的一种检查方法。用于鉴别阻塞性黄疸的原因并确定阻塞部位。为了避免发生内出血、胆瘘和胆汁性腹膜炎等并发症,此法常用于造影后立即手术的患者。

(一) 适应证

1. 原因不明的梗阻性黄疸。
2. 肝内胆管结石并有阻塞性黄疸。
3. 了解胆管肿瘤的部位及范围。
4. 胆道多次手术后仍有梗阻症状。
5. 胆管损伤引起胆管狭窄。
6. 胆管狭窄或闭锁等先天性畸形。
7. 未能确定的肝内、外胆瘘。

(二) 禁忌证

1. 凝血功能障碍者。
2. 急性化脓性胆管炎。
3. 病人全身情况差,不准备进行手术者。
4. 碘过敏者。

(三) 对比剂

常用非离子型碘造影剂,用量 10~40ml。

(四) 造影前准备

1. 测定凝血功能,化验血型。
2. 嘱被检者练习在较长时间内控制呼吸。
3. 建立静脉输液通道。
4. 做碘过敏试验。
5. 造影前禁食 6~8 小时。
6. 造影前做腹部透视,观察肝下有无充气肠管,以免穿刺时误入肠腔。
7. 备好对比剂及穿刺用品。

(五) 造影技术

被检查者仰卧摄影床上,叩诊明确肝浊音区。透视确定穿刺部位和方向,在被检者深吸气时找出右肋膈角最低点,穿刺部位应在此处稍下方,即位于腋中线第 8~9 肋间处;同时透视确定第 11、12 胸椎的位置,与肝门处于同一平面。然后皮肤消毒、局部麻醉;选用长 18cm,内径 0.5mm,外径 0.7mm,带钢丝针芯的穿刺针,经穿刺点对准肝门方向逐渐刺入;穿刺针与胸壁呈 70°角,进针约 10cm 时,抽出针芯,接上针筒进行抽吸;若针已进入肝内胆管,则有脱空感,并有胆汁流出;若无胆汁流出,使针筒保持抽吸状缓慢退针,至胆汁流出时固定针头;测量胆管内压力,抽出部分胆汁。缓慢注入对比剂,立即摄片。

(六) 摄影技术

常取仰卧位,左侧抬高 20°角前后位摄片,必要时加摄斜位片(图 3-5-1)。

二、术中胆道造影

胆系手术中,经胆囊、胆囊管或胆总管直接穿刺,注入对比剂而显示胆管影像。

(一)适应证

1. 具备胆总管切开的相对适应证者。
2. 胆道畸形。
3. 胆道严重粘连,解剖关系不清者。
4. 不能肯定胆道结石已经取净者。
5. 胆道狭窄、缩窄性胆管炎。

(二)禁忌证

1. 碘过敏者。
2. 急性化脓性胆囊炎。
3. 胆道大出血。

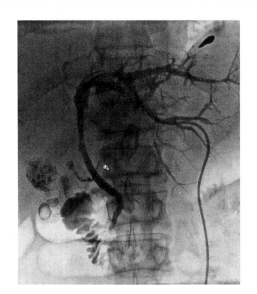

图 3-5-1　经皮肝穿刺胆管造影

(三)对比剂

常用 76% 复方泛影葡胺或非离子型碘对比剂 20~40ml。

(四)造影前准备

准备移动 X 线机,因为术中有可能多次拍片,最好准备移动 DR。在手术台与病人右上腹背部之间预置无菌巾包裹的平板探测器,以备摄片时放置于病人胆区后方。造影时手术野应除去不透 X 线的器械。

(五)造影方法

经胆囊、胆囊管或胆总管直接穿刺。穿入胆系后,先抽吸胆汁,用生理盐水冲洗后注入对比剂,并立即摄片。

(六)摄影技术

注意先抽除导管或注射器内的空气,推入对比剂 10ml 立即摄片。如果效果不能满足医生的要求可以重复摄片(图 3-5-2)。

(七)注意事项

1. 应先将导管和注射器内气泡排出,以免将气泡注入胆道被误认为是结石。
2. 注药速度应在 10~20 秒钟内注完为宜,术前及术中勿用吗啡类药。
3. 造影剂浓度太高,如达 20% 以上,小结石可被掩盖而不易发现。

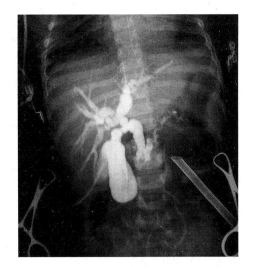

图 3-5-2　术中胆道造影

4. 术中胆道造影与胆总管切开探查两法皆可有假阳性或假阴性,故应相辅应用,才能提高正确率。

三、"T"形管胆道造影

胆系手术后,经置于胆总管内的"T"形引流管注入对比剂而显示胆管影像。亦称手术后"T"形管造影。

(一) 适应证

胆系手术后了解胆管内是否有残留结石、蛔虫、胆管狭窄以及胆总管与十二指肠之间是否通畅,从而决定是否终止引流或再次手术。

(二) 禁忌证

1. 胆系感染及出血。

2. 严重的心、肝、肾功能不良。

3. 甲状腺功能亢进。

4. 对碘过敏者。

(三) 对比剂

常用非离子型造影剂或 76% 复方泛影葡胺,用量 20~40ml。对比剂使用前适当加温,能减少刺激。

(四) 造影前准备

清除肠道粪便及气体;做碘过敏试验;备好造影用具及药品等。

(五) 造影技术

"T"形管造影多在术后 1~2 周内进行。造影时被检者仰卧在检查台上,引流管口部消毒,抽吸管内胆汁,降低管内压,用生理盐水冲洗胆管,将加温的对比剂 10ml 缓慢注入"T"形管内,透视观察肝管及胆总管充盈情况。如果肝管尤其是左侧肝管充盈不良,应采取头低 30° 角、右侧抬高或左侧卧位,加注对比剂 10ml,至全部肝管及胆总管充盈后,即进行摄片。

(六) 摄影技术

IR 尺寸为 20cm × 25cm(8 英寸 × 10 英寸),摄影范围为整个胆系。取仰卧位,左侧抬高 20°~30° 角,避免胆总管同脊柱重叠。必要时加照斜位可清楚显示肝管各支形态。照片胆系显影清楚,对比良好,肝管为树枝状,由细至粗,逐渐移行,边缘整齐,密度均匀,向上可充盈至肝管 3~4 级。胆总管为带状,较粗,位于脊柱右缘(图 3-5-3)。

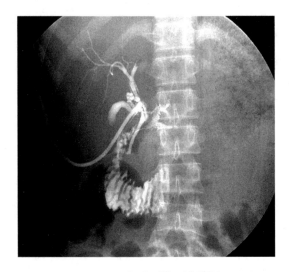

图 3-5-3 "T"形管胆道造影

(七) 注意事项

1. 对比剂用量不得超过 60ml。

2. 注射对比剂前测量胆管内压力。

3. 注射对比剂压力不应太大,防止发生感染。

4. 造影结束后应尽量将对比剂抽出。

四、窦道及瘘管造影

(一) 适应证

1. 先天性窦道及瘘管等,例如甲状舌管瘘,颈部窦道及瘘管等。

2. 感染性窦道及瘘管,如慢性骨髓炎,软组织脓肿等。

3. 创伤或手术后并发的窦道及瘘管。

(二) 禁忌证

1. 窦道、瘘管有急性炎症。

2. 对碘过敏者。

(三) 对比剂

常用非离子型造影剂或 76% 复方泛影葡胺。

(四) 造影技术

被检者取卧位,瘘口朝上。常规瘘口及其皮肤消毒后,经瘘口插入造影导管(如窦道及瘘管内原有引流管,可利用引流管做造影导管);用纱布及胶布将导管固定后,于透视监视下经导管缓慢注入对比剂,至对比剂略有溢出时为止,然后透视下选择显示窦道、瘘管及病灶最清楚的位置与角度点片。

(五) 注意事项

1. 对比剂的选择应根据窦道及瘘管的大小和部位。窦道及瘘管较大者宜选用浓度较高的对比剂;窦道及瘘管较细者则宜选用浓度较低的对比剂。用量多少取决于腔道的大小。

2. 对比剂的注入应在透视下进行,以便掌握对比剂的引入途径和分布范围以及选择适当的摄片位置与角度。

3. 至少应摄取互相垂直的两张照片,摄片前应将溢于皮肤、衣服、床单及诊断床上的对比剂全部清除、擦净,以免混淆诊断,必要时应于瘘口做金属标记。

(刘建成　陈花潞)

本章小结

钡剂造影技术由普通造影发展到低张双对比造影,能够较好地显示消化道的黏膜像和充盈像,对比消化道器质性和功能性变化均能做到详细地观察和记录,对许多早期病变能及时作出诊断。

胆系造影技术由单纯口服法造影,发展到静脉注射胆系造影,对胆系检查的质量进一步提高。

泌尿系造影由有机碘对比剂、二碘化合物发展成三碘化合物,三碘对比剂毒性低,浓度高,为泌尿系造影创造了条件。造影技术亦由逆行肾盂造影发展到静脉肾盂造影、大剂量静脉肾盂造影等,同时配合做肾动脉造影,使泌尿系统的检查范围进一步扩大。

其他造影技术的应用,如经皮穿刺胆管造影、"T"形胆管造影等,使得造影技术发展、应用更加高效、广泛。

本章重点介绍的是对比剂、消化系统造影、泌尿与生殖系统造影及各种检查技术的适应证、禁忌证及各种造影的术前准备,特别是碘对比剂不良反应、各种造影检查技术和摄影方法是本章学习的重要内容。

目标测试

1. 关于对比剂叙述错误的是

    A. 与周围器官形成密度差别　　B. 能较好地显示组织器官形态

    C. 用以形成组织间人工对比　　D. 离子型对比剂渗透压较小

E. 分阴性及阳性两类对比剂

2. 关于碘对比剂的叙述错误的是
    A. 离子型对比剂属阳性对比剂
    B. 泛影普胺属于无机碘对比剂
    C. 非离子型对比剂常用于心血管
    D. 复方泛影普胺属于碘对比剂
    E. 碘对比剂均属于阳性对比剂

3. 下列对比剂中属非离子型对比剂的是
    A. 碘番酸   B. 碘他拉葡胺   C. 碘海醇
    D. 泛影普胺   E. 碘阿酚酸

4. 关于阴性对比剂的叙述错误的是
    A. 空气是一种阴性对比剂   B. 二氧化碳的溶解度较大
    C. 空气容易产生气体栓塞   D. 空气在器官内吸收较慢
    E. 氮气是一种常用对比剂

5. 下列不属于直接引入法造影的是
    A. 钡剂灌肠造影   B. 静脉肾盂造影   C. 瘘管窦道造影
    D. 逆行肾盂造影   E. 子宫输卵管造影

6. 碘化油不能用于下列哪项造影检查
    A. 输卵管造影   B. 心血管造影   C. 支气管造影
    D. 瘘管造影   E. 椎管造影

7. 用于胃肠道造影的对比剂是
    A. 氢氧化钡   B. 碳酸钡   C. 医用硫酸钡
    D. 硫化钡   E. 氯化钡

8. 最可靠的碘过敏试验方法是
    A. 静脉注射试验   B. 眼结膜试验   C. 舌下试验
    D. 皮下试验   E. 口服实验

9. 静脉注射碘过敏试验,一般注射后多长时间观察反应
    A. 1 分钟   B. 3 分钟   C. 15 分钟
    D. 30 分钟   E. 90 分钟

10. CT 增强中最常用的对比剂有
    A. 氧气   B. 硫酸钡   C. 碘油
    D. 离子型有机碘剂   E. 非离子型有机碘剂

第四章　CT 检查技术

 学习目标

1. 掌握:CT 检查原理;CT 常用平扫、增强扫描、血管造影检查技术;常用部位 CT 检查技术的适应证、扫描注意事项、检查体位和扫描范围、扫描方式和参数、图像后处理。
2. 熟悉:CT 图像特点与临床应用;CT 机的基本操作;CT 常用后处理技术的原理及临床应用。
3. 了解:CT 特殊检查技术的临床应用。

　　X 线计算机体层成像(X-ray computed tomography,X-CT,简称 CT)是电子技术、计算机技术与 X 线检查技术相结合的产物。CT 因其对病变的定位和定性有较大的优势,临床应用越来越普遍,几乎可用于人体任何部位组织器官的检查。近年来随着各种先进技术的不断研发应用,CT 设备不断升级换代,由单层螺旋 CT、多层螺旋 CT 发展到双源 CT、能谱 CT、PET/CT。检查技术也随之发展,从单层扫描到多层容积扫描,从普通平扫和增强扫描到动态增强、灌注 CT 和能谱成像等,丰富的计算机图像后处理技术扩大了 CT 的临床应用范围,CT 检查已成为影像诊断学领域中常用的检查方法。

 病例

　　患者,男性,62 岁,平时嗜好烟酒,体型肥胖,头晕、头痛、心悸、乏力二年余。当日上午,因与儿子吵架时突然出现左侧肢体麻木、活动不灵,伴有突然出现失语及听力障碍。家人将其送入医院,检查:呼吸加深,脉搏加快,肢体迟缓,左侧肢体感觉丧失;BP 160/100mmHg,FBG 10.3mmol/L。门诊医生初步诊断为脑卒中,送影像科 CT 室检查。
　　请问:1. 该患者进一步需要做哪种 CT 扫描应用技术?
　　　　　2. CT 检查前需要做哪些准备工作?
　　　　　3. 如何选择层厚及层距?

第一节　CT 检查原理

一、CT 检查发展与现状

(一)CT 检查的发展历程

1. CT 的发明　　CT 是由英国工程师亨斯菲尔德(G.N.Hounsfield)发明的。1967 年他在英国 EMI 公司实验研究中心从事计算机和重建技术研究工作,经过反复研究,终于在 1971 年 9 月研制出第一台 CT 扫描机,安装在 Atkinson Morley 医院。同年 10 月 4 日,他与放射科医生安普鲁斯(J. Ambrose)一起获得第一幅头部的 CT 图像。1972 年 4 月,Hounsfield 和 Ambrose 共同在英国放射学研究院年会上宣读了关于 CT 的第一篇论文。同年 11 月,在芝加哥北美放射年会(RSNA)上也宣读了他们的论文,从此,向全世界宣布了 CT 的诞生。

鉴于在 CT 发明方面作出了重要贡献,亨斯菲尔德和美国塔夫茨大学教授考迈克(Allan Macleod Cormack)共同获得了 1979 年诺贝尔医学生理学奖。

早期 CT 扫描速度较慢,只能用于颅脑。1974 年,美国 George Town 医学中心工程师莱德雷(Ledley)设计了全身 CT 扫描机,使 CT 检查可用于全身各部位的检查。

2. CT 的发展历程

(1) CT 的发展历程:从 CT 发明至今的 40 多年时间,CT 扫描机主要经历了两个发展阶段,即从 CT 发明到螺旋 CT 出现之前的非螺旋 CT 阶段,以及从螺旋 CT 投入临床使用到目前为止的螺旋 CT 时代(包括双源 CT)。1983 年,美国 Douglas boyd 博士开发出电子束 CT(EBCT),并应用于临床,扫描速度提高到毫秒级,使心脏、大血管及冠状动脉疾病的影像检查成为现实。1985 年滑环技术出现,1989 年在滑环技术的基础上,螺旋 CT 问世,由传统二维采样的 CT 扫描模式进展为三维采样,堪称 CT 发展的里程碑。1998 年多层面(4 层)CT 的诞生,使得 X 线管围绕人体旋转一圈能同时获得多幅断层图像,大大提高了扫描速度。2001 年 PET/CT 开始进入商业化。2004 年推出的 64 层螺旋 CT,又称容积 CT,开创了容积数据成像的新纪元。2005 年双源 CT(DSCT)由西门子公司研制成功,通过两套 X 线管系统和两套探测器来采集数据,实现了单扇区的数据采集。2007 年由日本东芝公司研发的 320 层螺旋 CT 问世,2010 年 320 层螺旋 CT 又升级为 640 层螺旋 CT。目前,CT 扫描速度大大加快,实现了容积扫描,更新了重建算法,改善了后处理图像的效果,提高了图像质量、X 线利用率、时间分辨力、Z 空间分辨力,并进一步降低了射线剂量,有更广阔的应用前景。

(2) 非螺旋 CT 阶段的各代 CT 扫描机

1) 第一代 CT 扫描机:第一代 CT 机为旋转 - 平移扫描方式,扫描装置由一个 X 线管和一个探测器组成,扫描 X 线束为笔形束。以头颅为中心,X 射线管每次旋转 1°,同时沿旋转反方向做直线运动扫描,直至完成 180° 以内的 180 个平行投影值。这种 CT 机结构的缺点是 X 线利用率很低,扫描时间长,一个断面约需 5 分钟(图 4-1-1)。

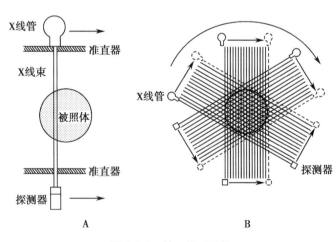

图 4-1-1 第一代 CT 机

2) 第二代 CT 扫描机:第二代 CT 机仍为旋转 - 平移扫描方式,扫描装置由一个 X 线管和 6~30 个探测器组成同步扫描系统,扫描 X 线束为 3°~20° 的扇束。平移扫描后的旋转角度由 1° 提高到扇形射线束夹角的度数,扫描时间缩短到 10 秒左右。第二代 CT 机缩小了探测器的孔径、加大了矩阵并提高了采集的精确性,使图像质量得到了改善(图 4-1-2)。

3）第三代 CT 扫描机：第三代 CT 机改变了扫描方式，为旋转 - 旋转方式，扫描装置由一个 X 线管和 250~700 个探测器（或探测器阵列）组成。扫描 X 线束为 30°~45°较宽的扇形束。扫描时间已降为 1 秒左右。旋转 - 旋转方式是 X 线管连同探测器做 360°旋转扫描。其运动原理为利用导电碳刷接触铜制滑环做连续旋转运动，进行旋转部分与静止部分的馈电及信号传递，称之为滑环技术（图 4-1-3）。

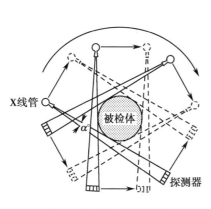 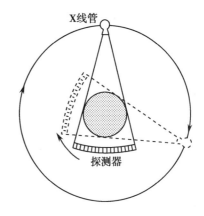

图 4-1-2 第二代 CT 机　　　　　　　图 4-1-3 第三代 CT 机

4）第四代 CT 扫描机：第四代 CT 机的扫描方式只有球管的旋转，扫描装置由一个 X 线管和 600~2000 个探测器组成。这些探测器在扫描架内排列成固定静止的探测器环。扫描 X 线束为 50°~90°宽扇形束。扫描时间更短（图 4-1-4）。

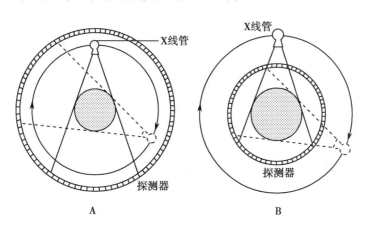

图 4-1-4 第四代 CT 机

5）第五代 CT 扫描机：第五代 CT 机又称电子束 CT（electronic beam CT，EBCT），也称超高速 CT。扫描装置由一个特殊制造的大型 X 线射线管和两组静止平行排列的探测器环组成。EBCT 主要由电子枪、聚焦线圈、偏转线圈、处于真空中的半圆形钨靶、探测器组、台面高速运动的检查床和控制系统组成。扫描时电子枪发出电子束并被轴向加速，聚焦线圈将电子束聚焦，并利用偏转线圈的磁场变化使电子束瞬间偏转，依次撞击四个弧形静止钨靶环，产生旋转的 X 线，由于探测器是排成两排 216°的环形，故一次扫描可得到两层图像；再由于一次扫描分别撞击 4 个靶面，故总计一次扫描可得到 8 个层面图像。扫描时间可缩短到 10 毫秒左右。主要用于心肺等动态器官的 CT 检查、心脑血流灌注和 CTA 重组等（图 4-1-5）。

175

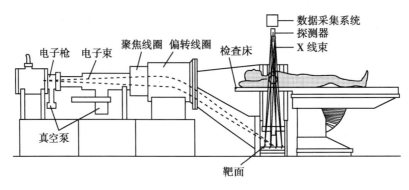

图 4-1-5　电子束 CT 机

（3）螺旋 CT 扫描机

1）螺旋 CT 扫描机：其基本结构类似于第三代 CT 机，采用了滑环技术，是单向的连续旋转方式。X 线球管围绕机架连续旋转曝光，球管曝光的同时检查床同步匀速移动进行扫描，连续采集人体的容积数据进行各个扫描层面图像的重建。因其扫描轨迹是螺旋线，故称为螺旋扫描。螺旋 CT 扫描的不只是人体的一个层面，而是人体的一个区段，范围可达30~40cm；采集的数据是一个连续的螺旋形空间内的容积数据，获得的是三维信息，因而也称为容积 CT 扫描。螺旋扫描方式使 CT 实现了由二维解剖结构图像进入三维解剖结构图像的飞跃。目前，已由常规螺旋 CT 扫描发展到多排多层面螺旋 CT 扫描的阶段。多层面螺旋 CT（multi slice spiral CT，MSCT）使扫描时间缩短到了亚秒级，一次扫描可获得多层图像，如 4 层、8 层、16 层、64 层、128 层、640 层图像，成功地实现了实时成像。总之，MSCT 的发展将最先进的探测器技术、数字采集系统、高压发生器技术、电子技术、计算机技术和球管技术等融为一体，才使得CT 的发展步入了一个新的境界（图 4-1-6）。

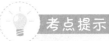

考点提示

多层螺旋 CT 的成像特点

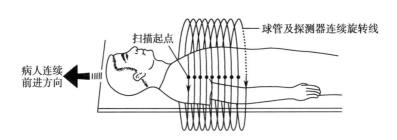

图 4-1-6　螺旋 CT 扫描方式

2）双源 CT 扫描机：双源 CT 扫描机基于 64 排螺旋 CT 扫描技术之上，同时使用两个 X 线源和两组探测器来采集数据，两个 X 线管在 XY 平面上呈 90° 角排列。双源 CT 进一步提高了时间分辨力和扫描速度，对心脏的 CT 检查具有明显的优势，使心脏 CT 不再受心率的影响。同时也进一步降低射线剂量。双源 CT 的两个球管设置不同的千伏值时，发射不同的能量，还可以进行双能量成像。当然，双源 CT 并不总是同时使用两个球管，在常规检查或非心脏冠状动脉检查时只需使用一个球管，这时双源 CT 的作用于原有的 64 层 CT 作用相似。因此，双源 CT 有着更广阔的临床应用前景（图 4-1-7）。

（二）CT 检查现状

由于近 10 年来 CT 技术的飞速发展,使 CT 不论从检查方法还是诊断模式都发生了巨大的变化。CT 扫描速度更快,扫描时间更短,使 CT 能对运动器官进行检查;层厚更薄,层数更多,图像数量的急剧增加使 CT 产生了一种新的诊断模式——CT 图像后处理诊断模式,进一步扩大了 CT 的检查范围。CT 横向和纵向分辨力越来越高,CT 计算机图像处理的速度越来越快,使各种方法后处理的图像的质量更高,其中多平面重组已可作为横断面图像的补充,甚至可完全取代横断面的图像。还有 CT 成像模式也发生了改变,这些都推动了图像后处理技术的发展。目前,MSCT 是各级医疗机构的主要机型。

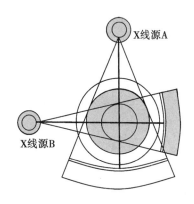

图 4-1-7 双源 CT 机
（两套 X 线源同时采集图像,X 线源 A 覆盖全部扫描视野,X 线源 B 覆盖扫描中心视野）

64 层开创了容积数据成像的新时代,其扫描时间更短,覆盖范围更广,使 CT 全身血管成像成为可能。Siemens 公司 128 层螺旋 CT 在扫描功能上除了 64 层已有的功能外,还开发了螺旋动态扫描方式,螺旋动态扫描最大覆盖范围为 27cm。Philips 公司 256 层螺旋 CT,采用了飞焦点技术,动态扫描最大范围为 40cm。Toshiba 公司 320 层螺旋 CT 或 640 层螺旋 CT 的 Z 轴宽度达到了 160mm,足够覆盖整个心脏,具备不移动检查床而扫描成人心脏的能力;具备了动态容积扫描的能力,心脏成像功能大大提高;并且可以获得多期相图像和数据。

双源 CT 在用于心脏成像时可比 64 层 CT 减少一半的扫描时间。双能量成像对血管和骨骼可进行直接减影;对某种组织,如肿瘤组织进行特征性识别;对人体的体液成分进行识别,如钙、碘、尿酸等;可去除金属伪影。双源 CT 使 CT 的检查无论从扫描的速度和扫描仪的功能定位(双能量成像能做一些功能性的检查)都大大前进了一步。双源 CT 因其不受心率的影响,也开始在各级医疗机构推广开来。

2008 年,Gemstone 材料探测器应用于 CT,即宝石 CT,通过 X 线管电压的瞬间切换可以产生 101 个单能级 CT 影像,并形成两种基物质图像(水基图像和碘基图像),在基物质图像的基础上,可对人体多种组织进行分析;其能谱技术在增强组织对比度、去除金属伪影,以及能量去骨质和碘无机物等临床应用上有一定的临床价值。

心脏成像是 CT 临床应用划时代的突破,可对运动脏器的解剖细节进行细微观察和病变诊断,为影像学开拓了全新的领域。为了提高心脏检查的空间和时间分辨力,各厂家还推出了众多的心脏检查专用技术,如变速扫描、期相选择性曝光、全自动心电智能算法扫描等。此外,心脏后处理软件可以对冠状动脉、心肌、瓣膜进行多种重建和分析,从而对心脏进行全面的形态和功能诊断。这样既减小了由于长时间憋气和对比剂注射引起心率波动对检查成功率的影响,又大大降低了对比剂的用量,使幼儿、病重体弱患者多能在很短的检查时间内完成扫描。

CT 灌注成像技术可对组织的血流动力学进行诊断分析,最主要用于急性脑梗死、肿瘤的诊断、治疗和预后评价。理论上,CT 灌注成像技术在栓塞出现时即可发现病变区血流异常,较常规 CT 至少提前约 12 小时,为临床正确选择介入溶栓治疗的时机和治疗方案提供保障。CT 灌注成像技术可以反映肿瘤内血管的生长情况和血流动力学情况,通过测定肿瘤内微血管密度等判断肿瘤的恶性程度,为肿瘤化疗疗效的评价提供有力的依据。CT 灌注成像技术是 CT 技术由单一的形态诊断技术向功能性影像诊断技术发展的重要标志。

　　三维 CT 能显示扫描目标的空间立体形态,用于直观地显示病变的部位、范围及周围的情况。目前,临床上根据三维 CT 所获信息建立一个三维实体模型,将其用于术前术中对比,指导手术方式及入路,在计算机上进行模拟手术、评估手术效果。

　　CT 连续成像技术主要用于 CT 的介入手术,这种方法是每秒钟可以连续显示 8~12 幅图像,达到了相当于透视的效果,因而也称为 CT 透视。

　　MSCT 的优化技术有效地降低了患者的辐射剂量。在扫描环节,GE、Philips、Siemens 和 Toshiba 都推出了自动毫安调节技术,Siemens 还推出了自动 kV 调节技术——智能最佳 kV 扫描技术,以及 X-CARE 技术。在图像重建环节,上述 4 大厂商分别推出了基于硬件水平提升的迭代算法:ASIR(自适应统计迭代重建)、SAFIRE(原始数据域迭代重建)、iDose 和 AIDR(自适应低剂量迭代)。迭代重建的最大优点是,通过反复多次的迭代可降低辐射剂量并可相应减少伪影,根据不同的应用一般可降低辐射剂量 30%~70%。在图像处理环节,又都推出了 2D 或 3D 的降噪技术。CT 发展的又一次飞越将是以 X 线剂量硬件调制和软件上的迭代算法为标志的低剂量技术,可使 CT 检查进入低剂量、微辐射成像时代。

 知识链接

PET/CT

　　PET/CT 扫描仪是正电子发射体层摄影(positron emission tomography,PET)和 CT 有机组合的产物。它基于肿瘤组织的代谢与正常组织的代谢不同,通过正电子药物示踪剂在 PET/CT 显像上反映,是目前诊断肿瘤的强有力的检测手段。这种检测无痛、无创伤、能对肿瘤进行早期诊断,在临床中应用越来越普遍。目前应用得最多的 PET 显像剂是放射性核素 ^{18} 氟 - 脱氧葡萄糖(^{18}F-fluorodeoxy-glucose,^{18}F-FDG)。

二、CT 检查原理

　　常规 X 线摄影与 CT 成像均利用了 X 线的基本特性,但常规 X 线摄影利用衰减后的透过射线直接成像,CT 则借助于人体各种组织对 X 射线具有不同衰减系数的特征,通过采集测得人体内某层面在各方向上的吸收曲线,再经过数学演算方法重建图像。组织具有密度差异是 CT 成像的基础,数据采集和图像重建是获得 CT 图像的重要环节。

(一) X 线衰减系数

　　根据物理学的吸收定律,当 X 线穿过任何物质时,其能量与物质的原子相互作用而减弱,减弱的程度与物质的厚度及衰减系数有关。物理实验证明,X 线在穿过均匀物体时,其强度呈指数关系衰减。当

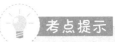 **考点提示**

X 射线的衰减和衰减系数

单一能量的 X 线穿过厚度为 d 的均匀物体时,穿过后的 X 线强度 I 与入射强度 I_0 的关系,则为:

$$I=I_0 \cdot e^{-\mu d}$$

　　此式是朗勃 - 比尔(Lambert-Beer)吸收定律在 X 线通过均匀物体时吸收衰减的表达式。式中 I 为衰减后射出 X 线强度;I_0 为入射 X 线强度;μ 为 X 线衰减系数(又称吸收系数);d 为均匀密度物体的厚度。

若物体的密度均匀,则衰减系数 μ 可由上述公式直接求出。事实上,沿 X 线穿过的人体各组织密度一般是非均匀的。为了简化计算程序,可以认为,人体组织是由大量各不相同的等密度单元体所组成的。设单元体厚度为 Δd,当单元体被分割的越细小,与其体内密度就越接近一致(图 4-1-8)。

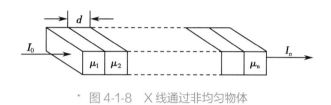

· 图 4-1-8 X 线通过非均匀物体

X 线入射第一单元体的强度为 I_0,经第一单元体衰减后的 X 线强度为 I_1,则:

$$I_1=I_0 \cdot e^{-\mu_1 \Delta d}$$

式中 μ_1 是第一单元体的衰减系数,此后 I_1 成为射入第二单元体的 X 线强度。设第二单元体的衰减系数为 μ_2,则被第二单元体衰减后的 X 线强度为:

$$I_2=I_1 \cdot e^{-\mu_2 \Delta d}$$
$$=(I_0 \cdot e^{-\mu_1 \Delta d}) e^{-\mu_2 \Delta d}$$
$$=I_0 \cdot e^{-(\mu_1+\mu_2) \Delta d}$$

以此类推,则最后一个小单元体穿过后的 X 线强度 I_n 为:

$$I_n=I_0 \cdot e^{-(\mu_1+\mu_2+\mu_3+\Lambda\Lambda+\mu_n) \Delta d}$$

如果已知入射 X 线强度 I_0,穿透后的 X 线强度 I_n,单元体的厚度 Δd,则可求出 $(\mu_1+\mu_2+\mu_3+\Lambda\Lambda+\mu_n)$。

为了建立 CT 图像,必须先求出每个单元体的衰减系数。CT 的成像过程就是求出 $\mu_1+\mu_2+\mu_3+\Lambda\Lambda+\mu_n$ 的过程。但是,多个未知的衰减系数不可能由一次投射而获得,必须从不同方向进行多次投射,采集足够多的数据,从而建立起足够数量的独立方程式。如果把断面等分成 256×256 个单元,X 线在每个方向(角度)上获得 256 个数据,经过在 256 个方向(角度)上的采集就可建立起 256×256 个独立方程式,通过计算机运算,可求得每个小单元的衰减系数值,最后重建出 CT 图像。

(二) CT 值

在 CT 成像中为了便于定量表示,以 X 线衰减系数为依据,用 CT 值来表达人体组织密度的量值。国际上对 CT 值的定义为:CT 影像中每个像素所对应的物质对 X 线线性平均衰减量大小。实际应用中,均以水的衰减系数作为基准,故 CT 值定义为:物体对水的相对吸收值。CT 值的单位为亨氏单位(Hounsfield unit,Hu)。

$$CT\ 值 = \frac{\mu_{体}-\mu_{水}}{\mu_{水}} \times 1000$$

式中:1000 为分度因数,是一常数。

CT 发明初期亨斯菲尔德定义的 CT 范围为 ±1000Hu,而目前临床应用 CT 机的 CT 值标尺大都被设置为大于 2000Hu。常用的 CT 值标尺如 −1024~+3071Hu,则总共有 4096

个 CT 值范围。不同组织的 CT 值可通过上述 CT 值公式计算出。例如水的衰减系数是 1,致密骨的衰减系数近似 2,空气接近 0。由公式可以求出,水的 CT 值为 0Hu,空气的 CT 值为 –1000Hu;致密骨的 CT 值为 +1000Hu。人体内密度不同的各种组织的 CT 值位于 –1000~+1000Hu 的 2000 个分度之间。这样可把一幅重建的 CT 图像看成一个 CT 值的矩阵,每一个 CT 值代表一个像素。

由此可见,密度和原子序数高的组织,X 线衰减系数大,CT 值也大;反之,密度和原子序数低的组织,X 线衰减系数小,CT 值也小。

(三) CT 成像过程

CT 检查中用准直后的 X 线束,围绕人体的某一断面从不同角度(360°)进行扫描,经人体不同厚度和密度的组织衰减之后,透过 X 线被对应位置上的探测器所接收。探测器将含有一定图像信息的 X 线光信号转变成相应的电流信号,通过测量电路将电流信号放大,再由模拟 / 数字(A/D)转换器转换成数字信号,输送给计算机进行运算处理,得出该扫描层面上各单位体积(体素)的 X 线衰减系数,这些数据排列成数字矩阵,贮存于磁盘或光盘中,再经数字 / 模拟(D/A)转换器将数字信号变成模拟信号,以不同的灰阶形式显示在显示器上,或用激光相机打印成 CT 片(图 4-1-9)。

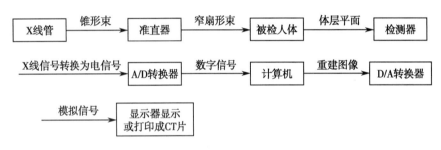

图 4-1-9 CT 成像过程流程图

可以说,CT 成像是一个复杂的计算机数学演算和数据重建的过程,该过程可分为四个步骤:

1. 数据采集 数据采集是指从 X 线的产生到获得信息数据的过程。所取得的大量数字数据,称为原始数据。数据采集系统由 X 线管、滤过器、准直器、探测器、A/D 转换器等器件组成。

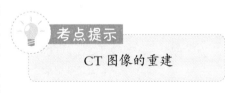

考点提示

CT 数据采集基本原理

2. 数据处理 数据采集过程中,A/D 转换器将模拟信号转换成数字信号,成为原始图像数据。在进行图像重建之前,为了得到准确的重建图像数据,要对这些数据进行处理。如对数变化,通过内插等多种方式对原始图像数据进行正常化的处理等。

3. 图像重建 图像重建是数字成像过程中最重要的环节。在 CT 机中阵列处理器是专门用来重建图像的计算机,计算机利用各方向探测采集的数据阵列,求解出图像矩阵中各个像素单元的衰减系数,然后构建出衰减系数的二维分布图像(显示数据

考点提示

CT 图像的重建

矩阵)的过程,此过程被称为重建过程。图像重建的数学处理过程是一个相当复杂的数学运算过程,而且,采用的数学运算的方法也很多。不同的运算方法,其重建速度和重建后的图

像效果也有很大差别,它要根据不同的扫描方式和诊断的需要而定。

4. 图像存储与显示 重建后的数字图像通过显示器的屏幕显示出来,而且,还可以在显示器上进行图像的各种后处理。重建后的数字图像保存,可以记录在磁带、磁盘或光盘上,同时,也可直接通过激光相机打印出照片。

三、CT 检查基本参数选择

CT 图像的质量与扫描技术参数是密切相关的。不当的扫描参数,会损失诊断信息,导致误诊、漏诊。常规扫描技术参数有扫描类型、探测器宽度、球管转速、螺距、扫描野、管电压、管电流、层厚、层距、重建算法等。

1. 扫描类型 CT 扫描类型有定位像扫描、轴扫、螺旋扫描、心脏扫描等。临床工作中应根据诊断需要选择相应的扫描类型。定位像扫描位用于扫描定位像,不用于正式扫描。轴扫扫描不连续,检查时间较长,扫描数据通常不适于重建;螺旋 CT 应用后,轴扫扫描主要用于颅脑、腰椎间盘等部位的扫描检查,并且,轴扫的图像质量一般要高于螺旋扫描。螺旋扫描速度快,数据适于扫描后重建,现在应用较多;主要用于胸部、腹部扫描及增强扫描检查。心脏扫描模式为心脏扫描专用模式。

2. 探测器宽度 探测器宽度影响扫描速度及灌注扫描时的覆盖范围。目前业内最宽的探测器已经达到 16cm。扫描时应该尽量选择宽的探测器,因为探测器的增宽可以在其他参数不变的情况下大幅度提高扫描速度,而不增加图像噪声;但过宽的探测器因产生锥形束伪影而影响图像质量。

3. 球管转速 球管转速决定机器的时间分辨力。球管速度快,可减少运动伪影,也可减少了因运动而产生的漏扫,还缩短了被检者的检查时间。所以对运动器官的检查应该尽可能地提高球管转速;但是,提高转速后一定要增加毫安量,使有效毫安量不降低,以保证图像质量。目前多数 CT 机球管转速为 0.5~1.0 秒 / 周,快者可达 0.35 秒 / 周,双源 CT 甚至可达 0.28 秒 / 周。

4. 螺距 螺距(pitch)是螺旋 CT 的一个重要参数,螺距定义为 X 线管旋转一周(360°)检查床移动的距离与透过探测器的 X 线束厚度的比值(图 4-1-10)。螺距是一个无量纲的比值。计算公式为:$P=S(mm)/D(mm)$,P 为螺距,S 为 X 线管旋转一周(360°)检查床移动的距离,D 为透过探测器的 X 线束厚度。当螺距大于 1 时,X 线剂量减小,图像信噪比降低,但扫描速度加快。当螺距小于 1 时,X 线剂量增加,图像质量提高,但扫描时间延长。一般认为螺距为 1.0 时可获得满意的图像质量。

5. 扫描野和显示野 视野包括扫描野(scan field of view,SFOV)和显示野(displaying field of view,DFOV)。扫描野是 X 线扫描时确定的范围,即在定位像上制订扫描计划时确定的层面视野大小。无论对什么部位成像,扫描野应该始终大于

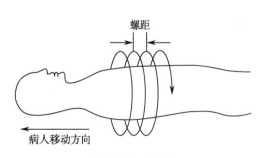

考点提示

螺距

图 4-1-10 螺距

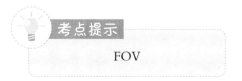

考点提示

FOV

患者的周缘。实际工作中，扫描野包括 Large、Small、Head 和 Ped Head 等。从理论上，小的扫描野比大扫描野图像质量要好，所以，我们应尽可能地使用小扫描野。

显示野是数据重建形成图像的范围。显示野可以小于或等于扫描野，但不能大于扫描野。若矩阵不变，显示野减小，则空间分辨力提高，可突出病变的细节。

6. 管电压、管电流 管电压和管电流是决定图像质量的重要参数，管电压影响 X 线的穿透力，通常在 80~140kV 之间，一般设置为 120kV。患者体形过大可以增加管电压，体形过小或儿童可以降低管电压。

管电流在管球热容量许可的情况下可以任意调节，通常在 70~260mA，它主要影响图像噪声。所以，管电流调节是降低辐射剂量常用的方法。

7. 层厚及层距 层厚（slice thickness）是扫描时 X 线准直所对应的肢体断面厚度，是影响图像分辨力的一个重要因素。层厚小，图像纵向空间分辨力好，但探测器接受到的 X 线光子数减少，信噪比降

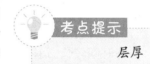

考点提示

层厚

低。层厚大，密度分辨力提高，信噪比提高，但空间分辨力下降。所以要协调二者之间的关系以取得最佳效果，目前最新的 CT 机的扫描厚度可达亚毫米级 0.33mm。扫描层厚需根据被检结构的大小和病变的大小确定。检查小病灶、内耳、内耳道、眼眶、椎间盘等须采取薄层扫描；观察大病灶、软组织范围较大的部位时，选择较大的层厚。病变范围过大时，则采用加大层厚、加大层间距的方法。如果需要图像三维重组，一般需要重建薄层图像，以提高重组图像质量。通常扫描层厚从 1~10mm 不等，颅脑扫描层厚常选用 5mm，胸、腹部扫描常选用 7.5~10mm。

层距（slice gap）概念一般用于常规扫描（非螺旋扫描），是指相邻两个层面的中点之间的距离。若层距与层厚相等，则为连续扫描，各层之间无间隙；若层距大于层厚，则为间断扫描，部分层面组织未被扫描；若层距小于层厚，则为重叠扫描，层面相邻部分为重复扫描。间断扫描扫描时间短，重叠扫描对小于层厚的病变显示较好。

8. 重建算法 也叫重建类型，即图像重建时所采用的数学演算方式，CT 图像是数字化图像，图像重建的数学演算方式有多种，常用的有标准演算法、软组织演算法和骨演算法等。现在各公司对图像重建算法更加细化，一般有以下不同的算法。

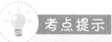

考点提示

CT 的重建算法

（1）Soft：主要用于具有相似密度的组织，但不能用于非增强扫描。

（2）Std（标准一词的缩写）：主要用于常规检查，如胸部、腹部和骨盆扫描。

（3）Lung：主要用于肺间质病理。

（4）Detail：主要用于后部脊髓选影照片，该部位的混合组织细节和骨边缘非常重要。

（5）Bone：主要用于高分辨力检查和清晰的骨的细节部分。

（6）Edge：主要用于头部的小骨部分，以及高分辨力扫描。

（7）Bone Plus：主要用于亚毫米级的头部细节部分。

（张春雨）

第二节　CT 图像特点与临床应用

一、CT 图像的主要特点

(一) 数字化图像

1. CT 图像是数字化重建图像　是将采集到的 X 线数据信息经过计算机图像重建后由一定数目从黑到白不同灰度的像素按矩阵排列构成。像素反映的是人体相应单位容积(体素)的 X 线衰减系数。像素越小,数目越多,构成的图像越清晰、细致,空间分辨力越高。

2. CT 图像是人体断面图像　CT 通过准直器的准直,可消除人体内器官或组织结构间的相互重叠影像,得到无层面外组织结构干扰的横断面图像,能准确地反映组织和器官的解剖结构(图 4-2-1)。为了显示整个器官,需要多个连续的断面图像。此外,横断面图像通过 CT 机的图像后处理软件,还可以获得诊断所需的多方位(如冠状面、矢状面)断面图像。与常规 X 线体层摄影比较,CT 得到的横断面图像层厚精确,图像清晰,密度分辨力高,无层面以外组织结构的干扰。

3. CT 图像可以进行后处理　CT 图像的数据采集后,可借助于计算机和某些图像处理软件对其进行多种图像后处理。尤其是螺旋扫描的容积数据,可改变算法及重建间隔等参数进行图像重建,能对横断层图像进行多维、多平面的各种类型的重组,可获得多方位的断面图像和高质量的三维图像,从不同角度、全方位立体观察影像,可作病灶的形状和结构分析,利于病变的定位和定性(图 4-2-2)。在重组图像中,不同组织密度可以用不同的伪色彩显示,从而使图像显示更生动。此外,CT 还可通过后处理软件进行放射治疗方案的制订和治疗效果的评价。

4. CT 图像密度分辨力较高　与 X 线图像相比,CT 图像具有较高的密度分辨力,其 X 线衰减系数的测量精度可达 0.1%~0.5%,即使密度差别比较小的人体软组织也能形成对比而成像,这是 CT 的突出优点。所以,CT 可以更好地显示由软组织构成的组织器官,如脑、

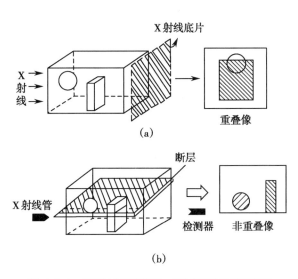

图 4-2-1　普通 X 线摄影和 CT 断层摄影示意图

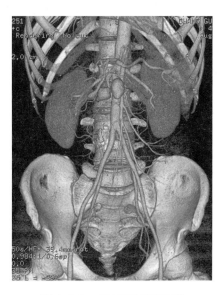

图 4-2-2　CT 三维重建图像

脊髓、肺、纵隔、肝、胆、胰、脾、肾以及盆部器官等,并可在良好的解剖图像背景上清晰显示出病变的影像。CT图像是通过CT值来反映密度的差异,故可进行定量分析。人眼对灰度的识别远不及CT的密度分辨力,通过应用窗口技术可更好地显示图像。

5. CT图像是灰度影像 所谓灰度是指黑白或明暗的程度。CT图像以不同的灰度来表示,反映组织和器官对X线的吸收程度。CT图像与X线图像所示的黑白影像一样,黑影表示低吸收区,即低密度区,如肺部;白影表示高吸收区,即高密度区,如骨骼。

6. CT图像空间分辨力较低 不如X线图像。目前,中档CT机的空间分辨力约10LP/cm,高档CT机的空间分辨力约14LP/cm,而现在最新的多层螺旋CT机的空间分辨力也只有24LP/cm。常规X线摄影的无屏单面乳剂膜片摄影,其极限分辨率可高达30LP/mm以上。

(二) 灰阶

CT图像是将重建后矩阵中每一像素的CT值,经数字模拟转换器转换成相应的不同亮暗程度的信号,并显示在显示器上。显示器所表现的亮暗信号的等级称为灰阶(图4-2-3)。如果使用的CT值按2000个计,则图像上从全黑到全白应能显示2000个不同的黑白程度,即显示2000个灰阶。由于人眼只能分辨16个灰阶,所以灰阶一般有16个,用16级灰阶来显示2000Hu范围的结构,即每一级灰阶含有125Hu。因物体的密度差在125Hu内的都表现为同一灰度,人眼不能分辨,所以必须采用不同的窗宽和窗位。

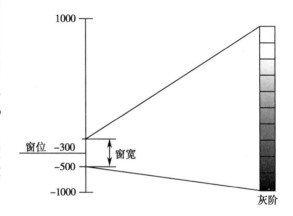

图4-2-3 窗宽、窗位及显示灰阶

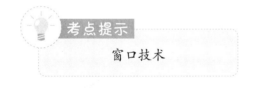

考点提示

窗口技术

(三) 窗宽和窗位

窗口技术(window technology)是指CT机放大或增强某段范围内灰度的技术,即把人体中与被观测组织的CT值范围相对应的灰度范围确定为放大或增强的灰度范围,把确定灰度范围的上限以上增强为完全白,把确定灰度范围的下限以下压缩为完全黑,这样就放大或增强了确定灰度范围内不同灰度之间黑白对比的程度。这个被确定为放大或增强的灰度范围称为窗口。窗口技术包括窗宽和窗位两个概念。

1. 窗宽 窗宽(window width,WW)是指CT图像上的全部灰阶有效显示的CT值范围。窗宽的宽窄直接影响图像的对比度。加大窗宽,图像层次增多,组织对比减少,细节显示差;缩窄窗宽,图像层次减少,对比增加,细节显示好。当正常组织与病变组织间密度差别较小时,需应用窄窗宽显示病变;当需显示尽可能多的组织器官时,需使用较大窗宽。

2. 窗位 窗位(window level,WL)是指窗宽的中心CT值。窗位的高低影响图像的亮度。窗位低,图像亮度高呈白色;窗位高,图像亮度低呈黑色。同样的窗宽,由于窗位不同,其所包含的CT值范围不同。例如取窗宽为100Hu,窗位为0Hu时,其CT值范围为−50~50Hu;当窗位为40Hu时,其CT值范围是−10~90Hu。

观察同一组织器官,根据观察目的的不同,可以选择不同的窗宽、窗位,如颅脑可以分别选择脑组织窗(窗位:40,窗宽:100)和骨窗(窗位:600,窗宽:2000)分别观察脑组织和骨组织

(图 4-2-4);胸部使用肺窗(窗位:-650,窗宽:1600)和纵隔窗(窗位:40,窗宽:400)分别观察肺组织和纵隔结构(图 4-2-5)。临床工作中窗宽、窗位两者应相互协调、匹配,才能获得既有一定层次,又有良好对比的 CT 图像来满足诊断要求。

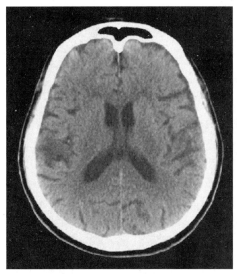
A. 脑组织窗

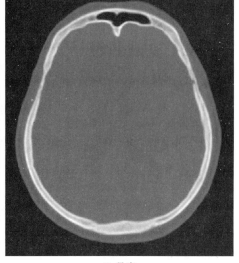
B. 骨窗

图 4-2-4　正常颅脑 CT 扫描

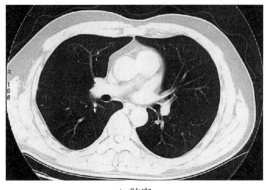
A. 肺窗

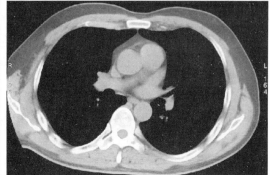
B. 纵隔窗

图 4-2-5　胸部 CT 扫描

(四) 像素与体素

1. 像素　CT 图像是由许多密度不等的小单元所组成,图像的每一小单元就称为像素(pixel),又称像元。像素是构成 CT 图像的最小单位。它与体素相对应,是体素的大小在 CT 图像上的表现。CT 的像素尺寸大约在 0.1~1.0mm。在一定面积内像素数量越多,图像越清晰。

2. 体素　体素(voxel)是指在受检体内欲成像的断层表面上,按一定大小和一定坐标人为地划分的很小的体积元(图 4-2-6)。二维的像素加上厚度就是体素,体素是一个三维概念,是 CT 容积数据采集中最小的体积单位。它有三要素:长、宽、高。CT 中体素的长和宽即像素大小,均≤1mm,高

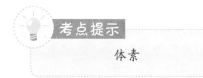
考点提示

体素

度或深度由层厚决定,有 10mm、5mm、3mm、2mm、1mm 等。

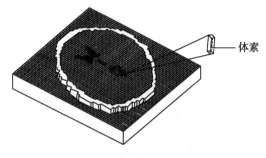

图 4-2-6 脑断层体素

(五)矩阵

矩阵(matrix)是数字图像中像素纵横排列的阵列。一般 CT 图像的重建矩阵可以是 256×256、320×320、512×512,而显示矩阵则一般稍高可达 1024×1024。在同一矩形面积内矩阵越大,像素就越小,图像就越清晰。

(六)噪声

在 CT 中,噪声(noise)是指一均匀物质扫描图像中各点之间 CT 值的上下波动,也可解释为图像矩阵中像素值的标准偏差。在多种噪声产生的原因中,X 线量子噪声是最主要的。X 线量增大,噪声减小,因此,在实际检查中应选择足够的管电流大小。

(七)伪影

伪影(artifact)是 CT 图像中与被扫描组织结构无关的异常影像。根据造成伪影的原因,可以分为两类:一是患者造成的伪影,二是设备引起的伪影。

由患者造成的伪影多数为运动伪影。人体内一些不自主器官如心、肺、肠等的运动和检查时患者的体位的移动可形成条状伪影;患者身上携带的金属物可产生放射状伪影;在软组织与骨相邻接的界面也可产生条纹状伪影,这是因为密度突然变化,产生了高的空间频率分量,使空间采样频率不足所致(图 4-2-7)。

由设备系统性能所造成的伪影是不可避免的,任何设备运行都会造成伪影。例如,由于探测器之间的响应不一致,可造成环状伪影;由于投影数据测量转换的误差,可导致直线状伪影;采样频率较低也可产生直线状伪影,而由于射线硬化,则可产生宽条状伪影。

二、影响 CT 图像质量的主要因素

(一)图像重建的算法

图像重建的算法常用的有标准算法、软组织算法和骨算法等。算法选择不当,会降低图像质量。螺旋扫描的容积数据可变换算法,进行多种算法的图像重建。

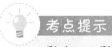

考点提示

影响 CT 影像质量的因素

1. **标准算法** 标准演算法均衡图像的密度分辨力和空间分辨力,适用于一般 CT 图像的重建,例如颅脑、脊柱等部位的检查。

2. **软组织算法** 软组织算法特别适用于密度相差很近的软组织显示,例如对肝、胰、脾、肾及淋巴结等腹部器官结构,CT 检查用软组织算法重建图像效果好,图像柔和平滑,密度分辨力高。

3. **骨算法** 骨算法可提高空间分辨力,强化组织边缘、轮廓,适用于密度差异大、且需要清晰显示细节的部位检查,例如骨质结构(尤其显示骨小梁)、内听道和弥漫性肺间质性病变的图像重建等。

(二)CT 分辨力

CT 的分辨力(resolution)包括空间分辨力(又称高对比度分辨力)、密度分辨力(又称低对比度分辨力)和时间分辨力,是判断 CT 机性能和图像质量的三个重要指标。

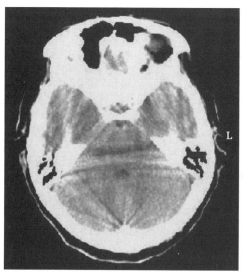

A. 运动伪影

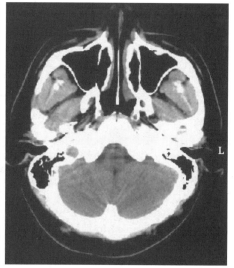

B. 颅底高密度骨质导致的伪影

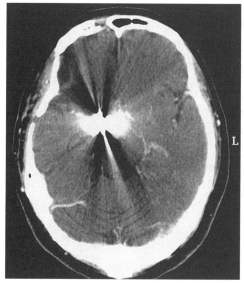

C. 颅内高密度金属导致的伪影

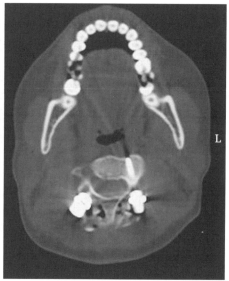

D. 颈椎内固定金属所致的伪影

图 4-2-7　CT 扫描伪影

1. 空间分辨力　空间分辨力（spatial resolution）是指 CT 图像能分辨断层面上相邻两点的能力。常用能分辨两个点间的最小距离来表示,普通 CT 图像的空间分辨力约为 1~2mm。CT 图像的空间分辨力与像素和矩阵有关,像素越小,矩阵越大,空间分辨力就越高,CT 图像也越细致、清晰。CT 机的固有空间分辨力受球管焦点尺寸、探测器孔径大小、采样间隔（频率）、扫描设备的精度等因素控制。CT 图像空间分辨力还受重建范围、重建矩阵、层厚、螺距、重建算法等的影响,与 X 线剂量大小无关。目前高档 CT 机的空间分辨力可达亚毫米级 0.33mm×0.33mm×0.33mm 各向同性的高空间分辨力。

2. 密度分辨力　密度分辨力（density resolution）为物体与均质环境的 X 线衰减系数差别的相对值小于 1% 时,CT 图像能分辨该物体的能力。通常用能分辨的最小差异数值来表示,典型的 CT 密度分辨力为 0.1%~1.0%。CT 图像的密度分辨力越高,对软组织的分辨能力越强,与软组织密度相差较小的病灶就更容易被检出。密度分辨力受 X 线剂量、探测器灵敏度、采集层厚、像素噪声、系统的 MTF(调制传递函数)、重建算法等影响,X 线剂量增大时,噪声减小,密度分辨力提高。空间分辨力和密度分辨力互相制约,密切相关。大矩阵、薄的层厚时,像素数目增多,像素体积减小,空间分辨力提高了,但每个体素所获得的 X 线光子数却按比例减少,噪声增大,密度分辨力随之下降。若需保持原来的密度分辨力,就要增加 X 线量。

3. 时间分辨力　时间分辨力(temporal resolution)是 CT 扫描可以反映机体活动的最短时间间隔,它是反映 CT 扫描速度快慢的指标。目前高档 CT 机,球管每周旋转速度可以缩短至 0.35 秒(双源 CT 可达 0.28 秒),时间分辨力达到数十毫秒,为 CT 血管造影提供了扫描速度保证,使得 CT 检查越来越成为脑血管造影和冠状动脉造影的首选手段。

(三) 噪声

噪声与图像的质量成反比,因此要了解噪声产生的机制,尽量加以抑制。影响噪声的主要因素有:

(1) X 线剂量大小:剂量增加 4 倍,噪声约减少一半。

(2) 扫描层厚:层厚增大,噪声减少;层厚减薄,噪声提高。

(3) 重建算法:高分辨力算法在提高空间分辨力的同时噪声随之增加。

(4) 物体中的射线衰减性能:被照体密度越大,噪声相对提高。

(5) 探测器的转换效率:探测器的灵敏度越高,噪声相对减少。

(四) 伪影

伪影可降低图像质量,甚至影响病变的分析诊断。因而应正确认识伪影,分析产生伪影的原因,做好扫描前的准备工作,及时去除造成伪影的因素,尽量避免或减少伪影的出现。为了保证诊断的正确性,对伪影较多的图像,应去除产生伪影的原因后重新扫描,切忌在伪影较多的图像上作诊断。详见前述有关内容。

(五) 窗口技术

要获得较清晰且能达到诊断要求的 CT 图像,显示所要观察组织的结构,必须使用合适的窗宽和窗位,详见前述有关内容。

(六) 部分容积效应

1. 部分容积效应　在同一扫描层面内含有两种以上不同密度的组织相互重叠时,所测的 CT 值不能如实反映该单位体素内任何一种组织真实的 CT 值,而是这些组织的平均 CT 值,这种现象称部分容积效应(partial volume effect)。显然,部分容积效应与 CT 扫描层厚和被检组织周围的密度有

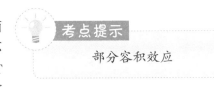

考点提示

部分容积效应

明显的关系,当一扫描层面内某组织的厚度小于层厚时,其测得的 CT 值不准确,如在高密度组织中的较小低密度病灶,其 CT 值偏高;反之,在低密度组织中的较小高密度病灶,其 CT 值偏低。

2. 周围间隙现象　在同一扫描层面内,与层面垂直的两种相邻但密度不同的组织,其边缘部的 CT 值不能准确测知,因而在 CT 图像上,其交界部的影像不能清楚分辨,这种现象即为周围间隙现象(peripheral space phenomenon)。这是扫描 X 线束在两种组织的邻接处其测量值相互重叠造成的物理现象,实际上也是一种容积效应。密度高者边缘 CT 值小,密度

低者边缘 CT 值大,两者交界部影像不清晰锐利。

部分容积效应降低了小病灶的检出率,也影响了组织结构边界的清晰显示,降低了图像质量。体素越大,部分容积效应越明显;可通过增大矩阵、薄层扫描减少部分容积效应,提升图像质量。

三、CT 检查的临床应用

(一) CT 的应用范围

CT 图像由于密度分辨力高、组织结构无重叠,有利于病变的定位、定性诊断,在临床上应用十分广泛。可用于全身各脏器的检查,对疾病的诊断、治疗方案的确定、疗效观察和预后评价等具有重要的参考价值。CT 的适应证及禁忌证如下:

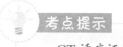

考点提示
CT 适应证与禁忌证

1. 适应证

(1) 颅脑:CT 对颅内肿瘤、脑出血、脑梗死、颅脑外伤、脑先天性畸形、脑萎缩、脑积水、脱髓鞘疾病、颅内感染及寄生虫病等具有较大的诊断价值。多层螺旋 CT 容积扫描后进行三维重建可以清晰、逼真地显示颅骨形态。对颅骨缺损、颅骨外伤及鼻骨外伤的诊断及整体形态的观察有很大价值。脑血管检查利用三维重组可以获得精细清晰的血管三维图像,对于脑血管畸形、脑动脉瘤等有较大诊断价值。

(2) 头颈部:对眼眶和眼球良恶性肿瘤,眼肌病变,乳突及内耳病变,鼻窦及鼻腔的炎症、息肉及肿瘤,鼻咽部肿瘤尤其是鼻咽癌,喉部肿瘤,甲状腺肿瘤以及颈部肿块等均有较好的显示能力;多平面重组、容积再现技术等后处理技术可以任意角度、全方位反映病变密度、形态、大小、位置及相邻组织器官的改变,对外伤、肿瘤等病变的显示可靠、清晰、逼真,可以更有效地指导手术。颈部 CTA 检查可以清晰观察颈部血管的形态,对狭窄、动脉瘤及血管畸形的诊断非常准确。并且可以观察血管和颈部骨性结构的关系,如钩椎关节和椎动脉的关系,对判断此类型的颈椎病很有帮助,也是颈部 CTA 比 MRA 优势的一个方面。

(3) 胸部:CT 对肺肿瘤性病变尤其是肺癌、炎性病变、间质性病变、肺结核、尘肺、胸膜病变、胸部外伤等均可较好地显示。对支气管扩张诊断清晰准确。对支气管肺癌,可以进行早期诊断,显示病灶内部结构,观察肺门和纵隔淋巴结转移;对纵隔肿瘤的准确定位具有不可取代的价值。可显示心包疾患,主动脉瘤,大血管壁和心瓣膜的钙化。胸部外伤患者容积扫描后进行三维重组得到的三维图像对肋骨骨折的诊断及整体形态的观察很有帮助。CT 可以显示小于 1mm 的心脏钙化灶,还可做定量分析,冠状动脉钙化的检查对预测有无心脏病,以及对冠心病患者的病情估计、长期药物治疗和流行病学调查都有较大的帮助。CT 对心血管可作全面血流动力学及功能的评定,在先天性心脏病的诊断上具有重要价值。冠状动脉 CT 血管造影可以清晰显示冠状动脉的走行、狭窄,对临床评价冠心病和进行冠脉介入治疗的筛查有重要的价值。

(4) 腹部和盆腔:对于肝、胆、胰、脾、肾、肾上腺、输尿管、前列腺、膀胱、睾丸、子宫及附件,腹腔及腹膜后病变的诊断,具有一定优势。对于明确占位性病变的部位、大小以及与邻近组织结构的关系、淋巴结有无转移等亦有重要的作用。对于炎症性和外伤性病变能较好显示。对于胃肠道病变,CT 能较好显示肠套叠等,亦可较好地显示肿瘤向胃肠腔外侵犯的情况,以及向邻近和远处转移的情况。但目前显示胃肠道腔内病变仍以胃肠道钡剂造影检查为首选。并且由于 CT 对软组织的分辨力不如 MRI,所以对于腹部占位性病变,一般需要结合增强检查来判断其性质。

(5) 脊柱和骨关节:对椎管狭窄,椎间盘膨出、突出,脊椎小关节退变等脊柱退行性病变,脊柱外伤,脊柱结核,脊椎肿瘤等具有较大的诊断价值。尤其是三维重建图像对于整体形态的观察很有帮助,如外伤、脊柱畸形等。对骨科医生的手术指导有很大价值。对脊髓及半月板的显示不如 MRI 敏感。对骨肿瘤病变,CT 可显示骨肿瘤的内部结构和肿瘤对软组织的侵犯范围,补充 X 线平片的不足。

2. 禁忌证 CT 检查没有绝对禁忌证。但是有些情况不宜做 CT 检查,如妊娠妇女、婴幼儿及病情极其危重随时有生命危险的患者等。另外,急性出血病变、对比剂过敏者不宜进行增强或 CT 造影检查。CT 检查时应注意防护生殖腺、甲状腺和眼睛。

(二) 检查前的准备

为了使 CT 检查取得较好的效果,扫描前的准备工作必不可少。检查前的主要准备有:

1. CT 检查申请

(1) 划价、交费。

(2) 预约登记。

(3) 编写索引。

(4) 交代准备工作:向患者及其家属交代扫描前准备工作相当重要。准备工作做得是否充分,关系到 CT 检查效果和扫描图像质量。准备工作包括两方面:①患者的多种检查结果准备,如 X 线检查、超声检查、核医学检查及化验等检查结果,检查时应带来,便于扫描时和诊断时参考;②患者的准备:根据扫描部位及扫描方式,向患者提出和强调所需的准备工作。

2. 扫描前患者的准备

(1) 防尘:做 CT 检查的患者和陪伴家属应更衣、换鞋,防止灰尘带入机房。

(2) 做好解释工作:对患者做好扫描说明解释工作,以取得患者的配合。

(3) 除去金属物品:认真检查并除去检查部位的金属饰物和异物,如钥匙、手机、发卡、耳环、项链、金属拉链、义齿、带金属扣的皮带、硬币、带金属的纽扣等,以防止产生伪影。

(4) 检查部位的固定:根据不同检查部位的需要,确保检查部位的固定,是避免漏扫、减少运动伪影及提高扫描层面的准确性的有效措施。另外,胸腹部检查前应做好呼吸训练,使患者能根据语音提示配合平静呼吸或吸气、屏气;腹部检查前可口服或肌注山莨菪碱注射液 20mg 以减少胃肠道蠕动;喉部扫描时嘱患者不要做吞咽动作;眼部扫描时嘱患者两眼球向前凝视或闭眼不动;对躁动不安、不合作的患者或儿童可口服催眠剂 10% 水合氯醛 0.5ml/kg 体重(不超过 10ml)以制动。

(5) 腹部清洁准备:接受腹部和盆腔 CT 检查的患者应预先进行胃肠道准备。患者前一周不要吃含金属的药物,不要做胃肠造影,扫描前两日不要吃泻药,少吃水果和蔬菜,扫描前 4 小时禁饮食。扫描前

> 考点提示
>
> CT 扫描患者准备

口服对比剂或水使胃肠道充盈。盆腔检查前晚口服甘露醇等泻剂,清洁肠道,若行清洁灌肠更佳。扫描前 2 小时口服对比剂,使肠道充盈。扫描前夕再行对比剂保留灌肠。同一患者口服与灌肠的对比剂类型最好一致。

(6) 增强扫描及造影检查准备:行增强扫描及血管造影检查的患者,扫描前 4 小时禁食、禁水,以防止过敏反应时发生呕吐或呛咳将胃内容物误吸入肺;检查前应询问患者有无碘过

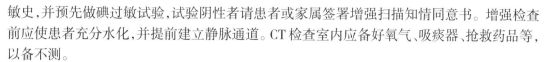

敏史,并预先做碘过敏试验,试验阴性者请患者或家属签署增强扫描知情同意书。增强检查前应使患者充分水化,并提前建立静脉通道。CT 检查室内应备好氧气、吸痰器、抢救药品等,以备不测。

(7) 注意监护:危重患者需临床相关科室的医生陪同检查,对病情的变化进行实时监护和处理。

3. 技师准备

(1) 阅读并核对检查申请单:认真核对患者检查申请单的基本资料,主要包括患者姓名、性别、年龄和 CT 检查号等一般情况,确认检查患者无误。

(2) 明确检查部位及目的:阅读现病史、主要症状体征、既往史,实验室和其他影像学检查结果和资料,临床诊断、检查部位和目的等。如发现填写不清楚时,应与临床医生联系了解清楚后再行检查。

(3) 向患者说明检查过程:根据临床要求的检查部位和目的制订扫描计划,向患者解释检查过程,以及患者可能会出现的感受,取得患者合作,并告知患者出现异常情况时如何与操作人员联系。

(4) 采取适当防护措施:摆位时要对非检查部位的重要器官进行辐射防护,如甲状腺和性腺用专用防护用品遮盖,尤其应注意对儿童和女性患者性腺区的保护,减少不必要的辐射。

四、CT 检查注意事项

1. 患者的防护　CT 机及机房本身结构需达到防护标准,以减少被检者、工作人员和与 CT 机房相邻地区人员的 X 线辐射剂量。检查时要根据患者情况正确、合理地设置参数,避免不必要的曝光。对患者的非受检部位及必须留在扫描室内的陪同人员应采取防护措施。对育龄妇女及婴幼儿更应严格掌握适应证,非特殊必要,孕妇禁忌 CT 检查。

2. 心理辅导　对患者做好耐心细致的解释工作,以消除其思想顾虑、紧张和恐惧情绪。

3. 增强扫描时碘过敏反应及急救　增强扫描使用的碘对比剂量较大,注射速度快,有引起不良反应,甚至过敏样反应的可能,CT 室应常备必需的急救药品、器械,以备抢救之用。注意药品的有效期,定时添补更新。过敏体质的患者更应谨慎,检查过程中要严密观察,一旦出现不良反应应及时处理、抢救,否则可能危及生命。为避免迟发型过敏反应的发生,检查后应让患者留 CT 室观察 30 分钟后再离开,观察期间应保留静脉通路。

4. 危重患者的处理　过多搬动有生命危险或病情危重患者,临床应先控制病情,可待病情较为稳定后再作 CT 检查。对重症患者的搬动及检查应迅速、轻柔,检查以满足诊断需要为标准,不宜苛求图像标准而延误抢救时间。

(张春雨)

第三节　CT 机的基本操作

一、开机程序

CT 机是高科技产物,内有大量精密的元器件,应严格按照设备操作规程开关机。CT 扫描机开机程序如下:

1. 开机　开机系指通过闭合各种闸刀、开关或按键,将供电电流馈送给主机和计算机系统。首先给 CT 扫描机接通电源,之后打开外围设备的电源,最后打开 CT 扫描机的主机电源,CT 机便按照内设程序进行自检。在自检过程中,禁止按动键盘上任何按键及移动鼠标。待自检完成,显示器屏幕上显示人机对话时,方可根据对话窗的提示,进行下一步操作。

2. 球管训练　为了保护 X 线管,每日开机后首先应训练 X 线管,即用空气扫描方式由低 kV 到高 kV 曝光数次来对 X 线管进行加热。此时,CT 扫描野内应没有任何物品,并由 CT 扫描机内的软件控制扫描条件和曝光次数。刚开机时,球管温度较低,视为冷球管,通过管电压由低逐渐升高的曝光训练,使得球管温度逐步升高,适应工作状态,从而防止了突发的冷高压对 X 线管的损坏或对灯丝的拉断。在开机运行期间,若 3 小时内没有进行患者扫描,此时对球管而言,仍视为冷球管,则应重新进行球管训练。

3. 空气校准　在 CT 扫描采集信息过程中,只有获得准确的数据,才能获得正确的计算结果。由于探测器是执行信息采集的主体,在大多数情况下探测器之间存在有参数和余晖时间的差异,再由于 X 线管输出 X 线量的变化,CT 扫描机在执行下一次扫描时各通道输出的 X 线量也不相同;每一个通道的基准值可能是零、正或是负。这种现象称为探测器的零点漂移。由于零点漂移引起探测器读到的空气的 CT 值不是 -1000Hu 而造成扫描图像失真。为了消除零点漂移现象对 CT 扫描图像质量的影响,在重建图像前应对其进行校正。首先是修正零点漂移,即空气减涂。为了修正原始数据零点漂移所带来的误差,要进行空气校准。采用空气扫描方式,获得探测器各通道的零点漂移值,从而保证采样数据的准确性。

4. 清磁盘　磁盘是图像存储的区域。磁盘的存储容量是有限度的,为了确保扫描工作不受影响,在每日对患者扫描前,首先应查询一下磁盘,了解一下磁盘存储的剩余空间是否够用,应根据当日工作量大小考虑,若不够用,应将处理完毕的病例图像数据进行删除。

5. 扫描　根据临床医师所开申请单的项目和扫描技术要求,技师应有步骤地对患者进行扫描。

6. 关机和切断电源　在每日工作完成以后,按照 CT 机关机程序进行关机。关机程序为:首先关闭 CT 扫描机主机,之后关闭外围设备,最后切断 CT 扫描机的电源。

二、CT 检查步骤

(一) 患者的接待与登记

仔细审查 CT 检查申请单是否填写完整,检查部位是否明确和符合要求,并根据病情的轻、重、缓、急和本部门的工作流程合理安排患者的检查时间。在已建立放射科信息系统(radiology information system,RIS)和图像存储与传输系统(picture archiving and communication system,PACS)的医院,递交无纸质的电子申请单或通过扫描仪将纸质申请单扫描成电子申请单。

如检查需要预先做准备工作的,给患者发放检查须知单并做好解释和说明工作。患者检查完毕,应将检查申请单归还到登记室,并由登记室登记,之后将检查申请单、填写好的片袋和患者照片一起交医师写诊断报告。已建立 RIS 和 PACS 的医院,这部分工作由 RIS 完成。

已写出诊断报告的 CT 片袋仍旧放回到登记室,并由登记室负责归档或交由患者自己保管。已建立 RIS 和 PACS 的医院,图像存储工作由 PACS 完成。安装 CT 片和报告自助打印机的医院,患者或家属可自助打印 CT 片和报告,RIS 系统对打印状态进行自动记录。

（二）输入患者资料

此项工作在操作台上通过键盘或触摸屏进行(通常有显示器屏幕提示);有 RIS 和 PACS 的医院,输入患者资料可由工作列表完成。输入的患者一般资料与扫描相关信息包括:

1. 患者姓名、性别、年龄、检查部位、CT 号等。

2. 选择扫描方向,即头先进还是足先进。

3. 患者的位置是仰卧、俯卧,还是左侧卧、右侧卧。

4. 应按照机器的操作指令逐项输入。如果是增强扫描,要注明 C+,其他特殊扫描方式,必要时也注明(图 4-3-1)。

（三）患者体位的摆放及呼吸训练

1. 摆体位是将患者合理安置在扫描床上的过程,利用床旁操作台或(和)扫描架上的诸操作键,把扫描床升高到扫描高度,并把患者送入扫描野内的预定位置(图 4-3-2)。

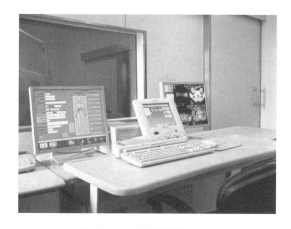

图 4-3-1　CT 机操作台面

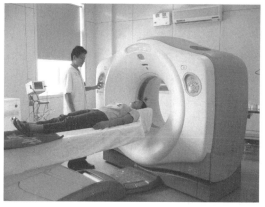

图 4-3-2　患者体位的摆放

2. 患者体位的处置根据检查的要求确定是仰卧还是俯卧,头先进还是足先进;根据检查的需要采用适当的辅助装置,固定检查部位。

3. 按不同检查部位调整检查床至合适位置,开启定位指示灯,将患者送入扫描孔内,最后熄灭定位指示灯。

4. 对于胸、腹部检查患者,要做好呼吸训练,以避免呼吸运动伪影的产生。

（四）扫描

1. 确定扫描计划　定位就是确定扫描的范围,通常先进行定位像扫描,即 X 线管与探测器位置不变,曝光过程中,检查床载患者匀速移动,扫描图像类似高千伏摄影平片,一般扫描正位或侧位图像(图

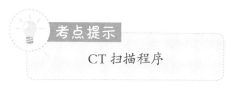

考点提示

CT 扫描程序

4-3-3)。在该定位像上确定扫描计划,制定扫描范围、层厚、层间距等(图 4-3-4)。定位较明确的部位(如颅脑),也可利用定位指示灯直接从患者的体表上定出扫描的起始位置,该方法节省时间,减少患者接受的辐射量。缺点是定位不如通过定位像定位准确。

2. 进行具体扫描　是 CT 检查的主要步骤。CT 机一般均有横断面扫描(轴扫)、螺旋扫描(单层或多层螺旋扫描)和其他的一些特殊扫描功能。根据不同的机器,扫描过程可分为手动扫描和自动扫描。具体扫描过程为,选择扫描程序,根据患者具体情况设计扫描条件,

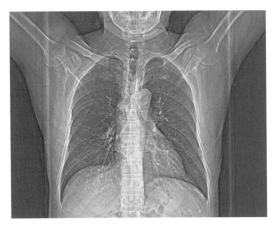

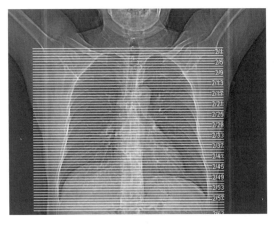

图 4-3-3　胸部扫描定位像　　　　　　图 4-3-4　胸部横断面扫描计划

按下曝光按钮。在整个扫描过程中,要密切观察每次扫描的图像,必要时调整扫描的范围或作补充扫描,如肺内发现小病灶,最好加扫小病灶部位的高分辨力 CT。大范围扫描时,扫描床及患者在扫描过程中移动的距离较大,所以在患者移动时应时刻观察患者情况;避免落床或肢体被扫描架阻挡。尤其对于有体内插管或带有监护设施的患者,防止移动过程中插管或监护设备脱落。

（五）图像处理与打印

1. 图像处理　根据需要对图像进行处理,一般扫描完毕的 CT 图像都暂存于 CT 机的硬盘上,如需永久存储,可选择磁带、光盘等存储介质,此过程可在操作台或工作站进行。对于有 PACS 网的医院,应及时上传图像。

2. 照片打印　根据不同的机器情况打印可自动打印或手工打印。自动打印是指在 CT 机上可预先设置,扫描完毕 CT 机会自动根据设置依次将所有扫描的图像经激光打印机打印完成。手工打印是扫描完成后,由人工手动经激光打印机打印。

以上 5 个步骤有机地连接起来,完成一次 CT 扫描。在整个 CT 扫描过程中,操作者指挥(通过指令输入)计算机将 5 个步骤衔接起来进行工作。而在具体执行每一步骤的细节过程中,操作者又受计算机的支配,通过文字显示器上"人机对话"的形式,在计算机的提示和引导下具体实施每一步骤的工作。总之,人机有机结合是完成患者 CT 扫描的基本要求和保证。

（张春雨）

第四节　CT 扫描技术

这里所说的 CT 扫描技术是根据所得图像的特点命名的扫描程序。也就是为得到不同的图像,把各种参数进行组合所得的扫描程序。其主要种类有:

一、平扫

CT 平扫是指不用对比剂增强或造影的扫描,又称非增强扫描。其主要类型有:

（一）普通扫描

普通扫描是 CT 扫描最基本的扫描技术,也是最常用的扫描技术。普通扫描常规采用横断层面扫描,亦可采用冠状层面扫描。通常管电压 120~140kV,管电流 70~260mA,转速 0.4~1 秒,螺距 1.0~1.5,矩阵 512×512,层厚 5~10mm,层距 5~10mm,连续扫描。标准算法、软组织算法均可,对 CT 机没有特殊要求,在普通 CT 机和螺旋 CT 机上都可实施(图 4-4-1)。CT 检查一般先做普通扫描,必要时再选用其他扫描方法。

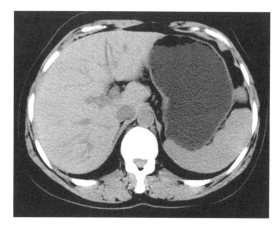

图 4-4-1　CT 平扫

(二) 容积扫描

螺旋 CT 应用后便提出容积扫描的概念,通常所说的容积扫描指的是螺旋 CT 扫描后得到容积数据,由于采用滑环技术,X 线管和探测器可以不间断 360° 旋转,连续产生 X 线,并进行连续的数据采集;同时,检查床沿 Z 轴方向匀速移动,因此所得数据无遗漏,便于小病灶的检出。容积扫描可进行任意层面、任意间隔重建图像,可变换算法重建图像及一系列图像后处理。目前几乎可用于任何部位组织器官的检查。由于扫描速度快,大多数检查能够在患者一次屏气的时间内完成,减少了呼吸伪影,避免小病灶呼吸幅度不一致而漏扫;由于扫描速度快,注射对比剂后,明显增加了时间分辨力,可用于心脏、大血管等动态器官的检查,可分别完成器官不同时期的增强扫描。

(三) 薄层扫描

薄层扫描(thin slice scanning)是指层厚小于 5mm 的扫描方法。目前最薄的层厚可达 0.3mm。在普通 CT 机和螺旋 CT 机上都可实施,平扫和增强扫描均可。主要优点是减少部分容积效应,真实反映组织密度,提高图像的空间分辨力。缺点是信噪比降低,密度分辨力减低。主要用途有:①较小组织器官如鞍区、颞骨乳突、眼眶、椎间盘、肾上腺等,常规用薄层平扫;②检出较小病灶,如肝脏、肾脏等的小病灶,肺内小结节,胆系和泌尿系的梗阻部位等,一般是在普通扫描的基础上加做薄层扫描;③一些较大的病变,为了观察病变的内部细节,局部可加做薄层扫描;④拟进行图像后处理,最好用薄层螺旋扫描,扫描层面越薄,重组图像的质量越高。

(四) 靶扫描

靶扫描(target scan)本质上是仅对被扫描层面内某一局部感兴趣区进行图像重建,因此,更确切地说是靶重建。所获局部感兴趣区的图像与普通显示野图像的重建矩阵规模相同,使局部感兴趣区单位面积内像素数目增加,提高了空间分辨力。它与普通扫描后局部 CT 图像单纯放大不同,后者仅是局部图像像素的放大,图像的空间分辨力不能提高。靶扫描层厚、层距常用 1~5mm。对 CT 机没有特殊要求,扫描条件与普通扫描相同。主要用于小器官和小病灶的显示,常用于内耳、鞍区、脊柱、肾上腺、前列腺和胰头区的检查(图 4-4-2)。

(五) 高分辨力扫描

高分辨力 CT(high resolution CT,HRCT)是通过薄层扫描、大矩阵、骨算法重建图像,获得具有良好的空间分辨力 CT 图像的扫描方法。

HRCT 的基本要求是:① CT 机的固有空间分辨力 <0.5mm;②层厚为 0.5~1.5mm;③图像重建使用高空间分辨力算法,如骨算法重建;④应用 512×512 矩阵;⑤扫描用高管电压和高管电流,即管电压 120~140kV,管电流 170~220mA。层距可视扫描范围大小决定,可无间距

或有间距扫描。

HRCT 图像的特点是：①空间分辨力高，主要用于小病灶、小器官和病变细微结构的检查。如肺部 HRCT，能清晰显示以次级肺小叶为基本单位的肺内细微结构，有助于诊断和鉴别诊断支气管扩张，肺内孤立或播散小病灶、间质性病变等。也可用于检查内耳、颞骨乳突、肾上腺等小器官。②边缘锐利。③噪声较大。其原因是扫描层厚小，所以，若要求图像质量高，需使用高的曝光条件。

（六）低剂量扫描

低剂量扫描(low dose scanning)指在保证诊断要求的前提下，降低扫描 X 线剂量的进行 CT 扫描的方法，可以降低患者 X 线吸收剂量，减少 X 线管损耗。

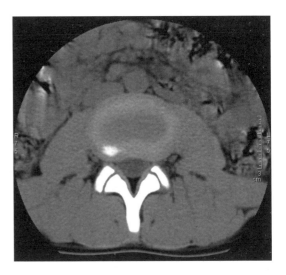

图 4-4-2　腰椎间盘靶扫描

辐射剂量和图像质量相互联系彼此制约，两者必须达到和谐统一。应当避免为了追求低噪声高清晰图像而使用过高的辐射剂量。允许图像中存在一定的噪声，又达到诊断要求，对影像工作者是一种观念的改变。低辐射剂量 CT 扫描技术的临床应用，就是改变传统的扫描模式，针对不同患者的实际情况，制订不同的 CT 扫描方案，实现个性化 CT 扫描。随着 MSCT 技术的不断发展，低剂量扫描在成人胸部健康体检、肺癌普查、肺小结节病变随访、眼眶、鼻窦及儿童颅脑中的应用越来越受到重视并发挥着重要作用。

二、增强扫描

增强扫描(contrast enhancement,CE)是指静脉注射碘对比剂后的 CT 扫描。有多种扫描方法可供选择。增强扫描增加了组织与病变间密度的差别，更清楚地显示病变的大小、形态、范围及病变与周围组织间的关系，有助于发现平扫未显示或显示不清楚的病变；还可动态观察某些脏器或病变中对比剂的分布与排泄情况，根据其特点，判断病变性质，可观察血管结构及血管性病变等。临床应用愈来愈普遍。

（一）对比剂

1. 对比剂种类　用于血管造影和 CT 增强扫描的水溶性碘对比剂与 X 线血管造影用对比剂基本相同，多为三碘苯环的衍生物，根据分子结构在溶液中以离子或分子形式存在分为两型，以离子形式存在的称为离子型对比剂，以分子形式存在的称为非离子型对比剂。

常用的非离子型对比剂有：碘海醇(又名碘苯六醇、欧乃派克)、碘普罗胺(优维显)、碘佛醇(安射力)、碘帕醇(碘必乐)等。离子型的对比剂有泛影葡胺等。一般使用非离子型对比剂进行 CT 增强扫描。最常用对比剂为碘普罗胺。

2. 对比剂剂量　对比剂用量一般按体重计算，1.0~1.5ml/kg。根据不同的检查部位、扫描方法、患者的年龄、体质等，其用量、流速略有不同。如泌尿系统、颅脑增强一次用量 40~50ml，而肝、胆、胰等需 60~100ml。

3. 对比剂注射方法　对比剂通常通过手背静脉或肘静脉注射。注射方法有两种：一种是静脉团注法，此种方法应用广泛。以 2.0~4.0ml/s 流速注入对比剂 50~100ml，然后进行扫描。

其血管增强效果明显,消失迅速。另一种是快速静脉滴注法,快速静脉滴注对比剂180ml左右,滴注约一半时开始扫描。此方法血管内对比剂浓度维持时间较长,但强化效果不如团注法,不利于时相的选择和微小病变的显示,多用于扫描速度慢的CT机。

CT增强扫描通常使用高压注射器注入对比剂,便于准确、匀速地注入对比剂。高压注射器由注射头、控制台、机架和多向移动臂组成,对比剂和生理盐水抽入注射头上的针筒内,注射参数可在控制台上进行选择。注射参数通常包括注射顺序、对比剂注射速度(ml/s)、注射总量(ml)等。心脏冠状动脉、头颈部血管等动脉造影检查时,通常对比剂注射后需要注射生理盐水30~50ml,可以减少高浓度对比剂对上肢血管的刺激,还可将残留在注射管道中的对比剂冲入血管,并维持血管内的注射压力,以提高对比剂利用率来减少对比剂用量。

4. 对比剂过敏样反应及急救措施　所有碘对比剂都可能发生不良反应,部分患者还可能发生过敏样反应,因为静脉内注射碘对比剂不良反应的表现通常与药物或其他过敏原的过敏性反应相同,但在多数发生反应的患者中无法识别抗原-抗体反应,因此,这一类反应被归类为类过敏反应。严重者出现休克、呼吸循环停止等。因此,一般须在检查室内配备抢救药品及器材,检查中一旦发生过敏样反应,需要立即采取措施,对症治疗(详见前面有关章节)。

(二) 常规增强扫描

常规增强扫描是指静脉注射对比剂后进行普通扫描。在普通CT机、螺旋CT机上均可进行。一般采用静脉滴注法或团注法注入对比剂,注射速度2.0~4.0ml/s,注射总量50~100ml。全部对比剂注射完毕后开始按预先设定的范围、层厚进行扫描。该法的特点是操作简单,增强效果较好,但不能观察强化过程的动态变化(图4-4-3)。

(三) 动态增强扫描

动态增强扫描(dynamic contrast scanning)是指静脉注射对比剂后,在短时间内对感兴趣区进行快速连续扫描。对比剂采用团注

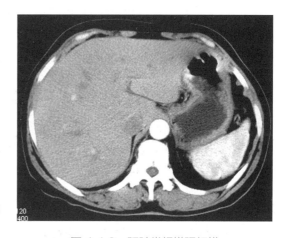

图4-4-3　肝脏常规增强扫描

法静脉注入。扫描方式有两种:①进床式动态扫描,通常使用螺旋CT,对一组层面或整个脏器连续进行数次增强扫描。扫描采用螺旋扫描方式,可以进行大范围扫描。进床式动态扫描为现在最常用的CT增强检查方式。根据注射对比剂后扫描次数不同,一般分为双期和多期增强扫描(图4-4-4)。②同层动态扫描,也就是所谓的CT灌注成像,是指在静脉注射对比剂的同时,对选定的层面行连续多次动态扫描,以获得该层面内每一体素的时间-密度曲线,然后根据曲线利用不同的数学模型计算出组织血流灌注的各项参数,并可通过色阶赋值形成灌注图像,以此来评价组织器官的灌注状态,辨别病变性质(图4-4-5)。对于1~2cm的小病灶,同层动态扫描的检出率较高。同层动态扫描能反映组织的血管化程度及血流灌注情况,提供常规CT增强扫描不能获得血流动力学信息,反映的是生理功能的变化,属于功能成像范畴。

两快一长增强扫描是动态增强扫描的一种特殊形式。两快是指注射对比剂速度快和起始扫描的时间快,一长是指检查持续的时间要足够长,一般需数分钟,甚至更长。主要用于

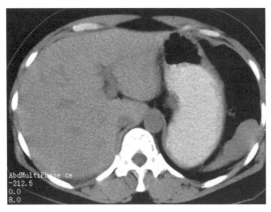

A.平扫

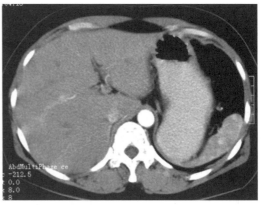

B.动脉期,腹主动脉及肝动脉清楚显示,肝实质尚未明显强化

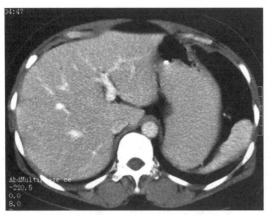

C.门静脉期,门静脉清晰显示,肝实质明显强化

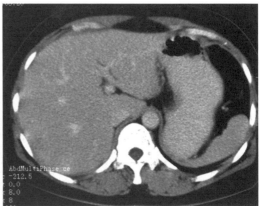

D.平衡期,肝实质及门静脉仍见强化

图4-4-4 肝脏多期增强扫描图

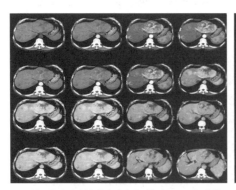

A.肝细胞癌病灶同层动态扫描,呈现"快进快出"增强特性

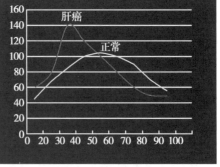

B.动态增强时间-密度曲线,肝细胞癌呈速升速降曲线,峰值约25~40秒,正常肝实质呈圆滑的曲线,峰值约60秒

图4-4-5 肝脏动态增强扫描

肝海绵状血管瘤、肝内胆管细胞型肝癌及肺内孤立性结节的诊断和鉴别诊断。先平扫选择病灶的最大层面或感兴趣层面,然后快速团注对比剂 60~80ml 时立即扫描,50~60 秒时在同一层再次扫描,同样在 2、3、4、5、7、8、12、15 分钟各扫描一次,观察该层病变血供的动态变化特点,以利定性。由于目前 MSCT 技术的时间分辨力提高,扫描速度加快,动态扫描已经逐渐被多期扫描代替。

(四) 延迟增强扫描

延迟增强扫描(delayed contrast scanning)是在常规增强扫描后延迟一段时间再行感兴趣区扫描的方法。根据检查目的,可延迟 7~15 分钟或 4~6 小时不等。此方法作为增强扫描的一种补充,观察组织与病变在不同时间的密度差异,主要用于肝脏小病灶的检出及肝癌和肝血管瘤之间的鉴别,还可利用对比剂的代谢观察肾盂、膀胱的病变。对比剂总量为 150~180ml,对 CT 机无特殊要求。

三、CT 血管造影检查

CT 血管造影(CT angiography,CTA)是经周围静脉快速注入水溶性有机碘对比剂,在靶血管对比剂充盈的高峰期,用螺旋 CT 对其进行快速容积数据采集,由此获得的容积数据再经计算机后处理,即利用 3D 成像技术对血管进行重组,通常采用 MIP、SSD、VRT 和 CPR,重组成 3D 血管影像,为血管性疾病的诊断提供依据。CTA 实质也是一种增强扫描,主要不同点是仅在靶血管对比剂充盈的高峰期扫描,并采用了 3D 成像技术。CTA 是一种微创性血管造影术,可清楚显示较大血管的主干和分支的形态;清晰地显示血管与肿瘤的关系;从不同角度观察动脉瘤的形态、大小、位置、蒂部和血栓等情况,血管的 3D 重组图像立体结构清楚(图 4-4-6)。CTA 需用 MSCT,层厚 0.5~1.5mm,矩阵 512×512,重建间隔 0.5~1.0mm。无论使用 MIP、SSD、VRT、CPR 等何种后处理技术重组 CTA 图像,诊断时均应结合横断层面图像观察,才能使诊断更准确。根据导管插管的部位、增强扫描方法和原理的不同分为动脉造影 CT(CTA)和动脉性门静脉造影 CT(CTAP)两种,临床应用较多的是 CTA。

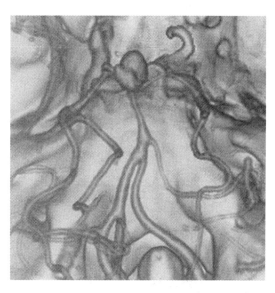

图 4-4-6 头颅 CTA 图像
(VRT 重组清晰显示动脉瘤起自大脑后动脉基底部)

CTA 具有操作方便、经济、有效、微创等优点。目前广泛应用于全身各大血管,如主动脉、肾动脉、颈动脉、冠状动脉、脑血管等的检查,尤其是冠状动脉病变筛选、斑块评价、支架与搭桥术后随访以及主动脉病变与肺动脉栓塞等病变的检查与诊断方面越来越成为首选检查方法。CTA 的最大局限性在于部分容积效应,使相邻结构间发生密度值的传递及边缘模糊,其诊断准确率、空间和时间分辨率仍不如常规血管造影。随着 CT 扫描技术的不断提高和三维技术软件的不断更新,CTA 技术的应用将更加广泛和普及,在某些大血管病变的诊断而不需要介入治疗的情况下,CTA 有取代 DSA 的趋势。下面介绍一些常用部位的 CTA。

1. 头颈部动脉CTA 常规方法是扫描范围从主动脉弓下缘至颅顶,先常规平扫,然后,注射对比剂后15~18秒开始连续螺旋扫描数据采集,或采用智能血管追踪技术,即在主动脉弓设置CT值阈值(100~150Hu),当静脉注入对比剂到达主动脉弓,其CT值达到阈值时,自动触发预定的增强扫描程序,直至完成整个扫描过程(图4-4-6)。头颈部动脉CTA还可用减影法,可得到与DSA相似的图像(图4-4-7)。

头颈部的主要血管有颈总动脉、颈内动脉、颈外动脉、椎动脉、基底动脉、Willis环及大脑前、中、后动脉。CTA可清晰显示头颈部各血管的形态、位置及与邻近组织的关系;可较好地判断颈总动脉、颈内动脉、颈外动脉和椎动脉狭窄的部位、程度;清晰显示颈动脉体瘤与颈内、外动脉的关系;同时可清晰显示Willis环的结构,可发现小至2mm的动脉瘤,亦能显示已破裂的动脉瘤,并明确动脉瘤蒂、载瘤动脉、附壁血栓和钙化情况,了解脑底动脉环的类型,以及清楚显示大脑各动脉分支有无狭窄或闭塞、有无异常血管团等。CTA检查速度快,创伤小,图像质量优良,为头颈血管疾病的介入治疗或手术治疗计划的制订提供可靠的依据。目前用于脑血管疾病的诊断基本可以替代DSA。

2. 肺动脉CTA 扫描范围从主动脉弓水平至膈上2cm,注射对比剂速率一般为2.5~4ml/s,开始注药后14~18秒开始连续螺旋扫描数据采集,或采用智能血管追踪技术。MSCT可显示肺动脉主干及肺动脉的4~5级分支,可清晰显示肺动脉形态和肺动脉栓塞。对于肺动静脉畸形可确定病灶的位置、大小及供血动脉的数目和直径,有助于治疗方案的制订。MIP图像显示单发肺动静脉畸形较直观、清晰,但复杂的肺动静脉畸形由于血管的重叠,空间关系显示欠佳。VR图像显示血管清晰、真实,可清晰显示血管之间的空间关系(图4-4-8)。

3. 冠状动脉CTA 冠状动脉造影CTA是通过外周静脉注射对比剂后,借助心电门控装置短时间内对整个心脏进行扫描采集,然后应用图像后处理软件做2D和3D的图像重组,可以清楚显示冠状动脉。心电门控技术目前可分为前瞻性ECG触发和回顾性ECG门控两种。前者是根据连续测定患者心电图R-R间期后预设一个期相曝光扫描,心脏容积数据的

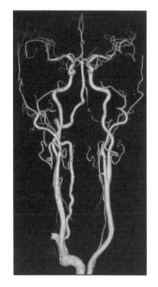

图4-4-7 头颈动脉CTA减影图像
(左侧椎动脉狭窄)

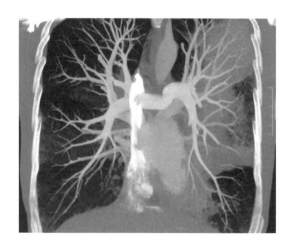

图4-4-8 肺动脉CTA图像
(清晰显示正常肺动脉)

采集是用序列扫描的"步进曝光"技术,此方法可以减少 X 线的辐射剂量,但不能进行心脏功能的测定;后者是在连续曝光采集心脏容积数据的同时记录患者心电图,扫描完成后结合心电图进行回顾性重组,此方法同时可以进行心脏功能测定,但 X 线辐射剂量较大。

冠状动脉扫描范围从气管隆嵴下至膈顶,注射对比剂速率一般为 4~5ml/s,开始注药后 20~25 秒开始数据采集或采用智能血管追踪技术启动扫描。冠状动脉 CTA 能清晰显示冠状动脉主干及其主要分支,是微创性检查冠状动脉病变的理想方法(图 4-4-9)。可显示冠状动脉发育异常,冠状动脉及其主要分支有无狭窄、闭塞,同时能分析狭窄和闭塞的原因是钙化斑块或非钙化性斑块,评价冠状动脉的血管通畅情况,也能评价冠状动脉搭桥术后或支架术后血管通畅情况。MIP 和 VR 能显示冠状动脉树及其发育类型,CPR 图像能够展开显示具体某一支冠状动脉的全程。

4. 四肢动脉 CTA 扫描范围根据检查部位决定,注射对比剂速率一般为 3~4ml/s,开始注药后 25~30 秒开始连续螺旋扫描采集数据或采用智能血管追踪技术启动扫描。四肢动脉 CTA 可较好地显示上下肢动脉,判断动脉的钙化、狭窄、迂曲、阻塞、侧支循环、动脉瘤等情况,以及了解四肢肿瘤的血供情况。MSCT 一次可获得腹部至足部完整的 CTA 图像(图 4-4-10),也可进行足和手的血管检查。

5. 胸、腹、盆动脉 CTA 扫描范围从主动脉弓上水平至盆底,注射对比剂速率一般为 3~4ml/s,开始注药后 20~25 秒开始连续螺旋扫描采集数据或采用智能血管追踪技术启动扫描。可显示升主动脉、主动脉弓、胸主动脉、腹主动脉、髂总动脉和髂内外动脉、腹腔动脉、肠系膜上动脉、肾动脉等血管及其分支(图 4-4-11),清楚显示血管的大体解剖形态,对血管畸形、狭窄、闭塞和动脉瘤可得到与 DSA 类似的图像,特别是对主动脉夹层的显示优于 DSA。腹主动脉 CTA 能够精确测量腹主动脉瘤的大小及与肾动脉开口间的距离,有利于制订手术方案。由于 CTA 检查时间短,即使是急性破裂或接近破裂的不稳定动脉瘤和急性动脉夹层的患者也能检查。肾动脉 CTA 虽然不能显示肾动脉小分支和肾段动脉,但可显示肾动脉小分支和

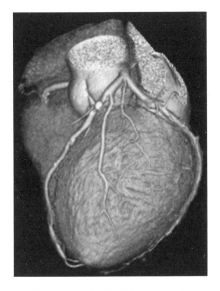

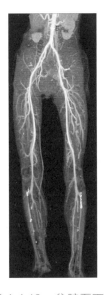

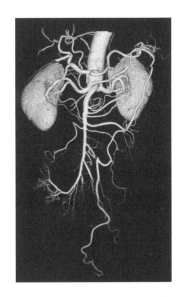

图 4-4-9 冠状动脉 CTA 图像
(清晰显示冠状动脉与心脏表面的关系)

图 4-4-10 盆腔至下肢动脉 CTA 图像
(小腿动脉远端部分闭塞)

图 4-4-11 腹主动脉 CTA 图像
(清楚显示肝、脾、肾及肠系膜上动脉,其下段腹主动脉完全闭塞)

肾段动脉供血区的肾实质,明确有无肾梗死。CTA用于诊断肾动脉狭窄,微创、简便,较DSA价廉,敏感性较高,应作为首选检查方法,但应注意如使用的窗宽过窄,会造成夸大肾动脉狭窄的假象。

(张春雨)

第五节 图像后处理技术

CT图像是由一系列像素组成的数字化图像,计算机数据采集后,尤其是螺旋CT的容积数据采集后,还可利用丰富的软件对其进行一系列图像后处理。包括图像重建技术和图像重组技术。

一、重建技术

重建技术(reconstruction)是指使用原始数据经计算机采用各种特定的重建算法处理得到横断面影像的一种技术。可将CT图像的原始数据,通过改变图像的矩阵、视野、层厚、重建间隔,进行图像再次重建处理。还可根据所选滤波函数,改变算法,再次重建图像。比如内耳骨算法扫描后,还可改变为软组织算法再次重建图像,提高了组织间的密度分辨力,使图像更细致、柔和。也就是说,一次扫描通过不同的重建算法可以获得数套不同的CT图像,使用不同的窗值来观察,使得诊断信息更加丰富。

CT机内一般都装有不同的图像重建数学演算方法软件,常用的有标准算法、软组织算法、骨算法和肺算法等。应根据检查部位的组织成分和密度差异,选择合适的数学演算方法,使图像达到最佳显示。图像演算方式选择不当会妨碍病变的显示。

二、重组技术

重组技术(reformation)是指不涉及原始数据处理的一种图像处理方法,或者说使用重建后的数据实施进一步后处理的技术方法。目前一般所指的图像后处理指的是后者。主要是指利用容积数据进行2D或3D的图像重组处理,此外,还包括图像数据的分割与融合等。目前,较为成熟和常用的后处理重组技术有:多平面重组(multiplanar reformation,MPR)、曲面重组(curved planar reformation,CPR)、多层面容积再现(multiplanar volume rendering,MPVR)、表面遮盖显示(surface shaded display,SSD)、容积再现技术(volume rendering technique,VRT)、CT仿真内镜(CT virtual endoscopy,CTVE)和血管探针技术(vessel probe,VP)等。

高质量的重组图像通常需在MSCT机进行薄层扫描之后,数据经过进一步的薄层重建,得到通常小于1mm层厚的薄层图像,在薄层图像的基础上处理而成。目前的MSCT提供的重组方法很多,如二维、三维图像重组等,它们的主要不同是:二维的多平面重组图像的CT值属性不变,即在多平面重组的图像上仍可采用CT值测量,而三维图像的CT值属性已改变,不能做CT值测量。其中MPR和CPR属于2D重组技术,其余均属于3D重组技术。

1. 多平面重组 MPR是指把横断扫描所得的以像素为单位的二维图像,重组成以体素为单位的三维数据,再用冠状面、矢状面、横断面或任意角度的斜面去截取三维数据,得到重组的二维图像。它可以以任何一个平面方向显示。要求连续扫描层面不少于6层,扫描层厚小于5mm。螺旋扫

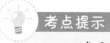

考点提示

多平面重组

描时的层厚和螺距对 MPR 图像质量有明显的影响,层厚越薄,层数越多,重组图像越清晰、平滑;层面较厚时,可造成阶梯状伪影;螺距过大,则影像不清晰。螺旋扫描后的 MPR,图像质量明显优于普通 CT。MPR 方法简单、快捷,适用于全身各个部位,可较好地显示组织器官内复杂解剖关系,有利于病变的准确定位,常作为横断面图像的重要补充而广泛应用(图4-5-1)。

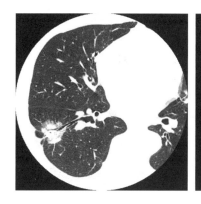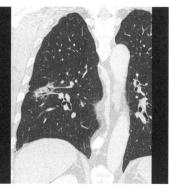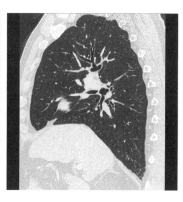

图4-5-1 MPR

2. 曲面重组 CPR 是在容积数据的基础上,在横断层面图像上沿感兴趣器官或结构画一条曲线,计算制定曲面的所有像素的 CT 值,并以二维的图像形式显示出来的一种重组方法。可将走向弯曲的器官或结构(如扭曲重叠的血管、支气管)伸展拉直、展开,显示在同一平面上,较好地显示其全貌,实质是 MPR 的延伸和发展。但曲面重组对于所画曲线的准确与否依赖性很大,有时会造成人为的假象;另外,由于图像显示时存在变形,曲面重组图像有时不能真实反映被显示器官的空间位置和关系。CPR 对于走行扭曲的血管(如冠状动脉)、输尿管、颌面骨、变形的脊柱的显示有较高的价值(图4-5-2)。

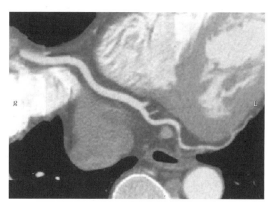

图 4-5-2 冠状动脉 CPR,完整显示前降支全长

3. 多层面容积再现 MPVR 是将一组层面或称为一个厚片的容积资料,采用最大密度投影(maximum intensity projection, MIP)、最小密度投影(minimum intensity projection, MinIP)进行运算,得到重组 2D 图像,这些 2D 图像可从不同角度(3D)观察和显示。

(1)最大密度投影:MIP 是通过计算机处理,从不同方向对被观察的容积数据进行数学线束透视投影,仅将每一线束所遇密度值高于所选阈值的体素或密度最高的体素投影在与线束垂直的平面上,并可从任意投影方向进行观察(图 4-5-3)。MIP 在临床上常用于显示和周围组织对比具有相对较高密度的组织结构,例如注射对比剂后显影的血管、明显强化的软组织肿块、骨骼、肺小结节等(图4-5-4)。当组织结构的密度差异较小时,MIP 的效果不佳。缺点是由于最大强度

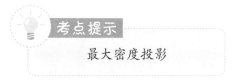

考点提示

最大密度投影

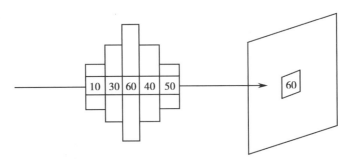

图4-5-3 MIP重建示意图

投影法是叠加的投影,所以不能反映结构的纵深关系,骨骼和钙化等高密度结构可遮盖血管图像。

(2) 最小密度投影法:MinIP 与 MIP 正相反,是仅将每一投影线束所遇密度值低于所选阈值的像素或密度最低的体素投影到与线束垂直的平面上。主要用于显示密度明显低的含气器官,如胃肠道、支气管等(图 4-5-5)。

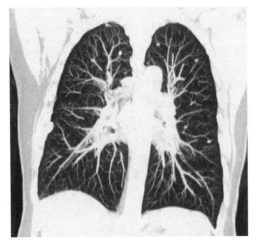

图4-5-4 MIP重建显示肺小结节

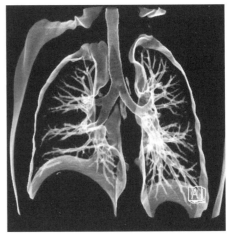

图 4-5-5 Min-MP 支气管树图
(清晰显示支气管走向)

4. 容积再现技术 VRT 也称容积重组(volume reformation,VR)或容积漫游,是利用螺旋 CT 容积扫描的所有体素数据,根据每个体素的 CT 值及其表面特征,使成像容积内所有体素均被赋予不同颜色和

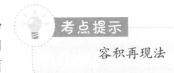

考点提示

容积再现法

不同的透明度,通过图像重组和模拟光源照射,从而显示出具有立体视觉效果的器官或组织结构的全貌。VRT 图像不仅可以显示被观察物的表面形态,而且可根据观察者的需要,显示被观察物内部任意层次的形态,帮助确定病灶与周围重要结构间的位置关系。VRT 图像的主要特点是分辨力高,可以分别显示软组织及血管和骨骼,3D 空间解剖关系清晰,色彩逼真,可任意角度旋转,操作简便和适用范围广,是目前 MSCT 3D 图像后处理最常用的技术之一。VRT 图像适于显示骨骼系统、血管系统、泌尿系统、胆道系统和肿瘤等。缺点是数据计

算量大,不能显示内部细微结构和微小的病变。目前,MSCT 的 VRT 应用比较广泛。多用于观察头颅和脊柱四肢骨关节外伤、畸形性疾病、脑血管、冠状动脉、颈部血管、内脏大血管、四肢血管等血管性病变,胆管病变,尿路病变,以及肿瘤性病变(图 4-5-6)。采集容积数据时,薄层扫描、良好的血管增强效果是获得优质的 VRT 图像的基础;在后处理操作中,准确选择预设的 CT 值上下限十分重要,过高或过低的阈值都可能影响图像的清晰度和真实性(图 4-5-7)。

5. 表面遮盖显示 SSD 通过计算被观察物体的表面所有相关像素的最高和最低 CT 值,保留所选 CT 阈值范围内的像素影像,将超出 CT 阈值的像素透明处理后重组成三维图像。

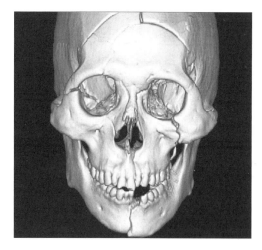

图 4-5-6 头颅外伤 VR

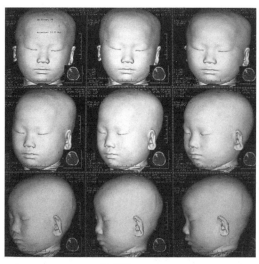 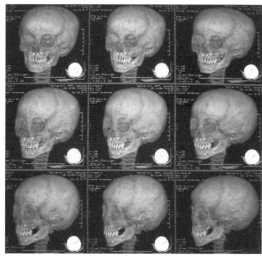

A. 阈值为 –100Hu   B. 阈值为 300Hu

图 4-5-7 设置不同阈值的儿童颅脑 VR

SSD 空间立体感强,解剖关系清晰,有利于病灶的定位和判断侵犯范围。多用于骨骼系统(颅面骨、骨盆、脊柱等)、空腔结构(支气管、血管、胆囊等)、腹腔脏器(肝脏、肾脏等)和肿瘤的表面形态的显示。

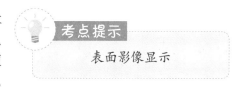

考点提示

表面影像显示

SSD 受 CT 阈值选择的影响较大,选择不当,容积资料丢失较多,容易失去利于定性诊断的 CT 密度,使细节显示不佳。如 CTA 时,CT 阈值过高,选中的组织多,空腔管径显示窄,分支结构显示少或不能显示;反之 CT 阈值过低,细微病变可能漏掉,管径显示宽。此外,SSD 也不能显示被观察物内部结构的形态,还不易区分血管壁钙化、支架等。SSD 重建和 VRT 重建图像相似,但 VRT 重建图像更加细腻逼真,而 SSD 重建图像由于受阈值选择的影响较大,所以不如 VRT 图像操作灵活方便,所以现在 SSD 重建应用较少(图 4-5-8)。

6. CT仿真内镜 CTVE是容积数据同计算机领域的虚拟现实结合,重组出空腔器官内表面的立体图像,类似纤维内镜所见的影像。螺旋CT连续扫描获得的容积数据重组的立体图像是CTVE成像的

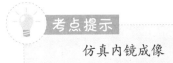

基础。在此基础上调整CT值阈值及透明度,便不需要观察的组织透明度为100%,消除伪影,需要观察的组织透明度为0,保留其图像。再行伪彩色编码,使内腔显示更为逼真。还可利用计算机远景投影软件功能调整视屏距、视角、透明方向及亮度,以管道内腔为中心,不断缩短物屏距(调整Z轴),产生目标物体不断靠近观察者和逐渐放大的多幅图像。随后以电影回放速度连续显示这些图像,即可产生类似纤维内镜进动和转向的动态观察效果。从其检查的微创性,图像的直观性和整体性以及CTVE与纤维内镜图像的一致性来看,CTVE具有良好的临床应用前景(图4-5-9)。不足之处是容易受伪影的影响,颜色为伪彩色,不能真实反映组织表面颜色,另外就是不能进行组织活检。目前多用于观察气管、支气管、大肠、胃、鼻腔、鼻咽、喉、膀胱和主动脉等器官结构。

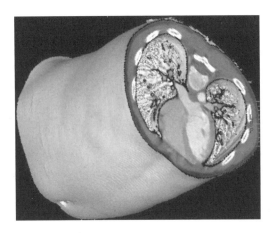

图4-5-8 SSD

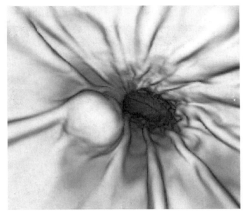

图4-5-9 CTVE显示胃壁占位

7. CT血管灌注成像(CT perfusion imaging,CTPI) CTPI实际上是一种特殊形式的动态扫描,指用CT动态增强来分析局部器官或病变的动态血流变化,并以图形和图像的形式将其显示出来的一种功能性成像技术。

需在MSCT机上进行扫描。CTPI的检查过程是经外周静脉快速团注对比剂后,在对比剂首次通过受检组织时,对选定的感兴趣层面进行连续快速扫描和信息采集,得到一系列动态图像,然后利用工作站专用的CTPI软件分析每个像素对应的体素密度变化,获得每一像素的时间-密度曲线(time-density curve,TDC),并利用此曲线计算出反映组织血流灌注状态的多个参数,如血流量(blood

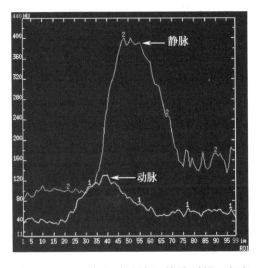

图4-5-10 正常人脑动脉和静脉时间-密度曲线

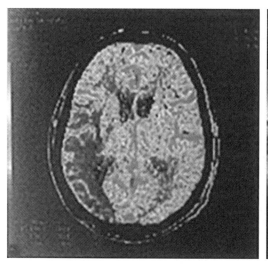
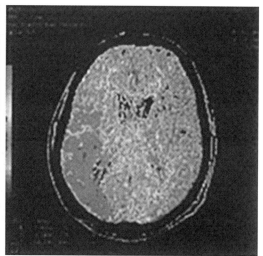

A. 血流量图

B. 平均通过时间图

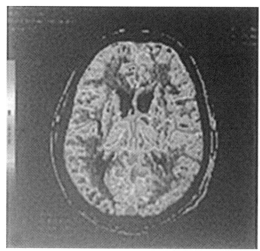
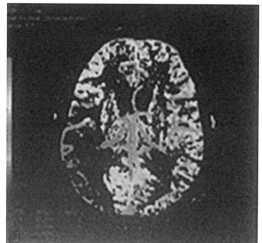

C. 血容量图

D. 峰值时间图

图 4-5-11 脑灌注成像

flow,BF)、血容量(blood volume,BV)、峰值时间(time to peak,TTP)、平均通过时间(mean transit time,MTT)、表面通透性(permeability surface,PS)等,并组成新的数字矩阵,最后通过数/模(D/A)转换获得灌注图像,不同的灰度以伪彩色显示,获得直观、清楚的各参数彩色图像(图 4-5-10,图 4-5-11)。被检组织的灌注情况与其血管化程度、血管壁的通透性和细胞外液量有关,组织的血管化程度与早期强化相关,而血管壁的通透性和细胞外液量与后期强化相关。CT 灌注成像具有较高的时间分辨力,可以较准确反映组织的血管化和血流灌注情况。

BF 的单位是 ml/(100g·min),是指单位体积组织(100g)、在单位时间内的血液供应量,与组织器官或病变的血容量、组织耗氧量、静脉引流和淋巴回流状况等因素有关;BV 单位是 ml/100g,是指组织微血管内所含有的血量占整个组织的体积比,反映了组织或器官的血液灌注量,与脉管系统的容量及毛细血管开放的数量有关;MTT 单位是秒,是指对比剂由供血动脉进入组织并到达引流静脉所需时间的平均值;PS 单位是 ml/(min·100g),是指对比剂单向通过毛细血管内皮进入组织间隙的传输速率,反映毛细血管内皮细胞完整性及血管壁通透性。

CTPI 是一种定量的检查方法,目前应用较多的是脑血流灌注,对缺血性脑梗死的早期诊断具有明显优越性,且简便易行;在肿瘤病变的鉴别诊断和分级诊断以及其他方面的应用也具有较好的应用前景。

 知识链接

血管探针技术

血管探针技术(vessel probe,VP)是在 VR 成像图上,由计算机自动沿着血管走向重组出靶血管的连续横断面图像,并从两个垂直的方向重组出 CPR 图像,显示血管管壁及血管内腔情况。适用于显示走行迂曲的小血管,如冠状动脉等,能清楚显示血管壁的软、硬粥样硬化斑和血管的狭窄程度。

三、图像的测量和计算

1. 测量内容　内容包括 CT 值、长度、距离、角度、周长、面积、体积(容积)等数据。

2. 测量原则　在测量 CT 值前应明确测量目的,同时还应在最有代表性、显示最佳的层面中进行测量。为了便于比较,应同时测量正常与异常组织。平扫和增强后测量,最好在同一平面的两个图像上测量。距离测量要在病变形态范围显示最大、最清楚的层面上测量。

3. 灌注等功能测量　利用工作站专用的 CTPI 软件分析获得每一像素的 TDC,并利用此曲线计算出反映组织血流灌注状态的多个参数,如 BF、BV、TTP、MTT、PS 等。

4. CT 值的测量和表示　病变范围较大的情况下,测其平均 CT 值;可根据其中不同密度范围大小,将方框或圆光标缩小适当大小,移到不同密度区,便可测量出该方框或圆圈范围内的 CT 值。当病变范围小、密度又不均匀时,可通过光标移动,点测该区域某像素的 CT 值。CT 值的测量方法还有:直方图、剖面 CT 值曲线图等。

5. 病灶的测量　为了得出病灶的面积、容积等数据,应测量病灶的大小。病灶大小的测量方法:将病灶的最大径作为测量的长轴,将与病灶中心垂直的横径作为测量的宽度。单位用厘米或毫米表示。例如,颅内出血,在临床医师需要了解患者的出血量时,可通过测量血肿的大小,并根据测量得出的数据计算出其容积,即出血量。具体测量方法如下:使用相应的应用软件,标出每个层面上病灶的范围,根据测量得到的数据便可计算出较为精确的面积,然后乘上层厚,便可得出该层面上病灶的容积,最后将每个层面的容积相加,便可得出该患者的出血量。

(张春雨)

第六节　颅脑 CT 检查技术

 病例

患者,女性,60 岁,头晕、头痛伴左侧肢体麻木一天。门诊医生初步诊断为脑中风,送 CT 室进行头颅 CT 扫描。

请问:1. 该患者检查前应做哪些准备?
　　　2. 如何选择扫描基线?
　　　3. 如何给患者摆体位?

CT 检查技术最早就是从颅脑检查发展起来的,目前在许多颅脑疾病检查中,CT 检查仍然起着非常重要的作用,有些疾病 CT 检查还是首选的检查方法。一般颅脑 CT 检查首先进行平扫检查,然后根据临床诊断需要进行增强扫描或相应的其他检查。

一、颅脑平扫

(一) 横断面扫描

1. 适应证　颅脑外伤、脑肿瘤、脑血管性病变、颅内炎症、先天性畸形及新生儿疾病、脑白质病及脑萎缩、脑积水等。

2. 扫描注意事项

(1) 扫描前去除被检者体表影响成像的物品,如金属发卡、耳环等。

(2) 检查前应向被检者说明检查所需的时间及扫描过程中机器发出的声响。

(3) 在扫描过程中被检者的体位需保持不动,对不能合作的被检者及婴幼儿,可采用药物镇静。成人一般检查前肌内或静脉注射 10mg 地西泮,少数效果差者可重复肌注或静注 10mg 地西泮;小儿口服或灌肠水合氯醛,按每公斤体重 50mg(总剂量不得超过 2g)。

(4) 注意检查以外部位的防护屏蔽。

3. 检查体位和扫描范围

(1) 体位:被检者仰卧于检查床上,头先进,头置于头架中,下颌内收,两外耳孔与检查床面等距,头颅和身体正中矢状面垂直于床面并与中线重合,扫描基线一般取听眦线(听眦线垂直于床面),或根据被检者情况和诊断需要另定。

(2) 范围:从扫描基线开始连续向上扫描至头顶。下方应显示颅底各结构,若怀疑颅底骨折第一层应包括枕骨大孔、筛窦、蝶窦;上方应到达顶叶,对怀疑有转移性肿瘤的患者更应注意顶叶皮层区扫描;四周应包括头部皮肤在内(图 4-6-1)。

4. 扫描方式和参数

(1) 扫描基线:扫描基线是 CT 在定位像上确定解剖结构的扫描起始线。颅脑 CT 横断面扫描基线有三条:听眉线(EML)、听眦线(OML)和听眶线(RBL)(图 4-6-2)。

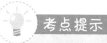
考点提示
　　颅脑 CT 横断面扫描常用基线

1) 听眉线(EML):是眉弓上缘的中点与同侧外耳孔的连线。EML 作扫描基线时有以下优点:①标志醒目,定位准确。②EML 通过三个颅凹的最低处,扫描范围较理想。③采用 EML 扫描,显示组织结构较清楚,幕下显示第四脑室好,幕上显示基底节好。

2) 听眦线(OML):又称眶耳线,是外耳孔与同侧眼外眦的连线。可同时显示三个颅凹,颅脑 CT 检查常以此线作为扫描基线。

3) 听眶线(RBL):又称大脑基底线,是外耳孔上缘与同侧眶下缘的连线。用此线扫描,断面通过眼窝、中颅凹和后颅凹的上部,前颅凹未扫到,而后颅凹已超过大半,第四脑室及枕

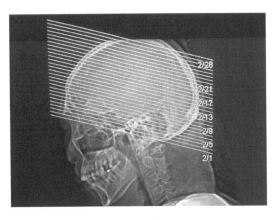

图4-6-1 颅脑CT横断面扫描范围

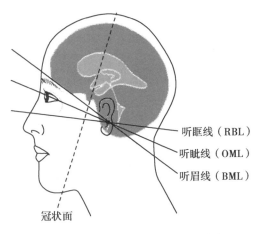

图4-6-2 颅脑CT横断面扫描基线

骨大孔附近均未显示出来。

(2)扫描方式及参数

1)采用侧位定位像,一般非螺旋扫描,层厚、层距5~10mm,扫描视野(FOV)250mm,若发现较小病变时,可在病变区加做薄层扫描。

2)也可不做定位像扫描,直接进行非螺旋轴位扫描,基线对准听眦线行第一层扫描,逐层退床往头顶方向扫完全部颅脑,层厚、层距5~10mm。

5.图像后处理 观察脑组织结构时:窗宽75~100Hu,窗位30~50Hu;观察颅骨结构时:窗宽1500~2500Hu,窗位400~700Hu。对于颅脑外伤的被检者,常规要求拍摄脑组织窗和骨窗CT片(图4-6-3)。

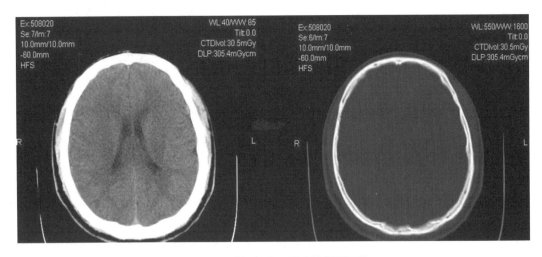

图4-6-3 脑组织窗和骨窗横断面图像

(二)冠状面扫描

1.适应证 当疑有垂体瘤、鞍区占位、颅底病变、小脑病变以及大脑凸面病变时可做冠状面扫描。但一般不作为颅脑的常规扫描方法。对于鞍区扫描常规采用冠状面扫描,但随着颅脑MR在垂体诊断中的优势,CT已不是垂体检查的首选。

2. 扫描注意事项

(1) 扫描前去除被检者体表影响成像的物品,如金属发卡、耳环等。

(2) 告知病人此体位可有不适,要求被检者在检查的过程中,必须保持体位的固定。

(3) 注意检查以外部位的防护屏蔽。

3. 检查体位和扫描范围

(1) 体位:被检者体位有颏顶位和顶颏位两种(图4-6-4,图4-6-5),一般顶颏位较常用。采用颏顶位时被检者仰卧,头部下垂、后仰,使听眦线与检查床面趋于平行,正中矢状面与台面中线重合。顶颏位时被检者俯卧,下颌前伸,头部后仰,两外耳孔与检查床面等距,正中矢状面与台面中线重合。扫描时机架倾斜相应的角度,使X射线与听眦线垂直。

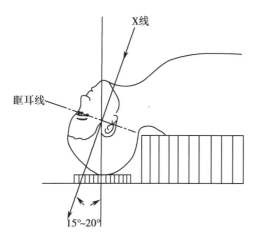

图 4-6-4 冠状位扫描定位图(颏顶位)　　　图 4-6-5 冠状位扫描定位图(顶颏位)

(2) 范围:颅脑冠状面扫描范围应从额叶到枕叶。鞍区扫描范围应根据蝶鞍大小而定,原则上包括蝶鞍前床突和后床突,有较大的占位性病变时应扩大扫描范围,从而使病灶能完整显示。

4. 扫描方式和参数　均采用头颅侧位定位像,非螺旋扫描:①颅脑扫描应倾斜扫描机架使扫描层面尽可能与OML垂直,以层厚、层距5~10mm,FOV 200~250mm连续逐层扫描,直至脑实质扫完为止。②鞍区扫描应尽可能与蝶鞍后床突平行或与鞍底垂直,层厚、层距1~3mm,FOV 150~200mm进行连续逐层靶扫描。

5. 图像后处理　颅脑冠状面观察条件同常规横断面,鞍区显示窗宽250~350Hu,窗位50~70Hu。

二、颅脑增强扫描

1. 适应证　怀疑颅内原发或继发性肿瘤、颅内感染性病变、脑血管性疾病、脑白质病、寄生虫病、先天性颅脑发育畸形中的组织源性疾病(如结节性硬化、神经纤维瘤病等)应在平扫的基础上做增强扫描。

2. 扫描注意事项　在平扫注意事项的基础上,增强扫描前应做碘过敏反应试验或让被检者(家属)签订对比剂使用同意书,有碘过敏者、严重肝肾功能损害、急性出血和脑外伤者应禁用或慎用对比剂。

3. 检查体位、扫描范围、扫描方式和参数均同常规平扫(图 4-6-6)。

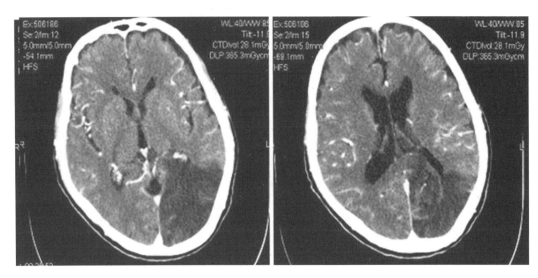

图 4-6-6 颅脑增强横断面图像

4. 对比剂的使用 一般使用非离子型对比剂,成年人用量 60~100ml,儿童按体重用量为 1.5~2ml/kg。使用高压注射器静脉团注法给药,注射速率 1.5~3ml/s,注射完成即行增强扫描。

三、脑血管 CTA

1. 适应证 可用于脑动脉瘤、脑血管畸形、急性脑卒中、脑血管狭窄或血管闭塞性疾病等的诊断,具有较高的阳性检出率和确诊率(图 4-6-7)。

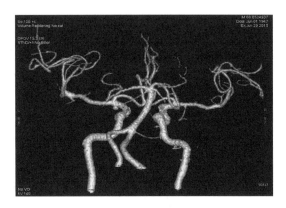

图 4-6-7 颅脑 CTA 图像

2. 扫描注意事项

(1) 检查前由扫描技师认真填写检查申请单的相关项目,并签名。

(2) 扫描前去除被检者体表影响成像的物品,如金属发卡、耳环等。

(3) 注意检查以外部位的防护屏蔽。

(4) 增强扫描后,病人应留观 15 分钟左右,以观察有无迟发性过敏反应。

3. 检查体位和扫描范围

(1) 体位:常规采取仰卧位,头先进,头部用绷带固定于头架上以减少运动伪影。

(2) 范围:从舌骨水平到颅顶,由足侧向头顶侧扫描。

4. 扫描方式和参数 为了获得优质的脑血管 CTA 图像,至少使用 4 排以上多层螺旋 CT 机(MSCT)。采用侧位定位像,螺旋扫描,螺距 1 或 1.5,层厚 1mm,重建间隔 0.5mm,FOV250mm,使用高压注射器静脉团注对比剂,成人用量 80~100ml,儿童用量 2ml/kg,注射速率 3.5~5.0ml/s。

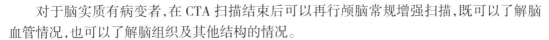

对于脑实质有病变者,在 CTA 扫描结束后可以再行颅脑常规增强扫描,既可以了解脑血管情况,也可以了解脑组织及其他结构的情况。

5. 图像后处理　扫描结束后,可在操作台或工作站上使用 3D 软件,利用 CTA 扫描的原始数据,根据临床诊断的需要进行 MIP、CPR、VR、SSD 等多种方式的重建,可通过裁剪去除骨骼的影响,并可旋转图像,以多角度观察血管,获得多种二维、三维图像。

四、脑 CT 灌注成像

1. 适应证　脑 CT 灌注成像(CTP)技术已较成熟的应用于临床许多疾病的诊断与器官功能的评价,对脑梗死的早期诊断具有明显的优越性,在脑肿瘤的诊断与鉴别诊断以及肿瘤的放化疗疗效的评价方面显示很大的优势;CTP 扫描对噪声非常敏感,因此,小脑、脑干等伪影较多的部位其应用受到一定限制。

2. 检查体位和扫描范围　检查体位及扫描前准备同脑血管 CTA。扫描时应行颅脑横断面平扫,根据平扫图像及临床要求,选择好合适的感兴趣区层面(通常为 10~20mm)。

3. 扫描方式及参数　使用高压注射器经肘静脉团注 50ml 碘对比剂,20ml 生理盐水,注射速率通常应大于 5ml/s,注射开始后 5~7 秒对选定的层面进行连续多次扫描,层厚 5mm,FOV 150mm,共扫 40~50 层,总扫描时间 40~45 秒,然后在后处理工作站利用专用的软件计算出各灌注参数值并可形成彩色功能图。

4. 图像后处理　CTP 在工作站的技术操作过程如下:首先在工作站的浏览表中选中检查病人的增强灌注图像并点击灌注软件,进入 CT 灌注模式选择界面,根据临床检查要求选择不同算法和不同功能灌注模式,然后进行图像校正以减少图像在 X、Y 方向的运动,下一步是调整 CT 值的阈值,再选择感兴趣区和附近的代表动脉与静脉的兴趣区域,则软件自动描绘出各兴趣区的时间 - 密度曲线(TDC),设置最后一幅增强前的图像和第一幅增强后的图像,点击下一步即可重建出各种血流灌注参数的功能图。如果选择的是脑卒中灌注软件并以彩图模式观察,则可以分别得到 CBV(脑血容量)、CBF(脑血流量)和 MTT(对比剂峰值时间)功能彩图,如果选择的脑肿瘤的灌注软件,则可以得到 CBV、CBF、MTT 和 PS(表面通透性)功能彩图。

(常海婷)

第七节　五官 CT 检查技术

 病例

　　患者,女,55 岁,右眼持续性疼痛伴眼球突出 7 天。门诊医生初步诊断为眼眶炎性假瘤,送影像科 CT 室进行眼部 CT 扫描。
　　请问:1. 该患者检查前应做哪些准备?
　　　　　2. 如何选择扫描基线?
　　　　　3. 如何给患者摆体位?

五官的 CT 扫描,常规采用横断面扫描,而眼眶、鼻骨、鼻窦等部位可加做冠状面扫描。一般五官 CT 检查主要做平扫检查,但为了进一步了解某些病变的性质,可以加做增强扫描。

一、眼眶

(一)适应证

1. 眼球突出的病因诊断,例如:眼型 Grave 病。

2. 球内及眶内肿瘤、炎性假瘤、血管性疾病的诊断。

3. 用于眼眶外伤及眶内、球内异物的诊断。

(二)扫描注意事项

1. 扫描前,嘱咐被检者去除头上的金属饰物、发夹等。

2. 扫描前需向被检者说明在扫描期间须保持头部不动。

3. 闭上眼睛保持眼球固定不动。因故不能闭眼的,可嘱患者眼睛盯住一目标,保持不动。

(三)检查体位和扫描范围

眼眶部 CT 检查常规采用横断面扫描。被检查者取仰卧位,头先进,下颌稍抬起,听眶线与床面垂直,两外耳孔与床面等距,正中矢状面与床面中线重合,嘱被检查者在扫描时保持眼球固定不动。由于听眶线与视神经走向大体一致,使用该线扫面显示视神经和眼外肌较好,故常用听眶线为扫描基线。扫面范围从眶底至眶顶,必要时可根据需要扩大扫描范围(图 4-7-1)。

在下列情况下可作冠状位扫描检查。①对于眼外诸肌肉病变状态下的观察;②确定眼内异物的方位;③观察和确定病变与眶顶和眶底关系;④观察眶尖的紧邻结构,辨别眶尖病变的侵袭范围;⑤眼部外伤时判断有无眶底或眶顶的骨折及其程度。眼眶部冠状位检查患者取仰卧或俯卧位,头后仰,使听眶线与台面平行,正中矢状面与台面中线重合。扫描范围从眼球前部到海绵窦。

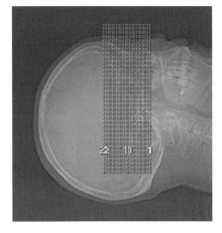

考点提示

眼眶 CT 检查常规采用的检查体位

图 4-7-1 眼眶扫描范围

(四)扫描方式和参数

采用侧位定位像,螺旋扫描,扫描层厚为 3~5mm,FOV 250mm。CT 平扫如发现眶内病变,尤其是占位病变或疑有血管性病变时应加做增强扫描。扫描方法、参数与平扫相同,对比剂浓度为 300~350mgI/ml,用量为 80~100ml,注射速率为 2~3ml/s,延迟扫描时间 50 秒。临床怀疑血管病变时,做动静脉双期扫描,延迟扫描时间为动脉期 25 秒,静脉期 60 秒。

(五)图像后处理

眼眶图像的显示一般需同时采用软组织窗和骨窗。软组织的窗宽和窗位分别在 200~250Hu 和 35~50Hu,骨窗的窗宽和窗位分别 1500~2000Hu 和 350~500Hu。图像的拍摄原则基本与颅脑检查相同,必要时可采用放大拍摄。如需要更好的显示眶壁的情况,可以将容积数据进行 1mm 薄层重建并行冠状、矢状、VR、MPR 等二维及三维图像重建,作为横断面图像的补充(图 4-7-2A、B、C、D)。

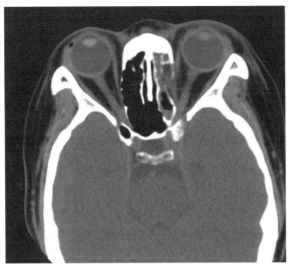

A.横断面软组织窗

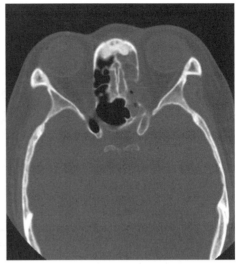

B.横断面骨窗

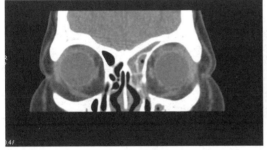

C.冠状位图像

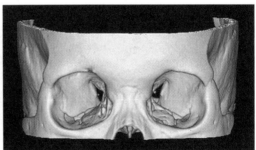

D.VR 图像

图 4-7-2 眼眶 CT

二、鼻骨

(一) 适应证

1. 可用于鼻部炎症、鼻骨骨折等疾病的检查。

2. 对齿槽、腭部、眶底、筛上颌窦角和前颅窝底的显示,以冠状面扫描为首选。

(二) 扫描注意事项

1. 扫描前去除被检者体表影响成像的物品,如膏药、发夹及其他金属物品等。

2. 嘱咐被检者在检查期间保持头部固定不动,并告诉患者扫描期间不要做吞咽动作。

3. 应注意检查以外部位的防护屏蔽。

(三) 检查体位和扫描范围

被检者取仰卧位,头先进,头部正中矢状面与床面中线垂直,下颌稍内收。扫描范围为鼻根部至鼻尖(图 4-7-3)。

(四) 扫描方式和参数

采用侧位定位像,螺旋方式扫描,层厚 3~5mm,二次重建≤1mm 薄层重建,FOV 250mm,重建模式为标准重建和骨算法重建。对鼻外伤怀疑鼻骨骨折的被检者,以扫描层面平行于鼻根至鼻尖的连线,沿鼻背部作冠状面薄层扫描。

(五)图像后处理

一般采用骨窗和软组织窗同时观察,骨窗窗宽1550~2050Hu,窗位300~600Hu;软组织窗窗宽200~250Hu,窗位30~50Hu。在图像处理工作站,运用≤1mm薄层重建数据进行冠状面重组以获得冠状面图像,必要时进行VR等三维重建便于诊断(图4-7-4A、B、C)。

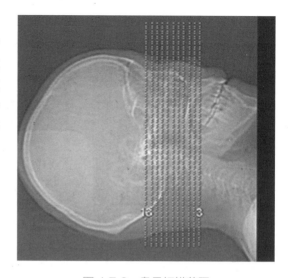

图4-7-3 鼻骨扫描范围

三、鼻窦

(一)适应证

1. 鼻窦的炎症、肿瘤、外伤骨折等疾病。
2. 窦腔的形态、大小异常。
3. 邻近解剖结构的改变。

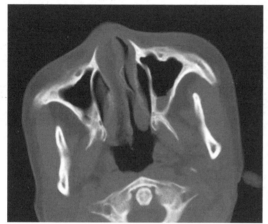

A. 横断面

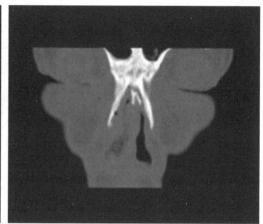

B. 冠状位

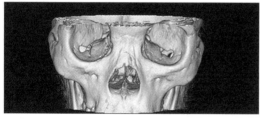

C. VR 图像

图4-7-4 鼻骨CT图像

(二)扫描注意事项

1. 扫描前去除被检者体表影响成像的物品,如膏药、发夹及其他金属物品等。
2. 嘱咐被检者在检查期间保持体位不动,不要做吞咽动作。
3. 应注意检查以外部位的防护屏蔽。
4. 婴幼儿、外伤、意识不清及躁动不安的病人,酌情给予镇静剂。

（三）检查体位和扫描范围

被检者取仰卧位，头先进，头部正中矢状面与床面中线垂直，下颌稍内收。扫描范围为硬腭扫描至额窦上缘（图4-7-5）。在没有MSCT之前通常采用冠状面扫描，可整体性观察鼻腔及其周围结构，对鼻窦病变的上下关系显示较好。对齿槽、腭部、眶底、筛上颌窦角和前颅窝底的显示也以冠状面扫描为首选。由于部分被检查者不能很好地配合冠状面扫描，有时图像效果不理想。MSCT出现后多以螺旋扫描、薄层重建、冠状面重组的方式进行处理。

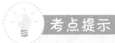

考点提示

鼻窦CT扫描的扫描范围

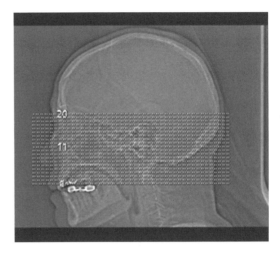

图4-7-5 鼻窦CT扫描范围

（四）扫描方式和参数

采用侧位定位像，螺旋扫描，层厚3~5mm，FOV 250mm，二次重建≤1mm薄层重建，重建算法为标准重建和骨算法重建。如有需要则进行冠状面扫描，被检者头先进，采用仰卧位或俯卧位。仰卧位时头后伸，体位摆成颌顶位；俯卧位时头尽量前伸，成顶颌位；两外耳孔与床面等距，听眶线与床面平行，可适当倾斜机架角度，采用侧位定位像，以扫描层面尽可能与听眶线垂直或平行于上颌窦后缘为原则，扫描范围从蝶窦后壁起至额窦前壁，包括额窦、筛窦、蝶窦和鼻腔，扫描条件与横断面扫描相同。对怀疑脑脊液鼻漏的被检者应以层厚1~2mm的薄层扫描寻找漏口。

（五）图像后处理

一般采用骨窗和软组织窗同时观察，骨窗的窗宽为1550~2050Hu，窗位300~600Hu；软组织窗的窗宽200~250Hu，窗位30~50Hu。在图像处理工作站，运用≤1mm薄层重建数据做冠状面重组以获得冠状面图像，便于诊断（图4-7-6A、B）。

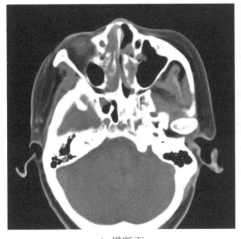

A. 横断面

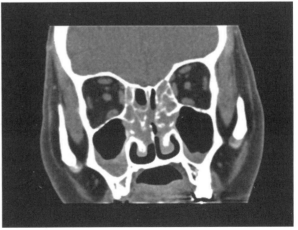

B. 冠状面

图4-7-6 鼻窦CT扫描

四、乳突

(一) 适应证

中耳乳突炎等炎性病变;肿瘤性疾病;先天性畸形;外伤等。

(二) 扫描注意事项

1. 扫描前去除被检者体表影响成像的物品,如耳部饰物、金属等。

2. 仔细阅读病史及相关检查资料,选择扫描方法。

3. 嘱咐被检者在检查期间保持体位不动,不要做吞咽动作。

4. 应注意检查以外部位的防护屏蔽。

5. 婴幼儿、外伤、意识不清及躁动不安的病人,酌情给予镇静剂。

(三) 检查体位和扫描范围

常规采用的检查位置是横断面。横断面扫描时,被检者取仰卧位,头先进,听眶线与床面垂直,两外耳孔与床面等距,正中矢状面与床面中线重合。横断面扫描范围颞骨岩部顶至乳突尖(图 4-7-7)。

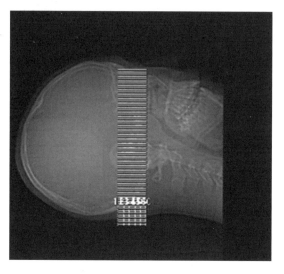

图 4-7-7 乳突扫描范围

(四) 扫描方式和参数

采用侧位定位像,非螺旋方式扫描,扫描层厚、间距 1~2mm,或 <1mm 超薄层层厚扫描,重建模式运用高分辨算法及软组织算法进行重建。如仅需观察一般形态结构平扫即可,临床疑有中耳乳突炎合并有胆脂瘤和骨破坏时,需加做增强扫描。增强扫描时,扫描方式、参数等与平扫相同,对比剂浓度为 300~350mgI/ml,用量为 80~100ml,注射速率为 2~3ml/s,扫描延迟时间动脉期 16~20 秒,实质期 60~70 秒。

(五) 图像的处理

一般采用骨窗和软组织窗同时观察,骨窗的窗宽为 1000~1600Hu,窗位 250~500Hu;软组织窗的窗宽为 250~300Hu,窗位 30~50Hu(图 4-7-8)。

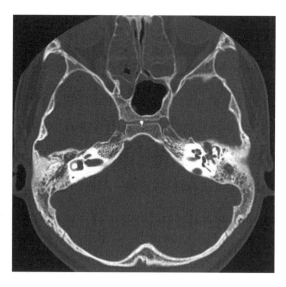

图 4-7-8 乳突 CT 横断面图像

五、上、下颌骨

(一) 适应证

1. 颌面部骨折、挤压伤等。

2. 下颌骨良性肿瘤如牙骨质瘤、纤维骨瘤等。

3. 牙种植的辅助检查。

4. 炎症性病变。

5. 上颌窦肿瘤等。

(二) 扫描注意事项

1. 认真审阅检查申请单,了解患者检查的目的和要求。

2. 扫描前去除被检者体表影响成像的物品,如膏药、金属等。

3. 向患者简要介绍过程,取得患者的配合,嘱咐患者检查期间保持体位不动。

4. 应注意检查以外部位的防护屏蔽。

(三) 检查体位和扫描范围

被检者仰卧于检查床上,头先进,身体正中矢状面垂直于床面并与中线重合,下颌抬起并后仰,以听口线(外耳孔至口角连线)垂直检查床面为标准位。下颌骨扫描时,扫描范围包括整个下颌骨和颞颌关节。上颌骨CT扫描一般与鼻部CT平描同时进行,这样可防止发生不必要的漏诊(图4-7-9A、B)。

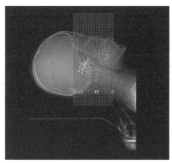 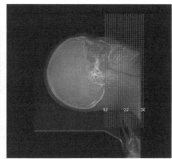

A. 上颌骨   B. 下颌骨

图4-7-9 上下颌骨CT扫描范围

(四) 扫描方式和参数

一般采用横断面扫描,扫描层厚为3~5mm,FOV 250mm,必要时对图像数据进行≤1mm薄层重建。图像重建模式采用骨算法或骨算法加标准算法进行重建。

(五) 图像后处理

一般采用骨窗和软组织窗同时观察,骨窗的窗宽为1500~2000Hu,窗位400~600Hu;软组织窗的窗宽300~500Hu,窗位35~45Hu。必要时运用层厚≤1mm薄层图像数据进行冠状位、矢状位及VR、MPR等二维及三维图像重建(图4-7-10A、B)。

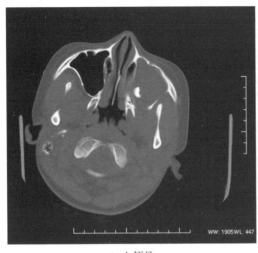
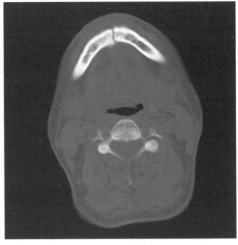

A. 上颌骨　　　　　　　　　　　　　B. 下颌骨

图 4-7-10　上下颌骨横断面扫描

（陈花潞　张玉松）

第八节　颈部 CT 检查技术

 病例

　　患者,女,18 岁,右鼻腔反复出血 1 月余;查体发现总鼻道后端见肿物生长,微红,鼻腔通气差。门诊医生初步诊断为鼻咽血管纤维瘤,送影像科 CT 室进行鼻咽部 CT 扫描。

　　请问:1. 该患者检查前应做哪些准备?

　　　　　2. 如何给患者摆体位?

　　　　　3. 如何确定扫描范围?

　　颈部结构复杂,上界为下颌骨下缘、下颌角至乳突的连线、上项线及枕骨隆凸;下界为胸骨上切迹、胸锁关节、锁骨和肩峰至第 7 颈椎棘突的连线。颈部前方以胸锁乳突肌前缘为界,前方为颈前部,其后方至斜方肌前缘为颈外侧部,被斜方肌被覆的部分称为颈后部。CT 以其快速、准确的特点,已成为颈部疾病检查的基本手段,特别是多层螺旋 CT(MDCT)的出现,能在数秒内完成对整个颈部的扫描,从而避免了呼吸产生的伪影,并能获得较高质量的图像,因而应用越来越广泛。

一、颈部

(一) 适应证

1. 颈部感染性病变,包括位于颈部各个间隙的各种特异性和非特异性感染。

2. 颈部囊肿和肿瘤,包括位于颈部各个间隙的良性肿瘤和恶性肿瘤。

3. 颈椎病和外伤性病变。

4. 另外,甲状腺病变、颈部淋巴结病变等。

（二）扫描注意事项

1. 扫描前去除被检者体表影响成像的物品,如膏药、金属等。

2. 嘱咐被检者在检查期间保持体位不动,并告诉被检者尽量不做吞咽动作。

3. 应注意检查以外部位的防护屏蔽。

4. 如需增强扫描,做前需先做碘过敏试验,并签订相关协议。

（三）检查体位和扫描范围

被检者仰卧于检查床上,头先进,身体正中矢状面垂直于床面并与中线重合,头部稍后仰,以减少下颌骨与颈部的重叠,同时两肩放松,两上臂置于身体两侧,以减少肩部骨骼结

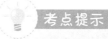

考点提示

颈部 CT 扫描技术要点

构对下颈部扫描的影响。先扫定位片,然后依据颈部病变的部位、性质决定扫描范围。喉部扫描范围从第四颈椎向下至环状软骨下缘 1cm,扫描时可让病人连续发"E"音,使声带内收,梨状窝扩张,此时可较好显示声带结构、梨状窝尖端、咽后壁及杓会厌襞的形态及病变,如发现肿块可加扫至颈根部。

（四）扫描方式和参数

先摄取侧位定位像,螺旋扫描,层厚 3~5mm,FOV 200mm,重建算法为标准重建。当用于检查和鉴别甲状腺结节或肿块的性质时,多采用平扫加增强扫描。如需增强扫描则在注射完成后即行增强扫描。

（五）图像后处理

一般采用骨窗和软组织窗同时观察,骨窗的窗宽为 1500~2000Hu,窗位 400~600Hu;软组织窗的窗宽 300~500Hu,窗位 35~45Hu。喉部与甲状腺横断面图像经冠状面,矢状面重组,可以更好显示解剖结构与病变。

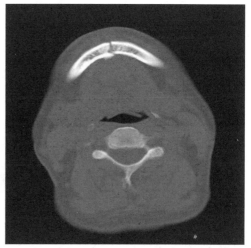

图 4-8-1 颈部 CT

二、咽部

（一）适应证

1. 咽部较为复杂的外伤。

2. 咽部良性肿瘤及恶性肿瘤。

3. 扁桃体及腺样体病变等。

（二）扫描注意事项

1. 扫描前去除被检者体表影响成像的物品,如膏药、金属等。

2. 嘱咐被检者在检查期间保持体位不动。

3. 应注意检查以外部位的防护屏蔽。

4. 对增强扫描者,按含碘对比剂使用要求进行准备。

5. 对婴幼儿、外伤、意识不清及躁动不安的病人,酌情给予镇静剂。

（三）扫描体位和扫描范围

被检者仰卧于检查床上,头先进,身体正中矢状面垂直于床面并与中线重合。头稍

后仰,使颈部与床面平行,两外耳孔与床面等距。扫描范围为口咽下1cm向上至颅底。若发现肿瘤可扫描至颈根部,以了解淋巴结受累情况。扫描基线:层面与咽部平行(图4-8-2)。

(四) 扫描方式与参数

一般采用横断面扫描,先摄取侧向定位片,再制定扫描计划,确定扫描范围及扫描参数;层厚3~5mm,层距3~5mm;采用骨算法或骨算法加标准算法。如观察颅底骨有无破坏,或确定有无微小的病变,采用2mm的层厚、层距扫描。

一般可不作增强扫描,但对富血供病变、肿瘤及疑有颅内侵犯时应作增强扫描检查,目的是确定肿瘤侵犯范围及了解淋巴结是否有转移。对比剂使用方法和剂量等与头颅常规增强扫描检查相同。

(五) 图像后处理

咽部图像的显示和摄影一般用软组织窗摄影,窗宽300~350Hu,窗位35~40Hu;外伤病人加摄骨窗,窗宽1500~2000Hu,窗位300~400Hu。图像的拍摄、测量、放大等原则同常规。应用仿真内镜观察时,需仔细调节病变部位的CT值阈值,可提高咽部病变诊断能力(图4-8-3)。

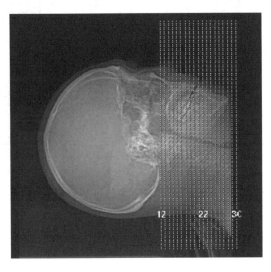
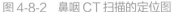

图4-8-2 鼻咽CT扫描的定位图

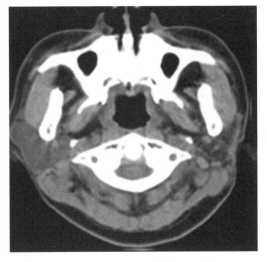

图4-8-3 鼻咽CT扫描

三、喉部

(一) 适应证

1. 喉咽肿瘤、甲状腺病变和各种原因引起的淋巴结肿大。

2. 喉息肉。

3. 外伤所致的喉部损伤,确定病变所在的部位、范围以及损伤程度等。

(二) 扫描注意事项

1. 扫描前去除被检者体表影响成像的物品,如项链、金属饰品等。

2. 嘱咐被检者在检查期间保持体位不动,禁止做吞咽动作。

3. 应注意检查以外部位的防护屏蔽。

4. 应训练患者用腹式呼吸。

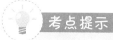

考点提示

咽喉部 CT 扫描技术要点

（三）扫描体位和范围

被检者仰卧于检查床上,头先进,略后仰,使颈部与床面保持平行,两外耳孔与台面等距。扫描范围自舌骨至环状软骨下缘,为了解颈淋巴结的转移,扫描范围要包括全颈部。扫描基线应与喉室平行,可以参考与甲状软骨相邻的椎间隙角度,使扫描线与椎间隙平行,定位线中线与身体正中矢状面重合。如发现有肿瘤,应扫描至颈根部以便了解淋巴结受累情况。

（四）扫描方式与参数

一般采用横断面扫描,先摄取侧向定位片,再制定扫描计划,确定扫描范围及扫描参数;层厚 3~5mm,层距 3~5mm;采用骨算法或骨算法加标准算法。为显示真、假声带及喉室,可采用 1~2mm 薄层扫描。非喉病变处扫描时,层厚可用 8~10mm。为了解声带的运动功能嘱病人持续发"E"音扫描。

喉颈部一般都要作增强扫描,一方面是区别颈部淋巴结与丰富的血管,另一方面对占位性病变的定性有较大帮助,并可了解病变的侵犯范围。喉颈部增强扫描对比剂的使用剂量、注射速率和扫描延迟时间与颅脑常规增强扫描相同。

（五）图像后处理

喉及颈部的图像显示和摄影一般采用软组织窗进行,窗宽和窗位分别是 250~400Hu,35~50Hu。其他常用的放大、测量等技术同一般显示摄影常规,检查中发现有肿块等病变的,必须作增强前后 CT 值测量。外伤的患者应加摄骨窗,窗宽和窗位分别是 1500~2000Hu,350~500Hu(图 4-8-4)。

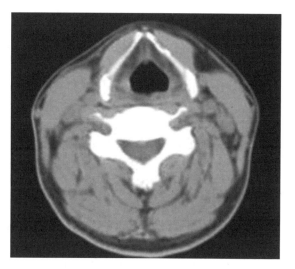

图 4-8-4　喉部 CT 扫描

四、甲状腺

（一）适应证

1. 甲状腺炎、颈部淋巴结结核。

2. 甲状腺腺瘤囊变、甲状腺乳头状癌、弥漫性甲状腺肿和结节性甲状腺肿等。

（二）扫描注意事项

1. 扫描前去除被检者体表影响成像的物品,如膏药、金属等。

2. 嘱咐被检者在检查期间保持体位不动,禁止做吞咽动作。

3. 应注意检查以外部位的防护屏蔽。

4. 对婴幼儿、外伤、意识不清及躁动不安的病人,酌情给予镇静剂。

5. 对增强扫描者,按含碘对比剂使用要求进行准备,增强扫描后,病人应留观 15 分钟左右,以观察有无迟发过敏反应。

（三）扫描体位与范围

被检者仰卧于检查床上,身体置于床面中间,头稍后仰,使下颌支与床台面垂直。上界为舌骨下缘,下界至主动脉弓上缘。

（四）扫描方式与参数

横断面连续扫描,层厚、层距为 3~5mm,对微小病变可薄层扫描。增强扫描时扫描程序和参数与平扫相同。一般选择非离子型含碘对比剂 60~80ml。通过静脉团注或加压快速滴注。注射 50ml 后快速连续扫描。

（五）图像后处理

一般采用骨窗和软组织窗同时观察,骨窗的窗位 250~500Hu,窗宽 1000~1600Hu;软组织窗的窗位 30~50Hu,窗宽 200~400Hu。软组织或标准算法。扫描完成后可进行层厚、层距 1mm 的薄层重建,便于诊断(图4-8-5)。

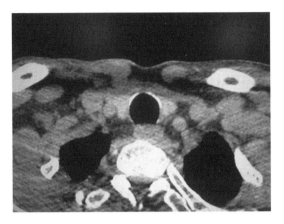

图 4-8-5 甲状腺 CT 扫描

五、颈部血管 CTA

（一）适应证

1. 颈部血管疾病,例如:大动脉炎、颈动脉粥样硬化等。

2. 颈动脉间隙内的恶性肿瘤,颈动脉瘤,副神经节瘤,神经鞘瘤和神经纤维瘤。

3. 咽旁、咽后、椎前间隙的良、恶性肿瘤等。

（二）扫描前准备

1. 扫描前去除被检者体表影响成像的物品,如膏药、金属饰物等。

2. 应注意检查以外部位的防护屏蔽。

3. 检查之前常规六到八个小时禁食。

4. 嘱咐被检者在检查期间保持体位不动。训练被检者发持续的"E"声或瓦氏呼吸,由于发声时声带振动会有运动伪影。

5. 定好位后将套管针连接于高压注射器,并嘱患者在注射造影剂过程中可能会出现全身发热等反应,呈一过性,嘱患者不必紧张,更不能移动。

（三）检查体位和扫描范围

体位同颈部常规扫描。扫描范围从主动脉弓上缘至颅底(包括 Willis 环)。

考点提示

颈部血管 CTA 的扫描范围

（四）扫描方式和参数

采用颈部侧位定位像,螺旋扫描,层厚 1~2mm,层间隔 0.5~1mm,FOV 200mm,重建算法为标准重建,螺距 1~1.5,以 3~4ml/s 注射速度静脉团注对比剂 70~100ml,开始注药后 15~18 秒开始扫描,或使用对比剂团注追踪技术自动触发扫描,感兴趣区常置于主动脉弓,设定阈值 80~100Hu。

（五）图像后处理

颈部血管 CTA 经 MIP 与 CPR 等后处理技术重组所得到的二维、三维图像,可清晰显示颈部血管的形态、走行、有助于颈动脉与椎动脉狭窄或扩张、动脉炎及动脉畸形等的诊断(图4-8-6)。

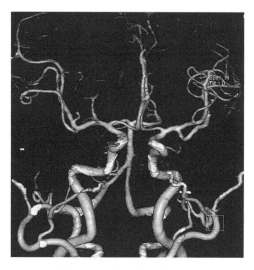

图 4-8-6　头颈部血管 CTA

（陈花潞）

第九节　胸部 CT 检查技术

患者,男性,56 岁,左侧胸部外伤一天来医院就诊。检查:左侧胸部压痛,自主呼吸时疼痛加重。门诊医生初步诊断为肋骨骨折,送影像科 CT 室行胸部 CT 检查。

请问:1. 该患者做胸部 CT 检查前需要做哪些准备工作?

　　　2. 观察肋骨时如何划定扫描范围?

　　　3. 如何选择图像重建算法?

一、肺和纵隔

（一）适应证

1. 肺、支气管及肺门部位的各种疾病,如肺内的各种良性、恶性肿瘤,各类炎症,结核,间质性病变及其他弥漫性病变。

2. 纵隔良恶性肿瘤、肿大淋巴结、与周围解剖结构的关系等。

3. 胸膜腔积液、胸膜增厚、胸膜钙化、气胸以及胸壁的各种疾病等。

4. 明确有无心包积液、心包肥厚、心包钙化及心脏的原发性或继发性肿瘤等。

5. 增强扫描可以发现和诊断各种胸部大血管病变,包括主动脉瘤、夹层动脉瘤、肺动脉栓塞、大血管畸形等,对病变的程度、范围及并发症等都有很好的显示。

(二) 扫描注意事项

1. 认真审阅检查申请单,了解患者检查的目的和要求,详细阅读临床资料及其他检查资料。

2. 扫描前去除患者检查部位(下颈部及胸部)的金属饰物及其他影响扫描检查的物品。

3. 向患者介绍和解释CT检查全过程,取得患者的配合并做呼吸训练,保持呼吸幅度一致。嘱咐患者检查期间保持体位不动。

4. 对于呼吸困难不能屏气的患者或婴幼儿,扫描时应适当加大管电流,加大螺距,缩短扫描时间,以减少呼吸运动伪影。

5. 对于不合作的患者,包括婴幼儿、躁动不安或意识不清的患者要给予镇静剂。

6. 平扫的扫描参数和模式与增强扫描相同,以便做增强前后CT值的对照。

(三) 检查体位和扫描范围

肺和纵隔CT检查一般取仰卧位,被检者仰卧于检查床上,头先进,两臂上举抱头,身体正中矢状面垂直于床面并与床中线重合,对于驼背或不宜仰卧位的患者也可改为俯卧位或侧卧位。扫描前常规先摄取一个胸部正位图像,既可作为定位扫描用,也能给诊断提供参考,在定位像上划定扫描范围,一般从胸廓入口处,扫描至肺下界(图4-9-1)。

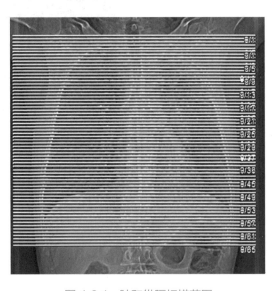

图 4-9-1 肺和纵隔扫描范围

(四) 扫描方式和参数

1. 肺和纵隔扫描常规采用螺旋方式连续扫描,横断面层厚、层距为5~10mm,必要时对图像数据进行≤1mm薄层重建。重建模式常规运用肺算法及标准算法进行重建,必要时运用骨算法重建,用于观察胸廓骨质情况。扫描时呼吸方式为吸气后屏气。

2. 肺和纵隔增强扫描一般都在平扫后进行,注意事项、扫描体位、扫描方式及参数与平扫相同。增强扫描的注射方法多采用静脉团注法,对比剂浓度为300~350mgI/ml,用量为80~100ml,注射速率为2~3ml/s,扫描延迟时间动脉期20~30秒,静脉期50~60秒,必要时再行延迟扫描。婴幼儿胸部增强扫描对比剂注射剂量,一般根据体重以1.5~2ml/kg计算,注射速率控制在0.5~1.5ml/s。

(五) 图像后处理

1. 肺和纵隔CT扫描图像通常采用肺窗和纵隔窗显示(图4-9-2A、B、C、D)。肺窗用来显示肺组织、气管、支气管等,窗宽和窗位分别为1500~2000Hu和−600~−450Hu;纵隔窗用来显示纵隔,窗宽和窗位分别为250~350Hu和30~50Hu。

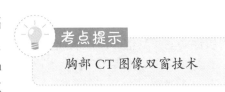

考点提示

胸部CT图像双窗技术

2. 肺和纵隔CT扫描常规的摄片要求同时拍摄肺窗和纵隔软组织窗横断面图像,一般按照扫描的顺序拍摄,有病灶的部位可加拍局部放大图像,并作大小和CT值的测量。怀

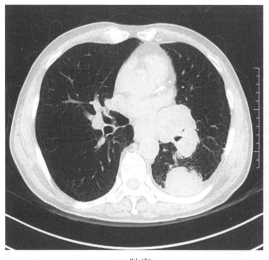

A. 肺窗

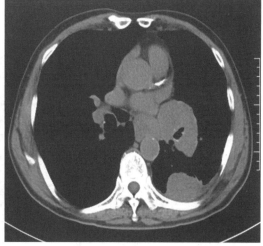

B. 纵隔窗

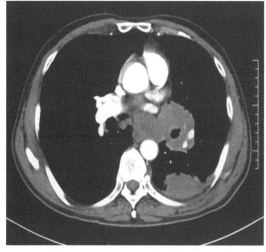

C. 增强动脉期

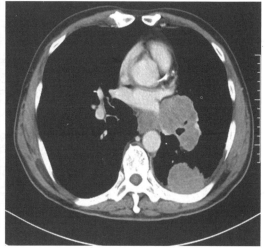

D. 增强静脉期

图 4-9-2 肺平扫和增强扫描

疑有骨转移以及累及相邻肋骨、胸骨、椎骨的病例,需要加摄骨窗图像。必要时可运用层厚≤1mm 薄层图像数据进行冠状位、矢状位及多平面重建(MPR),以便更好的显示病灶的位置、大小以及与周围结构的关系等(图 4-9-3A、B)。

二、胸部高分辨力 CT 扫描

(一) 适应证

1. 肺部弥漫性、间质性病变的诊断和鉴别诊断。
2. 肺部囊性病变、结节状病变的诊断和鉴别诊断。
3. 胸膜病变的诊断和鉴别诊断。
4. 气道病变如支气管扩张的诊断和鉴别诊断。
5. 肺部职业病的诊断和鉴别诊断。

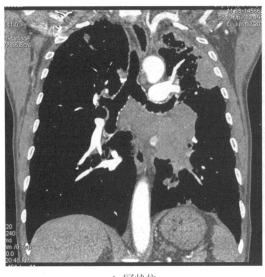
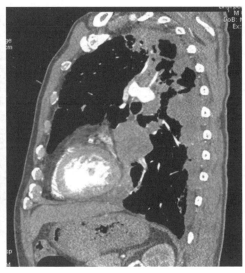

A. 冠状位　　　　　　　　　　　B. 矢状位

图4-9-3　肺增强

（二）扫描注意事项

1. 认真审阅检查申请单，了解患者检查的目的和要求，详细阅读临床资料及其他检查资料。

2. 扫描前去除患者检查部位金属饰物及其他影响扫描检查的物品。

3. 向患者介绍和解释CT检查全过程，取得患者的配合并作呼吸训练，保持呼吸幅度的一致。嘱咐患者检查期间保持体位不动。

（三）检查体位和扫描范围

肺部高分辨力CT扫描检查体位与常规肺部CT检查相同。扫描前常规先摄取一个胸部正位图像，既可作为定位扫描用，也能给诊断提供参考，在定位像上划定扫描范围，一般自胸廓入口至肺下界的全肺部扫描或根据病变范围大小进行局部扫描（图4-9-4）。

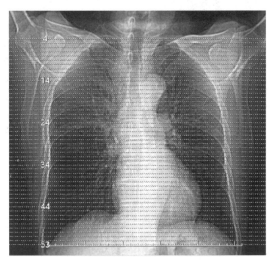

图4-9-4　肺高分辨扫描范围

（四）扫描方式和参数

1. 胸部高分辨力CT检查技术一般要求为：①薄层扫描，根据病变大小，层厚为1~2mm；②采用放大扫描或靶扫描，即缩小采集视野，大多为250mm以下；③采用大矩阵，

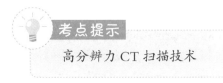

考点提示

高分辨力CT扫描技术

一般在512×512以上；④采用高分辨力算法重建，如骨重建算法；⑤适当提高管电压和管电流等扫描条件以降低由于层面薄而引起的图像噪声。

2. 胸部高分辨力 CT 检查一般有两种扫描方式：①传统上，应用轴扫（非螺旋）扫描方式，层厚 1~2mm，层距 10mm 间隔扫描，获得不连续图像。这种扫描方式可对肺部异常区域进行局部扫描，辐射剂量较低；②目前，由于多排螺旋 CT 可在较短的屏气时间内，完成全肺薄层容积数据采集，因此多采用薄层螺旋容积扫描代替传统的轴扫方式，可观察全肺部异常表现。

（五）图像后处理

肺部高分辨力 CT 扫描图像通常采用肺窗和纵隔软组织窗显示。肺窗窗宽和窗位分别为 1500~2000Hu 和 –600~–450Hu；软组织窗用来显示纵隔，窗宽和窗位分别为 250~350Hu 和 30~50Hu。一般按照扫描的顺序拍摄，有病灶的部位可加拍局部放大图像，并作大小和 CT 值的测量，必要时可以对图像进行冠状位、矢状位及多平面重建（MPR）等后处理，以便更好的显示病灶的位置、大小以及与周围结构的关系等（图 4-9-5A、B）。

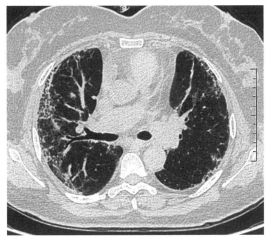
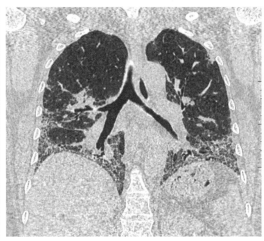

A. 横断面　　　　　　　　　　　　　　　　B. 冠状位

图 4-9-5　肺高分辨力扫描

三、食管

（一）适应证

1. 食管黏膜下占位性病变、外部病变压迫或浸润者。

2. 食管肿瘤治疗（手术、放疗、化疗、介入治疗）后随访复查。

3. 食管外伤及食管异物等。

（二）扫描注意事项

1. 认真审阅检查申请单，了解患者检查的目的和要求，详细阅读临床资料及其他检查资料。

2. 扫描前去除患者检查部位（下颈部及胸部）的金属饰物及其他影响扫描检查的物品。

3. 向患者介绍和解释 CT 检查全过程，取得患者的配合并作呼吸训练，保持呼吸幅度的一致。嘱咐患者检查期间保持体位不动。

4. 检查前一般口服适量 1.0%~1.5% 稀释阳性对比剂，临近扫描时再口服一大口稀释阳性对比剂，扫描时先咽下对比剂，然后吸气后屏住呼吸进行扫描。

5. 平扫的扫描参数和模式与增强扫描相同,以便做增强前后 CT 值的对照。

(三) 检查体位和扫描范围

食管 CT 检查一般取仰卧位,被检者仰卧于检查床上,头先进,两臂上举抱头,身体正中矢状面垂直于床面并与中线重合,对于驼背或不宜仰卧位的患者也可改为俯卧位或侧卧位。扫描前常规先摄取一个胸部正位图像,既可作为定位扫描用,也能给诊断提供参考。在定位像上划定扫描范围,一般从胸廓入口至横膈水平(图 4-9-6)。

(四) 扫描方式和参数

1. 食管扫描一般采用螺旋方式连续扫描,层厚、层距 5~10mm,必要时进行 3mm

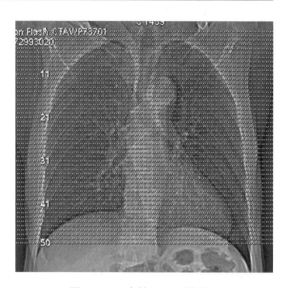

图 4-9-6　食管 CT 扫描范围

或 ≤1mm 薄层重建。重建模式运用标准算法进行重建,需要观察肺部组织有无病变时,运用肺算法进行重建。扫描时呼吸方式为吸气后屏气。

2. 食管增强扫描一般都在平扫后进行,注意事项、扫描体位、扫描方式及参数与平扫相同。增强扫描注射方法多采用静脉团注法,对比剂浓度为 300~350mgI/ml,用量为 80~100ml,注射速率为 2~3ml/s,扫描延迟时间动脉期 20~30 秒,静脉期 50~60 秒。

(五) 图像后处理

食管 CT 扫描图像通常采用软组织窗显示,窗宽和窗位分别为 250~350Hu 和 30~50Hu (图 4-9-7A、B)。一般按照扫描的顺序拍摄,有病灶的部位可加拍局部放大图像。必要时可对图像进行冠状位、矢状位及多平面重建(MPR),以便更好的显示病灶及食管全貌(图 4-9-8A、B)。如果发现肺部有病变时,加摄运用肺重建算法的肺窗图像,窗宽和窗位分别为 1500~2000Hu 和 –600~–450Hu。

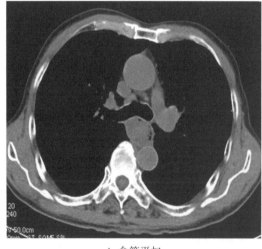

A. 食管平扫

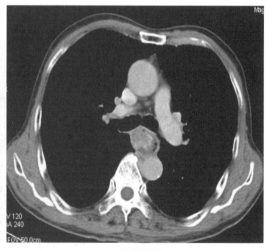

B. 食管增强

图 4-9-7　食管

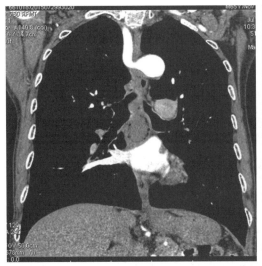
A. 冠状位

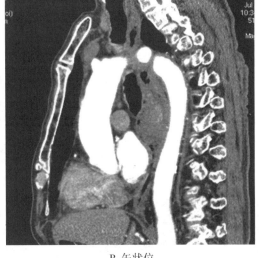
B. 矢状位

图 4-9-8 食管

四、心脏与冠状动脉 CTA

(一) 适应证

1. 冠状动脉狭窄、闭塞及扩张性病变。

2. 先天性冠状动脉变异和发育畸形。

3. 冠状动脉斑块稳定性的诊断与评价。

4. 冠状动脉内支架术后对支架通畅情况的评价。

5. 冠状动脉搭桥术后桥血管通畅程度的评价。

6. 心脏功能分析、心脏瓣膜形态及功能评价。

7. 心脏各类肿瘤与先天性心脏病的诊断。

(二) 扫描注意事项

1. 认真审阅检查申请单,了解患者检查的目的和要求,详细阅读临床资料及其他检查资料。

2. 心率过快和心律不齐者应于检查前 1~7 天服用 β 受体阻滞剂类药物调整心率,检查前需确认患者心率稳定在 70 次 / 分以下。

> **考点提示**
>
> 冠状动脉 CTA 检查前准备及注意事项

3. 扫描前去除患者检查部位的金属饰物及其他影响扫描检查的物品。

4. 按照要求给患者放置心电电极并连接导线,观察患者的 ECG 信号和心率,确认屏气状态下 R 波信号能够被准确识别。

5. 向患者介绍和解释 CT 检查全过程及可能出现的反应,消除紧张情绪,取得患者的配合。嘱咐患者在检查期间保持体位不动。

6. 对患者进行反复的呼吸训练,确保曝光期间胸腹部处于静止状态,并观察屏气状态下的心率变化应小于 10%。

7. 外周静脉(肘正中静脉)穿刺,建立静脉通道,连接高压注射器。

8. 如无禁忌证,扫描前可舌下含服或喷射硝酸甘油,以改善冠状动脉远端血管的显示。

(三) 检查体位和扫描范围

冠状动脉 CTA 检查一般取仰卧位,双手上举,置于头部两侧,调整体轴中心线和床面高度使心脏位于扫描机架的等中心位置。常规扫描一个胸部正位和侧位图像作为定位像,扫描范围通常自气管隆嵴下 1cm 至心脏膈面下方,可根据冠状动脉钙化积分平扫图像设置扫描范围(图 4-9-9A、B)。冠状动脉起源异常、冠状动脉搭桥术后复查及胸痛三联征检查应向上相应扩大扫描范围(图 4-9-10A、B)。怀疑冠状动脉起源异常或冠状动脉 - 肺动脉瘘者起自肺动脉水平面,冠状动脉搭桥术后起自锁骨下缘水平,胸痛三联症起自主动脉弓水平面。

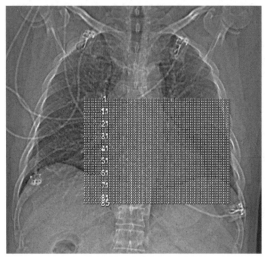

A. 正位

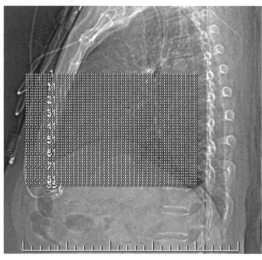

B. 侧位

图 4-9-9　心脏冠状动脉 CTA 扫描范围

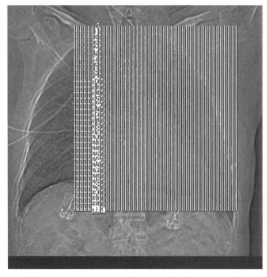

A. 扫描范围

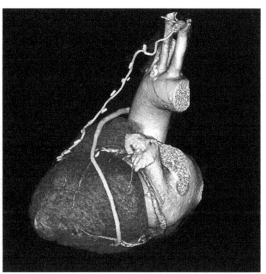

B. 容积再现(VR)图像

图 4-9-10　冠状动脉搭桥术后

（四）扫描方式和参数

1. 冠状动脉 CTA 检查常规采用回顾性心电门控螺旋方式扫描,根据心率选择单扇区重建或多扇区重建。注射对比剂之前先做心脏冠状动脉平扫图像,用于钙化积分或增强扫描时设置扫描范围(图 4-9-11)。如果患者心率较慢且较平稳,不需要做心功能分析时,可采用前瞻性心电门控方式扫描,以降低患者辐射剂量。层厚、层距为 2.5~5mm,二次重建层厚≤1mm 薄层重建。重建模式运用标准算法进行重建。扫描时呼吸方式为平静吸气后屏气。

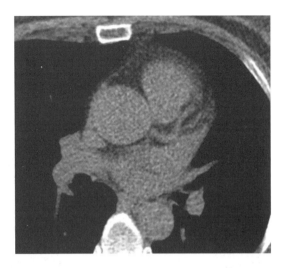

图 4-9-11　冠状动脉平扫横断面图像

2. 冠状动脉 CTA 检查注射方法采用静脉团注法,对比剂浓度为 350~370mgI/ml,成人用量为 60~80ml,也可根据身高体重计算用量,注射速率为 4~5ml/s,常规采用双筒注射方式,注射完对比剂后团注 40~50ml 生理盐水,注射速率为 4~5ml/s。如想观察心内结构时,可采用双筒双流注射方式。

3. 冠状动脉 CTA 检查通常采用团注跟踪技术,ROI(感兴趣区)设于升主动脉或降主动脉腔内(图 4-9-12),阈值为 80~120Hu,自动或手动触发扫描。也可采用团注试验法,以 5ml/s 团注 10~20ml 对比剂后注入 10~20ml 生理盐水,注射后 7~10 秒在主动脉窦上方层面行监测扫描,所测峰值时间与监测扫描延迟时间之和再加 3~5 秒,作为冠状动脉 CTA 的扫描延迟时间。

（五）图像后处理

1. 冠状动脉 CTA 扫描图像通常采用软组织窗显示和摄影。横断面图像窗宽和窗位分别为 400~600Hu 和 100~200Hu(图 4-9-13)。如果预设心电时相图像不佳,可以重调心电时相或心电编辑,重建冠状动脉的最佳横断面图像。

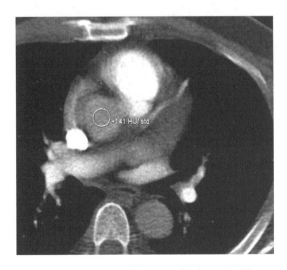

图 4-9-12　冠状动脉 CTA 监测 ROI 设置

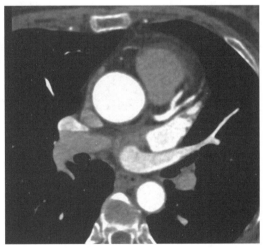

图 4-9-13　冠状动脉 CTA 横断面图像

2. 冠状动脉 CTA 扫描常规的摄片要求拍摄软组织窗横断面图像及后处理的二维、三维图像,横断面图像一般按照扫描的顺序拍摄,有病变的部位可加摄局部放大图像。在图像后处理工作站,运用最佳相位窗、层厚≤1mm 薄层重建图像数据对左右冠状动脉及其主要分支进行冠状位、矢状位、多平面重建(MPR)、曲面重建(CPR)、最大密度投影(MIP)、容积再现(VR)等二维、三维后处理,得到最佳显示图像,以便更好的显示病变位置、范围及冠状动脉全貌(图 4-9-14A、B、C、D)。

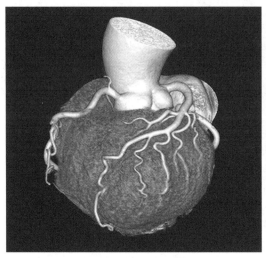

A. 冠状动脉 VR 图像

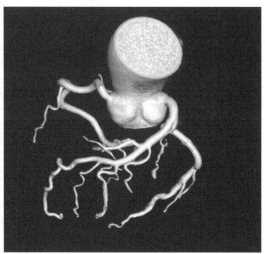

B. 冠状动脉树

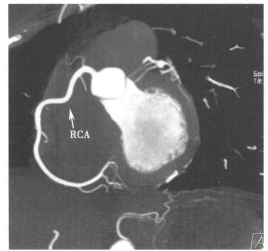

C. 最大密度投影

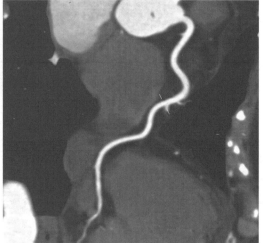

D. 曲面重建

图 4-9-14 冠状动脉

五、肺动脉 CTA

(一)适应证

1. 肺动脉血栓栓塞的诊断及治疗后复查。

2. 肺动脉发育异常的诊断与鉴别诊断。

3. 原发性肺动脉高压的诊断与鉴别诊断。

4. 肺血管性疾病的诊断与鉴别诊断。

5. 纵隔肿瘤和大血管病变的诊断与鉴别诊断。

（二）扫描注意事项

1. 认真审阅检查申请单，了解患者检查的目的和要求，详细阅读临床资料及其他检查资料。

2. 扫描前去除患者检查部位的金属饰物及其他影响扫描检查的物品。

3. 向患者介绍和解释 CT 检查全过程，取得患者的配合并作呼吸训练，保持呼吸幅度的一致。嘱咐患者在检查期间保持体位不动。

4. 外周静脉（肘正中静脉）穿刺，建立静脉通道。

（三）检查体位和扫描范围

肺动脉 CTA 检查体位与常规肺部 CT 检查相同。常规扫描一个胸部正位图像，既可作为定位扫描用，也能给诊断提供参考，在定位像上划定扫描范围，自胸廓入口处扫描至肺下界膈面（图 4-9-15）。

（四）扫描方式和参数

1. 肺动脉 CTA 检查常规采用非心电门控螺旋方式连续扫描，层厚、层距 2.5~5mm，二次重建层厚≤1mm 薄层重建。重建模式运用标准算法进行重建。呼吸方式为平静呼吸下屏气。

2. 肺动脉 CTA 检查注射方法采用静脉团注法，对比剂浓度为 300~370mgI/ml，成人用量为 40~70ml，注射速率为 3~5ml/s。婴幼儿可根据体重计算对比剂用量。

3. 肺动脉 CTA 检查通常采用团注跟踪技术，ROI 设于主肺动脉层面的上腔静脉或主肺动脉内（图 4-9-16），阈值预设为 60~120Hu，自动或手动触发扫描；也可以采用团注试验方法测量肺动脉充盈峰值时间确定扫描延迟时间。必要时可行双期扫描，用来观察肺静脉和左心系统。

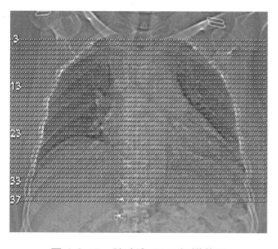

图 4-9-15　肺动脉 CTA 扫描范围

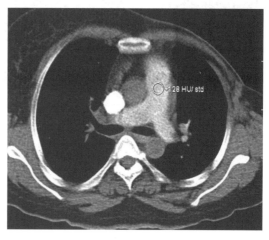

图 4-9-16　肺动脉 CTA 扫描监测 ROI 设置

(五) 图像后处理

1. 肺动脉 CTA 扫描图像通常采用软组织窗显示增强的肺动脉有无栓子(图4-9-17),窗宽和窗位分别为 400~600Hu 和 100~200Hu。肺窗显示肺的改变,如肺梗死实变影等,窗位和窗位分别为 1500~2000Hu 和 –600~–450Hu。

2. 肺动脉 CTA 扫描常规的摄片要求拍摄软组织窗和肺窗横断面图像以及二维、三维后处理图像,横断面图像一般按照扫描的顺序拍摄,有病灶的部位可加拍局部放大图像。在图像处理工作站,运用层厚≤1mm 薄层重建图像数据进行冠状位、矢状位、多平面重建(MPR)、最大密度投影(MIP)、容积再

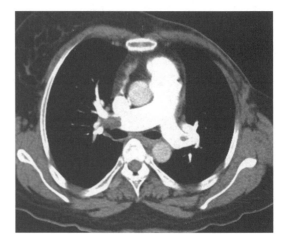

图 4-9-17　肺动脉 CTA 横断面图像

现(VR)等二维及三维处理图像,以便更好的显示病灶的位置、大小及与周围结构的关系等(图 4-9-18A、B)。

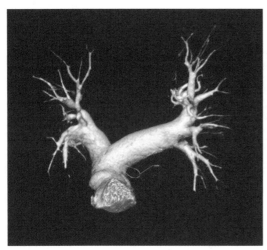

A. 肺动脉 VR 图像

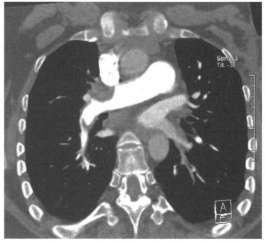

B. 多平面重建(MPR)

图 4-9-18　肺动脉 CTA

六、胸主动脉 CTA

(一) 适应证

1. 各种类型胸主动脉瘤诊断与鉴别诊断。

2. 先天性主动脉发育异常的诊断与鉴别诊断。

3. 主 - 肺动脉异常疾病的诊断与鉴别诊断。

4. 外伤累及胸主动脉系统的急诊 CT 检查。

5. 胸主动脉疾病手术或介入治疗后疗效评估与复查。

6. 大动脉炎、川崎病等诊断与鉴别诊断。

（二）扫描注意事项

1. 认真审阅检查申请单,了解患者检查的目的和要求,详细阅读临床资料及其他检查资料。

2. 扫描前去除患者检查部位的金属饰物及其他影响扫描检查的物品。

3. 向患者介绍和解释 CT 检查全过程,取得患者的配合并作呼吸训练,保持呼吸幅度的一致。嘱咐患者在检查期间保持体位不动。

4. 外周静脉(肘正中静脉)穿刺,建立静脉通道。

（三）检查体位和扫描范围

胸主动脉 CTA 检查体位与常规肺部 CT 检查相同。常规扫描一个胸部正位图像,既可作为定位扫描用,也能给诊断提供参考,在定位像上划定扫描范围,一般自胸廓入口处扫描至肺下界膈面(图 4-9-19)。大动脉炎和川崎病患者应包括头臂干,怀疑夹层动脉瘤累及到腹主动脉的,扫描范围应延长至髂动脉分叉处。

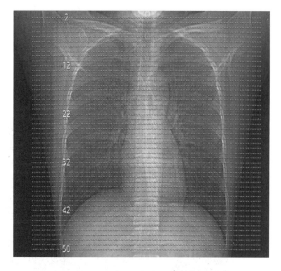

图 4-9-19　胸主动脉 CTA 扫描范围

（四）扫描方式和参数

1. 胸主动脉 CTA 检查常规采用非心电门控螺旋方式连续扫描,重点观察升主动脉病变、冠状动脉受累情况及心脏内部结构时,可采用心电门控螺旋扫描或序列扫描。层厚、层距为 2.5~5mm,二次重建层厚≤1mm 薄层重建。重建模式运用标准算法进行重建。扫描时呼吸方式为平静吸气后屏气。

2. 胸主动脉 CTA 检查注射方法采用静脉团注法,对比剂浓度为 300~370mgI/ml,成人用量为 70~90ml,注射速率为 3~5ml/s。婴幼儿可根据体重计算对比剂用量。

3. 胸主动脉 CTA 检查通常采用团注跟踪技术,ROI 设于胸主动脉中段层面的升主动脉腔内(图 4-9-20),阈值预设为 80~120Hu,自动或手动触发扫描。

（五）图像后处理

1. 胸主动脉 CTA 扫描图像通常采用软组织窗显示增强后的胸主动脉有无病变(图 4-9-21),窗宽、窗位分别为 400~600Hu 和 100~200Hu。

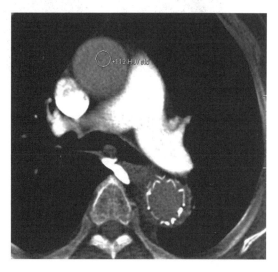

图 4-9-20　胸主动脉 CTA 监测 ROI 设置

2. 胸主动脉 CTA 扫描常规的摄片要求拍摄软组织窗横断面图像及二维、三维后处理图像,横断面图像一般按照扫描的顺序拍摄,有病灶的部位可加拍局部放大图像。 在图像处理工作站,运用层厚≤1mm 薄层重建图像数据进行冠状位、矢状位、多平面重建(MPR)、最大

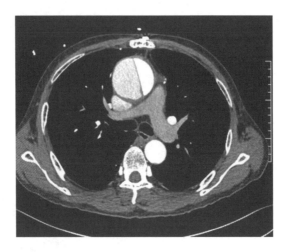

图 4-9-21　胸主动脉 CTA 横断面图像

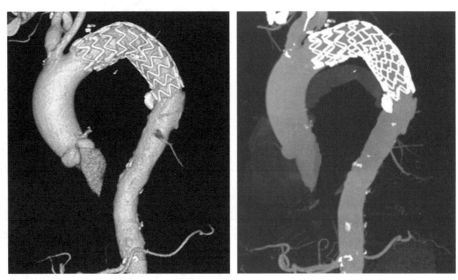

A. VR 图像　　　　　　　　　　　　　B. 最大密度投影

图 4-9-22　胸主动脉支架术后

密度投影（MIP）、容积再现（VR）等二维及三维处理图像，以便更好的显示病灶的位置、范围及与周围解剖结构的关系等（图 4-9-22A、B）。

七、肋骨三维重建

（一）适应证

1. 肋骨骨折。

2. 肋骨发育异常。

3. 肋骨肿瘤或肋骨转移。

4. 肋骨其他病变。

5. 胸廓其他骨质病变，如胸骨、锁骨、肩胛骨等。

（二）扫描注意事项

1. 认真审阅检查申请单，了解患者检查的目的和要求，详细阅读临床资料及其他检查资料。

2. 扫描前去除患者检查部位的金属饰物及其他影响扫描检查的物品。

3. 向患者介绍和解释 CT 检查全过程，取得患者的配合并作呼吸训练，保持呼吸幅度的一致。嘱咐患者检查期间保持体位不动。

4. 对于呼吸困难不能屏气的患者或婴幼儿，扫描时应适当加大管电流，加大螺距，缩短扫描时间，以减少呼吸运动伪影。

5. 对于不合作的患者，包括婴幼儿、躁动不安或意识不清的患者要给予镇静剂。

（三）检查体位和扫描范围

肋骨 CT 检查体位与常规肺部 CT 检查相同。扫描前常规先摄取一个胸部正位图像，既可作为定位扫描用，也能给诊断提供参考，在定位像上划定扫描范围，自胸廓入口处扫描至第 12 肋骨下缘（图 4-9-23）。

（四）扫描方式和参数

肋骨三维重建常规采用螺旋方式连续扫描，层厚、层距 5~10mm，二次重建层厚≤1mm 薄层重建。重建模式运用骨算法及标准算法进行重建，扫描时呼吸方式为吸气后屏气。

（五）图像后处理

1. 肋骨 CT 检查常规横断面通常采用骨窗、肺窗及纵隔窗显示和摄影。骨窗主要用于观察胸廓骨结构骨质情况，窗宽和窗位分别为 1500~2000Hu 和 400~600Hu（图 4-9-24）；肺窗主要用于观察肺部有无病变，窗宽和窗位分别为 1500~2000Hu 和 -600~-450Hu；纵隔窗主要观察纵隔及周围软组织情况，窗宽和窗位分别为 250~350Hu 和 30~50Hu。

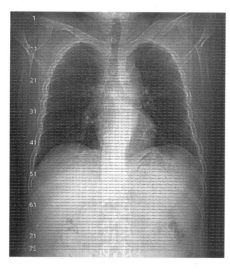

图 4-9-23 肋骨扫描范围

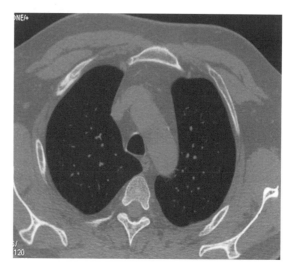

图 4-9-24 肋骨横断面图像

2. 在图像处理工作站，运用层厚≤1mm 薄层重建图像数据进行图像三维重建，容积再现（VR）图像显示肋骨及胸廓其他骨结构全貌立体图像；曲面重建（CPR）图像沿肋骨走向对单根肋骨显示骨折征象（图 4-9-25A、B）。

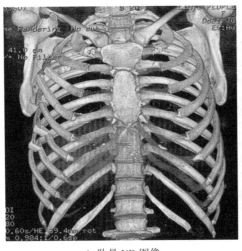

A.肋骨 VR 图像　　　　　　　　B. 单根肋骨 CPR 图像

图4-9-25　肋骨重建图像

（张玉松）

第十节　腹部 CT 检查技术

 病例

　　患者，男性，42 岁，上腹部不适 3 天就诊。检查：超声检查肝脏右后叶见一 5mm×7mm 大小的低回声结节，边缘较光整；实验室检查肝功各项数值在正常范围内。门诊医生初步诊断为肝脏占位性病变，送影像科 CT 室做肝脏平扫和增强扫描进一步确诊。

　　请问：1. 该患者做肝脏平扫和增强扫描前需要做哪些准备工作？
　　　　　2. 肝脏增强扫描时需要做几期扫描？各期扫描延迟时间是多少？

一、上腹部

（一）适应证

1. 占位性病变的诊断　肝血管瘤、肝癌、胃癌、胆囊癌、胆管癌、胰腺癌、转移瘤等。

2. 单纯囊性病变　肝脏、胰腺、脾脏囊肿、多囊肝等。

3. 弥漫性病变　脂肪肝、肝硬化及色素沉着症等。

4. 感染性病变　肝脓肿、胆囊炎、胰腺炎等。

5. 创伤性病变　上腹部多脏器外伤和出血等。

6. 对于阻塞性黄疸和疑有胆道系统占位性病变的定性诊断，观察胆管扩张的形态、部位，确定病灶的大小、部位、性质及胆囊的炎症、胆石症、占位等都有一定的价值。

（二）扫描注意事项

1. 认真审阅检查申请单，了解患者检查的目的和要求，详细阅读临床资料及其他检查资料。

2. 检查前 1 周不服用含重金属元素药物,不做消化道钡剂检查。除急诊外,检查前 4~8 小时应禁食,检查前 30 分钟口服 1.0%~1.5% 稀释阳性对比剂 300~500ml 或温开水,检查前即刻再口服 200~300ml 充盈胃肠道。

3. 扫描前去除患者检查部位的金属饰物及其他影响扫描检查的物品。

4. 向患者介绍和解释 CT 检查全过程,取得患者的配合并作呼吸训练,保持呼吸幅度的一致。嘱咐患者在检查期间保持体位不动。

5. 对于不合作的患者,包括婴幼儿、躁动不安或意识不清的患者要给予镇静剂。

6. 平扫的扫描参数和模式与增强扫描相同,以便做增强前后 CT 值的对照。

(三)检查体位和扫描范围

上腹部 CT 检查一般取仰卧位,患者仰卧于检查床上,头先进,两臂上举抱头,身体正中矢状面垂直于床面并与中线重合,对于驼背或不宜仰卧位的患者也可改为俯卧位或侧卧位。常规扫描一个上腹部正位图像,既可作为定位扫描用,也能给诊断提供参考,扫描范围在定位线上划定,自膈面向下一直扫描至肝脏右叶下缘(图 4-10-1)。脾大者应延长扫描范围至全脾。

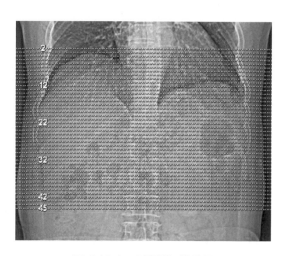

图 4-10-1 上腹部扫描范围

(四)扫描方式和参数

1. 上腹部 CT 扫描采用螺旋方式连续扫描,层厚、层距为 5~10mm,必要时进行 3mm 或 ≤1mm 薄层重建。重建模式运用软组织算法进行重建。扫描时呼吸方式为深呼气后屏气。

2. 上腹部增强扫描一般都在平扫后进行,检查体位、扫描方式、参数等与平扫相同,主要是为了更好地显示病变的性质,以及发

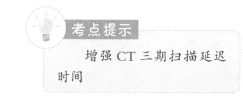

考点提示

增强 CT 三期扫描延迟时间

现一些平扫所不能发现的病变。上腹部增强扫描通常为三期扫描,即动脉期、门脉期和平衡期,注射方法多采用静脉团注法,对比剂浓度为 300~350mgI/ml,成人用量为 80~100ml,注射速率为 2~3ml/s,婴幼儿可根据体重计算对比剂用量。扫描延迟时间动脉期 20~30 秒,门静脉期 55~65 秒,平衡期 100~120 秒,必要时需延迟扫描(如肝脏血管瘤等),延迟时间根据病情需要可至 10~15 分钟。胰腺增强扫描可选用双期扫描,动脉期 20~30 秒,实质期 60~70 秒。

(五)图像后处理

1. 上腹部 CT 图像的显示,一般常用的有软组织窗(窗宽为 200~350Hu,窗位为 30~50Hu)和腹部窗(窗宽为 150~250Hu,窗位为 40~50Hu)。同时根据病变的情况还应采用不同的窗宽、窗位,如观察密度差较小的病变,要用窄窗;对脂肪肝、多发性肝囊肿病变,可采用窗宽为 200~250Hu,窗位 30~35Hu。增强扫描后,由于肝组织密度提高,CT 值增加约 20~30Hu,所以窗位也要相应增加 20~30Hu。

2. 上腹部 CT 扫描常规的摄影要求拍摄软组织窗横断面图像,一般按照扫描的顺序拍摄,有病灶的部位可加拍局部放大图像,并作病灶大小以及平扫、增强各期扫描 CT 值的测

量。必要时可运用≤1mm薄层重建数据对图像进行冠状位、矢状位及多平面重建（MPR）等二维、三维图像后处理，以便更好的显示病灶的位置、大小及与周围脏器的关系等（图 4-10-2A、B、C、D、E）。

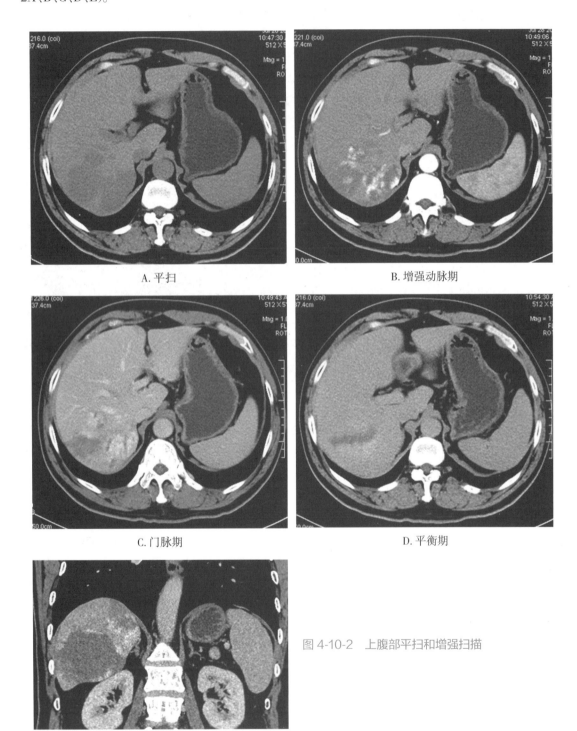

A. 平扫

B. 增强动脉期

C. 门脉期

D. 平衡期

E. 冠状位

图 4-10-2　上腹部平扫和增强扫描

二、肾上腺

(一) 适应证

1. 功能性肾上腺疾病(肾上腺增生、肾上腺嗜铬细胞瘤等)。

2. 非功能性肾上腺肿瘤。

3. 肾上腺癌、肾上腺转移瘤等。

4. 肾上腺结核。

5. 不明原因的高血压、低钾或其他内分泌症状而临床不能确诊时。

(二) 扫描注意事项

1. 认真审阅检查申请单,了解患者检查的目的和要求,详细阅读临床资料及其他检查资料。

2. 检查前 1 周不服用含重金属元素药物,不做消化道钡剂检查。除急诊外,检查前 4~8 小时应禁食,检查前 30 分钟口服 1.0%~1.5% 稀释阳性对比剂 300~500ml 或水,检查前即刻再口服 200~300ml 充盈胃肠道。

3. 扫描前去除患者检查部位的金属饰物及其他影响扫描检查的物品。

4. 向患者介绍和解释 CT 检查全过程,取得患者的配合并作呼吸训练,保持呼吸幅度的一致。嘱咐患者在检查期间保持体位不动。

5. 平扫的扫描参数和模式与增强扫描相同,以便做增强前后 CT 值的对照。

(三) 检查体位和扫描范围

肾上腺 CT 检查体位与上腹部 CT 检查相同。常规扫描一个上腹部正位图像,既可作为定位扫描用,也能给诊断提供参考。在定位像上划定扫描范围,自第 11 胸椎椎体扫描至左肾门水平(图 4-10-3)。临床怀疑嗜铬细胞瘤而肾上腺区扫描阴性者,应该延长扫描范围至盆腔。

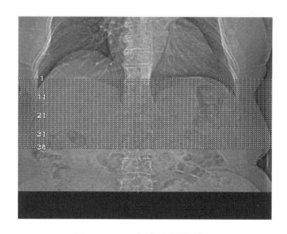

图 4-10-3 肾上腺扫描范围

(四) 扫描方式和参数

1. 肾上腺扫描采用螺旋方式连续扫描,层厚、层距 3~5mm,必要时进行 ≤1mm 薄层重建。重建模式运用软组织算法进行重建。扫描时呼吸方式为深呼气后屏气。

2. 肾上腺增强扫描一般都在平扫后进行,主要是为了更好的显示病变的性质,以及发现一些平扫所不能发现的病变。注射方法多采用静脉团注法,对比剂浓度为 300~350mgI/ml,成人用量为 80~100ml,注射速率为 2~3ml/s,扫描延迟时间动脉期 20~30 秒,实质期 55~65 秒,以及必要时的延迟扫描。

(五) 图像后处理

肾上腺 CT 图像的显示,一般常用软组织窗(窗宽为 200~350Hu,窗位为 30~50Hu),常规的摄片要求拍摄软组织窗横断面图像,一般按照扫描的顺序拍摄,有病灶的部位可加拍局部放大图像,并作病灶大小以及平扫、增强各期扫描 CT 值的测量。对于怀疑肾上腺皮质增生的病例最好能够测量肾上腺的长度及厚度。必要时可对图像进行冠状位、矢状位及多平面

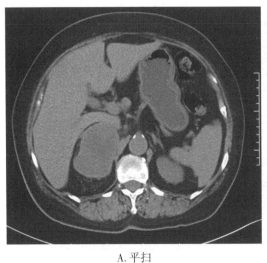

A. 平扫

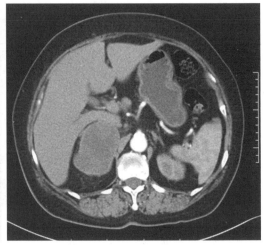

B. 增强动脉期

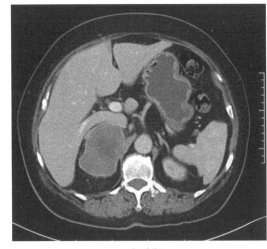

C. 实质期

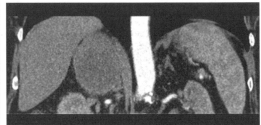

D. 冠状位图像

图 4-10-4 肾上腺肿瘤

重建(MPR),以便更好的显示病灶的位置、大小及与周围脏器的关系等(图 4-10-4A、B、C、D)。

三、双肾、输尿管、膀胱

(一) 适应证

1. 肿瘤性病变 泌尿系良、恶性肿瘤的诊断和鉴别诊断。
2. 感染性病变 肾、输尿管结核、脓肿,肾炎等。
3. 囊性病变 肾囊肿(包括囊肿和包虫囊肿等)。
4. 血管性病变 动脉瘤、血管狭窄等。
5. 泌尿系先天性发育畸形。
6. 泌尿系结石、积水。
7. 泌尿系外伤及出血。

(二) 扫描注意事项

1. 认真审阅检查申请单,了解患者检查的目的和要求,详细阅读临床资料及其他检查资料。

2. 检查前 1 周不服用含重金属元素药物,不做消化道钡剂检查。如观察肾、输尿管时检查前口服 500~1000ml 温开水,观察膀胱时口服 1000~1500ml 水使膀胱充盈。

3. 扫描前去除患者检查部位的金属饰物及其他影响扫描检查的物品。

4. 向患者介绍和解释 CT 检查全过程,取得患者的配合并作呼吸屏气训练,保持呼吸幅度的一致。嘱咐患者在检查期间保持体位不动。

5. 对于不合作的患者,包括婴幼儿、躁动不安或意识不清的患者要给予镇静剂。

6. 平扫的扫描参数和模式与增强扫描相同,以便做增强前后 CT 值的对照。

(三) 检查体位和扫描范围

患者仰卧于检查床上,头先进,两臂上举抱头,身体正中矢状面垂直于床面并与中线重合。常规扫描一个全腹部正位图像,既可作为定位扫描用,也能给诊断提供参考。在定位像上划定扫描范围,从第 12 胸椎上缘到耻骨联合下缘(图 4-10-5)。

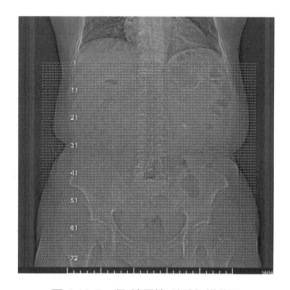

图 4-10-5　肾、输尿管、膀胱扫描范围

(四) 扫描方式和参数

1. 采用螺旋方式连续扫描,层厚、层距 5~10mm,必要时进行 3mm 或≤1mm 薄层重建。重建模式运用软组织算法进行重建。扫描时呼吸方式为吸气后屏气。

2. 增强扫描一般都在平扫后进行,扫描方式、参数等与平扫相同,主要是为了更好的显示病变的性质,以及发现一些平扫所不能发现的病变。注射方法多采用静脉团注法,对比剂浓度为 300~350mgI/ml,用量为 80~100ml,注射速率为 2~3ml/s,扫描延迟时间动脉期 25~30 秒,实质期 65~100 秒,排泄期 120 秒 ~5 分钟,膀胱期 15~30 分钟。

(五) 图像后处理

1. 肾脏、输尿管、膀胱的 CT 扫描图像显示用软组织窗,窗宽和窗位分别为 200~350Hu,30~50Hu(图 4-10-6A、B、C、D),对延迟扫描目的在于观察肾盂、肾盏内病变的部分应采用类似骨窗的窗宽和窗位,如窗宽为 1300~1500Hu,窗位为 350~500Hu。

2. 肾脏、输尿管、膀胱的图像摄片要求拍摄软组织窗横断面图像,一般按照扫描的顺序拍摄,有病灶的部位可加拍局部放大图像,并作病灶大小以及平扫、各期增强扫描 CT 值的测量。必要时可对图像进行冠状位、矢状位、多平面重建(MPR)、最大密度投影(MIP)、容积再现(VR)等二维、三维图像后处理,以便更好的显示肾、输尿管、膀胱全程及病灶的位置、大小等(图 4-10-7A、B、C、D)。

四、腹膜及腹膜后腔

(一) 适应证

1. 腹膜、肠系膜、网膜及腹膜腔病变　肿瘤、囊肿、脓肿、腹腔积液以及外伤的诊断和鉴别诊断。

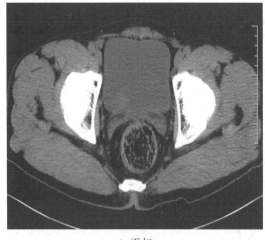

A. 平扫

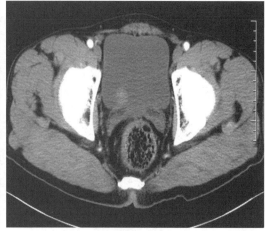

B. 增强动脉期

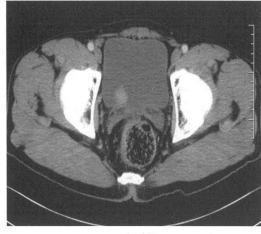

C. 实质期

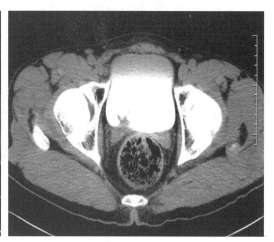

D. 膀胱充盈期

图 4-10-6　膀胱肿瘤

2. 腹膜后腔病变　肿瘤、淋巴结(结核、炎症、转移)、淋巴瘤、腹主动脉瘤和外伤等。

3. 腹壁病变　肿瘤、脓肿、血肿、腹壁疝等。

4. 肠梗阻。

(二) 扫描注意事项

1. 认真审阅检查申请单,了解患者检查的目的和要求,详细阅读临床资料及其他检查资料。

2. 检查前 1 周不服用含重金属元素药物,不做消化道钡剂检查。检查前 90 分钟口服 1.0%~1.5% 稀释阳性对比剂 1000ml,以后每间隔 30 分钟口服 250ml 至扫描前。如怀疑肠梗阻和腹壁疝的,可不服用对比剂。

3. 扫描前去除患者检查部位的金属饰物及其他影响扫描检查的物品。

4. 向患者介绍和解释 CT 检查全过程,取得患者的配合并作呼吸屏气训练,保持呼吸幅度的一致。嘱咐患者在检查期间保持体位不动。

5. 平扫的扫描参数和模式与增强扫描相同,以便做增强前后 CT 值的对照。

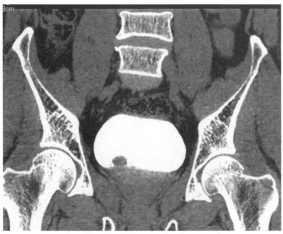

A. 膀胱充盈期冠状位

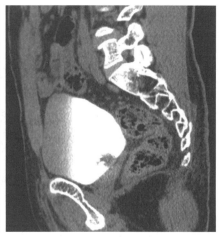

B. 膀胱充盈期矢状位

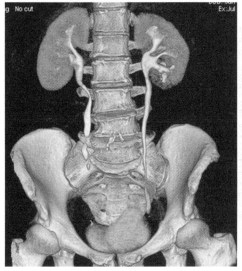

C. 泌尿系全程 VR 图像

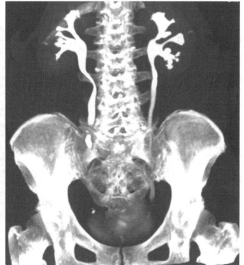

D. 泌尿系 MIP 图像

图 4-10-7　肾、输尿管、膀胱重建图像

(三) 检查体位和扫描范围

患者仰卧于检查床上,头先进,两臂上举抱头,身体正中矢状面垂直于床面并与中线重合。常规扫描一个全腹部正位图像,既可作为定位扫描用,也能给诊断提供参考。在定位像上划定扫描范围,一般从胰腺上方 1cm 处向下一直扫描至髂动脉分叉层面(图 4-10-8)。

(四) 扫描方式和参数

1. 采用螺旋方式连续扫描,层厚、层距 5~10mm,必要时进行 3mm 或 ≤1mm 薄层重建。重建模式运用软组织算法进行重建。呼吸方式为吸气后屏气。

2. 增强扫描一般都在平扫后进行,扫描方式、参数等与平扫相同,主要是为了更好的显示病变的性质,以及发现一些平扫所不能发现的病变。注射方法多采用静脉团注法,对比剂浓度为 300~350mgI/ml,成人用量为 80~100ml,注射速率为 2~3ml/s,扫描延迟时间为动脉期 25~30 秒,静脉期 55~60 秒,必要时可进行延迟扫描。

（五）图像后处理

1. 腹膜及腹膜后腔的图像显示用软组织窗，窗宽和窗位分别为 200~350Hu 和 30~50Hu，对缺少脂肪衬托的患者可适当调小窗宽，如窗宽 150~200Hu，窗位 35~50Hu。

2. 腹膜及腹膜后腔的图像摄片要求拍摄软组织窗横断面图像，一般按照扫描的顺序拍摄，有病灶的部位可加拍局部放大图像，并作病灶大小以及平扫、增强各期扫描 CT 值的测量。必要时可对图像进行冠状位、矢状位及多平面重建（MPR），以便更好的显示病灶的位置、大小及与周围脏器的关系等（图 4-10-9A、B、C）。

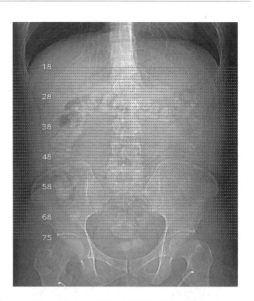

图 4-10-8 腹膜及腹膜后腔扫描范围

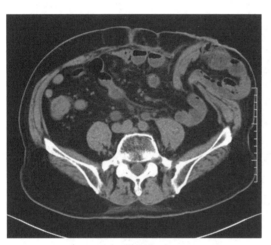

图 4-10-9 腹壁疝

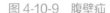

A. 横断位

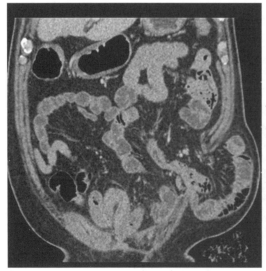

B. 冠状位

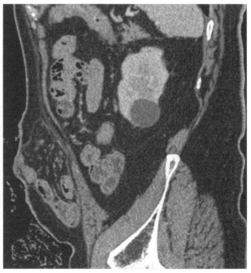

C. 矢状位

五、盆腔

(一) 适应证

1. 盆腔良、恶性肿瘤的诊断和鉴别诊断。

2. 盆腔内炎症性病变及其他隐匿性病变,如脓肿、血肿和肿大淋巴结的诊断。

3. 男性前列腺、睾丸、精囊的良性和恶性肿瘤、炎症以及前列腺增生等。

4. 女性子宫及附件的良性、恶性肿瘤及其他病变。

5. 直肠良性、恶性肿瘤及其他病变。

(二) 扫描注意事项

1. 认真审阅检查申请单,了解患者检查的目的和要求,详细阅读临床资料及其他检查资料。

2. 检查前1周不服用含重金属元素药物,不做消化道钡剂检查。检查前5小时起口服1.0%~1.5%稀释阳性对比剂1500ml,方法是每隔1小时口服300ml直至检查,检查前需膀胱充盈。

考点提示

腹部及盆腔检查前注意事项

3. 扫描前去除患者下腹部及盆腔部位的金属饰物及其他影响扫描检查的物品。

4. 平扫的扫描参数和模式与增强扫描相同,以便做增强前后CT值的对照。

(三) 检查体位和扫描范围

盆腔CT检查一般取仰卧位,患者仰卧于检查床上,头先进,两臂上举抱头,身体正中矢状面垂直于床面并与中线重合,常规扫描盆腔正位图像,既可作为定位扫描用,也能给诊断提供参考。在定位像上划定扫描范围,自髂前上棘水平开始,一直扫描至耻骨联合下缘(图4-10-10)。

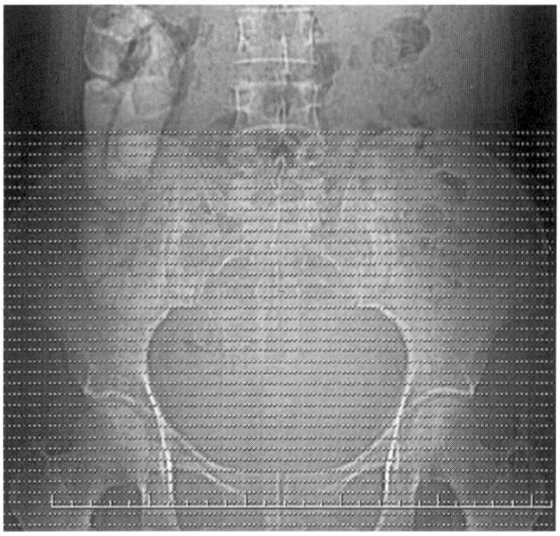

图4-10-10 盆腔扫描范围

(四) 扫描方式和参数

1. 采用螺旋方式连续扫描,层厚、层距5~10mm,必要时进行3mm或≤1mm薄层重建。重建模式运用软组织算法进行重建。扫描时呼吸方式为平静呼吸。

2. 增强扫描一般都在平扫后进行,扫描方式、参数等与平扫相同,主要是为了更好的显示病变的性质,以及发现一些平扫所不能发现的病变。注射方法多采用静脉团注法,对比剂浓度为300~350mgI/ml,成人用量为80~100ml,注射速率为2~3ml/s,扫描延迟时间动脉期25~30秒,静脉期55~60秒,必要时可做延迟扫描。

(五) 图像后处理

1. 盆腔CT图像显示用软组织窗,窗宽和窗位分别为200~350Hu和30~50Hu。在观察盆腔增强扫描图像时,需要适当增加窗位值(图4-10-11A、B)。

2. 盆腔CT图像摄片要求拍摄软组织窗横断面图像,一般按照扫描的顺序拍摄,有病灶的部位可加拍局部放大图像,并作病灶大小以及平扫、各期增强扫描CT值的测量。必要时

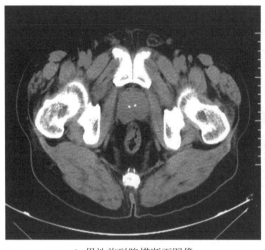
A. 男性前列腺横断面图像

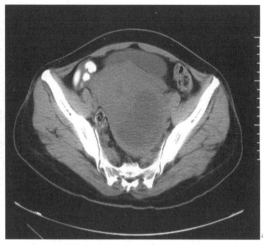
B. 女性子宫及附件横断面图像

图 4-10-11 盆腔 CT 扫描

可对图像进行冠状位、矢状位及多平面重建（MPR）等后处理，以便更好的显示盆腔概貌和病灶的位置、大小及与周围组织的关系等（图 4-10-12A、B、C）。

六、腹主动脉 CTA

（一）适应证

1. 腹主动脉瘤、夹层动脉瘤的诊断和鉴别诊断。
2. 先天性腹主动脉及分支变异的诊断与鉴别诊断。
3. 腹主动脉及分支狭窄闭塞性疾病的诊断与鉴别诊断。
4. 肠系膜血管栓塞的诊断和鉴别诊断。
5. 肾脏血管性高血压的诊断与鉴别诊断。
6. 腹部器官（肝、肾）移植供体的术前评估。
7. 腹部大血管病变治疗后疗效评估与复查。

（二）扫描注意事项

1. 认真审阅检查申请单，了解患者检查的目的和要求，详细阅读临床资料及其他检查资料。
2. 扫描前去除患者检查部位的金属饰物及其他影响扫描检查的物品。
3. 向患者介绍和解释 CT 检查全过程，取得患者的配合并作呼吸训练，保持呼吸幅度的一致。嘱咐患者在检查期间保持体位不动。
4. 外周静脉（肘正中静脉）穿刺，建立静脉通道。

（三）检查体位和扫描范围

腹主动脉 CTA 检查一般取仰卧位，患者仰卧于检查床上，头先进，两臂上举抱头，身体正中矢状面垂直于床面并与中线重合，常规扫描一个全腹部正位图像作为定位像，扫描范围通常自第 11 胸椎水平至髂内、髂外动脉分叉以下（图 4-10-13）。肾动脉 CTA 一般从肾上极至肾下极，肠系膜上动脉 CTA 一般从第十一胸椎水平至髂前上棘水平。

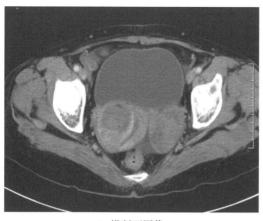

A. 横断面图像

图 4-10-12　子宫肿瘤

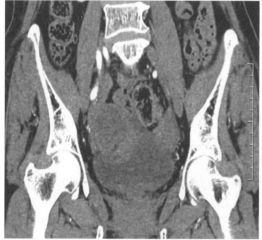

B. 冠状位

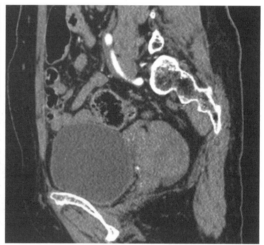

C. 矢状位

（四）扫描方式和参数

1. 腹主动脉 CTA 检查常规采用非心电门控螺旋方式连续扫描，层厚、层距为 2.5~5mm，二次重建为层厚≤1mm 薄层重建。重建模式运用标准算法进行重建。扫描时呼吸方式为平静呼吸下屏气。

2. 腹主动脉 CTA 检查注射方法采用静脉团注法，对比剂浓度为 300~370mgI/ml，成人用量为 70~90ml，注射速率为 3~5ml/s。婴幼儿根据体重计算对比剂用量。

3. 腹主动脉 CTA 检查通常采用静脉团注跟踪技术，ROI 设置于第 12 胸椎水平层面的降主动脉腔内（图 4-10-14），阈值为 80~120Hu，自动或手动触发扫描。

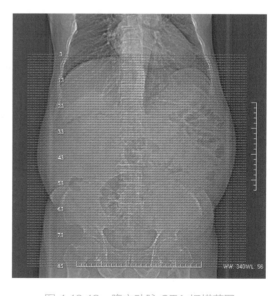

图 4-10-13　腹主动脉 CTA 扫描范围

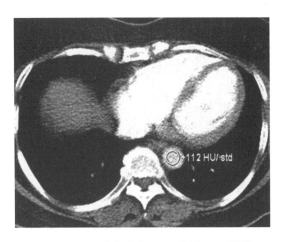

图 4-10-14　腹主动脉 CTA 监测 ROI 设置

（五）图像后处理

1. 腹主动脉 CTA 扫描图像通常采用软组织窗显示。窗宽和窗位分别为 400~600Hu 和 100~200Hu（图 4-10-15）。

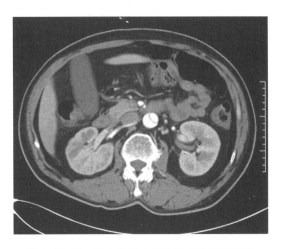

图 4-10-15　腹主动脉夹层动脉瘤横断面图像

2. 腹主动脉 CTA 扫描常规的摄片要求拍摄软组织窗横断面图像及二维、三维后处理图像。横断面图像一般按照扫描的顺序拍摄，有病灶的部位可加拍局部放大图像。在图像处理工作站，运用层厚≤1mm 薄层重建图像数据进行冠状位、矢状位、多平面重建（MPR）、最大密度投影（MIP）、容积再现（VR）等二维及三维图像后处理，以便更好的显示病灶的位置、范围及与周围组织的关系等（图 4-10-16A、B、C）。

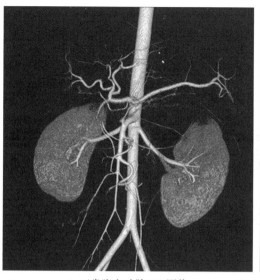

A. 正常腹主动脉 VR 图像

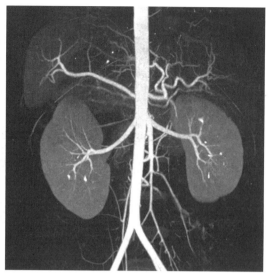

B. 正常腹主动脉 MIP 图像

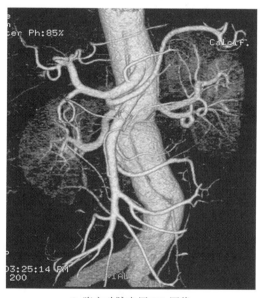

C. 腹主动脉夹层 VR 图像

图 4-10-16　腹主动脉 CTA

（张玉松）

第十一节　脊柱 CT 检查技术

 病例

　　患者,男性,52 岁,从事文案工作。近期常感觉颈部僵硬、疼痛,并向上肢及枕部放射,同时伴有前臂和手部的麻木感。门诊医生初步诊断为颈椎病,送影像科 CT 室检查。

253

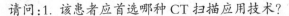

请问:1. 该患者应首选哪种 CT 扫描应用技术?

2. 检查前有哪些注意事项?

3. 检查时应如何选择层厚、层距及图像算法。

脊柱 CT 检查常规做横断面扫描,通过重组可获得冠状面和矢状面图像。可用于检查椎体、椎管、椎间盘及韧带的病变,也可用于显示椎体骨折及内固定治疗后的随诊,还可用于骨质病变的进一步定性诊断。由于骨质结构与邻近组织的密度差异较大,一般 CT 平扫即可。

一、颈椎及椎间盘

(一) 颈椎

1. 适应证 适用于颈椎外伤;椎管内占位性病变;椎骨骨病如结核、良恶性肿瘤等;先天性椎管及骨髓异常等。

2. 扫描注意事项

(1) 扫描前去除被检者体表影响成像的物品,如膏药、金属、饰品等。

(2) 在检查期间避免吞咽动作,并嘱咐被检者保持体位不动。

(3) 应注意检查以外部位的防护屏蔽。

(4) 对疑有脊柱损伤的被检者上下床时,应采用移动担架床或木板等硬质工具搬运,以避免加重损伤。

3. 检查体位和扫描范围 被检者仰卧于检查床上,头先进,身体正中矢状面垂直于床面并与中线重合,为了减少脊柱正常生理弯曲前凸对图像的影响,头部应略垫高,取前屈位,双臂置于身体两侧,并让双肩尽量下垂,减少肩部骨骼造成的伪影。扫描范围自外耳孔至第1 胸椎,扫描基线为下颌下缘,水平定位线对准外耳孔,定位线中线与身体正中矢状面重合(图 4-11-1A)。

4. 扫描方式和参数 一般采用螺旋扫描,先摄取侧位定位像,再制定扫描计划,确定扫描范围、扫描参数;层厚及层距均为 3~5mm,FOV 150~200mm;采用骨算法或骨算法加标准算法;对于脊柱肿瘤、椎管内肿瘤和血管性病变,可以根据病情进行增强扫描和椎管造影,其对病灶形态、大小以及与周围组织关系的观察很有价值。

5. 图像后处理 一般采用骨窗和软组织窗同时观察,骨窗的窗宽为 1500~2000Hu,窗位 400~600Hu;软组织窗的窗宽为 300~500Hu,窗位 45Hu 左右。图像打印过程中应同时选择一张标有扫描层次的定位片和一张没有定位线的定位片并应注意对 CT 值的测量,其对诸多椎体病变的诊断及鉴别诊断有一定参考价值;同时通过重组技术可以获得脊柱 CT 检查的冠状和矢状面图像以及三维立位图像。对于脊柱肿瘤或复杂骨折的病人,利用二维、三维重组技术,从不同角度显示肿瘤与周围组织关系和骨折内固定治疗的情况,很有临床实用价值(图 4-11-1B、C、D、E)。

(二) 颈椎间盘

1. 适应证 主要适用于颈椎间盘病变及脊椎退行性变等。

2. 扫描注意事项 同上颈椎扫描。

3. 检查体位和扫描范围 检查体位同上颈椎扫描,扫描范围为诸椎间隙,其中以 C_3/C_4、C_4/C_5、C_5/C_6 为重点,包括椎间盘及其上下椎体的终板上缘或下缘,中间至少一个层面穿过椎

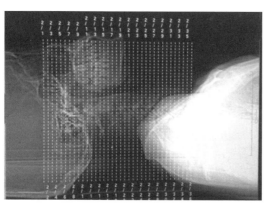

A. 颈椎 CT 扫描范围

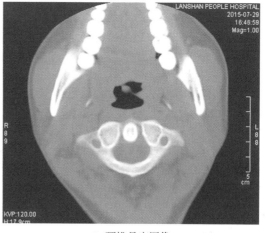

B. 颈椎骨窗图像

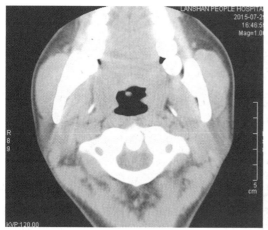

C. 颈椎软组织窗图像

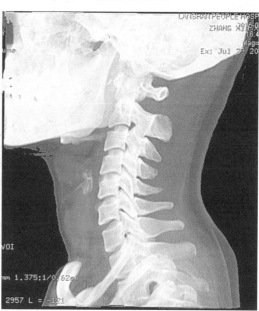

D. 颈椎后处理图像

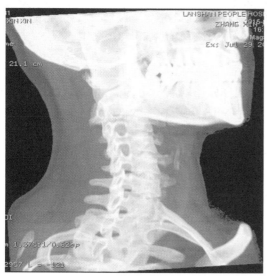

E. 颈椎后处理图像

图 4-11-1　颈椎 CT 扫描

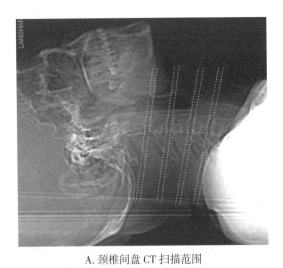

图 4-11-2 颈椎间盘 CT 扫描

A. 颈椎间盘 CT 扫描范围

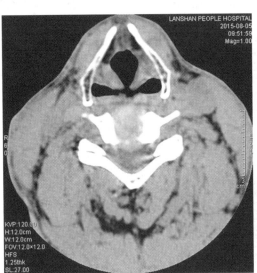

B. 颈椎间盘突出图像

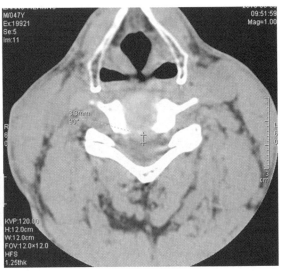

C. 颈椎间盘突出测量图像

间隙（图 4-11-2A）。

4. 扫描方式和参数　一般采用薄层靶扫描,同样先摄取侧位定位像,再制定扫描计划,确定扫描范围、扫描参数,并应根据椎间隙角度,倾斜机架与所扫描的椎间隙平行;一般每个椎间隙扫 3~5 层,层厚及层距均为 2mm,FOV 150~200mm。

5. 图像后处理　一般采用软组织窗和骨窗同时观察,骨窗的窗宽为 1500~2000Hu,窗位 400~600Hu;软组织窗的窗宽 300~500Hu,窗位 45Hu 左右。图像打印过程中应同时选择一张标有扫描层次的定位片和一张没有定位线的定位片并应注意对一些数值的测量如椎间盘突出的多少及椎管狭窄的具体数值等（图 4-11-2B、C）。

二、胸椎

由于胸椎本身的结构特点,临床检查中一般不做椎间盘扫描,只扫描椎体。

1. 适应证　适用于胸椎外伤;椎管内占位性病变;椎骨骨病如结核、良恶性肿瘤等;先天性椎管及骨髓异常等。

2. 扫描注意事项

（1）扫描前去除被检者体表影响成像的物品，如膏药、金属、饰品等。

（2）为了减少呼吸移动伪影，可对被检者进行呼吸训练并嘱咐其在检查期间保持体位不动。

（3）应注意检查以外部位的防护屏蔽。

（4）对疑有脊柱损伤的被检者上下床时，应采用移动担架床或木板等硬质工具搬运，以避免加重损伤。

3. 检查体位和扫描范围　被检者仰卧于检查床上，头先进，身体正中矢状面垂直于床面并与中线重合，为了减少脊柱正常生理弯曲对图像的影响，应采用双膝屈位，同时两臂上举抱头，以减少两臂骨骼产生的伪影；扫描范围自第七颈椎至第一腰椎，扫描基线对准胸腔入口，水平定位线对准腋中线，定位线中线与头颅的正中矢状面重合（图 4-11-3A）。

4. 扫描方式和参数　一般采用螺旋扫描，先摄取正位或侧位定位像，再制定扫描计划，确定扫描范围及扫描参数；层厚及层距均为 3~5mm，FOV 150~200mm；采用骨算法或骨算法加标准算法；对于脊柱肿瘤、椎管内肿瘤和血管性病变，可以根据病情进行增强扫描和椎管造影，其对病灶形态、大小以及与周围组织关系的观察很有价值。

5. 图像后处理　一般采用骨窗和软组织窗同时观察，骨窗的窗宽为 1500~2000Hu，窗位 400~600Hu；软组织窗的窗宽 300~500Hu，窗位 45Hu 左右。图像打印过程中应同时选择一张标有扫描层次的定位片和一张没有定位线的定位片并应注意对 CT 值的测量，其对诸多椎体病变的诊断及鉴别诊断有一定参考价值；同时通过重组技术可以获得脊柱 CT 检查的冠状面和矢状面图像以及三维定位图像。对于脊柱肿瘤或复杂骨折的病人，利用二维、三维重组技术，从不同角度显示肿瘤与周围组织关系和骨折内固定治疗的情况，很有临床实用价值（图 4-11-3B）。

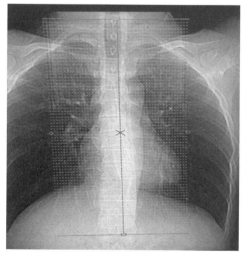

A. 胸椎 CT 扫描范围

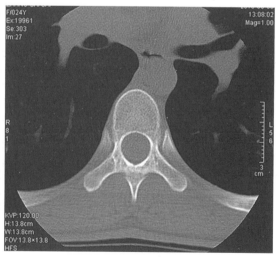

B. 胸椎骨窗图像

图 4-11-3　胸椎 CT 扫描

三、腰椎及椎间盘

(一)腰椎

1. 适应证 适用于腰椎外伤;椎管内占位性病变;椎骨骨病如结核、良恶性肿瘤等;先天性椎管及骨髓异常等。

2. 扫描注意事项

(1)扫描前去除被检者体表影响成像的物品,如膏药、金属、饰品等。

(2)嘱咐病人在检查期间保持体位不动。

(3)应注意检查以外部位的防护屏蔽。

(4)询问被检者近期是否服用过高原子序数的药物,是否做过消化道钡餐及钡灌肠检查。

(5)对疑有脊柱损伤的被检者上下床时,应采用移动担架床或木板等硬质工具搬运,以避免加重损伤。

3. 检查体位和扫描范围 被检者仰卧于检查床上,头先进,身体正中矢状面垂直于床面并与中线重合,为了减少脊柱正常生理弯曲对图像的影响,应采用双膝屈位,同时两臂上举抱头,减少两臂骨骼伪影的产生。扫描范围自第12胸椎至第1骶椎,扫描基线为剑突,水平定位线对准腋中线,定位线中线与身体的正中矢状面重合(图4-11-4A)。

4. 扫描方式和参数 一般采用横断面螺旋扫描,先摄取侧位定位像,再制定扫描计划,确定扫描范围、扫描参数;层厚、层距一般为 3~5mm,FOV 150~200mm;采用骨算法或骨算法加标准算法;对于脊柱肿瘤、椎管内肿瘤和血管性病变,可以根据病情进行增强扫描和椎管造影,其对病灶形态、大小以及与周围组织关系的观察很有价值。

5. 图像后处理 同胸椎(图4-11-4B、C、D)。

(二)腰椎间盘

1. 适应证 主要适用于腰椎间盘病变及脊椎退行性变等。

2. 扫描注意事项 同腰椎扫描。

3. 检查体位和扫描范围 检查体位同上腰椎扫描,扫描范围为腰椎诸椎间隙,以 L_3/L_4、L_4/L_5、L_5/S_1 椎间盘为重点,包括椎间盘及其上下椎体的终板上缘或下缘,中间至少一个层面穿过椎间隙(图4-11-5A)。

4. 扫描方式和参数 一般采用薄层靶扫描,同样先摄取侧位定位像,再制定扫描计划,确定扫描范围及扫描参数,并应根据椎间隙角度,倾斜机架与所扫描的椎间隙平行;一般每个椎间隙扫 3~5 层,层厚、层距均为 2~3mm,FOV 150~200mm(图4-11-5B)。

5. 图像后处理 一般采用软组织窗和骨窗同时观察,骨窗的窗宽为 1500~2000Hu,窗位 400~600Hu;软组织窗的窗宽 300~500Hu,窗位 45Hu 左右。图像打印过程中应同时选择一张标有扫描层次的定位片和一张没有定位线的定位片并应注意对一些数值的测量如椎间盘突出的多少及椎管狭窄的具体数值等。

四、骶尾椎

1. 适应证 适用于骶尾椎外伤、椎管内占位性病变、椎骨骨病如结核、良恶性肿瘤等。

2. 扫描注意事项 同腰椎扫描。

3. 检查体位和扫描范围 被检者仰卧于检查床上,头先进,身体正中矢状面垂直于床

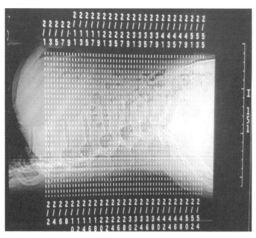

A.腰椎 CT 扫描范围

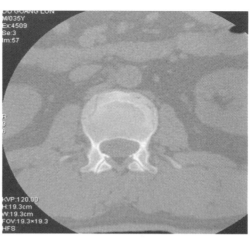

B.腰椎骨折图像

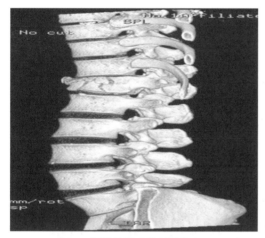

C.腰椎骨折后处理图像

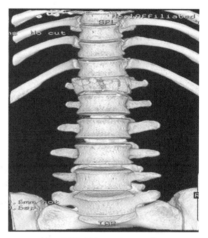

D.腰椎骨折后处理图像

图 4-11-4　腰椎 CT 扫描

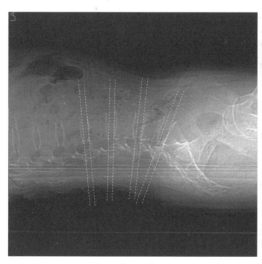

A.腰椎间盘 CT 扫描范围

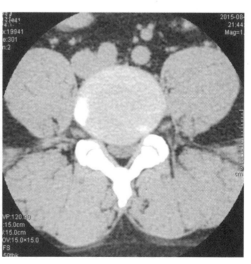

B.腰椎间盘突出图像

图 4-11-5　腰椎间盘 CT 扫描

259

面并与中线重合,同时两臂上举抱头。扫描范围自第 5 腰椎上缘至尾骨末端,扫描基线为髂前上棘连线。

4. 扫描方式和参数 一般采用螺旋扫描,先摄取正位定位像,再制定扫描计划,确定扫描范围、扫描参数;层厚、层距一般为 3~5mm,FOV 150~200mm;采用骨算法或骨算法加标准算法;对于脊柱肿瘤、骨肿瘤、椎管内肿瘤和血管性病变,可以根据病情进行增强扫描和椎管造影,其对病灶形态、大小以及与周围组织关系的观察很有价值。

5. 图像后处理 一般采用骨窗和软组织窗同时观察,骨窗的窗宽为 1500~2000Hu,窗位 400~600Hu;软组织窗的窗宽 300~500Hu,窗位 45Hu 左右。图像打印过程中应同时选择一张标有扫描层次的定位片和一张没有定位线的定位片并应注意对 CT 值的测量,其对诸多椎体病变的诊断及鉴别诊断有一定参考价值;同时通过重组技术可以获得脊柱 CT 检查的冠状和矢状面图像以及三维立位图像。对于脊柱肿瘤或复杂骨折的病人,利用二维、三维重组技术从不同角度显示肿瘤与周围组织关系和骨折内固定治疗的情况很有临床实用价值(图 4-11-6A、B、C)。

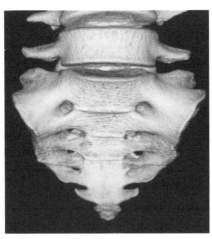 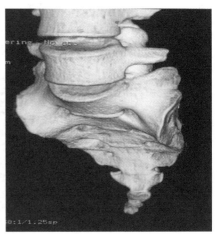

A.骶尾椎后处理图像   B.骶尾椎后处理图像

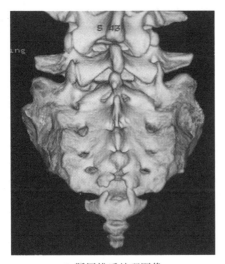

图 4-11-6 骶尾椎 CT 扫描

C.骶尾椎后处理图像

(王 江)

第十二节 四肢及关节CT检查技术

 病例

患者,男性,58岁,有长期嗜酒及高血压病史,右侧髋部疼痛伴跛行1月余。临床医师疑诊断为股骨头缺血性坏死,送CT室进行髋关节检查。

请问:1. 该患者检查前应做哪些准备?

2. 如何给患者摆体位?

3. 如何确定扫描范围?

人体四肢骨骼具有较好的天然对比,X线平片在四肢骨骼疾病的检查与诊断中发挥重要的作用,一般作为四肢骨骼的首选影像学检查方法。近年来,CT检查以其高密度分辨力和丰富的后处理重组技术在四肢病变检查中的应用逐渐增多,特别是对于骨骼的病变,其应用更加广泛。四肢骨骼CT检查常规做横断面扫描,通过CT工作站的后处理重组技术可以获得冠状面、矢状面等多平面的图像,使图像的观察更加直观,从而为影像诊断提供更加有利的依据。

一、四肢

(一) 适应证

骨折、骨肿瘤、骨髓炎、骨结核、退行性骨关节病、骨缺血性坏死、发育异常等。

(二) 扫描注意事项

1. 扫描前去除被检者体表影响成像的物品,如膏药、金属等。

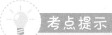 **考点提示**

骨与关节 CT 扫描注意事项

2. 一般两侧同时扫描以便对照,因此扫描时应尽量使两侧肢体处于同一体位,并妥善固定以免移位。

3. 扫定位像时必须包括一侧关节以便定位。

4. 观察骨折时,扫描层面应与骨折线垂直或形成大角度。

5. 注意检查以外部位的防护屏蔽。

(三) 检查体位和扫描范围

1. 上肢

(1) 体位:被检者俯卧于检查床上,头先进,两上肢上举平伸,掌面向上,两臂尽量靠近,头后仰。扫描基线根据病变的部位及进床方式来确定,必须包括邻近病变一侧关节。

(2) 范围:根据病变的部位及大小或结合临床医师要求来确定扫描范围。

2. 下肢

(1) 体位:被检者仰卧于检查床上,足先进,两腿伸直并拢平放于检查床上。扫描基线根据病变的部位及进床方式来确定,必须包括邻近病变一侧关节。

(2) 范围:根据病变的部位及大小或结合临床医师要求来确定扫描范围(图 4-12-1,图 4-12-2)。

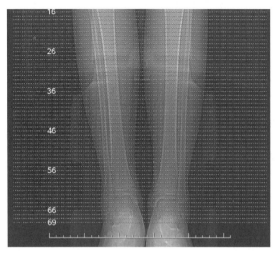
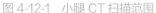
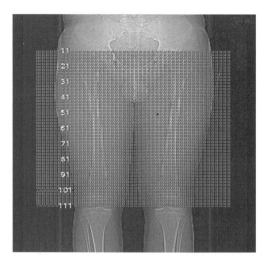

图 4-12-1　小腿 CT 扫描范围　　　　　　图 4-12-2　大腿 CT 扫描范围

（四）扫描方式和参数

四肢 CT 检查常规做横断面螺旋扫描。先摄取正位定位像,再制定扫描计划,确定扫描范围及扫描参数,层厚 2~5mm,必要时对图像数据进行≤1mm 薄层重建。重建模式运用骨算法及软组织算法进行重建。

（五）图像后处理

一般采用骨窗和软组织窗同时观察,骨窗的窗宽为 1500~2000Hu,窗位 400~600Hu;软组织窗宽 300~500Hu,窗位 30~50Hu(图 4-12-3A、B);各四肢骨可根据需要进行冠状和矢状面的二维重建或三维重建,重建层厚≤1mm 进行(图 4-12-4)。

二、关节

（一）适应证

骨折、关节脱位、退行性骨关节病、肿瘤性病变、炎性病变、关节结核、缺血性坏死、外伤后手术内固定等。

（二）扫描注意事项

1. 扫描前去除被检者体表影响成像的物品,如膏药、金属等。

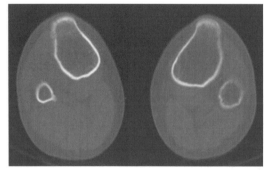
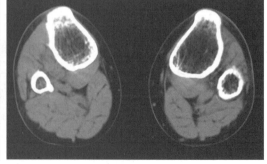

A. 骨窗　　　　　　　　　　　　　　　B. 软组织窗

图 4-12-3　小腿骨窗和软组织窗图像

2. 一般两侧同时扫描以便对照,因此扫描时应尽量使两侧肢体处于同一体位,并妥善固定以免移位。

3. 观察骨折时,扫描层面应与骨折线垂直或形成大角度。

4. 注意检查以外部位的防护屏蔽。

(三) 检查体位和扫描范围

1. 肩关节

(1) 体位:被检者仰卧于检查床上,头先进,身体正中矢状面垂直于床面并与中线重合,两上臂自然伸直平放于身体两侧,掌面向上,扫描基线平被检侧肩部上缘。

(2) 范围:从肩部上缘软组织扫至肱骨中段(图4-12-5)。

2. 肘关节

(1) 体位

1) 被检者俯卧于检查床上,头先进,两手上举平伸,掌面向上,两肘关节尽量靠近,头后仰,颏下软垫支撑,扫描基线根据病变的部位及进床方式来确定。

2) 俯卧位体位不能满足时,可采取被检者仰卧于检查床上,头先进,被检侧屈肘90°位或上肢自然伸直掌面向上置于身体一侧,扫描基线根据被检侧病变的部位及进床方式来确定。

(2) 范围:自肘关节上方10cm至肘关节下方10cm,或以病变为中心确定扫描范围(图4-12-6)。

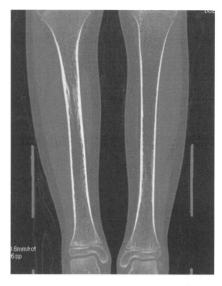

图 4-12-4　胫骨冠状面重建图像

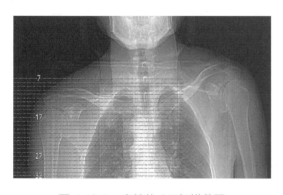

图 4-12-5　肩关节 CT 扫描范围

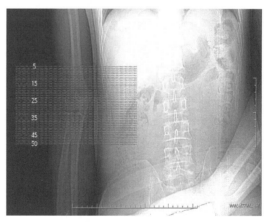

图 4-12-6　肘关节 CT 扫描范围

3. 髋关节

(1) 体位:被检者仰卧于检查床上,头先进,身体正中矢状面垂直于床面并与中线重合,两臂上举抱头,双侧大腿内旋,两足尖并拢。扫描基线平髂前

考点提示

髋关节 CT 检查体位及扫描范围

263

上棘。

（2）范围：从髋臼上缘 10mm 向下连续扫描，包括整个髋关节或结合病变范围来确定（图 4-12-7）。

4. 膝关节

（1）体位：被检者仰卧于检查床上，足先进，双下肢伸直并拢，膝关节下稍垫高使关节稍弯曲。扫描基线根据进床方式来确定，床前进：对准小腿上 1/3；床后退：对准大腿下 1/3。

（2）范围：从膝关节上 10cm 至膝关节下 10cm（图 4-12-8）。

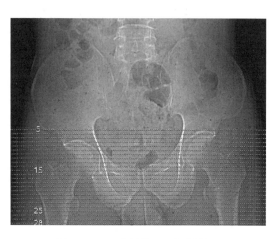

图 4-12-7　髋关节 CT 扫描范围

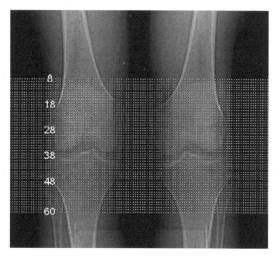

图 4-12-8　膝关节 CT 扫描范围

（四）扫描方式和参数

各关节 CT 检查常规做横断面螺旋扫描。先摄取正位定位像，再制定扫描计划，确定扫描范围及扫描参数，各关节扫描层厚及 FOV 见表 4-12-1。

表 4-12-1　各关节扫描层厚及 FOV　（单位：mm）

关节	层厚	FOV
肩关节	3~5	400~500
肘关节	2~3	150~200
髋关节、膝关节	3~5	300~400

（五）图像后处理

一般采用骨窗和软组织窗同时观察，骨窗的窗宽为 1500~2000Hu，窗位 400~600Hu；软组织窗宽 300~500Hu，窗位 30~50Hu；各关节可根据需要进行冠状和矢状面的二维重建或三维重建，重建层厚≤1mm 进行（图 4-12-9A、B，图 4-12-10，图 4-12-11A、B、C）。

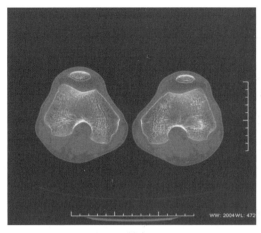

A. 骨窗

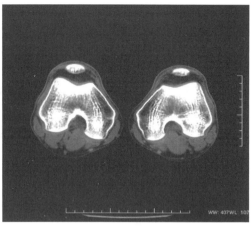

B. 软组织窗

图 4-12-9　膝关节骨窗和软组织窗图像

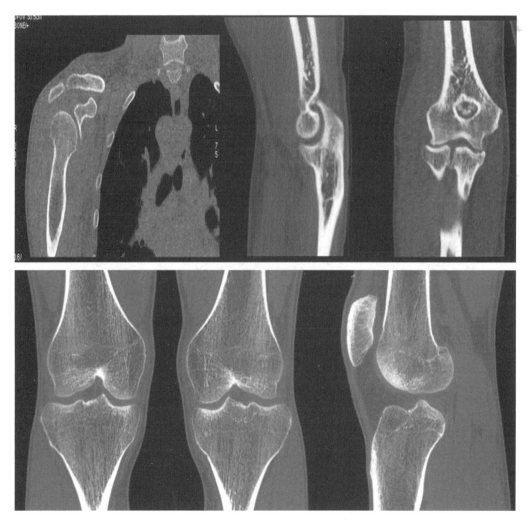

图 4-12-10　关节二维重建图像

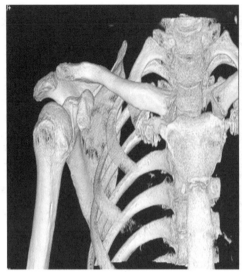
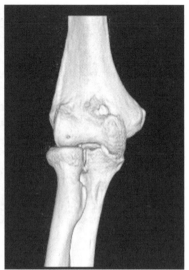

A. 肩关节   B. 肘关节

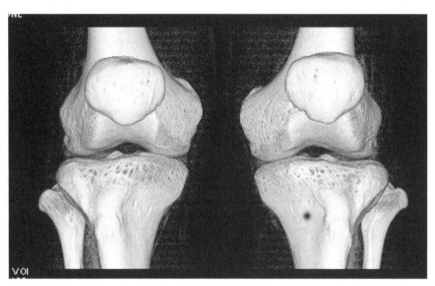

C. 膝关节

图 4-12-11 关节三维重建图像

(常海婷)

本章小结

自从 1972 年英国工程师 GN.Hounsfield 研制成功首台 CT 机后,X 线的临床应用得到很大的扩展,使平片(包括数字成像)检查所不能显示的人体细微结构在 CT 图像上能很好地显示,这是诊断疾病的基础。CT 检查技术是发展最快的数字化影像技术之一,从非螺旋扫描到单层螺旋扫描,发展为多层螺旋扫描,现在又出现双源 CT 和能谱 CT,技术的发展使 CT 在临床疾病的检查与诊断中发挥着无可替代的重要作用,也使其应用前景更加广阔。随着 CT 扫描技术的发展,CT 的后处理功能更加强大,可作多重算法的图像重建,图像重建模式更加丰富灵活,使病变和解剖结构显示的更加直观和清楚,对病灶的定位和定性更加准确。多层螺旋 CT 的应用,对于运动器官的成像提供很好的基础。在短时间内完成对整个器官(或大部分)扫描,使对器官形态、功能的评价更具有优势。

通过本章内容的学习,首先要熟悉 CT 设备的基本性能与图像特点,然后要掌握 CT 检查的准备与注意事项及适应证,尤其要熟练掌握常用部位 CT 检查的摆位、技术参数设置、图像的显示与后处理技术等,同时要注重实训操作的练习,只有通过不断的实践和总结,才能真正地掌握各种 CT 检查技能。

目标测试

1. CT 的发明者是
   A. Cormack
   B. Hounsfield
   C. Ambrose
   D. Ledley
   E. Rontgen

2. 螺旋 CT 扫描机基本结构类似于哪代 CT 机
   A. 第一代
   B. 第二代
   C. 第三代
   D. 第四代
   E. 第五代

3. 关于 CT 值,说法正确的是
   A. CT 值是水的线性衰减系数
   B. 密度越高的组织,其 CT 值越小
   C. CT 值无单位
   D. CT 是物质对水的相对吸收值
   E. CT 值反映了物质内水的成分

4. CT 数字成像过程中最重要的环节是
   A. 图像重建
   B. 数据采集
   C. 数据处理
   D. 图像显示
   E. 图像存储

5. 下列哪项不是 CT 图像的主要特点
   A. CT 图像是数字化重建图像
   B. CT 图像可以进行后处理
   C. CT 图像是人体断面图像
   D. CT 图像空间分辨力高
   E. CT 图像密度分辨力高

6. 某 CT 图像的 CT 值范围为 –20~80Hu,其窗宽和窗位分别为
   A. 60Hu,50Hu
   B. 60Hu,30Hu
   C. 100Hu,40Hu
   D. 100Hu,50Hu
   E. 100Hu,30Hu

7. HRCT 的基本要求不包括
   A. CT 机的固有空间分辨力 <0.5mm
   B. 图像重建使用高空间分辨力算法
   C. 层厚为 2~3mm
   D. 应用 512×512 矩阵
   E. 扫描用高 X 线管电压和高 X 线管电流

8. 仅对被扫描层面内某一局部感兴趣区进行图像重建,此种扫描称为
   A. 靶扫描
   B. 容积扫描
   C. 低剂量扫描

D. 薄层扫描　　　　　　　　　E. 重叠扫描

9. CT增强扫描中,最常用的对比剂是

    A. 碘帕醇　　　　　　　B. 安射力　　　　　　C. 碘海醇

    D. 优维显　　　　　　　E. 泛影葡胺

10. MIP属于

    A. 容积再现技术　　　　B. 多平面重组　　　　C. 多层面容积再现

    D. 表面遮盖显示　　　　E. CT仿真内镜

11. 薄层扫描的优点是

    A. 提高密度分辨力　　　B. 提高空间分辨力　　C. 降低X线辐射剂量

    D. 减少扫描时间　　　　E. 减少伪影

12. 与检查效果密切相关的CT检查前的准备工作是

    A. 编写索引　　　　　　B. 仔细阅读申请单　　C. 交代准备工作

    D. 划价缴费　　　　　　E. 预约登记

13. 下列哪项可以减轻或消除CT图像的部分容积效应

    A. 增加扫描层距　　　　　　B. 提高管电压和管电流

    C. 减小扫描矩阵　　　　　　D. 高分辨力算法重建

    E. 减小扫描层厚

14. CT能够实现螺旋扫描的关键技术是

    A. 高灵敏度的探测器　　B. 大容量的X线管　　C. 高性能计算机

    D. 滑环技术　　　　　　E. 大功率X线管

15. 患者,女,52岁。肝区疼痛近1年,B超诊断为肝右叶占位。现对该患者进行CT检查扫描,请问:首先应考虑使用哪种CT扫描应用技术

    A. 薄层扫描　　　　　　B. 增强扫描　　　　　C. 高分辨力扫描

    D. 容积扫描　　　　　　E. 非血管造影CT扫描

16. 患者,男,65岁。上腹痛不适3年,最近半年,进食后饱胀、食欲减退、疼痛,疼痛无规律性,偶尔出现恶心、呕吐等症状。现行多层螺旋CT检查,发现胃窦内可见一软组织肿块影。请问:若观察此肿块的立体图像,应该应用哪些CT图像后处理技术

    A. CT血管灌注成像　　　B. 多层面容积再现　　C. 表面遮盖显示

    D. CT仿真内镜　　　　　E. 容积再现技术

17. 患者,女,35岁。有头痛半年余,行头颅CT普通扫描,CT图像显示颈内动脉局部管腔增大。医师高度怀疑颈内动脉瘤,为了解颈内动脉瘤的大小、位置、附壁血栓、钙化、载瘤动脉及与周围血管的关系,建议患者进行CT血管造影检查。CT技术人员在行头颈部动脉CT血管造影检查过程中,下列说法不正确的是

    A. 扫描范围从主动脉弓下缘至颅顶

    B. 先常规平扫,然后注射对比剂

    C. 注射对比剂后25~28秒开始连续螺旋扫描数据采集

    D. 注射对比剂后,也可采用智能血管跟踪技术

    E. CT血管造影检查速度快,创伤小

(18~19题共用题干)

男性,28周岁。枕部着地,昏迷5分钟后清醒,并自己回到家中,其后出现头痛并呈逐

渐加重伴呕吐,1 小时后不省人事,急送医院。查体:BP 130/90mmHg,P 65 次 / 分,R 15 次 / 分。浅昏迷,右枕部头皮挫伤,左侧瞳孔 4mm,对光反应消失;右侧瞳孔 2.5mm,对光反应存在。

18. 最好的诊断措施是

    A. 头颅超声检查   B. 脑电图   C. 头颅 CT

    D. 头颅 MRI   E. 头颅 X 线片

19. 若进行 CT 扫描,其首选的扫描方式是

    A. 普通扫描   B. 薄层扫描   C. 靶扫描

    D. 高分辨力扫描   E. 低剂量扫描

20. 属于功能成像的重组技术是

    A. MIP   B. SSD   C. CTVE

    D. CTA   E. CTPI

21. 主要用于骨骼系统、空腔结构、腹腔脏器和肿瘤的表面形态的显示

    A. 普通扫描   B. SSD   C. 薄层扫描

    D. 靶扫描   E. 低剂量扫描

22. CT 最常用的扫描技术是

    A. 普通扫描   B. 容积扫描   C. 薄层扫描

    D. 靶扫描   E. 低剂量扫描

23. 可用于心脏、大血管等动态器官的检查的是

    A. MIP   B. 容积扫描   C. CTVE

    D. CTA   E. CTPI

24. 常用于成人胸部健康体检、肺癌普查的是

    A. MIP   B. SSD   C. CTVE

    D. CTA   E. 低剂量扫描

25. 下列哪项不是颅脑扫描技术

    A. 平扫   B. 增强扫描   C. 脑血管造影

    D. 脑血流灌注   E. 脑池碘水造影

26. 关于颅脑扫描基线和应用,错误的是

    A. 听眦线是外耳孔与眼外眦的连线

    B. 头部 CT 检查常以听眦线作为扫描基线

    C. 听眶线是眶下缘与外耳道的连线

    D. 听眉线是眉上缘的中点与外耳道的连线

    E. 经听眉线扫描的图像对眼窝、中颅凹和后颅凹上部显示较好

(27~28 题共用题干)

男性,28 岁,突然晕倒,枕部着地,昏迷 5 分钟后清醒,并自己回到家中,其后出现头痛并呈逐渐加重伴呕吐,1 小时后不省人事,急送医院。查体:BP 130/90mmHg,P 65 次 / 分,R 15 次 / 分。浅昏迷,右枕部头皮挫伤,左侧瞳孔 4mm,对光反应消失;右侧瞳孔 2.5mm,对光反应存在。

27. 最好的诊断措施是

    A. 头颅超声检查   B. 脑电图   C. 头颅 CT

    D. 头颅 MRI   E. 头颅 X 线片

28. 若进行 CT 扫描,其扫描基线最常选用

    A. 听眉线   B. 听眦线   C. 听眶线

    D. 听鼻线   E. 听唇线

29. 眼及眼眶 CT 扫描技术适应证不包括

    A. 眼内肿瘤   B. 炎性假瘤   C. 血管性疾病

    D. 结膜炎   E. 眼部的外伤

30. 眼及眼眶 CT 增强扫描技术不包括

    A. 怀疑眶内肿瘤、炎症、血管性病变及眶内肿瘤外侵犯时,需做增强扫描

    B. 增强扫描可使血管、肌肉和有血供的病变清楚显示,利于对疾病诊断

    C. 对比剂使用同头颅增强

    D. 延迟扫描时间 50 秒

    E. 临床怀疑血管病变时,还可以用动静脉、延迟三期扫描

31. 冠状位 CT 扫描鼻窦技术中错误的是

    A. 扫描体位为头部颌顶位或顶颌位

    B. 扫描层面与听眉线垂直或平行于上颌窦后缘

    C. 扫描范围为蝶窦后壁至额窦

    D. 层厚 5mm,层间距 5mm

    E. 其他

32. 颈部 CT 扫描技术的描述,错误的是

    A. 被检者仰卧,颈部与床面平行

    B. 摄取颈部侧位定位像

    C. 甲状腺扫描范围从第 3 颈椎下缘至第 1 胸椎

    D. 甲状腺扫面层厚与层间距可用 5mm

    E. 扫面方式:螺旋或非螺旋均可

33. 咽喉部 CT 扫描技术中正确的是

    A. 咽喉部 CT 检查适用于咽喉部炎症

    B. 患者仰卧,使正中矢状面与床面平行,两外耳孔与台面等距

    C. 定位像为咽喉部正位定位像

    D. 咽喉部常规检查,一般以横断位,非螺旋扫描为主

    E. 增强扫描延迟扫面时间 35 秒

34. 下面哪项不是胸部 CT 检查的适应证

    A. 纵隔肿瘤   B. 肺内良恶性肿瘤   C. 胸腔积液

    D. 过敏性哮喘   E. 气胸

35. 下面对胸部 CT 扫描技术叙述正确的是

    A. 患者仰卧,两手臂放在身体侧边

    B. 定位指示灯侧面定位像对正中矢状面

    C. 驼背病人可以改为俯卧位

    D. 常规扫描一个胸部侧位像做定位像

    E. 扫描范围从肺尖开始一直扫描到膈顶

36. 观察肺间质病变,最理性的 CT 检查技术是

A. 常规 CT 平扫　　　　　B. 高分辨力 CT 扫描　　C. 常规增强扫描

D. 动态增强扫描　　　　　E. 螺旋 CT 扫描

37. 胸部 CT 检查图像后处理技术正确的是

A. 胸部图像的显示和摄影常规用双窗技术，即肺窗和纵隔窗

B. 纵隔窗：窗宽 300~500Hu，窗位 20~30Hu

C. 肺窗：窗宽 800~1500Hu，窗位 800~600Hu

D. 肺窗：窗宽 800~1500Hu，窗位 –200~–400Hu

E. 纵隔窗：窗宽 300~500Hu，窗位 –30~–50Hu

38. 肺部 CT 图像需要加摄骨窗的疾病是

A. 发现肺结节病变　　　　B. 大血管病变　　　　　C. 侵犯胸膜的病变

D. 疑有骨转移者　　　　　E. 严重肺气肿的病人

39. 腹部 CT 检查前的相关准备不包括

A. 检查前不服用含有金属的药品

B. 消化道钡餐造影

C. 患者应携带其他影像学资料和其他临床相关检查资料

D. 口服碘水阳性对比剂或水

E. 做好碘过敏试验

40. 关于腹部 CT 检查技术叙述错误的是

A. 患者仰卧位，也可根据观察部位的需要采用侧卧或俯卧位

B. 一般摄取一个正位定位像

C. 肝脏和脾脏以膈顶为扫描基线

D. 腹膜后腔以肝门为扫描基线

E. 腹部 CT 扫描采用高分辨力模式

41. 关于腹部脏器增强 CT 检查，错误的是

A. 增强扫描通常在平扫后进行

B. 采用静脉团注法

C. 对比剂用量 80~100ml，速率 2~3ml/s

D. 肝脏动脉期延迟扫描时间为 50~60 秒

E. 肝脏、脾脏增强通常采用三期扫描

42. 关于腹部 CTA 检查叙述错误的是

A. 通常用于腹主动脉及其分支的血管成像

B. 可用于诊断腹主动脉夹层、腹主动脉瘤、肾动脉狭窄等

C. 检查前需口服对比剂

D. 采用静脉团注法

E. 延迟扫描时间通常为 15~20 秒左右

43. 盆腔 CT 检查技术错误的是

A. 患者仰卧，头先进，侧位定位线平人体正中冠状面

B. 定位像为盆腔正位定位像

C. 盆腔扫描采用标准或软组织模式

D. 扫描范围从髂嵴扫描至耻骨上缘

E. 盆腔扫描采用 5mm 层厚、5mm 间距

44. 下面关于腰椎间盘 CT 扫描描述错误的是

    A. 一般采用薄层扫描

    B. 常规摄取正位定位像

    C. 被检者仰卧于检查床上

    D. 层厚、层距为 2mm

    E. 腰椎间盘病变多发生于 L_4/L_5、L_5/S_1 椎间盘

45. 下面关于四肢骨关节及软组织 CT 扫描技术的叙述错误的是

    A. 双手及腕关节的扫描采用俯卧位

    B. 双肩关节、胸锁关节的扫描采用仰卧位

    C. 双膝关节、踝关节和下肢长骨的扫描采用俯卧位

    D. 双足扫描时应坐于摄影床上

    E. 双髋关节及股骨上段的扫描采用仰卧位

第五章　MRI 检查技术

第一节　MR 成像原理

一、MRI 检查现状

（一）MRI 发明

磁共振成像（magnetic resonance imaging，MRI）是指原子核在磁场中受射频（radio frequency，RF）脉冲激励发生共振并产生信号，经计算机把信号记录、分析、处理、重建为数字图像的一种成像技术，其物理学基础是磁共振现象（nuclear magnetic resonance，NMR）。

1946 年，美国哈佛大学学者 Purcell 和加州斯坦福大学学者 Bloch 各自发现了物质的磁共振现象，这一发现具有重大意义，因此二人获得了 1952 年诺贝尔物理学奖。

（二）发展历程

1946—1972 年 NMR 被用于研究有机化合物的分子结构，即磁共振波谱分析（magnetic resonance spectroscopy，MRS）；同期美国纽约州立大学的 Damadian 教授利用 MRS 对正常组织和癌变组织进行研究，于 1971 年提出利用 NMR 诊断肿瘤的可能；1973 年，Lauterbur 采用相似于 CT 扫描中的反投影重建法，完成了第一幅二维的实验室模拟 MRI 图像，于 1974 年做出了活鼠的 MR 图像，使得 MRI 技术得以应用于临床医学领域。1974—1978 年英国诺丁汉大学和阿伯丁大学的物理学家们在研制 MR 成像系统方面取得了很大进展，1978 年 Mallard　Hutchison 及 Lauterbur 等获得了第一幅人体头部 MR 图像，随后获取了胸部、腹部 MR 图像。1980 年全身 MRI 仪研制成功，开始应用于临床。

（三）MRI 的现状

磁共振成像技术已经成为临床疾病主要的诊断和鉴别诊断方法，是医院现代化的重要标志，亦是科学研究的主要手段。磁共振成像在脑、脊髓、骨关节、腹部、盆腔等病变的诊断中具有极高的价值，它对医学诊断、治疗与随访等均具有跨时代的意义。MR 对软组织分辨能力强和病变的显示有很高的敏感性和特异性,特别是高场 MRI 具有更高的信噪比以及更加先进的检查序列,在临床上开拓了更为广阔的应用领域。3.0T 除能进行以往的常规磁共振检查外,对心血管系统无创伤显示冠状动脉和心脏功能评价诊断心肌梗死的检查也达到相当高水准;该设备还可以进行全身健康体检和肿瘤筛查工作,不需要搬动患者仅需要 30 分钟左右即可完成从头到脚的全身检查;对乳腺、前列腺的检查也明显优于其他检查手段;3.0T 磁共振的最大特点在于可缩短扫描时间,减少运动伪影,提高成像质量;在血管成像、动态增强及功能磁共振成像方面具有更明显的优势;同时,由于相应检查时间缩短,病人的耐受情况也大为改善;3.0T 低噪声磁共振所获得的图像质量也更高,这将有利于对疾病的早期诊断和分析。此外,一些磁共振特殊成像技术已经广泛应用于临床,MRA 与 MR 对比剂联合使用,用于血管性病变的诊断,与肿瘤相关的血管及侵犯情况。灌注成像(PWI)可反映肿瘤血管结构方面的变化,便于各类肿瘤之间的鉴别,在治疗前提供缺血病变的血流特征、范围大小。弥散成像(DWI)在临床上主要用于早期诊断脑梗死,它可在脑梗死发生后 0.5 小时即可显示病灶所在。波谱分析(MRS)用于评价脑发育成熟程度、肿瘤代谢、感染性病变、系统性疾病的肝脏受累、缺血性病变和肾移植术后的急性排异反应等。并行采集技术是一种快速扫描技术,目前有两大类技术:敏感编码(sensitivity encoded,SENSE)并行采集技术和空间谐波(simultaneous acquisition of spatial harmonics,SMASH)并行采集技术,SENSE 技术能保持原有的空间分辨率和图像的对比度不变。避免由于组织超出 FOV 造成的卷褶伪影。SMASH 技术对心脏成像和骨科成像更有用。

二、MRI 原理

(一) MRI 仪的基本硬件构成

1. 磁体系统　磁体系统是 MR 成像仪最基本的构成部分,是产生磁场的关键部件,其性能直接影响 MR 图像的质量。根据产生磁场的方式可将磁体系统分为:永磁型和电磁型,电磁型又分为常导磁体和超导磁体,当前使用最多的是超导磁体系统。根据磁场强度可将磁体系统分为:低磁场(<0.5T)、中磁场(1.0T)、高磁场(1.5T 及 3.0T)和超高磁场(>3.0T)。

2. 梯度线圈　梯度系统由梯度线圈、梯度放大器、数模转换器、梯度控制器、梯度冷却装置等构成,其中梯度线圈安装于磁体系统中。

3. 射频系统　射频系统由发射部分和接收部分构成。

(1) 发射部分:即 RF 发射器,由射频发射线圈、射频发生器、脉冲序列发生器、功率放大器等构成;主要功能是产生 90° 脉冲和 180° 脉冲。

(2) 接收部分:即 MR 接收器,由射频接收线圈、前置放大器、接收器、变频器和检波器等构成;主要功能是接收人体产生的 MR 信号并加以适当放大,后经 A/D 转换输入计算机。

4. 计算机系统　计算机系统由硬件和软件构成,硬件包括中心处理器(CPU)及阵列处理器、磁盘、磁带或光盘、MR 处理器(存储器、时控板)、图像存储显示器、操作台(主控台和诊断台)、工作站等。软件包括系统软件和应用软件两部分。系统软件指计算机厂家用来支持某一类型计算机的程序。如实时磁盘操作系统(RDOS)和资源分享执行程序等。应用软件指由 MRI 仪厂家设计并用于 MR 扫描、现场调整、系统诊断的程序。

5. 其他辅助设备　辅助设备有检查床、定位系统、液氮和冷却系统、空调、图像传输、存储及胶片处理系统、生理监控仪、磁屏蔽装置等(图 5-1-1,图 5-1-2)。

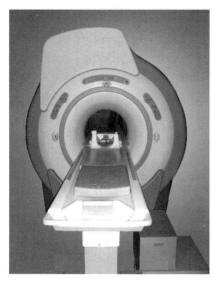

图 5-1-1 磁共振仪器

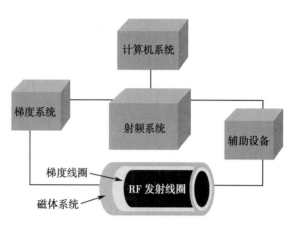

图 5-1-2 磁共振成像装置结构框架示意图

(二) MRI 物理学基础

1. 人体 MRI 成像的物质基础——原子的结构　原子由原子核与绕核高速运动的电子构成,电子带负电荷,原子核中有质子和中子两种粒子,质子带正电荷,中子不带电(图5-1-3)。

2. 自旋与磁性　原子核具有一定大小和质量,可视作一个球体,好比地球一样总是以一定频率围绕自身轴不停地旋转,我们将原子核的这一特性称为自旋(spin)(图 5-1-4A)。原子核自旋时,正电荷与质子一起旋转,就相当于电荷在线圈中流动,其周围会出现一定值的微小磁场。这个磁场如同一个具有南北极的磁体,会产生具有一定大小和方向的磁化矢量,用 M 表示(图 5-1-4B)。并非所有原子核均能自旋而产生磁场,当原子核的中子数或质子数至少有一项是奇数时,该原子核自旋才能产生磁场。具有这种性质的原子核有 ^1H、^{31}P、^{14}N、^{13}C、^{23}Na、^{39}K、^{17}O、^{19}F、^2H 等,理论上都可以作为 MR 成像的对象,但通常我们仅应用其中的氢原子核(^1H,只有一个质子、无中子,也被称为氢质子或简称为质子)。^1H 具有原子量最小、结构最简单、磁敏感性最高、人体内含量最大等特点,所以目前临床所指的 MR 图像均为 ^1H 的

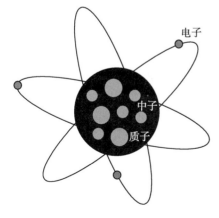

图 5-1-3 原子的结构

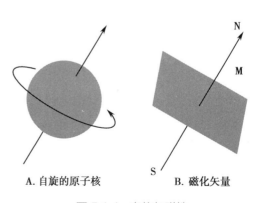

A. 自旋的原子核　　　　B. 磁化矢量

图 5-1-4 自旋与磁性

275

MR 图像。

无外加磁场时,人体组织内质子产生的小磁场随机排列、杂乱无章,各质子的磁化矢量相互抵消,人体无磁性(图 5-1-5)。进入主磁场(用矢量 B_0 表示)后,人体内质子自旋产生的小磁场与 B_0 平行排列,此时多数处于低能稳定状态的质子自旋产生的小磁场与 B_0 平行同向;少数处于高能不稳定状态的质子自旋产生的小磁场与 B_0 平行反向。二者抵消后组织中最后产生的磁场称为宏观磁化矢量,用 M_0 表示(图 5-1-6)。

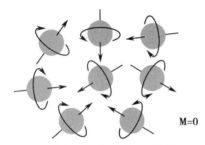

无外加磁场时,质子随机排列

图 5-1-5 进入主磁场前人体内质子的状态

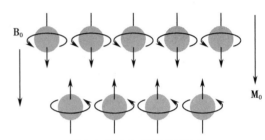

进入主磁场后,质子重新取向

图 5-1-6 进入主磁场后人体内质子的状态

3. 进动　进入主磁场后,质子自身旋转的同时又以主磁场 B_0 方向为轴做旋转运动,称为进动或旋进(precession)(图 5-1-7)。如同陀螺旋转时自身旋转轴与地面垂直线存在夹角一样,磁化矢量总是与主磁场有一定角度。进动频率用拉莫尔(Larmor)方程表示:

$$\omega = \gamma \cdot B_0 \qquad (式 5-1)$$

在式 5-1 中,γ 表示旋磁比,对每种原子核是恒定的常数,反映不同原子核具有不同的进动性质;B_0 表示磁场强度,单位是特斯拉(Tesla,T)。由式 5-1 可知,进动频率与主磁场强度成正比,氢质子的磁旋比约为 42 MHz/ T,在磁场强度为 1.0T 的主磁场中它的进动频率为 42MHz;在磁场强度为 1.5 T 的主磁场中它的进动频率为 63MHz;所以相同的原子核在强度不同的主磁场中进动频率是不同的。

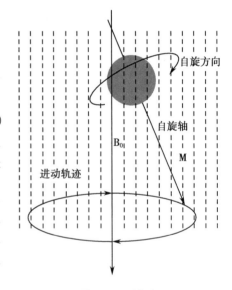

图 5-1-7 进动

4. 共振与磁共振　共振现象普遍存在于自然界中,例如两个质量非常好、振动频率相同的音叉,敲击其中一个,另一个未被敲击也可接收声波的能量,与被敲击音叉以相同的频率发生震荡。物理上,共振被定义为能量从一个振动着的物体传递到另一个物体,后者以前者相同的频率震动,实质是能量的传递。在 MR 成像中,我们给处于主磁场中的人体组织施加一个射频(RF)脉冲,这个 RF 脉冲的频率与质子的进动频率相同,RF 脉冲的能量将传递给处于低能态的质子,低能态的质子获得能量后跃迁至高能态,这个现象称为磁共振现象。因此产生 MR 现象需要具备三个基本条件:自旋的质子、主磁场 B_0、适当频率的 RF 脉冲。

(三)弛豫过程

1. 弛豫　受 RF 脉冲激励,低能态的质子获得能量跃迁至高能态,RF 脉冲停止后,这些质子将迅速由高能态恢复到原来的低能状态,就好比被拉紧的弹簧突然"放松"了,这个现象就是弛豫,即质子发生磁共振达到稳定的高能态后,从 RF 脉冲停止开始,到恢复至磁共振前的状态为止的变化过程(图 5-1-8C~E)。宏观上指 RF 脉冲停止后,宏观磁化矢量 M_0 自发地恢复到平衡状态的过程;微观上这是一个能量转变的复杂过程,质子的能量状态在一定的时间内随时间延长而变化,整个回复过程是 MR 成像的关键部分。MR 成像过程中被检组织内的每一个质子都要反复经历 RF 脉冲激励和弛豫过程,弛豫过程包括纵向弛豫时间(T_1)和横向弛豫时间(T_2)。

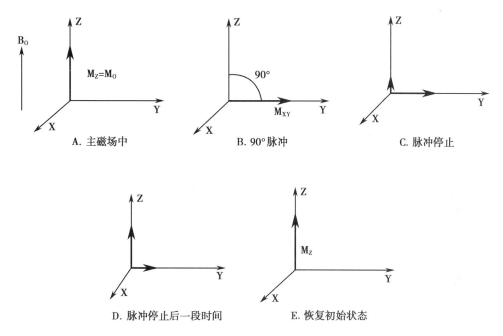

图 5-1-8　弛豫过程

2. 纵向弛豫　人体进入主磁场(B_0)后,被检组织内的氢质子在数秒或数十秒钟后形成一个与 B_0 方向一致的宏观磁化矢量 M_0,如把 B_0 方向定义为纵轴,纵轴方向上的磁化矢量称为纵向磁化矢量(M_Z),此时 M_Z 最大,数值、方向均与 M_0 相等(图 5-1-8A)。接着施加 90°RF脉冲,受其作用 M_0 偏离纵轴方向,纵向磁化矢量逐渐减少;脉冲停止的瞬间,纵向磁化矢量减少到零,M_0 在 XY 平面上的分量横向磁化矢量(M_{XY})达最大值(图 5-1-8B);RF 脉冲停止后,纵向磁化矢量又将逐渐恢复到 RF 脉冲作用前的平衡状态,这个过程叫做纵向弛豫(图 5-1-8C~E)。纵向弛豫时间即 T_1,在数值上等于 RF 脉冲终止后,纵向磁化矢量从最小值恢复到平衡状态的 63% 所经历的时间(图 5-1-9);T_1 是反映组织纵向磁化矢量恢复快慢的物理指标,人体各组织因成分不同而具有不同的 T_1 值。从微观角度分析,纵向磁化矢量的恢复也意味着能量的损失,在弛豫过程中,原子核的自旋不断与周围环境(晶格)进行着热交换,从而达到能量的平衡,此时离开高能态的质子会释放能量并回落(图 5-1-10),因此纵向弛豫时间也被称为"热弛豫时间"或"自旋—晶格弛豫时间"。

3. 横向弛豫　如果说纵向弛豫是一个从零状态恢复到最大值的过程,那么横向弛豫就是一个从最大值恢复至零状态的过程。纵向磁化矢量的恢复和横向磁化矢量的消失同时发生却有各自独立的时间轨迹。受 90°RF 脉冲作用,M_0 偏离纵轴方向,横向上出现了横向磁

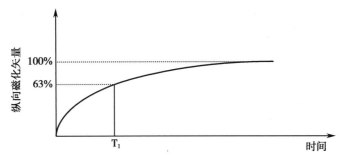

图 5-1-9　纵向弛豫时间

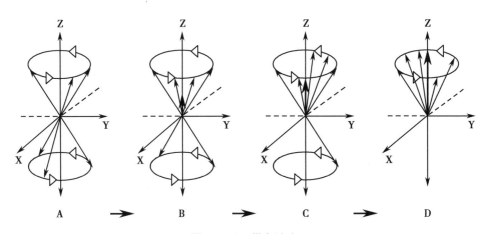

图 5-1-10　纵向弛豫

化矢量(M_{XY}),在 RF 脉冲停止的瞬间 M_{XY} 达最大值(图 5-1-8B);RF 脉冲停止后 M_{XY} 又将逐渐减少,直至回复到 RF 脉冲作用前的零状态,这个过程叫做横向弛豫(图 5-1-8C~E)。横向弛豫时间即 T_2,在数值上等于 RF 脉冲终止后横向磁化矢量减少到其最大值的 37% 所经历的时间(图 5-1-11),它是横向磁化矢量衰减快慢的一个量度。在横向弛豫过程中,系统本身的能量不变,横向磁化矢量的消失意味着旋进质子间相位同步性丧失(图 5-1-12),由于原子核同时受主磁场及相邻原子核的影响,他们的进动频率稍有不同,这种具有不同自旋的原子核之间的相互作用是导致横向弛豫过程的主要原因,由此横向弛豫时间也被称为"自旋 - 自旋弛豫时间"。T_2 是在完全均匀的主磁场中获得的,当主磁场不均匀时,所产生的 T_2 并非真正的 T_2,而是一个比 T_2 短的时间,称为 T_2^*。

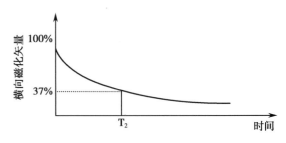

图 5-1-11　横向弛豫时间

　　横向弛豫与纵向弛豫是同时发生的,这两种弛豫过程反映了氢质子与周围原子间的相互作用,进而反映物质的结构特性,这是 MRI 体现人体内部生理、生化特性的物理基础。

　　4. MR 信号的产生　在弛豫过程中,组织经过 RF 脉冲激励后吸收能量,M_0 偏离纵轴方向,出现了横向磁化矢量,RF 脉冲停止后,横向磁化矢量将逐渐减少,并很快消失,恢复至激发前的零状态。这个过程中横向磁化矢量垂直并围绕主磁场 B_0 以 Larmor 频率旋进,横向磁化矢量的变化能使环绕在被检体周围的接收线圈产生随时间变化的感应电流,其大小与

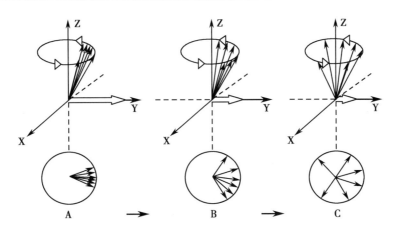

图 5-1-12 横向弛豫

横向磁化矢量成正比,这个可以放大的感应电流就是 MR 信号,也称为回波。MR 信号实际上是通过接收线圈探测到的电磁波,它具有一定的相位、频率和强度,结合三者出现的先后顺序,可以进行计算机空间定位处理并应用于信号强度数字化计算表达,在 MR 图像上反映出不同组织的亮暗特征。

受 90°RF 脉冲的激励,组织中将产生横向磁化矢量,RF 脉冲停止后组织中的横向磁化矢量受 T_2 和主磁场不均匀双重因素的影响以指数形式较快衰减,称为自由感应衰减,利用 MR 接收线圈直接记录横向磁化矢量的这种自由感应衰减,得到的 MR 信号就是自由感应衰减(FID)信号。FID 信号如锤摆一样,强度由最大至最小,最终停止。

（四）MRI 加权成像

磁共振图像根据人体正常组织及病理组织的 T_1、T_2、质子密度等差别获得具有一定组织对比度的图像。通过调节脉冲序列参数来突出其中某一项影响因素的差异,并产生以该因素为主的图像对比度,这样的图像称为加权像(weighted image, WI)。目前临床应用的加权像图像有 T_1 加权像、T_2 加权像和质子密度加权像。

1. T_1WI(T_1 weighted image, T_1WI) T_1WI 中组织对比度主要来自组织间的 T_1 差异。T_1 是组织的固有属性,在相同场强的磁场中,不同组织具有不同的 T_1;同一组织在不同磁场中也表现出不同的 T_1;同一组织不同生理状态和病理状态下的 T_1 亦表现不同。短 T_1 组织在 T_1WI 的序列中信号较强,表现为高信号;长 T_1 组织信号较弱,表现为低信号。自旋回波序列中选用短 TR(≤650 毫秒)和短 TE(≤20 毫秒)获得 T_1WI。采用短 TR 进行扫描时,脂肪等可以充分弛豫表现为高信号,而脑脊液等表现为低信号,两者在图像上表现出显著的 T_1 对比。

2. T_2WI(T_2 weighted image, T_2WI) T_2WI 中组织的对比度主要由组织间的 T_2 差别决定。T_2 也是组织的固有特性,在相同场强下,不同组织具有不同的 T_2。同一组织不同生理状态下和病理状态下的 T_2 亦表现不同。短 T_2 组织在 T_2WI 中信号较弱,表现为低信号;长 T_2 组织信号较强,表现为高信号。在快速自旋回波序列中,选用长 TR(≥2000 毫秒)和长 TE(≥80 毫秒)获得 T_2WI,长 TR 使组织的纵向磁化矢量充分弛豫。采用长 TE 可增大组织的 T_2 效应,增加 T_2 值对图像对比度的影响,突出液体等组织的信号。

3. PDWI(proton density weighted image, PDWI) PDWI 中组织的对比度由不同组织间氢质子密度含量的差异决定,质子含量高的组织产生信号强,图像亮度大;反之信号弱,图像较暗,脑灰质、脂肪和不流动的液体在 PDWI 中信号强,骨皮质信号弱。临床上通常采用快速自旋回波获取 PDWI,选用长 TR(≥2000 毫秒)和短 TE(≤20 毫秒)的扫描参数,长 TR 可以减少组织 T_1 对信号的影响,短 TE 可降低组织 T_2 对图像的影响。

(五) MRI 的空间定位

1. 层面、层厚的选择　MRI 是多层面断层显像,可人为地将被检组织分成若干个具有一定层厚的断面,X 轴、Y 轴、Z 轴上的梯度磁场都可作为层面选择的梯度场,例如沿 Z 轴方向选择人体的横断面;沿 X 轴方向选择人体的矢状面;沿 Y 轴方向选择人体的冠状面。任意层面的位置、方向、厚度都可由操作人员通过电脑控制进行选择。实现层面选择有两种方法:①在信号采集过程中通过某方向的 RF 脉冲激励来进行选择层面,是最常用的方法;②是在图像重建过程中完成层面选择,称为三维成像。所以,MRI 只需启动不同的梯度磁场,而无须移动病人就可完成任意断面成像。

2. 相位编码　相位编码是 MR 信号左右方向的空间信息编码。利用梯度磁场造成各个像素体积元的质子产生不同的进动相位,用相位差标记各像素体积元的空间位置。相位编码梯度打开时,磁场不同 / 不均匀,导致进动频率不同;相位编码梯度关闭时,进动频率又相同,但此时已形成相位差。相位编码利用相位差进行编码,实现各体积元位置的识别和摆放。以横轴位断层为例,在 Z 轴方向上施加一个梯度磁场后,还可以在 Y 轴的上下方向上施加第二个梯度磁场,将上下空间位置的体素用不同相位状态识别出来,这第二个梯度磁场称为相位编码梯度磁场,相位编码与成像时间直接相关。在二维成像中,相位编码解决了 Y 轴方向上的体素识别。

3. 频率编码　频率编码是 MR 信号前后方向的空间信息编码。频率编码的原理是:在 RF 脉冲激励的同时加入 X 轴方向上的梯度磁场,在梯度磁场的作用下,每个体积元内的磁化矢量与相邻体积元内的磁化矢量具有不同的进动频率,进而产生略有差别的 FID 信号的频率。例如:在 Z 轴方向上施加一个梯度磁场后,再在 X 轴方向上施加第二个梯度磁场,称为频率编码梯度磁场。使质子在弛豫过程中出现不同频率,计算机可以识别这些频率的差异而确定不同质子的位置。频率编码利用 X 轴方向上的梯度磁场沿 X 轴方向对组织体素进行位置标记,解决了 X 轴方向上的体素识别。

层面梯度、相位编码梯度和频率编码梯度按时间先后排列并协同工作,可对某一成像体积中不同空间位置的体素进行空间定位(图 5-1-13)。由此可知,一次 RF 脉冲激励是对某一层面中的某一排(一般 256 个)像素的同时激发,而且要间隔一个周期后再进行该层面下一排像素的第二次激发,这个定位过程是反复的。

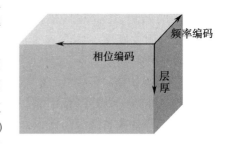

图 5-1-13　MR 信号的三维空间定位

(六) MRI 图像重建

1. K 空间及其填充　K 空间又称为傅里叶空间,是傅里叶转换的频率空间,以空间频率为单位,用采集到的 MR 信号表示成像体,与空间坐标系中的磁化矢量相对应。一次 RF 激发后,相位编码和频率编码二者相对应,可以明确某一信号的空间位置,在计算机中,分别以相位和频率为坐标组成一种虚拟的空间位置排阵,即为"K 空间",是计算机根据相位和频率的不同给予的暂时识别定位,而不是实际的空间位置。K 空间中排列着 MR 信号的原始信息数据,整合了相位、频率和强度的信息。信息数据在 K 空间的位置受梯度场时序结构决定,采用多种不同梯度模式采集 MR 信号数据存储于 K 空间中的过程被称为 K 空间的填充。K 空间填充的顺序从一侧开始顺序向中间填充,再由中心向另一侧填充,也可优先填充中心,再一次向两侧扩展。位于 K 空间中心的点控制图像的对比度,位于 K 空间边界的点控制图像的空间分辨率。K 空间的填充轨迹分为 5 类:直线型、圆型、EPI 型、螺旋型和辐射型,合理利用 K 空间轨迹有利于提高图像质量,缩短成像时间。

2. 傅里叶转换成像 二维傅里叶变换成像法是最常用的特有图像重建方法,可以区分出不同频率的 MR 信号,这个功能好比三棱镜将日光分成七色光一样,具体内容是:通过 Z 轴方向上的 RF 脉冲激励选择层面,在 XY 方向加入梯度磁场对像素进行编码,从而获得 FID 信号,经二维傅里叶变换获得像素的质子密度、T_1、T_2 弛豫时间的空间分布,重建 MR 图像。二维傅里叶变换成像法将 K 空间中的信息逐行、逐点地解析并填补到真正的空间位置上,形成了多幅信号强弱不等的 MR 图像。

二维傅里叶变换成像方法通过相位编码和频率编码来实现 MR 数据采集,频率不同的信号经傅里叶变换后,可由它们在频谱图中谱线的位置加以识别;而频率相同、相位不同的信号的傅里叶变换可由它们的谱线与坐标轴的偏转角度加以区别。

总之,在二维成像技术中,由射频线圈接收到的 MR 信号是受激励层面内各体素产生的 MR 信号的总和。各相邻体素间产生的 MR 信号的频率和相位存在着细微的差别,正是这种差别为图像重建创造了条件。通过二维傅立叶变换可以适当地把各体素磁化矢量的这些差别分解出来,从而获得各体素元的共振信息,并按检测信号的强弱给予每个体素不同的灰度,构成一幅二维图像。

第二节 MRI 成像技术

一、脉冲序列及相关参数

(一)脉冲序列

脉冲序列是 MRI 技术的重要组成部分。在磁共振成像过程中,一般采用多个脉冲按先后顺序进行激发,我们称这个脉冲组合为脉冲序列(pulse sequence),即由具有一定带宽、一定幅度的 RF 脉冲与梯度脉冲组成的脉冲程序就是脉冲序列。脉冲序列可以看作是扫描程序,在一个序列中有许多的变量,这些变量称为序列参数,为了更好地理解脉冲序列,我们先介绍这些基本参数。

(二)序列参数

1. 翻转角度 在 RF 脉冲的激励下,宏观磁化矢量偏离主磁场的角度称为翻转角度(flip angle)。其大小由 RF 脉冲强度决定,角度在 0°~90° 之间,最大角度为 180°,脉冲序列中常用 90° 脉冲和 180° 脉冲。

2. 90° 脉冲与 180° 脉冲 使宏观磁化矢量 M_0 偏转 90° 的 RF 脉冲称 90° 脉冲,多用作激励脉冲;使宏观磁化矢量 M_0 偏转 180° 的 RF 脉冲称为 180° 脉冲,常用作相位重聚脉冲(图 5-2-1)。

3. TR 重复时间(time of repetition,TR)是指相邻时间周期内同一脉冲重复出现的时间间隔。TR 决定着扫描速度。

4. TE 回波时间(time of echo,TE)是指从第一个 RF 脉冲激发到产生回波信号所经历

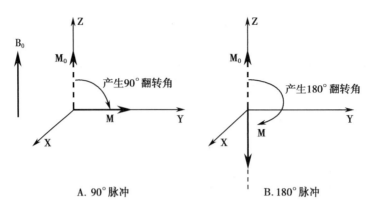

图 5-2-1 90°脉冲和180°脉冲

的时间。在多回波序列中,RF 脉冲与出现第一个回波信号的时间间隔称为 TE_1,与第二个回波信号的时间间隔称为 TE_2,以此类推。

5. TI 反转时间(time of inversion,TI)是指反转恢复脉冲序列中,180°反转脉冲与 90°激励脉冲之间的时间间隔。TI 用于各种反转恢复脉冲序列,改变 TI,可以获得不同的 MR 信号和图像对比度。

6. NEX 信号激励次数(number of excitations,NEX)也称为信号采集次数(number of signal averaged,NSA)指收集信号的次数。NEX 越大,所需的扫描时间越长。为了改善图像质量,需要对同一组织重复激发,收集多次信号并取平均值,以提高信噪比。

二、常用脉冲序列及应用

(一)自旋回波脉冲序列

自旋回波(spin echo,SE)脉冲序列是现今临床 MR 扫描最常用、最基本的脉冲组合。

1. 常规自旋回波脉冲序列

(1)序列组成:该序列先发射一次 90°RF 激励脉冲,间隔 TE/2 时间后再施加一次 180°相位重聚脉冲使质子相位重聚,产生自旋回波信号。在该序列中,第一个 90°脉冲与相邻的 90°脉冲间的时间间隔为重复时间,从 90°脉冲开始到获得回波的时间间隔为回波时间(图 5-2-2)。TR 决定着图像的 T_1 加权程度;TE 决定着 T_2 加权程度。

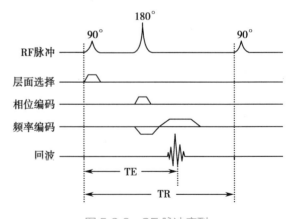

图 5-2-2 SE 脉冲序列

(2)应用:T_1WI 适于显示解剖结构,也用于增强检查;T_2WI 则更适于显示病变;PDWI 常可较好地反映组织中水分子的多少。

(3)特点:常规 SE 脉冲序列的主要优点是图像质量高,用途广,可获得对显示病变敏感的真正 T_2WI。主要缺点是扫描时间相对较长。

2. 快速自旋回波(fast spin echo,FSE)脉冲序列

(1)序列组成:在一次 90°激励脉冲后施加多次 180°相位重聚脉冲,取得多次回波并进

行多次相位编码,即在一个 TR 内完成多条 K 空间线的数据采集,使扫描时间明显缩短。在 FSE 脉冲序列的一个 TR 内,多次 180°脉冲组成了回波链,施加 180°脉冲的次数称为回波链长度(ETL)或快速系数。快速系数越大,在一个 TR 内完成的 K 空间线就越多,扫描时间就越短(图 5-2-3)。

$$\text{FSE 脉冲序列的扫描时间} = TR \times \text{相位编码次数} / ETL \times NEX \qquad (\text{式 5-2})$$

由上式可知,FSE 脉冲序列所用的扫描时间是常规 SE 脉冲序列的 1/ETL 倍。在该序列中产生的一系列回波,因其 TE 各不相同,因此信号成分也不相同。需要选择的是有效 TE,系统将根据所选的有效 TE 调整每次 180°脉冲后的相位编码梯度的斜度,使有效 TE 附近取得的回波最强,对图像的加权起主要作用,克服信号成分复杂的问题。

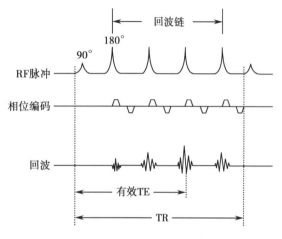

图 5-2-3　FSE 脉冲序列

(2) 应用:目前 FSE 的 T_2WI 已经基本取代了 SE 的 T_2WI,广泛应用于临床中;但 FSE 脉冲序列通常不能与呼吸补偿连用,在胸腹检查中会增加伪影。

(3) 扫描参数:① T_1WI:短 TR;短 TE。② T_2WI:长 TE;长 TR。③ PDWI:短 TE;长 TR。

(4) 特点:FSE 序列的特点有快速成像、回波链中每个信号的 TE 均不同、模糊效应、脂肪组织信号强度增高、对场强不均匀性不敏感等。

(二)反转回复(inversion recovery,IR)脉冲序列

1. IR 脉冲序列

(1) 序列组成:首先使用一次 180°反转脉冲使宏观磁化矢量反转 180°,达到完全饱和;当质子的纵向磁化矢量恢复一定时间时再施加一次 90°脉冲,使已经恢复的纵向磁化矢量翻转为横向磁化矢量,之后再施加一次 180°复相位脉冲,取得 SE。上述过程反复进行直至完成全部 K 空间数据填充,产生一幅 IR 脉冲序列图像。取得 SE,故也可称为反转恢复自旋回波(IRSE)。在该序列中,相邻两个 180°反转脉冲间的时间间隔为 TR;从 180°反转脉冲到 90°脉冲开始的时间间隔为 TI;从 90°脉冲开始到获取回波的时间间隔为 TE(图 5-2-4)。

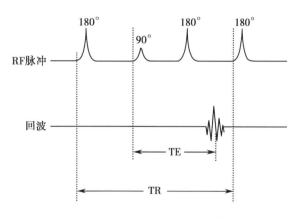

图 5-2-4　反转恢复脉冲序列

(2) 应用:IR 脉冲序列获得的 T_1WI 时间长,信噪比低,一般不常用,主要用于获取重 T_1WI,显示解剖。该序列的重 T_1 加权效应取决于 TI,选择适当长度的 TI 可以获得较 SE 脉冲序列更显著的 T_1 加权效果。该序列还适于增强检查。在 IR 脉冲序列中如使用长 TI,所有质子的纵向磁化矢量可完全恢复,使 T_1 对比完全消失,将获取 PDWI。在 IR 脉冲序列中

有时为了使长 T_2 病变显示为高信号,可使用长 TE,产生效果好的解剖结构的同时也可显示高信号的病变,此图像称病理加权像。目前有些系统在该序列的 90° 脉冲后使用多次 180° 复相位脉冲,取得多次 SE,使扫描时间显著缩短。

(3) 扫描参数:①重 T_1WI:中等 TI;短 TE;长 TR。②PDWI:长 TI;短 TE;长 TR。③病理加权像:中等 TI;长 TE;长 TR。

(4) 特点:主要优点是 T_1 对比效果好;信噪比高。主要缺点是扫描时间长。

2. 短 TI 反转恢复(STIR)脉冲序列　选择特殊的 TI 值,使之恰好等于脂肪组织纵向磁化矢量恢复到 0 点所需的时间,此时脂肪组织无信号产生,即达到选择性抑制脂肪信号的目的,这种短 TI 值的 IR 序列叫做 STIR(short TI IR)序列。该序列应用于 T_1WI 中进行脂肪抑制,脂肪抑制使脂肪信号明显减低,从而可将脂肪成分与相邻组织分开,并使其他短 TI 结构显示更清楚;如果选择合适,也可选择性抑制其他组织信号。该序列不宜应用于增强检查,因为如果增强组织的 TI 值与脂肪的 TI 值接近也可被抑制掉。STIR 序列扫描参数:短 TI;短 TE;长 TR。

3. 体液衰减反转恢复(fluid attenuation IR,FLAIR)脉冲序列　FLAIR 脉冲序列由 IR 序列与 FSE 序列组合而成,该序列选择特殊的 TI 值,使脑脊液信号被抑制。机制与 STIR 中脂肪抑制类似,不同的是 FLAIR 用于 T_2WI 和 PDWI 中抑制脑脊液的高信号,进而突出与脑脊液重叠的脑组织中长 T_2 病变的信号。该序列在中枢神经系统检查中应用较多。扫描参数:短 TI;短 TE / 长 TE;长 TR。

(三) 梯度回波脉冲序列

1. 序列组成　由一次小于 90° 的小角度(或稍大于 90°,不使用 90°)RF 激励脉冲和读出梯度的反转构成。反转梯度取代 180° 复相位脉冲,用于克服梯度磁场带来的失相位,使质子相位重聚产生回波。由于应用梯度相位反转产生回波,故称为梯度回波(gradient recalled echo,GRE)(图 5-2-5)。

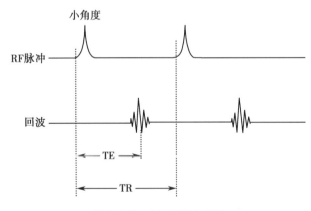

图5-2-5　GRE脉冲序列

GRE 脉冲序列中第一个脉冲常使用小角度脉冲激励,使纵向磁化矢量变动相对较少,明显缩短了纵向磁化矢量恢复的时间,TR 也随之缩短;通过读出梯度的反转产生复相位,速度较应用 180° 复相位脉冲快得多,获取回波所需的 TE 也明显缩短,故扫描时间显著缩短。但小角度脉冲激励只能使部分纵向磁化矢量翻转为横向磁化矢量,而 MR 信号是通过横向磁化矢量获取的,因此接收到的 MR 信号减少,信噪比下降。该序列通过读出梯度反转产生

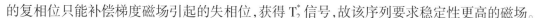

的复相位只能补偿梯度磁场引起的失相位,获得T_2^*信号,故该序列要求稳定性更高的磁场。

2. 应用 常规GRE脉冲序列可用于屏气下腹部单层面快速扫描、动态增强扫描、血管成像、关节病变等检查。在GRE脉冲序列中使用不同的扫描参数和翻转角度,可获取T_1WI、T_2^*WI和PDWI。大翻转角度、短TR、短TE将获得T_1WI;小翻转角度、长TR、长TE,将获得T_2^*WI;小翻转角度、长TR、短TE将获得PDWI。

3. 特点 脉冲能量低,信噪比下降;产生宏观磁化矢量的效率高;选用短TR、短TE,加快成像速度。

(四)回波平面成像序列

回波平面成像(echo planar imaging,EPI)序列是目前最快的磁共振成像技术,它与快速SE序列和GRE序列构成MRI快速成像的三大序列体系。

1. 序列组成(结构) EPI序列采集到的MR信号属于梯度回波,在受到一次RF脉冲激励后,通过读出梯度场内正负方向连续、快速切换产生一系列梯度回波信号组成梯度回波链,其回波链可以为2~256个回波。频率编码梯度场每翻转一次,相位编码梯度也递增一次,获得一个梯度回波信号,产生的MR信号在K空间对应位置以一种迂回轨迹进行数据填充,经过重建产生一幅MR图像。如果一次射频激发,利用读出梯度场连续切换采集多个梯度回波,得到一条傅里叶线迂回填满整个K空间,完成整个图像的采集,称为单次激发EPI序列;如果一次射频激发后只选择部分相位编码进行采集,采集多个梯度回波,需若干次射频脉冲激发和相应次数的EPI采集才能获得整个K空间数据,称为多次激发EPI。

2. 应用 传统脉冲序列中关于激励射频脉冲的设计均可与EPI结合,如与自旋回波RF脉冲结合,会得到具有SE特性的EPI图像,获得包含SE信号的T_2依赖性的数据,SE-EPI可清楚显示解剖结构;如与小角度RF脉冲的GRE脉冲结合,会得到具有GRE特性的EPI图像,获得包含梯度回波信号的T_2^*依赖衰减的数据,GRE-EPI是目前顺磁性对比剂灌注成像的常规应用序列,对血流变化亦敏感。

3. 特点 EPI序列可最大限度地去除运动伪影,图像对比度选择无限制,便于同时实施形态及功能成像,三维数据采集还有利于动态研究。但是EPI产生的图像信噪比低于常规序列,而且EPI对MRI机器的硬件尤其是梯度系统要求特别高。

三、MRI图像质量

(一)图像质量影响因素

1. 空间分辨力 空间分辨力指影像设备系统对图像中组织细微解剖结构的分辨能力,空间分辨力越高,图像质量越好;空间分辨力的大小主要由体素的大小决定,体素是MR成像的最小体积单位;体素小,容易分辨细微结构,空间分辨力高;体素大,不易分辨细微结构,空间分辨力低。

体素的大小取决于像素、视野(field of view,FOV)、矩阵和成像层面厚度的大小。其中像素是构成MR图像的最小单位面积,像素面积=FOV/矩阵;矩阵是频率编码次数和相位编码次数的乘积,即图像矩阵=频率编码次数×相位编码次数。体素容积=像素面积×层厚,也等于FOV×层厚/矩阵,改变任何一个参数,另两个不变,体素容积都会发生变化。例如FOV和层厚一定,增加矩阵,体素减小,空间分辨力增高;矩阵和层厚一定,缩小FOV,体素减小,空间分辨力增高;FOV和矩阵一定,层面厚度越薄,体素越小,空间分辨力越高。总之,选用大矩阵、小FOV、薄的成像层面厚度会提高图像的空间分辨力,但当其他成像参数不变时,空间分辨力的提高总会伴随信噪比的下降。

2. 信噪比(signal-to-noise ration,SNR) 信噪比是衡量图像质量最重要的指标,指图像中组织信号强度与噪声信号强度的比值。MR信号本质上是指感兴趣区内像素的平均值,噪声是指磁体内的患者、环境和MR系统电子设备所产生的不需要的信号,噪声始终存在、不可避免,是对成像的一种干扰。在一定范围内,SNR越高,图像越清晰。影响SNR的主要因素列举如下:

(1) 质子密度:质子密度低的区域如致密骨、肺组织产生低信号,SNR低,MR图像显示上有局限性;质子密度高的区域如脑灰质、脑白质及软组织能产生较高信号,SNR高,在MRI检查中具有优越性。

(2) 体素容积:SNR与体素容积成正比,体素越大,所含质子越多,产生的信号越强,SNR越高。体素的大小又取决于FOV、矩阵和层面厚度,那么FOV越大,体素越大,SNR越高;层厚越厚,体素越大,SNR越高;矩阵越小,体素越大,SNR越高。

(3) 重复时间、回波时间和翻转角度:长TR时SNR高,短TR时SNR低;长TE时SNR下降,短TE时SNR增高;翻转角度为90°时,产生信号量最大,SNR最高,角度越小,产生的信号量越少,SNR越低。

(4) 激励次数:反复采样可消除图像中的毛刺状阴影,减少噪声,提高SNR;但同时也会大大增加扫描时间。例如,当NEX增加到四次时,SNR增加为原来的二倍,扫描时间延长至原来的四倍。

(5) 接收带宽:接收带宽是指读出梯度采样频率的范围。减少接收带宽,就减少了信号采集范围,也减少了噪声量,SNR增高。系统的接收带宽一般是固定的,仅少数情况需作调整。

(6) 线圈类型:线圈的形状、大小、敏感性、检查部位与线圈间的距离均会影响SNR,目前临床上多采用多通道正交线圈;阵列线圈性能最好,但价格昂贵。

3. 图像对比度 图像对比度反映两种组织间的信号差别,也可用对比噪声比(contrast to noise ration,CNR)表示。CNR是指图像中相邻组织结构间SNR的差异,即:

$$CNR=SNR_{(A)}-SNR_{(B)} \tag{式5-3}$$

式中$SNR_{(A)}$、$SNR_{(B)}$分别为组织A、组织B的SNR。

MRI图像对比度分为T_1对比度和T_2对比度,影响它们的主要因素如下:

(1) TR:要获得图像良好的T_1对比度,TR的选择应短;TR较长时可以得到T_2WI,此时图像中仍有T_1对比度和质子密度对比度存在,所以长TR得到的T_2WI中,T_2对比度不仅与组织的T_2值有关,还会受到质子密度的影响。

(2) TE:TE是T_2WI的控制因素,改变TE值主要影响图像的T_2对比度,在长TE序列中,长T_2的含液体组织呈高信号,短T_2的韧带等组织呈低信号,因此一定组织间的T_2对比度随TE的延长而增加。在T_1WI中短TE利于减弱图像中T_2弛豫的影响,T_1图像对比度会更好;但缩短TE有可能导致SNR降低。

(3) TI:IR序列中图像的对比度主要受TI的影响,在180°反转脉冲后质子处于饱和状态,然后以不同的弛豫时间恢复纵向磁化矢量,这时TI时间决定了90°脉冲后纵向磁化矢量恢复的多少,决定了信号强度的对比。如抑制脂肪信号时,TI取值非常短。

(4) 翻转角度:在梯度回波脉冲序列中,小翻转角产生T_2图像对比,而大翻转角产生T_1图像对比明显。

具体情况,总结如表5-2-1所示。

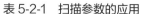

表 5-2-1　扫描参数的应用

参数		利	弊
TR	↑	SNR（与 T_1 有关）↑ 成像层数↑	扫描时间↑ T_1 对比度↓ "流入增强"效应↓
	↓	扫描时间↓ T_1 对比度↑ "流入增强"效应↑	SNR（与 T_1 有关）↓ 成像层数↓
TE	↑	T_2 对比度↑ "流入增强"效应↑	SNR（与 T_2 有关）↓ 激励层面数↓
	↓	SNR（与 T_2 有关）↑ 成像层数↑	T_2 对比度↓ 高速信号丢失
层面厚度	↑	SNR ↑ 体素容积↑	空间分辨力↓ 部分容积效应↑ "流入增强"效应↓
	↓	部分容积效应↓ 空间分辨力↑ "流入增强"效应↑	SNR ↓ 体素容积↓
矩阵	↑	空间分辨力↑	SNR ↓ 扫描时间↑
	↓	SNR ↑ 扫描时间↓	空间分辨力↓
NEX	↑	SNR ↑ 运动伪影↑	扫描时间↑
	↓	扫描时间↓	SNR ↓ 图像清晰度↓
FOV	↑	扫描范围↑ SNR ↑ 卷褶伪影↓	空间分辨力↓
	↓	空间分辨力↑	扫描范围↓ SNR ↓ 卷褶伪影↑
层面间距	增加↑	扫描体积↑ 层间交调失真↓ SNR 和 CNR 的损失↓ 扫描范围↑	扫描体积↓ 层间病理信息的丢失↑
	减少↓	层间病理信息的丢失↓	层间交替失真↑ SNR 和 CNR 的损失↑

（二）流动现象及补偿技术

血液和身体内的其他流动质子在 MRI 上表现出不同于周围静止状态质子的信号特征，产生流动现象和流动运动伪影，包括时间飞越、进入现象、体素内去相位等效应。

1. 时间飞越　流动质子在成像层面内受 RF 激励，在复相位前就从成像层面中流出，未经历复相位过程；或流动质子在 RF 激励后才流入成像层面，未受到激励却经历了复相位过程,这两种状态均无信号产生,称为时间飞越(time of flight,TOF)。在影像上管腔内因信号缺失呈黑色,叫做流空(flow void)。

2. 进入现象 不曾受到激励的质子垂直流入成像层面,在成像层面内受到激励并经历复相位后,产生较周围静止质子信号强度更高的信号,在进入一组成像层面的第一层时最为显著,这种现象称为进入现象。

3. 体素内去相位 同一体素内如同时含有流动质子和静止质子(或流动质子的速度、方向不一致)时,质子间将出现相位差。这是因为快速流动的质子沿梯度磁场流动时进动频率将增加(加速度)或降低(减速度),前者使流动质子获得相位,后者使流动质子丧失相位,结果导致体素内质子相位失聚,信号减低,这种现象称为体素内去相位。

流动现象使流动质子的信号强度差异增加,产生伪影直接影响图像质量,给诊断带来困难,尤其对评估血管开放状态、有无血栓等造成困难。常用的补偿技术有梯度相位重聚、预饱和技术和偶数回波相位重聚。

(三)伪影及补偿技术

1. 相位错位 在数据采集过程中,被成像的解剖结构沿某一梯度方向发生位置移动而产生的伪影,仅发生在图像的相位编码方向上,故称相位错位或相位重影。导致这种伪影的有呼吸、心脏大血管搏动、吞咽动作、眼球运动等。可采用的补偿方法有更改相位编码方向、预饱和技术、呼吸补偿及呼吸门控、心电触发及门控、梯度磁矩相位重聚。该伪影只能针对产生的原因进行补偿,不可能完全去除。

2. 卷褶伪影 图像中出现的所选FOV以外的解剖结构影像,也称混淆伪影或包裹伪影。是由于FOV外邻近接收线圈的解剖结构产生的信号被接收,并错编入FOV内的像素位置上造成的,其中频率编码方向发生的伪影称频率包裹,相位编码方向发生的伪影称相位包裹。补偿方法有扩大FOV,使所有产生信号的解剖结构均被包括在FOV内,此法可完全消除该伪影;也可采用去频率包裹和去相位包裹方法补偿该伪影。

3. 化学位移伪影 化学位移伪影是由人体内脂肪与水的化学环境差异引起的伪影。脂肪中的氢质子进动频率比水中的氢质子慢,两者进动频率上的差异与主磁场场强成正比,在高场强设备中差异显著,使同一体素内彼此相邻的脂肪和水在影像上的信号位置分离,发生一定距离的移位,即化学位移伪影。该伪影发生在频率编码方向上,表现为在脂肪与水的界面上出现黑色或白色带状影,尤其在肾脏与肾周脂肪囊交界区表现突出。常用的补偿方法有:增加接收带宽、缩小FOV,可减轻化学位移伪影;预饱和技术,使脂肪或水中的质子被预饱和,不产生信号。

4. 截断伪影 截断伪影也称Gibbs伪影,数据采样不足导致图像中高、低信号强度差别大的交界区信号强度失准,发生在相位编码方向上。这种伪影比较常见于颈椎矢状位 T_1WI 上,表现为颈髓内出现低信号线影。其他部位如颅骨与脑交界区、脂肪与肌肉交界区也可出现这种伪影。可应用增加相位编码次数,避免数据采样不足来补偿伪影;也可减小FOV来防止此伪影。

5. 部分容积效应 选择扫描层面较厚或病变较小且又介于扫描层面之间时,周围高信号组织掩盖小的病变或出现假影称为部分容积效应。MR以三维切层、二维成像,像素是图像的基本单位,每个像素的信号强度都是通过体素内包含的不同组织成分的平均信号强度反映出来的。如果低信号的病变位于高信号的组织中,受周围组织影响,病变信号会比真实的信号强度高;反之,如高信号的病变位于低信号的组织中,病变的信号会比真实的信号强

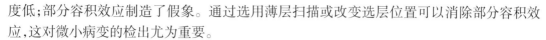

度低;部分容积效应制造了假象。通过选用薄层扫描或改变选层位置可以消除部分容积效应,这对微小病变的检出尤为重要。

6. 交叉对称信号伪影 交叉对称信号伪影是由设备原因造成的一种伪影。常出现于 SE 脉冲序列的 T_2WI 或 PDWI,主要由磁场的不均匀性引起,低场强的设备比高场强设备容易出现,表现为图像在对角线方向呈对称性低信号。在刚开机时容易发生这种伪影,随着开机时间的延长,磁体内匀场线圈恢复工作,磁体均匀度提高后此类伪影即可消除。

7. 敏感性伪影 不同组织磁敏感性不同,他们的质子进动频率及相位也不同,使这些组织成分彼此之间的界面上因去相位效应而出现低信号环影,称磁敏感性伪影。临床上该伪影主要来源于出血和血肿内所含的铁和金属成分,其磁化程度显著高于周围组织;病人身上或体内携带的铁磁性物质也可引起图像严重失真。在 GRE 脉冲序列中磁敏感性伪影最显著,用 SE 脉冲序列替代 GRE 脉冲序列可减轻此伪影的出现;还要避免病人携带铁磁性金属物质进入扫描室及接受检查。

8. 运动伪影 MRI 检查过程中,病人的自主性运动(如咀嚼、吞咽、肢体移动等)以及不自主性、生理性运动(如肠蠕动、心脏大血管的搏动、呼吸运动、咳嗽或抽搐、惊厥等)均能引起运动伪影,使图像质量下降。针对不自主性运动,可使用预饱和、门控技术、呼吸补偿、梯度磁矩相位重聚等对心脏大血管搏动及呼吸运动进行补偿;腹、盆腔检查前可给予肠蠕动抑制剂。针对自主性运动,要尽量使病人舒适,用垫子或带子进行固定;检查前对病人介绍检查过程,解释可能遇到的问题(如磁体内的噪声),取得病人合作;躁动病人可给予镇静剂;根据病人情况正确选择成像序列和参数;合作欠佳的病人应缩短扫描时间。

9. 遮蔽伪影 遮蔽伪影是由图像中某一部分信号缺失所导致的,主要原因是使用了非 90°脉冲和 180°脉冲,使病人体内质子受到不均激励;也可由线圈的异常负载或线圈在某一点上的耦联引起,如检查形体大、超重的病人,其身体接触到体线圈的一侧并形成耦联;主磁场均匀性下降时也可引起这种伪影。补偿技术有:①选择合适的线圈,必要时在病人与线圈之间使用泡沫塑料垫或水袋,不使病人直接接触线圈;②预扫描,扫描前获取合适的预扫描参数,以校准 RF 脉冲的频率和幅度;③主磁场均匀性下降时,应进行匀场。

10. 拉链伪影 图像中频率编码方向上出现的致密线状伪影,形似拉链状,称拉链伪影。当扫描室 RF 屏蔽出现泄漏时,额外的某 RF 脉冲进入扫描室,与来自病人体内的弱信号相互干扰,引起这种伪影;出现此伪影应立即通知维修工程师检查并修复。

11. 交叉激励 RF 脉冲波形不呈方形,其宽度在正常时可有 10% 左右的变化,当 RF 脉冲对所选层面进行激励时,相邻层面内的质子也可能受到激励。当这种相邻层面进行数据采集而受到激励时,层面内曾受过激励的质子会发生饱和,影响信号强度和图像对比,这种效应称为交叉激励。补偿方法有:①成像层面之间保持一定的间隔,间隔的宽度为层厚的 30% 时可有效地减少交叉激励;②交替激励;③"方形" RF 脉冲使交叉激励明显减少。

四、特殊的影像显示技术

(一) MRA

MRA 有三种基本方法:时间飞越法(TOF 法)、相位对比法(PC 法)和黑血法。三种方法都依赖于流动现象,但产生影像对比的基础各不相同。TOF 法主要依赖流入相关增强效应,PC 法则主要依赖流动质子的相位效应产生影像对比。流动相关增强效应与相位效应同时发生,可通过一定的脉冲设计,使其中一种效应突出显示,另一种效应不起作用。黑血法通过预饱和技术使图像中流动的血流呈黑色低信号。

1. TOF 法　分为 2D-TOF 和 3D-TOF,2D-TOF 对慢血流相对敏感;可以去除运动伪影;3D-TOF 空间分辨力高;扫描时间相对短;对快速血流和中速血流敏感;多层厚层块采集方式覆盖的解剖区大;使用磁化转移和斜坡翻转角激励时可增加颅内小血管的清晰度;CNR、SNR 较高。

2. PC 法　分为 2D-PC 和 3D-PC,2D-PC 优点是扫描时间短;信号强度与血流速度直接相关。3D-PC 优点是对快速血流和慢速血流均敏感;血管周围静止组织信号的抑制效果好;经 MIP 重建的血管像可从多视角进行观察;大容积成像时血管显示仍清楚;进行增强扫描时动、静脉结构显示更清楚;可以产生相位图。

3. 黑血法　通过预饱和技术使图像中流动的血流呈黑色低信号的方法,称黑血法。这种方法常被用于辨认血流方向、鉴别流动的血流与静止的血栓、抑制某一方向的血流信号显示解剖结构等,而不能产生类似于血管造影的图像。

上述为不使用对比剂的血管成像技术,近年来为了提高 MR 血管成像技术的质量,临床多采用 MRA 与 MR 对比剂联合使用的方法称为增强 MRA,其效果有的可与 DSA 媲美,可显示大血管及各主要脏器的一、二级分支血管,用于血管性病变的诊断,还可显示与肿瘤相关的血管及肿瘤对一些血管结构的侵犯情况。

(二) MRCP

磁共振胰胆管造影(MR chlangiopancreatograpy,MRCP)是近年来迅速发展起来并广泛应用于临床的一种非损伤性而且无需对比剂即可显示胰胆管系统的磁共振成像技术,是临床上最常用的水成像技术,适用于胆石症、肿瘤、炎症,胰腺肿瘤、慢性胰腺炎、胆胰管变异和畸形。常用的 MRCP 方式有 3D 容积采集和 2D 厚层块投射扫描。前者多采用长 ETL 的 FSE/TSE 或 SSFSE/HASTE 配合呼吸触发技术进行三维容积扫描,3D 重建后可从不同角度展示胰胆管结构,有助于管腔内小病变的检出,亦为胰胆管系统疾病的诊断和治疗提供了丰富的形态学信息,特别是对阻塞性黄疸的诊断和治疗有很大帮助。后者的 2D 层厚度可以任意改变。可针对兴趣区减小 2D 层厚度,提高局部兴趣区图像分辨力、降低背景噪声,有利于病变检出。采用多方位、多角度旋转成像,以避免胆管树重叠,显示不同走向的胆管树及胆总管与十二指肠乳头的关系。多角度电影图像还可以电影形式显示。以上两种 MRCP 的成像序列中,均使用脂肪抑制和空间预饱和技术。脂肪抑制技术被常用以提高胆管与周围脂肪对比及降低富含脂肪的腹壁造成的运动伪影;空间饱和技术也常用来消除大量腹水及胃肠道液体高信号对胆管树图像的影响。

(三) MRU

磁共振尿路成像(MR urography,MRU)亦是通过重 T_2 加权图像突出显示泌尿系统内的液体,同时抑制周围软组织的信号,不使用对比剂,亦无需逆行插管,即可显示尿路的情况。多采用 3D FSE/TSE 序列或 SSFSE/HASTE,在屏气下进行扫描,也可采用呼吸门控技术,减少腹部运动伪影的影响。对于泌尿系统有梗阻的患者检查前适当憋尿,无尿路梗阻患者可使用利尿药或腹部加压,有利于输尿管的显示。MRU 用于尿路积水的诊断,对于尿路梗阻性病变的梗阻部位、程度显示的敏感性和特异性极高,可同时显示肾实质及泌尿集合系统,对于输尿管、肾盂、膀胱结石及输尿管良恶性狭窄的显示效果极佳。

(四) MR 内耳迷路成像

MR 迷路造影(MR labyrinthography)是 MR 静态液体成像的临床应用,可直接显示膜迷路内含液腔,其利用快速序列获得重 T_2WI 突出膜迷路内淋巴液和内耳道内脑脊液的高信号,与周围的骨质的低信号形成较强对比。原始图像的 MIP 三维重组将内耳无需的背景抑制,可多方向、多角度、最大限度地观察内耳膜迷路与内听道的细小复杂的解剖结构,显示先天性的发育异常,了解内耳发育不良的程度和部位。多采用 FSE/TSE 或双激发 Balance-SSFP 序列进行 3D 扫描。内耳 MR 迷路成像的体位标准化和取层准确性都非常重要,要严格按照常规成像方法取层,或将三维取层范围的中心层设置在常规 MRI 成像上内听道显示最佳的层面。

(五) DWI,DTI

磁共振弥散成像(diffusion imaging)是唯一反映与细胞同水平活体水分子弥散运动的成像方法,临床上常用于发现早期脑缺血改变,指导溶栓治疗。该技术包括弥散加权成像(diffusion-weighted imaging,DWI)和弥散张量成像(diffusion tensor imaging,DTI)。

1. 磁共振弥散加权成像(DWI) 磁共振弥散加权成像主要反映水分子弥散运动微米数量级的变化,与人体的细胞处于同一数量级,是临床上用于诊断超急性脑梗死,它可在脑梗死发生后 1~6 小时即可显示病灶所在,与常规 T_1WI 和 T_2WI 相比,DWI 可以更早地发现梗死区的信号异常。除脑部病变外,DWI 还可能给其他脏器(如肝脏、肾脏、乳腺、脊髓、骨髓等)病变的诊断和鉴别诊断提供信息。

2. 磁共振弥散张量成像(DTI) 磁共振弥散张量成像是在弥散加权成像基础上发展起来的一种磁共振成像新技术,它利用人体内水分子在不同方向上自由运动所产生的信号改变来成像,可在活体上进行水分子测量和成像。利用该技术可在活体上显示神经纤维束的形态及走行,为进一步评价神经纤维束受压、破坏、萎缩异常改变等提供了基础。

(六) PWI

磁共振灌注加权成像(perfusion-weighted imaging,PWI)属于脑功能成像的一种,主要反映组织中微观血流动力学信息,可进行造影剂跟踪,用于评价兴趣区早期缺血,测量血流量等。在诊断肿瘤性病变中起重要作用,可反映肿瘤血管结构方面的变化,以及由此造成的血流动力学和通透性变化,便于各类肿瘤之间的鉴别,可在治疗前提供缺血病变的血流特征、范围大小,同时追踪预后。

(七) fMRI

磁共振脑功能成像(functional magnetic resonance imaging,fMRI)能够无创地显示脑皮质的不同功能活动区的部位、大小和范围,如视觉、听觉、感觉、运动区等,可用于避免损伤功能区的定位,以及相应的基础研究。是神经科学领域全新的研究手段,具有较好的可重复性和可行性,近年来其研究范围几乎涵盖了神经科学的各个领域。

(八) 磁共振波谱分析(MRS)

磁共振波谱分析(magnetic resonance spectroscopy,MRS)是一种利用 MR 成像设备进行的一种无创性检查,获得人体或组织内某些生物化学物质(如乳酸和三磷酸腺苷)的 MR 波谱信息,并推测其含量变化的新技术,检测活体组织器官能量代谢、生化环境及某些化合物进行的无创伤性的定量分析方法。从代谢方面对病变进一步研究,提供肿瘤生长和肿瘤细胞增殖程度的可靠信息。MRS 主要采集人体内除了水和脂肪以外的其他化合物原子核中 H^1 和 ^{31}P 等的 MR 信号,并用数值或图谱表达定量化学信息。最新型 MR 设备上以图像的形式表示某种化学成分含量的 MRI 技术称为磁共振波谱成像(MRSI)。实际上 MRS 就是化学位移检查技术,它要求有良好的外加主磁场条件。主磁场强度必须高于 1.5T,且对均匀度要求较高。由于人体内病变组织的代谢变化早于病理形态改变,而 MRS 检测对代谢变化的敏感性很高,因此常能早期检出、鉴别某些疾病。临床 MRS 用于评价脑发育成熟程度、肿瘤代谢、感染性病变、系统性疾病的肝脏受累、缺血性病变和肾移植术后的急性排异反应等。

第三节 MRI 的临床应用概述

一、临床特点及限度

(一) MRI 的特点

1. 成像参数多 用于 MR 成像的组织参数较多,他们可分别成像,也可相互结合获得对比图像,为临床 MRI 诊断提供丰富的信息。

2. 高对比成像 可获取清楚、逼真、详尽的解剖图谱及病变形态,如在中枢神经系统 MR 图像上清楚显示脑灰质、脑白质、神经核团、脂肪等结构;在骨关节系统 MR 图像上清晰显示肌肉、肌腱、韧带、筋膜、骨髓、关节软骨、半月板、椎间盘及皮下脂肪等结构,这是 X 线平片和 CT 所不能及的。

3. 任意方位断层成像 可以在不变动病人体位的情况下对被检查部位进行轴方向、矢状方向、冠状方向以及任何斜方向层面成像,从三维空间上观察、再现人体内部解剖结构和病变的位置关系。

4. 无须使用对比剂即能显示心脏和血管结构 磁共振血管造影(magnetic resonance angiography,MRA)有时可以取代常规造影方法。

5. 进行人体能量代谢研究 可直接观察细胞活动的生理和生化信息;磁共振波谱(MR spectroscopy,MRS)可以帮助分析组织器官的代谢情况,为医学影像学在分子生物学水平上认识疾病提供了依据。

6. 无电离辐射 因而对人体是安全、无创的,利用 MRI 检查技术作为引导手段将在很大程度上促进介入性治疗方法的开展。

7. 可消除气体和骨骼伪影的干扰,后颅窝的解剖结构和病变清晰可见。

(二) MRI 的限度

1. 成像速度慢,不适于运动性器官及危重病人的检查。

2. 对钙化和骨皮质不敏感。

3. 图像易受多种伪影影响。

4. 禁忌证多,使用范围受限。

(三) MRI 的禁忌证

1. 绝对禁忌

(1) 戴有心脏起搏器、神经刺激器或体内置有胰岛素泵者。

(2) 换有人工心脏金属瓣膜者。

(3) 动脉瘤用银夹结扎术后者。

(4) 眼球内有金属异物存留者。

2. 相对禁忌

(1) 体内有其他各种金属植入者。

(2) 危重病人。

（3）妊娠期妇女。

（4）患有癫痫等不能配合的检查者。

二、临床应用

1. 中枢神经系统病变　MRI 对中枢神经系统病变的定位、定性诊断价值较高，除对颅骨骨折、急性期脑出血、病灶内钙化等的显示不敏感外，对脑部肿瘤、颅内感染、脑血管病变、脑白质病变、脑发育畸形、脑结构改变等均具有较大的优势，对于脊髓病变的诊断明显优于 CT。

2. 五官与颈部病变　由于 MRI 具有较高的软组织分辨力及血管流空效应的特点，在显示眼、鼻窦、鼻咽部、喉部以及颈部软组织病变方面优越 CT，并能清楚区分颈部淋巴结和血管。但病变累及骨质方面的显示不如 CT，MRA 技术应用对显示头颈部血管狭窄、闭塞、畸形以及颅内动脉瘤具有重要价值，在一定程度上代替了 DSA 检查。

3. 胸部病变　由于多方位成像、血管流空效应、心电门控和呼吸门控技术的应用，使 MRI 在诊断心脏、大血管病变方面价值大为提高，并且检查具有无创伤性，尤其是 MR 电影、MRA 的应用，使 MRI 在诊断方面具有良好的应用前景。像 CT 一样，MR 能清楚地显示肺与纵隔内肿瘤及肿大淋巴结，还能直接区分血管与淋巴结；但对肺内钙化、支气管扩张及肺弥漫性小病变的显示仍不如 CT。

4. 腹腔、盆腔病变　在对腹腔及盆腔器官如肝、胆、胰、脾、肾、肾上腺、膀胱、前列腺、子宫病变的发现、诊断与鉴别诊断上，MRI 检查均具有一定价值。在肝血管瘤与肝癌的鉴别方面具有较高的价值，在显示子宫、前列腺病变方面也优于 CT，而在胃肠道病变方面作用价值有限。

5. 骨骼、肌肉、关节系统病变　MRI 对于肌肉、肌腱、韧带、软骨病变的显示为其他影像学检查所无法比拟；对于骨质的早期轻微病变、骨髓水肿等的显示也为 MR 所特有；对椎间盘退行性病变的诊断某些方面；如含水量变化、椎间盘脱出并在椎管内移动、硬膜囊受压情况等，MR 优越于 CT，而在轻度骨质增生、韧带骨化、椎间盘含气（真空）、钙化、骨性椎管狭窄等方面仍不如 CT；电影 MRI 技术可进行关节功能检查。

6. 乳腺病变　MRI 对软组织极佳的分辨力使其成为对诊断乳腺病变很有价值的检查方法。

三、MRI 检查前准备

1. 接诊时要认真阅读申请单，明确检查目的和要求，询问病人属首次检查或复查，如属首次检查，应了解临床拟诊及其他检查结果；如属复查，应嘱病人带来上次影像检查结果，以便对照，确定扫描部位、层面选择及序列选择。

2. 询问并检查患者是否有属禁忌证范围；如有则不能进入检查室；对无禁忌证患者可根据各医院实际情况准备检查或预约。

3. 对接受腹部及盆腔部位检查患者，胃肠道一般无需特殊准备，但不宜进食过多，以防掩盖病变；膀胱适当充盈；宫腔内若有金属避孕环应先取出，再行 MRI 检查。

4. 进入检查室之前，应去除患者身上一切金属物品、磁性物品及电子器件，以免引起伪影和其他危险发生。

5. 对婴幼儿及躁动病人，应给予适量镇静剂，熟睡后检查比较容易成功；疼痛剧烈的病人检查时,应先镇痛,争取病人的配合。

6. 危重病人检查时要特别慎重,随时检查病人情况,并应由有经验的临床医师陪同,以防意外。

四、MRI 检查注意事项

大量临床和实验研究表明 MRI 检查是安全的,但因为 MRI 机具有强大磁场,如果应用不当,不仅对人、物可造成危害,而且对图像质量也会有很大影响。

1. 铁磁性物质　铁磁性物质受磁场作用,产生力而发生运动,如远离磁体,这样的运动速度极快,容易对病人及工作人员造成灾难性甚至致命性伤害,也会对 MR 设备造成危害;因此监护仪器、抢救器材、金属推车、担架等金属物品均不能进入检查室;人们常用的日常生活用品也会受磁场作用的影响:如机械手表受到磁场磁化将走时不准或停走;磁卡受到磁场磁化将不能使用,电子产品受到磁场作用将失去其功能等。金属物体受磁场作用在局部形成强磁场,亦会干扰主磁场的均匀性,局部强磁场可使周围旋进的质子很快发生去相位,在 MR 图像周围出现无信号区或图像出现错位、失真,影响图像质量,不能作出诊断。因此不宜将手机、手表、磁卡等带入检查室,亦应将检查部位的金属物品去除,如金属义齿、节育环、妆饰品等。

2. 体内置入物　人体内部的金属异物受磁场作用会发生扭曲、移位,将会对人体造成再次伤害。如眼球金属异物受磁场作用发生移位,将加重对眼球的损伤,动脉瘤术后瘤夹受磁场作用发生移位、松脱而增加了破裂出血的危险,输液针、气管插管等金属物品受磁场作用也会加大对人体损害等,不宜作 MR 检查。安装有心脏起搏器、神经刺激器或体内置有胰岛素泵者,如受磁场作用将出现失灵,发生危险,因此,带有上述装置者属于 MR 检查的禁忌证。

3. MRI 设备的安全性　高场 MR 机,如梯度切换率过高,产生交变感生电流过大,将引起四肢针刺、麻木感觉,甚至抽搐等周围神经刺激征(PNS);特殊吸收率(SAR)过高,射频辐射过大,人体吸收热量过多,易导致病人灼伤;超导型 MR 机采用液氮与液氦制冷,一旦泄漏,可引起病人的冻伤乃至窒息;应随时注意检查。

4. 妊娠　迄今尚未发现 MRI 引起人体基因变异或婴儿发育障碍的证据,但为了慎重起见,在妊娠三个月内应避免 MRI 检查,一定要做 MRI 检查者应尽量减少射频次数及发射时间。

第四节　MRI 装置的基本操作

MRI 装置作为一种大型医疗设备,医务人员的基本操作包括两部分,日常的开关机程序,以及如何利用该设备对被检者进行检查。

一、开关机程序

不同生产厂家 MRI 设备,由于使用的计算机操作系统不同,其开关机程序以及操作界面及步骤也不相同,但原理大致相似。在日常的实际工作中,由于主磁体的磁场强度不同,以及不同生产厂商的设计方式不同,MRI 的一键关机并非关掉所有的设备,根据关机程度不同,主要分三个步骤:操作系统关机、部分关机、全部关机。MRI 开机步骤与关机步骤完全相反,以关机步骤为例进行描述。

（一）操作系统关机

主要是关闭操作间内的计算机系统、扫描间内的主磁体显示屏、检查床等设备。此步主要是关闭操作系统及其控制的检查床、主磁体操作面板等日常工作操作使用的部分。此步骤为日常工作的一部分,由技师每天下班前进行操作（图5-4-1）。

（二）部分关机

此步骤必须基于操作系统关闭完全的基础上进行,关闭主机电源分配单元。此步骤无需每天进行,每周一次或工程师检修保养时进行即可（图5-4-2）。

（三）全部关机

在第一步和第二步完成以后,方可进行第三步关机,即全部关机,关掉稳压电源、供电柜,以及与MRI设备所有有关的附属设备,比如空调、水冷

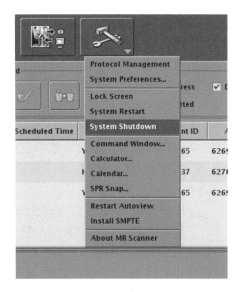

图5-4-1　操作系统关机

机、氦压机、冷头等。切记,此步非日常操作,尤其是超导型磁共振,其稳压电源及附属设备需24小时保持开机状态,除非在特殊情况下,必须断开电源时,由专业工程师进行操作（图5-4-3）。

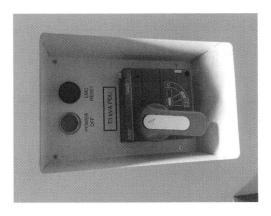

图5-4-2　部分关机

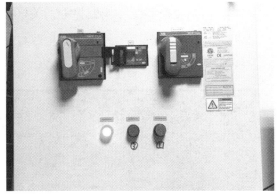

图5-4-3　全部关机

二、MRI的检查步骤

MRI的检查步骤根据每个医院的情况不同,也不尽相同,但由于MRI设备相对比较昂贵,且检查时间相对较长,因此MRI检查常规需要预约才能进入检查程序。一般主要分为以下几步:

（一）预约登记

被检者或家属持就诊卡或检查申请单,到影像科进行预约,预约时工作人员根据MRI检查的适应证和禁忌证进行询问,并告知相应的检查时间。被检者在规定时间到达检查科室,等候检查。

（二）接待被检者

工作人员接待被检者时,根据申请单信息,与被检者进行核对无误后,嘱咐被检者去除身上金属物品,如被检者需家属陪同,家属亦去除金属物品,包括手机、手表等电子产品后,方可进入检查室。

（三）输入被检者信息资料

工作人员根据被检者申请单信息,在MRI的操作界面输入被检者基本信息,如姓名、性别、年龄、体重、被检部位及影像号等（图5-4-4）。

（四）摆体位,训练呼吸,心理疏导

工作人员输入完被检者基本信息,选择相应的检查部位（图5-4-5）后,进入到检查室选择相应线圈,协助被检者按要求躺在检查床上,如仰卧或俯卧、头先进或足先进等。在对被检者进行定位的同时,还要进行简单的心理疏导,如MRI检查没有辐射,声音有

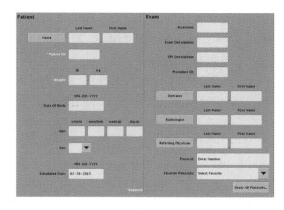

图5-4-4 输入被检者信息

些大,请勿担心,检查过程中请勿扭动身体等。如被检者进行胸腹部检查,需施加呼吸门控,并嘱咐被检者根据工作人员的指示均匀呼吸或者憋气。如有不适,可按响手中的报警器。

（五）进行扫描

摆好体位,被检者进入到磁体中心,关好检查室门,选择相应的序列进行扫描（图5-4-6）。

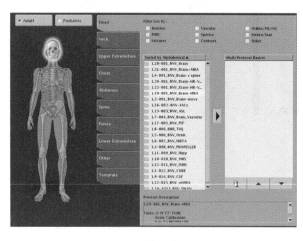

图5-4-5 选择检查部位

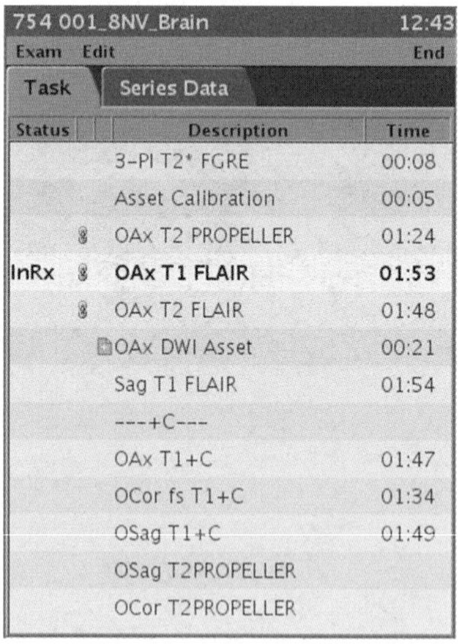

图5-4-6 检查序列

第五节 MRI检查方式

日常工作中,根据是否注射造影剂,将MRI的检查方式分为两种,即MRI平扫和MRI增强扫描。

一、MRI 平扫

利用 MRI 装置,通过不同的序列和基本参数的调整,注射造影剂之前,直接对人体组织的多方面特性(如质子密度、T_1 值、T_2 值等)进行的成像,称为 MRI 平扫。该方法利用人体组织本身的特点而得到的图像,如质子密度加权成像、T_1 加权成像、T_2 加权成像等。

除上述最基本的几种加权成像方式外,日常工作中,还经常使用 MRI 进行其他加权成像,来反映组织的一些特殊性质,如弥散加权成像(反映组织中水分子的布朗运动)、磁敏感加权成像(反映组织成分和结构的变化)、动脉自旋标记成像(灌注加权成像方式的一种,主要反映组织的微循环状态)、脂肪抑制技术、血管成像技术(利用血管的流入或流空效应)、水成像技术等。

简而言之,磁共振检查中,非注射造影剂的成像方式均为磁共振平扫成像。

二、MRI 增强扫描

MRI 检查得到的图像,拥有良好的组织对比及分辨力,并且可以通过各种不同的成像方式,比如脂肪抑制、磁化传递等进一步提高组织之间的对比,提高病灶的检出率。但是,正常组织的弛豫时间和病灶的弛豫时间会有较大重叠,仅靠 MRI 平扫对病灶进行定性或分级比较困难,许多的病灶仍需通过增强扫描来获取更多的诊断信息。所谓增强扫描,即在磁共振扫描时引入某种特定物质,以改变机体局部正常组织或是病灶的弛豫时间,从而改变其信号强度,提高组织间或病灶的影像对比度。

进行 MRI 增强扫描的优势在于:①通过应用阳性或阴性对比剂,提高对比度,利于微小病灶的检出。②通过向静脉内快速注入对比剂,在不同期相和时间点观察病灶或器官的信号变化,有助于病灶的定性诊断。③通过使用特异性对比剂,提高病灶检出率和定性诊断的准确率。

(一) 磁共振对比剂

磁共振扫描时,通过某种途径引入体内,使某器官或组织的信号发生变化的物质,即为磁共振对比剂。

1. 磁共振对比剂的特点　随着 MRI 设备研发和广泛应用,MRI 对比剂的研究也迅速开展,应用于临床的磁共振对比剂应具备以下特点:

(1) 化学性质活跃,能与多种物质相螯合,形成不同标记物而进入相应的组织和器官,以便有目的地进行选择性强化。比如 Gd 如直接注入体内,毒性很大,但当与 DTPA 结合形成螯合物 Gd-DTPA 后,毒性大大降低,且水溶性提高,而且很少与血浆蛋白结合;Mn-DPDP(锰福地匹三钠,Mn^{+2} 和 DPDP 的螯合物),为肝脏阳性磁共振对比剂,由肝细胞摄入经胆汁排出,使正常的肝组织信号增高与病灶形成对比。

(2) 具有较强的磁共振成像活性,能有效地改变局部组织或病灶的质子弛豫时间。比如单核巨噬细胞特异性对比剂,经静脉注射后,由正常肝脏组织的库普弗细胞摄取,缩短 T_2 弛豫时间,增加肿瘤与肝实质的对比。

(3) 进入人体后有适当的存留时间,为 MRI 扫描提供时间,但能够较快的分解或排泄,不会在体内产生累积现象。

(4) 在正常使用的浓度和剂量下,其毒副作用极小。

(5) 稳定,易于存放,具有高度水溶解性。

(6) 制造容易,使用方便,价格低廉,重复性好。

2. 磁共振对比剂的分类以及作用机制 磁共振对比剂种类繁多,分类方式也很多,先介绍两种常用的分类方式,即根据磁敏感性和对比剂的特异性进行的分类。

(1) 根据磁敏感性的分类:根据磁化特性,磁共振对比剂分为顺磁性、超顺磁性和铁磁性三类对比剂,目前大部分使用的磁共振对比剂为顺磁性和超顺磁性物质。

1) 顺磁性对比剂:由顺磁性金属元素组成,如 Gd、Mn。当放入外加磁场时,顺磁性物质中原子偶极子的排列方向与磁场方向平行,从而产生磁性;但当外加磁场消失时,其原子随机排列,磁性消失。

顺磁性对比剂浓度低时,主要使 T_1 缩短并使信号增高;浓度增高时,T_2 缩短超过 T_1 效应,使 MRI 信号降低。常使用 T_1 效应作为磁共振 T_1 加权像中的阳性对比剂。

2) 超顺磁性对比剂:指磁化强度介于顺磁性和铁磁性之间的一种对比剂,如超顺磁性氧化铁(SPIO)。当放入外加磁场时,超顺磁性物质更加易于磁化且磁化迅速,在较弱的外磁场中及可产生较大的磁性;但当外加磁场消失时,其磁性也随之消失。

3) 铁磁性对比剂:由具有磁矩而紧密排列的原子或晶体所构成的铁磁性物质组成,如铁及某些铁的氧化物等。当加入外加磁场时,铁磁性物质形成一个远大于单个原子磁矩的永久磁矩,也就是说,即使外加磁场消失,铁磁性物质的磁性也不会消失。

超顺磁性和铁磁性对比剂均由氧化铁组成,为大小不同的微晶金属粒子组成。它们的磁性和磁化率远远大于人体组织和顺磁性物质,会造成局部磁场的不均匀性,使血管周围组织的 T_2 或 T_2^* 弛豫时间缩短,而对 T_1 影响不大。

(2) 根据组织的特异性分类:非特异性对比剂和特异性对比剂。

1) 非特异性对比剂:为细胞外间隙对比剂,在体内分布非特异性,可在血管内与细胞外间隙自由通过,主要经肾脏排泄。目前临床应用最广泛的钆制剂属于此类。

2) 特异性对比剂:选择性分布于体内某一组织或器官,不经过肾脏或仅部分经过肾脏排出,包括肝细胞特异性对比剂、网状内皮细胞特异性对比剂、血池对比剂、单克隆抗体特异性对比剂及口服胃肠道对比剂。

3. 磁共振对比剂的不良反应及预防 磁共振对比剂不良反应的发生及机制,与含碘对比剂的不良反应机制一样,仍不是特别清楚,但发生率要明显低于含碘对比剂。

使用磁共振对比剂后,可能出现的不良反应:①轻度不良反应,有头痛、头晕、恶心、呕吐、喷嚏、皮肤瘙痒、皮疹、心前区不适等症状,反应一般较轻,呈一过性或休息后缓解,无需特殊处理。②重度不良反应,发生几率较低,一般表现为呼吸急促、喉头水肿、血压降低、反射性心动过速、支气管痉挛、惊厥、抽搐、意识丧失、休克甚至死亡。处理措施参照碘过敏处理措施。出现严重反应者,多原有呼吸系统疾病、癫痫或过敏病史。

对于磁共振对比剂不良反应的预防,主要包括严重肾功能不全者慎用,孕妇禁止使用,避免短期内重复使用,使用的剂量不要超过产品说明书中推荐的剂量。

(二) 磁共振增强扫描方式

1. 普通增强扫描 该方式是中枢神经系统以及肌肉软组织常规的增强方式,此种方式对于注射对比剂后时间的要求并不严格,主要观察强化的效果。在中枢神经系统中,普通的强化反映血脑屏障的完整性,因此病灶的强化在注射造影剂后会持续一定的时间。通常情况下,注射造影剂后,采用 T_1 加权成像反映病灶的强化效果,对于扫描时间的依赖性不强。

2. 动态增强扫描 与普通的增强扫描方式不同,该方式对于注射对比剂的速率以及注射造影后的扫描时间均有较严格的要求。此种方式主要应用于腹部脏器、垂体及乳腺等部位的疾病。

动态增强对扫描序列的选择至关重要,为保证在有限的时间内扫描更多的期相,一般选择快速的 T_1WI 序列。腹部增强扫描时,需要较好的动静脉期,动脉期一般在注入对比剂后 20~25 秒,静脉期在 50 秒开始扫描,为保证扫描时间常规采用憋气的扫描方式。垂体和乳腺则不同,它们是利用快速扫描的序列,进行连续的动态扫描,获得感兴趣区的时间 - 信号强度曲线(图 5-5-1)。

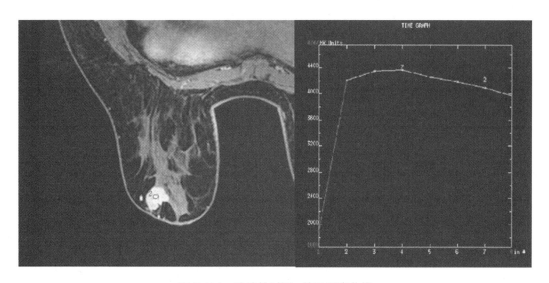

图 5-5-1　乳腺的时间 - 信号强度曲线

第六节　颅脑 MRI 检查技术

 病例

患者,男性,68 岁,高血压,左侧肢体活动不灵 7 小时,申请颅脑 MRI 检查。

请问:1. 体位如何设计?

　　　2. 扫描序列如何设计?

一、颅脑 MRI 平扫

(一) 适应证

1. 颅脑外伤。
2. 脑血管性疾病,如脑梗死、脑出血。
3. 颅脑占位性病变。
4. 颅脑先天性疾病。
5. 颅脑感染性病变。
6. 脑白质病变。

7. 颅内压增高、脑积水、脑萎缩等。

8. 垂体功能性疾病(如高泌乳素血症、垂体功能减退、肢端肥大症等)的排查。

9. 海马性病变的排查。

10. 眼眶、眼肌部位的占位性病变,包括眼球、视神经、眼眶的各种肿瘤。

11. 眶内炎症包括炎性假瘤与眶内感染等。

(二)扫描注意事项

1. 头部扫描须佩戴耳塞,保护被检者听力。

2. 如果患者佩戴义齿,须提前取出。

3. 婴幼儿、焦躁不安以及幽闭恐惧症患者,须提前给予镇定,患者一旦躁动,应立即停止检查。

4. 急、危重症患者,必须行 MRI 检查时,应有家属及临床医师陪同。

5. 垂体疾病排查者,须对鞍区进行薄层扫描。

6. 颈椎骨折、驼背及强直性脊柱的检查者,应配合被检者体位,或臀部垫高等。

7. 意识不清患者,头颅可转向一侧,防止呕吐物进入呼吸道造成窒息。

8. 鞍区部位的病变根据病灶大小,如病灶较大超出鞍区,按脑实质序列进行扫描;如病灶较小,局限于鞍区之内,采用垂体扫描序列进行检查。

9. 海马性病变的排查,对海马处进行薄层扫描,扫描方位根据海马走形适当调整。

10. 眼眶扫描时,主被检者尽量不要转动眼球。

(三)检查体位和扫描范围

1. 检查体位 被检者仰卧,头先进,下颌内收,听眦线与床面垂直,双手置于身体两侧,人体长轴与床体长轴一致,头部两侧用海绵固定。确保头部置于线圈中心,颈部不适者可稍微抬高头部在颈后放置软垫。婴幼儿头颅较小,需在枕部和颈背部添加软垫,以保证头颅放于线圈中心。颅脑检查通常选用头颅专用线圈或头颈联合线圈。

2. 扫描范围

(1) 脑实质的扫描范围:扫描范围从颅底到颅脑顶部,包含整个颅脑实质。

(2) 垂体的扫描范围:扫描范围包含整个鞍区,包括垂体及垂体柄。

(3) 海马的扫描范围:扫描范围包括左右两侧的海马结构。

(4) 眼眶的扫描范围:包括眼眶上下缘,眶内结构、眼肌、视神经等。

(四)扫描方式和参数

1. 脑实质的扫描方式和参数

(1) 定位成像:颅脑实质常规扫描以横轴位为主,根据病灶添加矢状位和冠状位。横轴位扫描在矢状面和冠状面图像上进行定位(图 5-6-1),矢状面上平行于胼胝体前后联合的连线,在冠状面上定位线平行于两侧颞叶底部连线,在横轴位上进行 FOV 的调整;矢状位扫描在横轴位和冠状位图像

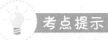

考点提示

脑实质的扫描定位方法

上进行定位(图 5-6-2),在矢状位上进行 FOV 的调整,定位线平行于大脑中线结构;冠状位扫描在横轴位和矢状位图像上进行定位(图 5-6-3),在横轴位上定位线垂直于大脑中线结构。

(2) 成像序列:常规采用 SE 序列或 FSE 序列,行横轴位 T_2WI、T_1WI、$T_2WI-FLAIR$。必要时根据病情辅以其他序列和方位。

(3) 序列参数:见表 5-6-1,因设备厂商以及型号的不同而略有不同,仅供参考。

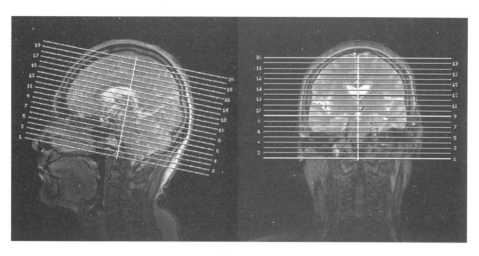

图 5-6-1　脑实质横轴位扫描定位方法

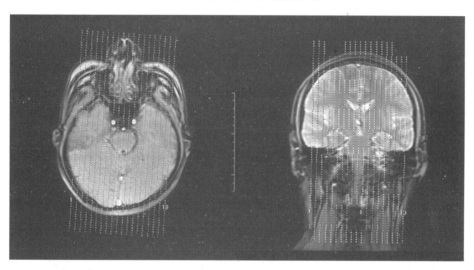

图 5-6-2　脑实质矢状位扫描定位方法

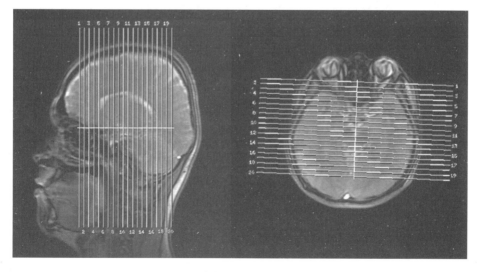

图 5-6-3　脑实质冠状位扫描定位方法

表 5-6-1　脑实质扫描序列及参数

序列	方位	层厚(mm)	层间距(mm)	FOV(cm)	相位编码方向
定位像	三平面				
OAx T$_2$WI	横轴位	5~6	1~2	24	左右
OAx T$_2$WI-FLAIR	横轴位	5~6	1~2	24	左右
OAx T$_1$WI	横轴位	5~6	1~2	24	左右
DWI	横轴位	5~6	1~2	24	左右
Sag T$_1$WI	矢状位	5~6	1~2	24	上下
Cor T$_2$WI	冠状位	5~6	1~2	24	前后

2. 垂体的扫描方式和参数

(1)定位成像:垂体常规扫描以矢状位和冠状位为主,横轴位为辅。矢状位扫描在冠状面和横轴位图像上进行定位(图 5-6-4),定位线平行于大脑中线结构,在矢状面上进行 FOV 的调整;冠状位扫描在

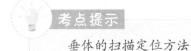

考点提示

垂体的扫描定位方法

矢状面图像上进行定位(图 5-6-5),垂直于垂体窝进行扫描,在横轴位图像上定位线垂直中线结构;横轴位扫描在矢状位和冠状位上进行定位,垂直于大脑中线结构(5-6-6)。

(2)成像序列:常规采用 SE 序列或 FSE 序列,行冠状位 T$_1$WI、T$_2$WI 及矢状位 T$_1$WI。必要时根据病情辅以其他序列和方位。

(3)序列参数:见表 5-6-2。

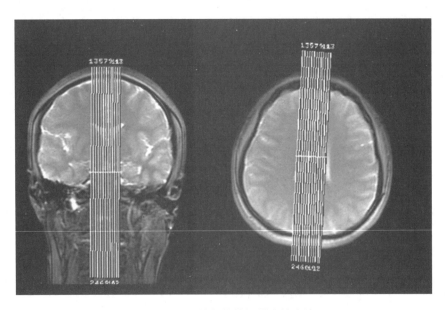

图 5-6-4　垂体矢状位扫描定位方法

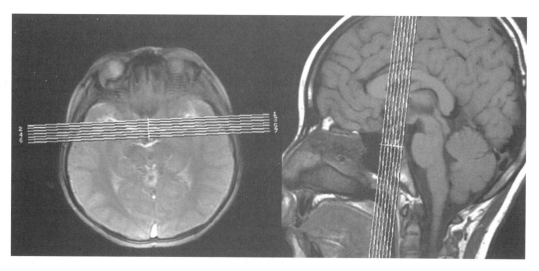

图 5-6-5　垂体冠状位扫描定位方法

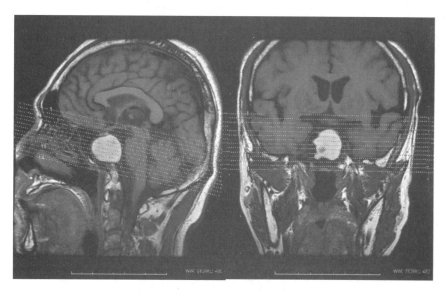

图 5-6-6　垂体横轴位扫描定位方法

表 5-6-2　垂体扫描序列及参数

序列	方位	层厚(mm)	层间距(mm)	FOV(cm)	相位编码方向
定位像	三平面				
Sag T$_1$WI	矢状位	2~3	0.5~1	18	上下
Cor T$_1$WI	冠状位	2~3	0.5~1	18	上下
Cor T$_2$WI	冠状位	2~3	0.5~1	18	上下

3. 海马的扫描方式和参数

（1）定位成像：海马常规扫描横轴位、矢状位和冠状位，为方便定位，常规首先扫描矢状位。矢状位扫描在横轴位和冠状位图像上进行定位（图 5-6-7），横轴位上定位线平行于海马走行，冠状位上进行上下的调整；横轴位扫描（图 5-6-8）主要在矢状面进行定位，扫描线平行于海马结构,在冠状面调整角度左右对称;冠状位扫描在横轴位和矢状位图像上进行定位(图5-6-9),在矢状位上定位线垂直海马走行。

(2)成像序列:常规采用 SE 序列或 FSE 序列,行横轴位 T_2WI、T_2WI-FLAIR,冠状位 T_1WI、T_2WI-FLAIR 及矢状位 T_2WI-FLAIR。必要时根据病情辅以其他序列和方位。

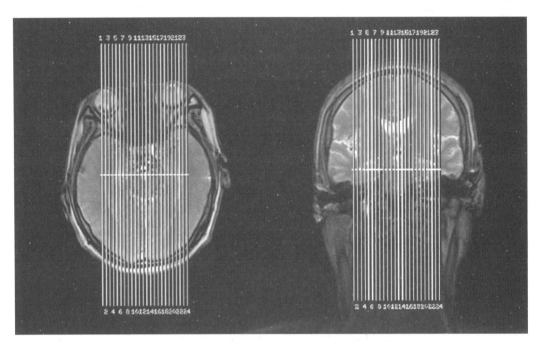

图5-6-7 海马矢状位扫描定位方法

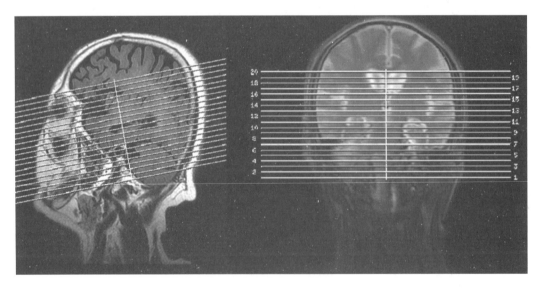

图5-6-8 海马横轴位扫描定位方法

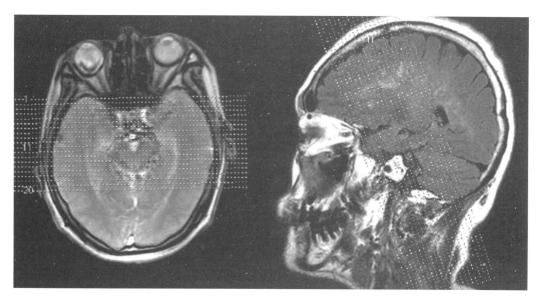

图5-6-9 海马冠状位扫描定位方法

（3）序列参数：见表5-6-3。

表5-6-3 海马扫描序列及参数

序列	方位	层厚（mm）	层间距（mm）	FOV（cm）	相位编码方向
定位像	三平面				
OAx T_2WI	横轴位	3~4	0.5~1	24	前后
OAx T_2WI-FLAIR	横轴位	3~4	0.5~1	24	左右
Sag T_2WI-FLAIR	矢状位	3~4	0.5~1	24	上下
Cor T_1WI	冠状位	3~4	0.5~1	20~22	上下
Cor T_2WI-FLAIR	冠状位	3~4	0.5~1	20~22	上下

4. 眼眶的扫描方式和参数

（1）定位成像：眼眶常规扫描横轴位、冠状位和矢状位。横轴位扫描（图5-6-10）主要在矢状面进行定位，扫描线平行于视神经走行，在冠状面调整角度使之左右对称；冠状位扫描在横轴位和矢状位图像上进行定位（图5-6-11），在矢状位上定位线垂直视神经走行，在冠状位上调整左右角度；矢状位扫描在横轴位和冠状位图像上进行定位（图5-6-12），横轴位上定位线平行视神经走行，冠状位上进行上下的调整，扫描范围覆盖单侧眼眶，左右眼眶矢状位扫描，分成两个序列来完成，避免交叉干扰伪影。

（2）成像序列：常规采用 SE 序列或 FSE 序列，行横轴位 T_2WI、T_2WI-FS、T_1WI，冠状位 STIR 及矢状位 T_2WI-FS。必要时根据病情辅以其他序列和方位。

（3）序列参数：见表5-6-4。

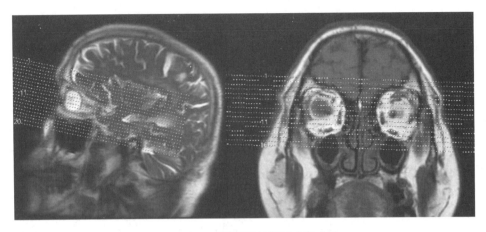

图 5-6-10 眼眶横轴位扫描定位方法

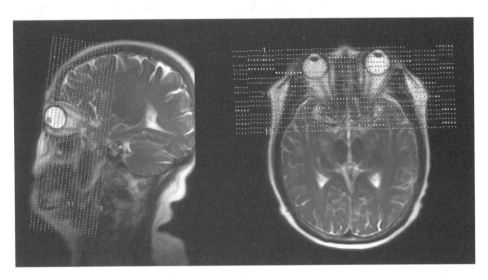

图 5-6-11 眼眶冠状位扫描定位方法

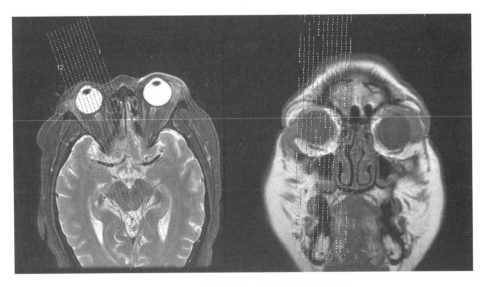

图 5-6-12 眼眶(右)矢状位扫描定位方法

表 5-6-4　眼眶的扫描序列及参数

序列	方位	层厚(mm)	层间距(mm)	FOV(cm)	相位编码方向
定位像	三平面				
OAx T_2WI	横轴位	3~3.5	1	18	前后
OAx fs T_2WI	横轴位	3~3.5	1	18	左右
OAx T_1WI	横轴位	3~3.5	1	18	左右
Sag fs T_2WI	(斜)矢状位	3~3.5	0.5	18	上下
Cor STIR	冠状位	3~3.5	1	20	上下

(五)图像后处理

颅脑常规平扫检查序列,无需进行图像后处理,序列扫描完成得到的图像直接用于诊断,弥散加权成像序列扫描完成后,系统自动重建出高扩散梯度因子(b)值图像。

二、颅脑 MRI 增强扫描

(一)适应证

1. 脑血管疾病,如动静脉畸形,血管瘤等。

2. 颅脑占位性病变,良恶性肿瘤的鉴别及分级。

3. 颅脑占位性病变的术后评估及复查。

4. 颅脑占位性病变的放疗评估。

5. 颅脑炎症、感染性病变。

6. 垂体占位性病变。

(二)扫描注意事项

1. 头部扫描须佩戴耳塞,保护被检者听力。

2. 如果患者佩戴义齿,须提前取出。

3. 婴幼儿、焦躁不安以及幽闭恐惧症患者,须提前给予镇定,患者一旦躁动,应立即停止检者。

4. 急、危重症患者,必须行 MRI 检查时,应有家属及临床医师陪同。

5. 颈椎骨折、驼背及强直性脊柱的检查者,应配合被检者体位,或臀部垫高等。

6. 意识不清患者,头颅可转向一侧,防止呕吐物进入呼吸道造成窒息。

7. 鞍区部位的病变根据病灶大小,如病灶较大超出鞍区,按脑实质序列进行扫描;如病灶较小,局限于鞍区之内,采用垂体扫描序列进行检查。

8. 嘱咐被检者,造影剂注射时,无需紧张。

9. 扫描序列中,至少一个方位的扫描序列,使用脂肪抑制技术。

10. 特殊部位肿瘤的检查,或肿瘤较小时,根据情况使用薄层或无间隔扫描序列。

(三)检查体位和扫描范围

1. 检查体位　被检者仰卧,头先进,下颌内收,双手置于身体两侧,人体长轴与床体长轴一致,头部两侧用海绵固定。确保头部置于线圈中心,颈部不适者可稍微抬高头部在颈后放置软垫。婴幼儿头颅较小,需在枕部和颈背部添加软垫,以保证头颅放于线圈中心。

2. 扫描范围

(1)脑实质的扫描范围:扫描范围从颅底到颅脑顶部,包含整个颅脑实质。

（2）垂体的扫描范围：扫描范围包含整个鞍区，包括垂体及垂体柄。

（3）海马的扫描范围：海马的 MRI 扫描，主要观察海马的形态学改变，因此，极少增强扫描。

（4）眼眶的扫描范围：包括眼眶上下缘，眶内结构、眼肌、视神经等。

（四）扫描方式和参数

1. 脑实质的增强扫描方式和参数

（1）定位成像：颅脑增强扫描采用 T_1 普通增强扫描的方式，横轴位、矢状位和冠状位的定位线，直接复制脑实质平扫序列的相应位置，常规三个方位的扫描序列中，至少一个序列进行脂肪抑制。随着 MRI 技术的不断发展，为更好的观察病灶，颅脑增强扫描可进行 3D 扫描，在矢状位和冠状位上定位包含全脑（图 5-6-13）。此序列扫描后，可进行颅脑静脉的三维重建。

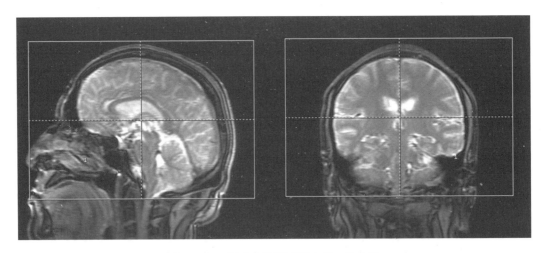

图 5-6-13 脑实质增强扫描全脑定位方法

（2）成像序列：通常采用 SE 序列或 FSE 序列，行横轴位、矢状位的 T_1WI 及冠状位 T_1WI-FS，必要时根据病情辅以其他序列或方位，如 3D 全脑扫描或薄层扫描等。

（3）序列参数；见表 5-6-5。

表 5-6-5 脑实质增强扫描序列及参数

序列	方位	层厚（mm）	层间距（mm）	FOV（cm）	相位编码方向
OAx T_1WI+C	横轴位	5~6	1~2	24	左右
Sag T_1WI+C	矢状位	5~6	1~2	24	左右
Cor T_1WI+C	冠状位	5~6	1~2	24	上下
OAx 3D T_1WI+C	横轴位	1~1.4	无	24	前后

2. 垂体的增强扫描方式和参数

（1）定位成像：垂体的增强扫描常规采用冠状位 T_1 动态增强扫描的方式（图 5-6-14），定位线复制平扫冠状位的定位线，为保证扫描速度，扫描层数要减少至 5~7 层，包含垂体窝或病灶即可。普通增强扫描序列，复制平扫序列的相应定位线即可。

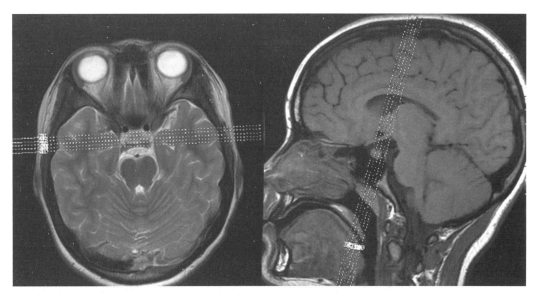

图 5-6-14 垂体动态增强扫描定位方法

（2）成像序列：通常采用 SE 序列或 FSE 序列，行冠状位 T_1WI 的动态增强扫描方式，矢状位及冠状位 T_1WI，必要时根据病情辅以其他序列或方位。

（3）序列参数：见表 5-6-6。

表 5-6-6 垂体增强扫描序列及参数

序列	方位	层厚（mm）	层间距（mm）	FOV（cm）	相位编码方向
Dynamic T_1WI+C	冠状位	2~3	0.3~0.5	18	上下
Sag T_1WI+C	矢状位	2~3	0.5~1	18	左右
Cor T_1WI+C	冠状位	2~3	0.5~1	18	上下

3. 眼眶的增强扫描方式和参数

（1）扫描方式：眼眶的增强扫描常规采用普通 T_1 增强扫描方式，横轴位、矢状位和冠状位的定位线，直接复制眼眶平扫序列的相应位置，常规三个方位的扫描序列中，至少一个序列采用脂肪抑制技术。

（2）成像序列：通常采用 SE 序列或 FSE 序列，行横轴位、冠状位的 T_1WI 及矢状位的 T_1WI-FS，必要时根据病情辅以其他序列或方位。

（3）序列参数：见表 5-6-7。

表 5-6-7 眼眶的扫描序列及参数

序列	方位	层厚（mm）	层间距（mm）	FOV（cm）	相位编码方向
定位像	三平面				
OAx T_1WI+C	横轴位	3~3.5	1	18	左右
Sag fs T_1WI+C	（斜）矢状位	3~3.5	0.5	18	上下
Cor T_1WI+C	冠状位	3~3.5	1	20	上下

（五）图像后处理

磁共振的图像后处理和CT类似，包括最大强度投影（Maximum intensity projection，MIP）、容积重建（Volume Rendering，VR）、曲面重建（Curved planar reformation，CPR）以及多平面重组（Multi planar reconstruction，MPR）等功能，3D扫描序列可根据不同的需求进行相应的图像后处理。比如，全脑的3D增强序列，无间隔扫描，各向同性，可以利用多平面重组（图5-6-15）进行任意斜面的重建，可以使用CPR功能，进行颅脑静脉窦的重建（图5-6-16），排查静脉窦是否被侵犯。

三、颅脑MRA

颅脑MRA成像分两种方式，一种无需对比剂，利用时间飞越法（Time of flight，TOF）进行成像，无创、可重复性好，另一种是对比增强MRA（contrast enhancement MRA，CE-MRA），注射造影剂后，对比剂到达各级血管的时间不同，为能很好显示动脉影像，根据扫描时间的

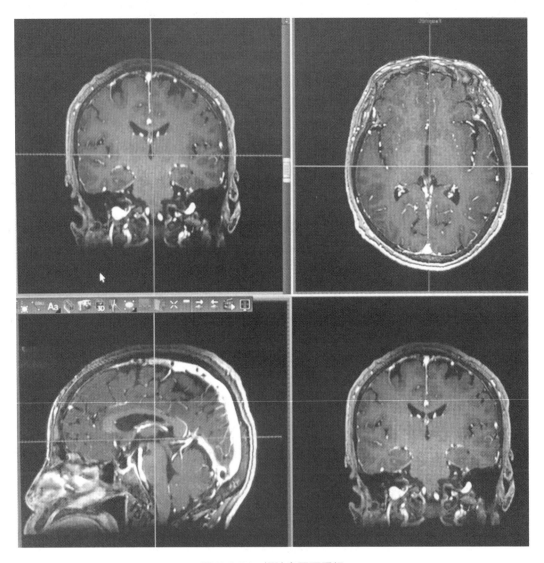

图5-6-15　颅脑多平面重组

选择,主要有四种方法:循环时间计算法,透视触发技术、自动触发技术、四维的 CE-MRA(GE 公司的 TRICKS 技术、西门子公司的 Time resolved MRA、飞利浦公司的 4D Trak CE MRA)。

时间飞越法的原理详见本章第二节特殊的影像显示技术部分内容。对比增强 MRA 的原理就是利用对比剂使血液 T_1 值明显缩短,短于人体的其他组织,然后利用超快速的 T_1WI 进行扫描。在人体组织中脂肪的 T_1 值最短,因此在 T_1WI 上信号最高,利用团注对比剂的方法,可使血液的 T_1 值明显缩短,明显短于脂肪组织。

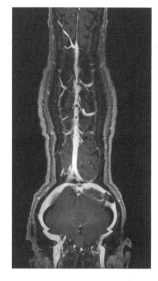

图 5-6-16 颅脑静脉窦的曲面重建

循环时间计算法,即注入小剂量的对比剂,一般 2ml,同时在目标血管进行的单层面的快速连续扫描,通过得出的时间信号强度曲线,得到注射造影剂后目标血管达到最高峰的时间。透视触发技术,则是注射对比剂后,同时启动超快速二维梯度回波序列,对目标血管进行监控,颅脑 MRA 常规检查主动脉弓部,当发现对比剂进入目标血管时,立刻启动扫描即可。自动触发技术,则是在目标血管处设置一感兴趣区,并设置好信号强度阈值,当信号强度到达阈值时,自动切换到扫描序列开始扫描。四维技术则不需要计算或抓住扫描时刻,采用超快速的采集模式,超快速多期相的连续扫描。相对于 TOF MRA,对比增强法 MRA 对血管管腔的显示更为可靠,出现血管狭窄的假象减少,对血管狭窄程度的显示也更接近实际情况,降低了假阳性率,且一次注射造影剂可完成颈部及颅脑两部位的动脉成像,还可选择时间扫描静脉。

(一)适应证

1. 颅脑血管先天性病变,如发育异常、畸形。

2. 颅脑血管的病变,如动脉瘤、动静脉瘘、动脉粥样硬化、血管狭窄及闭塞等。

3. Willis 环的评估。

4. 脑血管疾病术后、治疗后评估。

(二)扫描注意事项

1. 头部扫描须佩戴耳塞,保护被检者听力。

2. 如果患者佩戴义齿,须提前取出。

3. 婴幼儿、焦躁不安以及幽闭恐惧症患者,须提前给予镇定,患者一旦躁动,应立即停止检查。

4. 急、危重症患者,必须行检查时,应有家属及临床医师陪同。

5. 颈椎骨折、驼背及强直性脊柱的检查者,应配合被检者体位,或臀部垫高等。

6. 意识不清患者,头颅可转向一侧,防止呕吐物进入呼吸道造成窒息。

7. 血管扫描序列相对较长,嘱咐被检者保持静止,以免重复检查。

(三)检查体位和扫描范围

1. 检查体位 被检者仰卧,头先进,下颌内收,左右居中,双手置于身体两侧,人体长轴与床体长轴一致,头部两侧用海绵固定。确保头部置于线圈中心,颈部不适者可稍微抬高头部在颈后放置软垫。婴幼儿头颅较小,需在枕部和颈背部添加软垫,以保证头颅放于线圈中心。

2. 扫描范围　TOF MRA 扫描范围一般从枕骨大孔处至胼胝体上缘，CE-MRA 扫描范围常规从主动脉弓到胼胝体上缘。

(四) 扫描方式和参数

1. 平扫　临床通常使用流入增强效应的 TOF 法，常规 3D 扫描，在矢状位上定位多个扫描块 (图 5-6-17)，冠状面调整左右角度。其扫描参数见表 5-6-8。

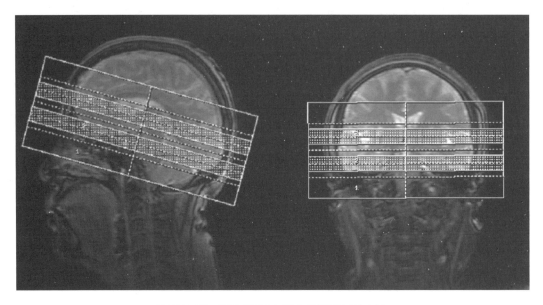

图 5-6-17　颅脑 TOF MRA 的扫描定位方法

表 5-6-8　颅脑 TOF MRA 的扫描序列及参数

序列	方位	层厚(mm)	层间距(mm)	FOV(cm)	相位编码方向
定位像	三平面				
3D TOF MRA	横轴位	1.2~1.6	0	20~24	左右
CE-MRA	冠状位	1.4~1.8	0	26~34	上下

2. 增强扫描　通常采用透视触发的增强血管序列，包括蒙片和增强，常规扫描冠状位，利用 2D TOF 血管重建图像的第二幅矢状位图像来定位 (图 5-6-18)，在冠状位上调节上下位置。

(五) 图像后处理

颅脑 MRA 图像的后处理主要是使用 MIP (图 5-6-19)，将三维空间内每个体素的信号强度与同一投影方向上其他层面内的对应体素进行比较，信号强度最大进行成像，形成立体的血管影像。CE-MRA 需先将增强扫描序列和蒙片进行减影，然后进行 MIP 重建 (图 5-6-20)。CE-MRA 图像后处理为观察部分血管截面的狭窄程度或斑块形状，常用的另外一种方式是 CPR (图 5-6-21)。

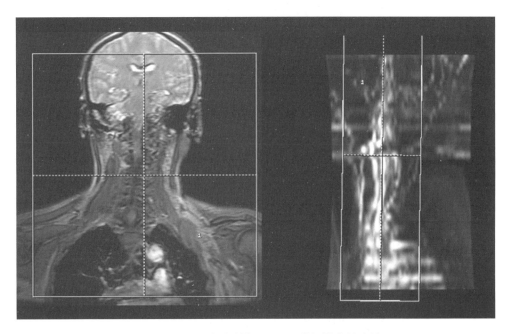

图 5-6-18 颅脑对比增强 MRA 的扫描定位方法

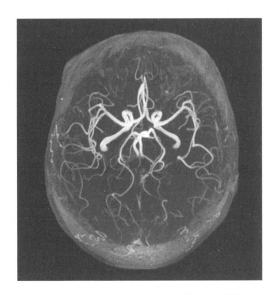

图 5-6-19 颅脑 TOF MRA 的 MIP 图像

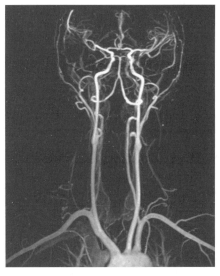

图 5-6-20 颅脑 CE- MRA 的 MIP 图像

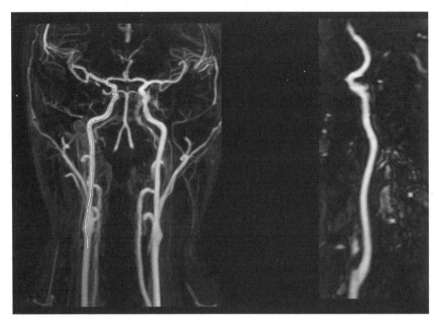

图 5-6-21　颅脑 CE- MRA 的 CPR 图像

第七节　脊柱与脊髓 MRI 检查技术

 病例

患者,女性,52 岁,长期腰部持续性钝痛,久站时加重,平卧时减轻,近期加重且右侧小腿感觉麻木,申请腰椎 MRI 检查。

请问:1. 体位如何设计?

2. 扫描序列如何设计?

一、颈椎与颈髓

(一) 适应证

1. 颈椎间盘及椎管狭窄病变。

2. 颈椎及椎管内肿瘤。

3. 颈椎及颈髓的炎性病变。

4. 颈椎退行性变。

5. 颈椎及颈髓外伤。

6. 颈椎及颈髓先天性疾病。

7. 颈椎感染性病变。

8. 颈椎手术后复查。

(二) 扫描注意事项

1. 须佩戴耳塞,以保护听力。

2. 脑脊液流动可能会造成运动伪影,从而降低图像质量,矢状位频率编码均选择前后。

3. 咽喉部的吞咽动作可造成运动伪影,因此嘱咐被检者尽量不要做吞咽动作。

4. 为防止颈部运动和主动脉弓的搏动伪影,可添加两条饱和带,一条颈椎前方,另一条从前上斜向后下覆盖主动脉弓。

5. 双手放于身体两侧,不能交叉。

6. 婴幼儿、焦躁不安以及幽闭恐惧症患者,须提前给予镇定,患者一旦躁动,应立即停止检查。

7. 急、危重症患者,必须行检查时,应有家属及临床医师陪同。

8. 颈椎骨折、驼背及强直性脊柱炎的检查者,应配合被检者体位,或臀部垫高等。

(三)检查体位和扫描范围

1. 检查体位 被检者仰卧,头先进,身体长轴与线圈(床)长轴一致,双手置于身体两侧,肩部紧贴线圈,左右居中,头部不能旋转,同时使用三角垫固定头部。注意下颌内收,尽量不能仰起,使颈椎不会过度弯曲,必要时垫高背部或枕部。

2. 扫描范围 一般从颈1到颈7,包含相应的椎体、椎间盘和脊髓。

(四)扫描方式和参数

1. 定位成像 颈椎 MRI 检查常规扫描以矢状位和横轴位为主,当病灶位于椎管一侧或是脊柱侧弯时,增加冠状位扫描。矢状位扫描(图 5-7-1)在冠状位上进行扫描定位,定位线平行于颈髓,矢状位上调整 FOV 的上下和前后位置,在矢状面的定位像上,设置饱和带;横轴位扫描(图 5-7-2)在矢状位上进行定位,定位线平行于椎体或椎间盘,冠状位上调节左右中心位置。

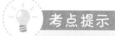

考点提示

颈椎的扫描定位方法

2. 成像序列 通常采用 SE 序列或 FSE 序列,行矢状位 T_1WI、T_2WI、T_2WI-FS 及横轴位 T_2WI,必要时根据病情辅以其他序列和方位。

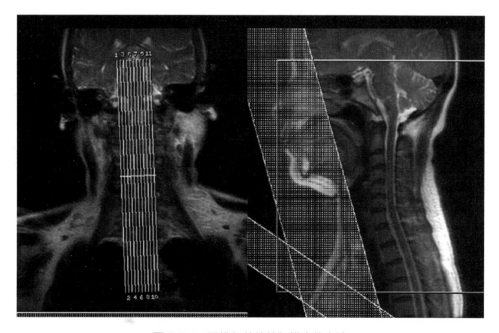

图 5-7-1 颈椎矢状位的扫描定位方法

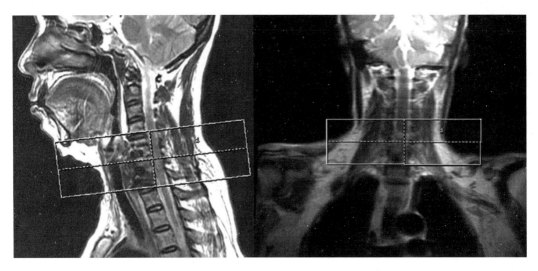

图5-7-2 颈椎横轴位的扫描定位方法

3. 序列参数 见表 5-7-1。

表 5-7-1 颈椎的扫描序列及参数

序列	方位	层厚（mm）	层间距（mm）	FOV（cm）	相位编码方向
定位像	三平面				
Sag T_2WI FSE	矢状位	3~4	0.5~1	22~24	前后
Sag T_1WI FSE	矢状位	3~4	0.5~1	22~24	前后
Sag T_2WI fs FSE	矢状位	3~4	0.5~1	16~18	前后
OAx T_2WI FSE	横轴位	3~4	0.5~1	26~34	前后

（五）图像后处理

颈椎及颈髓常规为 2D 扫描，无需图像后处理。

二、胸椎与胸髓

（一）适应证

1. 胸椎间盘及椎管狭窄病变。

2. 胸椎及椎管内肿瘤。

3. 胸椎及胸髓的炎性病变。

4. 胸椎退行性变。

5. 胸椎及胸髓外伤。

6. 胸椎及胸髓先天性疾病。

7. 胸椎感染性病变。

8. 胸椎手术后复查。

（二）扫描注意事项

1. 须佩戴耳塞，以保护听力。

2. 脑脊液流动可能会造成运动伪影，从而降低图像质量，矢状位频率编码均选择前后。

3. 为防止胸部呼吸运动伪影和主动脉的搏动伪影,可添加两条平行饱和带,位于椎体前,尽量大范围覆盖胸腔。

4. 双手放于两边,不能交叉。

5. 婴幼儿、焦躁不安以及幽闭恐惧症患者,须提前给予镇定,患者一旦躁动,应立即停止检查。

6. 急、危重症患者,必须行检查时,应有家属及临床医师陪同。

7. 颈椎骨折、驼背及强直性脊柱炎的检查者,应配合被检者体位,或臀部垫高等。

(三) 检查体位和扫描范围

1. 检查体位　被检者仰卧,头先进,身体长轴与线圈(床)长轴一致,双手置于身体两侧,肩部紧贴线圈,左右居中,头部不能旋转,同时使用三角垫固定头部。

2. 扫描范围　一般从胸 1 到胸 12,包含相应的椎体、椎间盘和脊髓。

(四) 扫描方式和参数

1. 定位成像　胸椎 MRI 检查常规扫描以矢状位和横轴位为主,当病灶位于椎管一侧或是脊柱侧弯时,增加冠状位扫描。矢状位扫描(图 5-7-3)在冠状位上进行扫描定位,定位线平行于胸髓,矢状位上调整 FOV 中心,使其位于椎体后缘,在矢状面的定位像上,设置饱和带;横轴位扫描(图 5-7-4)在矢状位上进行定位,定位线平行于椎体或椎间盘,冠状位上调节左右中心位置。

2. 成像序列　通常采用 SE 序列或 FSE 序列,行矢状位 T_1WI、T_2WI、T_2WI-FS 及横轴位 T_2WI,必要时根据病情辅以其他序列和方位。

3. 序列参数　见表 5-7-2。

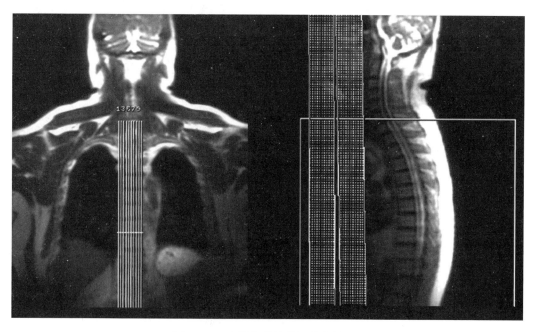

图 5-7-3　胸椎矢状位的扫描定位方法

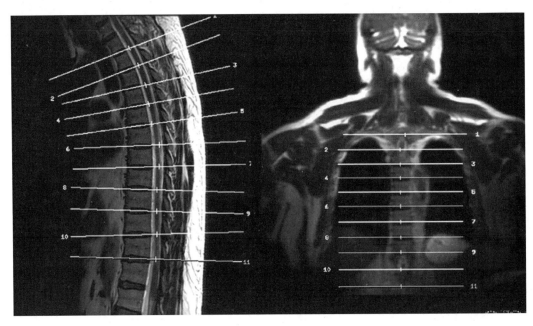

图 5-7-4 胸椎横轴位的扫描定位方法

表 5-7-2 胸椎的扫描序列及参数

序列	方位	层厚(mm)	层间距(mm)	FOV(cm)	相位编码方向
定位像	三平面				
Sag T$_2$WI FSE	矢状位	3~4	0.5~1	36~38	前后
Sag T$_1$WI FSE	矢状位	3~4	0.5~1	36~38	前后
Sag T$_2$WI fs FSE	矢状位	3~4	0.5~1	36~38	前后
OAx T$_2$WI FSE	横轴位	3~4	0.5~1	18~20	前后

(五)图像后处理

胸椎及胸髓常规为 2D 扫描,无需图像后处理。

三、腰椎与腰髓

(一)适应证

1. 腰椎间盘及椎管狭窄病变。

2. 腰椎及椎管内肿瘤。

3. 腰椎的炎性病变。

4. 腰椎退行性变。

5. 腰椎外伤。

6. 腰椎的先天性疾病。

7. 腰椎感染性病变。

8. 腰椎手术后复查。

(二)扫描注意事项

1. 须佩戴耳塞,以保护听力。

2. 脑脊液流动可能会造成运动伪影,从而降低图像质量,矢状位频率编码均选择前后。

3. 对于腰椎过度弯曲的病例,可添加饱和带,平行于椎体前缘。

4. 双手放于两边,不能交叉。

5. 婴幼儿、焦躁不安以及幽闭恐惧症患者,须提前给予镇定,患者一旦躁动,应立即停止检查。

6. 急、危重症患者,必须行检查时,应有家属及临床医师陪同。

7. 颈椎骨折、驼背及强直性脊柱炎的检查者,应配合被检者体位,或臀部垫高等。

(三)检查体位和扫描范围

1. 检查体位　被检者仰卧,头先进,身体长轴与线圈(床)长轴一致,双手置于身体两侧,肩部紧贴线圈,左右居中,头部不能旋转,同时使用三角垫固定头部。膝关节下可使用大三角垫,以稳定腰椎防止运动。

2. 扫描范围　一般从腰1到骶1,包含相应的椎体、椎间盘和脊髓。

(四)扫描方式和参数

1. 扫描方式　腰椎 MRI 检查常规扫描以矢状位和横轴位为主,当病灶位于椎管一侧或是脊柱侧弯时,增加冠状位扫描。矢状位扫描(图 5-7-5)在冠状位上进行扫描定位,定位线平行于腰椎,矢状位上调整 FOV 中心,使其位于椎体后缘;横轴位扫描(图 5-7-6)在矢状位上进行定位,定位线平行于椎体或椎间盘;冠状位扫描(图 5-7-7)在矢状位上进行定位,定位线与感兴趣区内腰椎平行。

2. 成像序列　通常采用 SE 序列或 FSE 序列,行矢状位 T_1WI、T_2WI、T_2WI-FS 及横轴位 T_2WI,必要时根据病情辅以其他序列和方位。

3. 序列参数　见表 5-7-3。

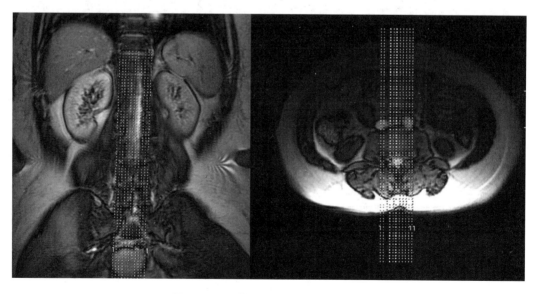

图 5-7-5　腰椎矢状位的扫描定位方法

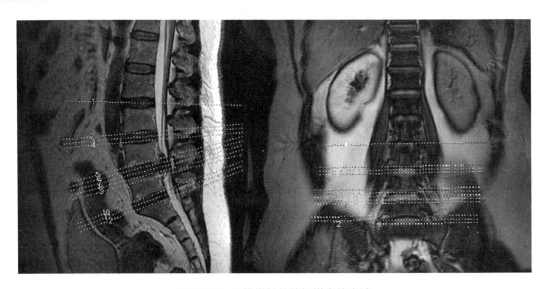

图5-7-6　腰椎横轴位的扫描定位方法

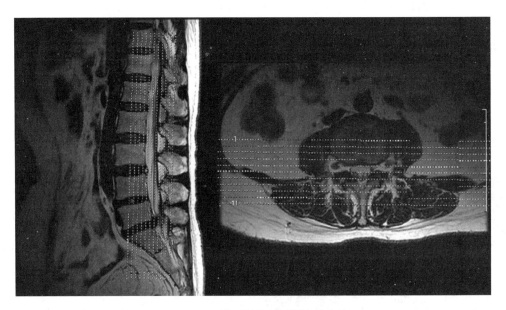

图5-7-7　腰椎冠状位的扫描定位方法

表5-7-3　腰椎的扫描序列及参数

序列	方位	层厚（mm）	层间距（mm）	FOV（cm）	相位编码方向
定位像	三平面				
Sag T$_2$WI FSE	矢状位	3~4	0.5~1	32~34	前后
Sag T$_1$WI FSE	矢状位	3~4	0.5~1	32~34	前后
Sag T$_2$WI fs FSE	矢状位	3~4	0.5~1	32~34	前后
OAx T$_2$WI FSE	横轴位	3~4	0.5~1	18~20	前后

（五）图像后处理

腰椎常规为 2D 扫描,无需图像后处理。

四、骶尾椎

（一）适应证

1. 骶尾椎间盘及椎管狭窄病变。
2. 骶尾椎及椎管内肿瘤。
3. 骶尾椎的炎性病变。
4. 骶尾椎退行性变。
5. 骶尾椎外伤。
6. 骶尾椎的先天性疾病。
7. 骶尾椎感染性病变。
8. 骶尾椎手术后复查。

（二）扫描注意事项

1. 须佩戴耳塞,以保护听力。
2. 对于腰椎过度弯曲的病例,可添加饱和带,平行于椎体前缘。
3. 双手放于两边,不能交叉。
4. 婴幼儿、焦躁不安以及幽闭恐惧症患者,须提前给予镇定,患者一旦躁动,应立即停止检查。
5. 急、危重症患者,必须行检查时,应有家属及临床医师陪同。
6. 颈椎骨折、驼背及强直性脊柱炎的检查者,应配合被检者体位,或臀部垫高等。

（三）检查体位和扫描范围

1. 检查体位 被检者仰卧,头先进,身体长轴与线圈(床)长轴一致,双手置于身体两侧,肩部紧贴线圈,左右居中,头部不能旋转,同时使用三角垫固定头部。膝关节下可使用大三角垫,以稳定骶尾椎防止运动。
2. 扫描范围 一般从腰 5 到尾骨下端,包含相应的椎体、脊髓和马尾。

（四）扫描方式和参数

1. 扫描方式 骶尾椎 MRI 检查常规扫描矢状位和横轴位,当病变位于椎管一侧或是脊柱侧弯时,增加冠状位扫描。矢状位、冠状位及横轴位的扫描定位同腰椎的扫描定位完全相同。
2. 成像序列 通常采用 SE 序列或 FSE 序列,行矢状位 T_1WI、T_2WI、T_2WI-FS 及横轴位 T_2WI,必要时根据病情辅以其他序列和方位。
3. 序列参数 见表 5-7-4。

表 5-7-4 骶尾椎的扫描序列及参数

序列	方位	层厚(mm)	层间距(mm)	FOV(cm)	相位编码方向
定位像	三平面				
Sag T_2WI FSE	矢状位	3~4	0.5~1	32~34	前后
Sag T_1WI FSE	矢状位	3~4	0.5~1	32~34	前后
Sag T_2WI fs FSE	矢状位	3~4	0.5~1	32~34	前后
OAx T_2WI FSE	横轴位	3~4	0.5~1	18~20	前后

（五）图像后处理

骶尾椎常规为 2D 扫描，无需图像后处理。

第八节　腹部及盆腔 MRI 检查技术

患者，男性，62 岁。上腹部疼痛 1 个月。CT 检查示胰腺体部占位，临床诊断胰腺肿物。申请 MRI 及 MRCP 检查。

　　请问：1. 体位如何设计？

　　　　　2. 扫描序列如何设计？

一、上腹部

（一）适应证

磁共振多参数成像的特点在上腹部（主要是肝、胆、胰、脾）病变的鉴别诊断中有重要价值，如：

1. 肝脏、胆系及胰腺肿瘤的诊断和鉴别诊断。

2. 肝囊肿、肝脓肿。

3. 急性胰腺炎。

4. 先天性胰腺、胆管异常等。

（二）扫描注意事项

除了与颅脑等部位相同的检查前准备外，上腹部检查还需注意以下几点：

1. 上腹部检查需要受检者空腹。MRCP 检查要求受检者禁食禁水 6 小时以上，以防止胃肠道液体过多。

2. 上腹部 MRI 检查需要对受检者进行呼吸训练。要求呼吸时要均匀；屏气时要彻底，不能有腹部起伏，并且处于呼吸周期的同一水平，一般呼气末屏气效果较好。呼吸训练需要与受检者进行较多的交流及必要的心理疏导。

（三）检查体位和扫描范围

上腹部磁共振检查通常选择表面线圈，如专用腹部线圈。一般采用仰卧位，双上臂置于身体两侧（当采用冠状面扫描时，为防止卷褶伪影可把双手上举），手臂与身体间用衬垫隔开，避免在高磁场下因接触而导致灼伤（图 5-8-1）。

一般，上腹部磁共振扫描时将定位线中心置于剑突下缘即线圈中心，扫描范围从膈顶到肝脏和胰腺的下缘。

（四）扫描方式和参数

1. 平扫

（1）定位成像：上腹部磁共振检查以横轴位为主，冠状位为辅，必要时可加矢状或斜位扫描。在冠状和矢状定位像上确定横轴位扫描基线和范围（图 5-8-2），定位线垂直于人体长轴；冠状位扫描以横轴位及矢状位为参考定位像（图 5-8-3）。

（2）扫描层厚：常规层厚 5~8mm，间距 1~2mm。胰腺需要薄层扫描：层厚 3~5mm，间

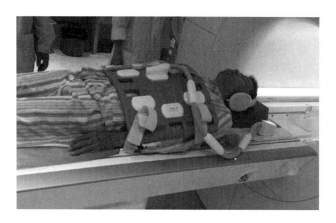

图 5-8-1 上腹部 MR 检查体位及线圈

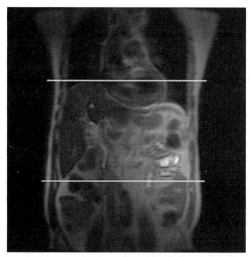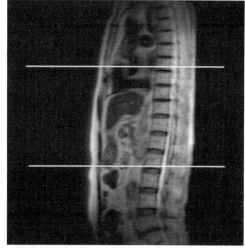

图 5-8-2 上腹部常规扫描横轴位定位方法

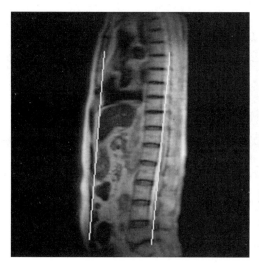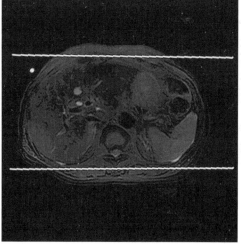

图 5-8-3 上腹部常规扫描冠状位定位方法

323

距1mm。

（3）成像序列：采用SE序列或快速成像序列，常规行横断面T_1WI、T_2WI、T_2WI/FS（fat suppression，脂肪抑制）及冠状面T_2WI或T_2WI/FS。必要时可根据

病情辅以其他成像序列。上腹部常用的扫描序列及参数见表5-8-1。各序列参数因设备厂商以及型号的不同而略有不同，仅供参考。

表5-8-1 上腹部常用扫描序列及参数

序列	方位	层厚(mm)	层间距(mm)	FOV(cm)	相位编码方向
定位像	三平面				
T_2/FSE	横轴位	5~8	1	30~40	前后
T_2/FSE/FS	横轴位	5~8	1	30~40	前后
T_1/FSE	横轴位	5~8	1	30~40	前后
T_2/FSE/FS	冠状位	5~8	1	30~40	上下
DWI	横轴位	5~8	1	30~40	/

2. 增强扫描

（1）造影剂：0.1mmol/kg，2~3ml/s速度静脉注射。

（2）动态增强技术：团注方式注药后在相同屏气状态下进行多次重复扫描，多采用快速梯度回波序列，常规做横断面、矢状面和冠状面T_1WI，根据具体情况决定是否延时。

3. 水成像技术 MRCP是在常规成像基础上采用2D或3D重T_2WI-FSE序列加脂肪抑制技术，后处理行MIP得到三维投影图像（图5-8-4）。

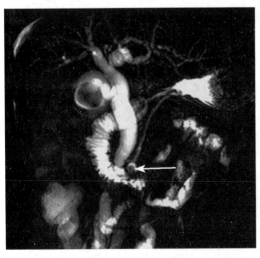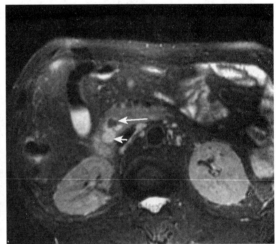

图5-8-4 MRCP图像

（五）图像后处理

通常摄取横轴位T_2WI/FS及T_1WI。增强后主要摄取横轴位T_1WI/FS及病变部位冠状位T_1WI/FS。要注意采用适当的窗宽、窗位。

二、双肾

(一) 适应证

1. 肾脏良、恶性肿瘤,如肾癌、肾转移瘤、肾错构瘤等。
2. 肾囊性疾病,如肾单纯性囊肿、多囊性肾病等。
3. 感染性疾病,如肾脓肿、肾结核等。
4. 肾脏先天性畸形。
5. 肾血管病变。

(二) 扫描注意事项

除了与颅脑等部位相同的检查前准备外,上腹部检查还需注意:

1. 肾脏 MRI 一般不要求受检者空腹,但肾上腺检查时最好空腹。
2. 呼吸训练同上腹部磁共振检查。

(三) 检查体位和扫描范围

肾和肾上腺磁共振检查的线圈选择和体位设计与上腹部相同。定位线中心对剑突和脐连线中点。扫描范围包括相应结构(肾脏扫描从肾上极到肾下极;肾上腺扫描从肾上极上3cm 到肾门水平)或根据病变大小来定。

(四) 扫描方式和参数

1. 平扫

(1) 定位成像:做冠状位、矢状位、轴位三方向定位图。肾和肾上腺 MRI 检查以横轴位为主,冠状位有时必不可少。在冠状和矢状定位像上确定横轴位扫描基线和范围(图 5-8-5,图5-8-6),定位线垂直于人体长轴;冠状位扫描以横轴位及矢状位为参考定位像(图 5-8-7,图 5-8-8)。

(2) 成像层厚:肾脏扫描层厚 5~8mm,间距 1mm;肾上腺扫描层厚 3~4mm,间距为 0.6mm左右。

(3) 成像序列:采用 SE 序列或快速成像序列,常规行横断面 T_1WI、T_2WI/FS 及冠状面T_1WI。必要时可根据病情辅以其他成像序列。肾脏、肾上腺常用的扫描序列及参数见表5-8-2、表 5-8-3,仅供参考。

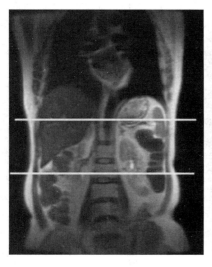
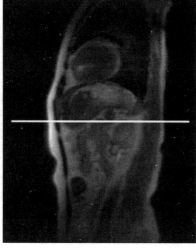

图 5-8-5 肾上腺常规扫描横轴位定位方法

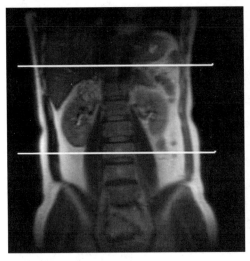
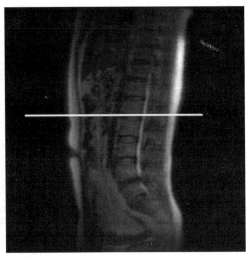

图 5-8-6 肾脏常规扫描横轴位定位方法

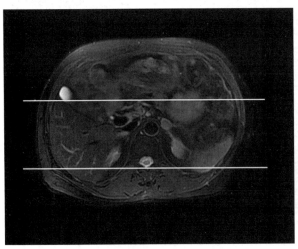
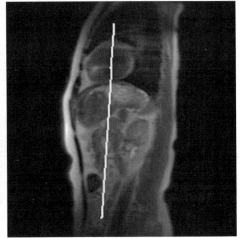

图 5-8-7 肾上腺常规扫描冠状位定位方法

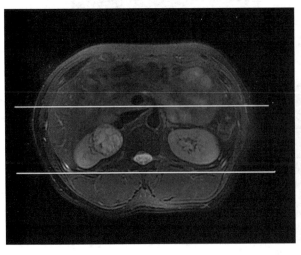
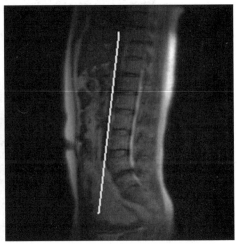

图 5-8-8 肾脏常规扫描冠状位定位方法

表5-8-2　肾脏常用扫描序列及参数

序列	方位	层厚(mm)	层间距(mm)	FOV(cm)	相位编码方向
定位像	三平面				
T_2/FSE	横轴位	5~8	1	30~40	前后
T_2/FSE/FS	横轴位	5~8	1	30~40	前后
T_1/FSE	横轴位	5~8	1	30~40	前后
DWI	横轴位	5~8	1	30~40	/
T_2/FSE	冠状位	3~6	0.6	30~40	上下

表5-8-3　肾上腺常用扫描序列及参数

序列	方位	层厚(mm)	层间距(mm)	FOV(cm)	相位编码方向
定位像	三平面				
T_2/FSE	横轴位	3	0.6	30~40	前后
T_2/FSE/FS	横轴位	3	0.6	30~40	前后
T_1/FSE	横轴位	3	0.6	30~40	前后
DWI	横轴位	3	0.6	30~40	/
T_2/FSE	冠状位	3	0.6	30~40	上下

2. 增强扫描

（1）造影剂：0.1mmol/kg，2~3ml/s 速度静脉注射。

（2）动态增强技术：团注方式注药后在相同屏气状态下进行多次重复扫描，多采用快速梯度回波 T_1WI 序列，常规做横断面、矢状面和冠状面 T_1WI 像，部分病例可根据需要延迟扫描。

考点提示

泌尿生殖系统 MR 检查技术

3. 水成像技术　MRU 是在常规成像基础上采用 2D 或 3D 重 T_2WI-FSE 序列加脂肪抑制技术，后处理行 MIP 得到三维投影图像（图 5-8-9）。

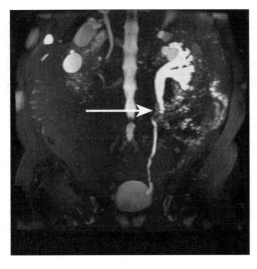
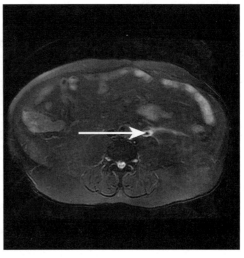

图5-8-9　MRU图像

（五）图像后处理

通常摄取横轴位 T_2WI/FS 及 T_1WI。增强后主要摄取横轴位 T_1WI/FS 及病变部位冠状位 T_1WI/FS。要注意采用适当的窗宽、窗位。

三、盆腔

（一）适应证

磁共振多方位、大视野成像可清晰显示盆腔解剖结构。尤其对女性盆腔疾病诊断有重要价值。如：

1. 盆腔肿瘤。

2. 盆腔内血管及淋巴结的鉴别。

3. 盆腔炎症。

4. 盆腔转移癌。

（二）扫描注意事项

除了与颅脑等部位相同的检查前准备外，上腹部检查还需注意：

1. 盆腔 MRI 检查不严格要求受检者空腹。

2. 受检者膀胱最好有适量尿液，但由于磁共振检查时间较长，不宜提前过度积尿，以免受检者检查过程中不适而产生运动伪影甚至导致扫描中断。

3. 盆腔检查一般无需进行呼吸控制。

（三）检查体位和扫描范围

盆腔检查的线圈选择与上腹部相同。一般采用仰卧位，双手臂置于扫描区域以外的位置，人体长轴与床面长轴重合。手臂置于身体两侧时注意使用衬垫隔开受检者手臂与身体，避免两者接触导致灼伤。在高磁场磁体中尤其要注意。线圈包括整个盆腔（图5-8-10）。定位线中心对线圈中点。扫描范围包括整个盆腔区域。

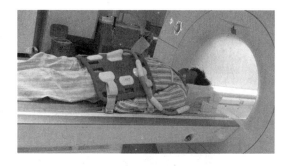

图 5-8-10　盆腔 MR 检查体位及线圈

（四）扫描方式和参数

1. 平扫

（1）定位成像：做冠状位、矢状位、横轴位三方向定位图。盆腔磁共振检查包括横轴位、矢状位、冠状位。横轴位扫描以冠状位为参考定位像，定位线垂直于人体长轴（图5-8-11）。在冠状和横轴位上确定矢状位扫描基线和范围（图5-8-12），一般采用标准矢状位，定位线平行于人体长轴；冠状位扫描以横轴位及矢状位为参考定位像（图5-8-13），一般使用标准冠状位。

（2）成像层厚：5~8mm。成像间距为1~2mm。

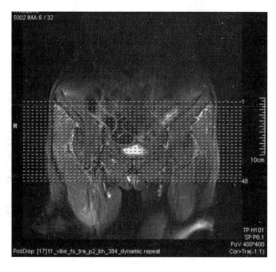

图 5-8-11　盆腔常规扫描横轴位定位方法

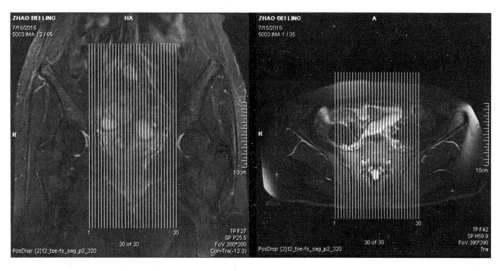

图 5-8-12 盆腔常规扫描矢状位定位方法

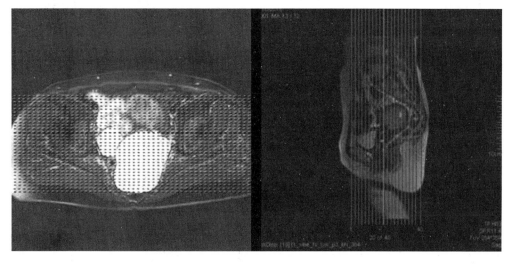

图 5-8-13 盆腔常规扫描冠状位定位方法

（3）成像序列：采用 SE 序列或 FSE 序列，常规行横轴位 T_2WI/FS、T_2WI、T_1WI 及矢状位与冠状位 T_2WI/FS。必要时可根据病情辅以其他成像序列。盆腔 MRI 常用的扫描序列及参数见表 5-8-4，仅供参考。

表 5-8-4 盆腔常用扫描序列及参数

序列	方位	层厚(mm)	层间距(mm)	FOV(cm)	相位编码方向
定位像	三平面				
T_2/FSE	横轴位	5~8	1	35~40	前后
T_2/FSE/FS	横轴位	5~8	1	35~40	前后
T_1/FSE	横轴位	5~8	1	35~40	前后
T_1/FSE/FS	横轴位	5~8	1	35~40	前后
DWI	横轴位	5~8	1	35~40	/
T_2/FSE	冠状位	3~6	1	35~40	上下

2. 增强扫描

(1) 造影剂:0.1mmol/kg,2~3ml/s 速度静脉注射。

(2) 动态增强技术:注射完对比剂后即开始增强扫描,成像序列一般与增强扫描前 T_1WI 相同,常规做横断面、矢状面和冠状面 T_1WI。部分病例可根据需要增强后延迟扫描。

(五) 图像后处理

通常摄取横轴位 T_2WI/FS、T_1WI,增强后主要摄取病变部位横轴位、冠状位及矢状位 T_1WI/FS。注意采用适当的窗宽、窗位。

四、子宫及附件

(一) 适应证

1. 女性内生殖器官的良恶性肿瘤和囊肿性病变 了解肿瘤性质、部位和侵犯范围。

2. 子宫内膜异位症 与女性盆腔内其他占位性病变鉴别。

3. 生殖道畸形 了解子宫输卵管大小、形态及位置,明确畸形的类型。

(二) 扫描注意事项

除了与颅脑等部位相同的检查前准备外,上腹部检查还需注意:

1. 子宫磁共振检查不严格要求受检者空腹。对于需观察与膀胱关系者最好有适量尿液充盈膀胱。

2. 有铁磁性节育环者不宜进行此项检查。

3. 子宫及附件检查一般无需进行呼吸控制。

(三) 检查体位和扫描范围

线圈选择与上腹部相同。体位一般采用仰卧位,双手臂置于扫描区域以外的位置,人体长轴与床面长轴重合。手臂置于身体两侧时注意使用衬垫隔开受检者手臂与身体,避免两者接触导致灼伤。在高磁场磁体中尤其要注意。定位线中心对肚脐与耻骨联合连线中点。扫描范围包括整个女性盆腔。

(四) 扫描方式和参数

1. 平扫

(1) 定位成像:做冠状位、矢状位、横轴位三方向定位图。子宫磁共振检查包括横轴位、矢状位、冠状位。在冠状和横轴位定位像上确定矢状位扫描基线和范围(图 5-8-14),一般采用标准矢状位,定位线平行于人体长轴;横轴位扫描以冠状位和矢状位为参考定位像(图 5-8-15)。T_1WI 和 T_2WI 层面要保持一致;冠状位扫描以横轴位及矢状位为参考定位像(图 5-8-16),一般使用标准冠状位。

(2) 成像层厚:3~5mm。间距为 1mm。

(3) 成像序列:采用 SE 序列或 FSE 序列,常规行横轴位 T_2WI/FS、T_2WI、T_1WI、T_1WI/FS 及矢状位与冠状位 T_2WI/FS。必要时可根据病情辅以其他成像序列。子宫 MRI 常用的扫描序列及参数见表 5-8-5,仅供参考。

2. 增强扫描

(1) 造影剂:0.1mmol/kg,2~3ml/s 速度静脉注射。

(2) 动态增强技术:注射完对比剂后即开始增强扫描,成像序列一般与增强扫描前 T_1WI 相同,常规做横断面、矢状面和冠状面 T_1WI。部分病例可根据

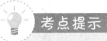

考点提示

人体泌尿生殖系统 MR 检查技术

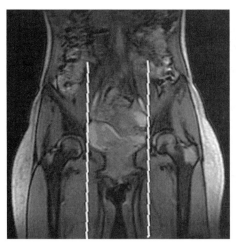
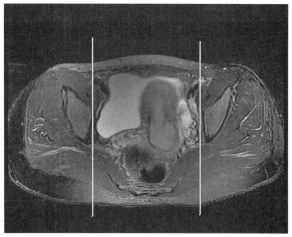

图 5-8-14 子宫常规扫描矢状位定位方法

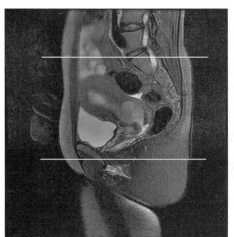
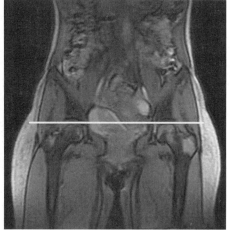

图 5-8-15 子宫常规扫描横轴位定位方法

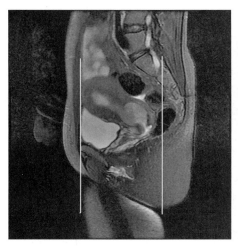
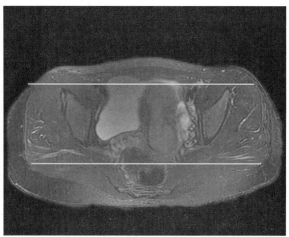

图 5-8-16 子宫常规扫描冠状位定位方法

表 5-8-5 子宫常用扫描序列及参数

序列	方位	层厚(mm)	层间距(mm)	FOV(cm)	相位编码方向
定位像	三平面				
T_2/FSE	横轴位	5	1	35~40	前后
T_2/FSE/FS	横轴位	5	1	35~40	前后
T_1/FSE	横轴位	5	1	35~40	前后
T_1/FSE/FS	横轴位	5	1	35~40	前后
DWI	横轴位	5	1	35~40	/
T_2/FSE/FS	冠状位	3~5	1	35~40	左右
T_2/FSE/FS	矢状位	3~5	1	35~40	上下
T_1/FSE/FS	矢状位	3~5	1	35~40	上下

需要增强后延迟扫描。

(五)图像后处理

通常摄取横轴位 T_2WI/FS、T_1WI 及矢状位 T_2WI/FS,增强后主要摄取病变部位横轴位、冠状位及矢状位 T_1WI/FS。注意采用适当的窗宽、窗位。

五、前列腺

(一)适应证

1. 前列腺肿瘤和肿瘤样病变。

2. 前列腺结节增生。

3. 前列腺癌的局部分期。

(二)扫描注意事项

除了与颅脑等部位相同的检查前准备外,上腹部检查还需注意:

1. 前列腺 MRI 检查不严格要求受检者空腹。

2. 受检者膀胱最好有适量尿液,但由于磁共振检查时间较长,不宜提前过度积尿,以免受检者检查过程中不适而产生运动伪影甚至导致扫描中断。

3. 前列腺检查一般无需进行呼吸控制。

(三)检查体位和扫描范围

前列腺检查的线圈选择与上腹部相同,也可使用专用的直肠线圈。一般采用仰卧位,双手臂置于扫描区域以外的位置,人体长轴与床面长轴重合。手臂置于身体两侧时注意使用衬垫隔开受检者手臂与身体,避免两者接触导致灼伤。在高磁场磁体中尤其要注意。定位线中心对肚脐与耻骨联合连线中点。扫描范围包括整个前列腺。

(四)扫描方式和参数

1. 平扫

(1)定位成像:做冠状位、矢状位、横轴位三方向定位图。前列腺磁共振检查包括横轴位、矢状位、冠状位。在冠状和横轴位定位像上确定矢状位扫描基线和范围(图 5-8-17),一般采用标准矢状位,定位线平行于人体长轴;横轴位扫描以冠状位和矢状位为参考定位像,定位线垂直于人体长轴(图 5-8-18)。T_1WI 像和 T_2WI 像层面要保持一致;冠状位扫描以横轴位及矢状位为参考定位像(图 5-8-19),一般使用标准冠状位。

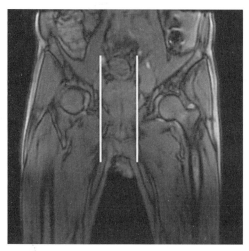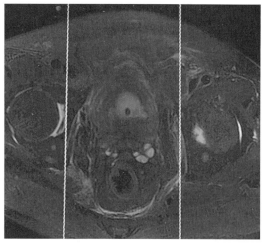

图 5-8-17 前列腺常规扫描矢状位定位方法

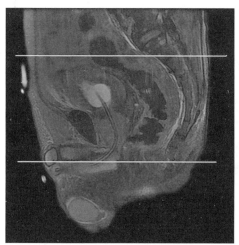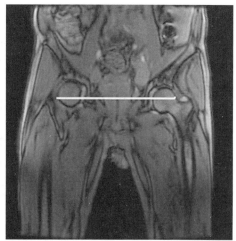

图 5-8-18 前列腺常规扫描横轴位定位方法

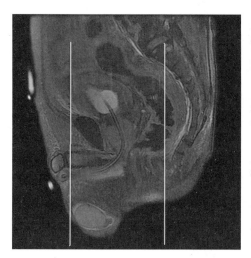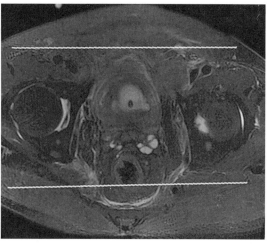

图 5-8-19 前列腺常规扫描冠状位定位方法

（2）成像层厚：3~5mm。成像间距为1mm。

（3）成像序列：采用SE序列或FSE序列，常规行横轴位T_2WI/FS、T_2WI、T_1WI、T_1WI/FS及矢状位与冠状位T_2WI/FS。必要时可根据病情辅以其他成像序列。前列腺MRI常用的扫描序列及参数见表5-8-6，仅供参考。

表5-8-6 前列腺常用扫描序列及参数

序列	方位	层厚（mm）	层间距（mm）	FOV（cm）	相位编码方向
定位像	三平面				
T_2/FSE	横轴位	5	1	35~40	前后
T_2/FSE/FS	横轴位	5	1	35~40	前后
T_1/FSE	横轴位	5	1	35~40	前后
DWI	横轴位	5	1	35~40	/
T_2/FSE/FS	冠状位	3~5	1	35~40	上下
T_2/FSE/FS	矢状位	3~5	1	35~40	上下

2. 增强扫描

（1）造影剂：0.1mmol/kg，2~3ml/s速度静脉注射。

（2）动态增强技术：注射完对比剂后即开始增强扫描，成像序列一般与增强扫描前T_1WI相同，常规做横断面、矢状面和冠状面T_1WI/FS。部分病例可根据需要增强后延迟扫描。

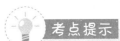
考点提示

人体泌尿生殖系统MR检查技术

（五）图像后处理

通常摄取横轴位T_2WI/FS、T_1WI及矢状位T_2WI/FS像，增强后主要摄取病变部位横轴位、冠状位及矢状位T_1WI/FS像。注意采用适当的窗宽、窗位。

第九节 四肢及关节MRI检查技术

病例

患者，男性，45岁。因剧烈运动导致肩部扭伤，疼痛1周，X线检查未发现骨折。临床怀疑肩袖损伤。申请肩关节磁共振检查。

请问：1. 体位如何设计？

2. 扫描序列如何设计？

一、上肢

（一）适应证

MRI具有较高的软组织分辨率，对于四肢周围软组织病变及骨髓病变检查具有重要价值，如：

1. 早期骨软骨缺血性坏死。

2. 肌肉软组织疾病（如软组织良恶性肿瘤、肌肉肌腱撕裂、外伤性血肿等）。

3. 早期急性骨髓感染。

4. 骨髓肿瘤。

(二)扫描注意事项

与颅脑等部位的检查前准备相同,无需特殊准备。

(三)检查体位和扫描范围

线圈选择包绕式软表面线圈或腹部线圈。受检者仰卧,患侧上肢置于身体一侧,使用沙袋、软垫等辅材将上肢垫平、固定。若病变位于前臂且受检者能够耐受,亦可采用俯卧体位(图 5-9-1)。将病变部位置于线圈中线位置。定位线对准线圈中线。扫描范围包括病变区域,最好能包括一侧关节。

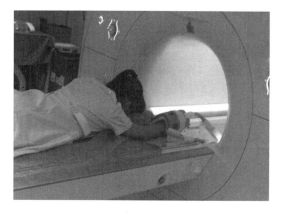

图 5-9-1 上肢 MR 检查体位(俯卧位)及线圈

(四)扫描方式和参数

1. 定位成像 做冠状位、矢状位、横轴位三方向定位图。若第一次三平面定位图像显示角度不佳,可以在其基础上加以调整再次扫描。上肢磁共振检查常规进行矢状位、横轴位、冠状位成像。在冠状位及矢状位定位像上设置横轴位成像层面,使层面与上肢长轴方向垂直(图 5-9-2)。在横轴位定位像上调整 FOV,使其大小适当、姿态端正;在横轴位像和矢状位定位像上确定冠状位成像层面,层面与上肢长轴方向平行(图 5-9-3)。在冠状位定位像上调整 FOV,使其大小适当、姿态端正;在冠状位和横轴位像上设置矢状位扫描层面,层面与上肢长轴方向平行。扫描范围最好能包括一侧关节(图 5-9-4)。

2. 成像层厚 3~5mm。间距 1~2mm。

3. 成像序列 采用 SE 序列或 FSE 序列,常规行冠状位 T_2WI 或 T_2W/FS、T_1WI;矢状位 T_2WI、T_1WI;横轴位 T_2WI/FS、T_1WI。如怀疑脂肪瘤或骨髓病变需加扫 STIR 序列,如怀疑血管瘤需加扫 GRE 序列。上肢 MRI 常用的扫描序列及参数见表 5-9-1,仅供参考。

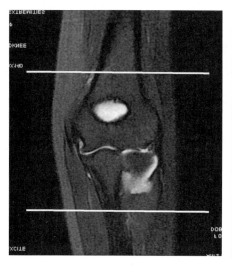
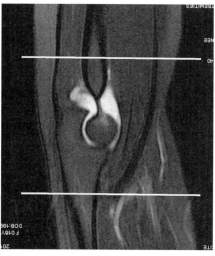

图 5-9-2 上肢 MR 检查横轴位定位方法

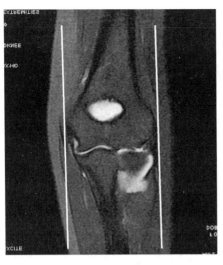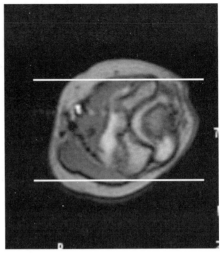

图 5-9-3 上肢 MR 检查冠状位定位方法

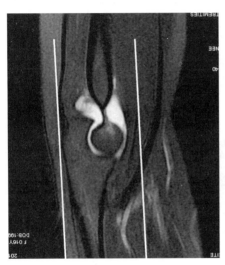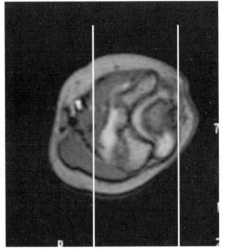

图 5-9-4 上肢 MR 检查矢状位定位方法

表 5-9-1 上肢常用扫描序列及参数

序列	方位	层厚(mm)	层间距(mm)	FOV(cm)	相位编码方向
定位像	三平面				
T_2/FSE	横轴位	5	1	16~20	前后
T_2/FSE/FS	横轴位	5	1	16~20	前后
T_1/FSE	横轴位	5	1	16~20	前后
T_2/FSE/FS	冠状位	3~5	1	20~32	上下
T_2/FSE/FS	矢状位	3~5	1	20~32	前后

(五)图像后处理

通常摄取冠状位 T_2WI/FS,矢状位 T_2WI/FS、T_1WI,横轴位 T_2WI/FS、T_1WI。注意采用适当的窗宽、窗位。

二、下肢

(一) 适应证

与上肢相同。

(二) 扫描注意事项

与颅脑等部位的检查前准备相同,无需特殊准备。

(三) 检查体位和扫描范围

线圈选择包绕式软表面线圈或腹部线圈。可双侧或单侧扫描。受检者仰卧,足先进。患侧下肢尽量靠近床面中线。将病变部位置于线圈中线位置。定位线对线圈中线(图5-9-5)。扫描范围包括病变区域。

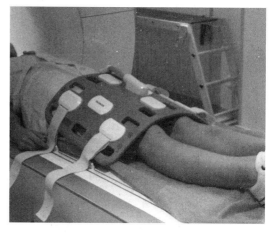

图 5-9-5 下肢 MR 检查体位及线圈

(四) 扫描方式和参数

1. 定位成像 做冠状位、矢状位、横轴位三方向定位图。大腿或小腿磁共振检查常规进行矢状位、横轴位、冠状位成像。在横轴位及冠状位定位像上设置矢状位成像层面,使层面与下肢长轴方向平行(图5-9-6)。在矢状位定位像上调整 FOV,使其大小适当、姿态端正;在矢状位像和横轴位定位像上确定冠状位成像层面,层面与上肢长轴方向平行(图5-9-7)。在冠状位定位像上调整FOV,使其大小适当、姿态端正;在冠状位和矢状位像上设置横轴位扫描层面,层面与上肢长轴方向垂直,根据病变范围设置层数(图5-9-8)。

2. 成像层厚 3~5mm。间距 1~2mm。

3. 成像序列 与上肢MRI相同。下肢MRI常用的扫描序列及参数见表5-9-2,仅供参考。

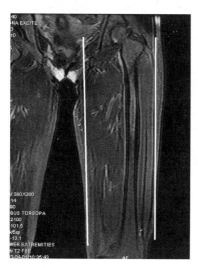
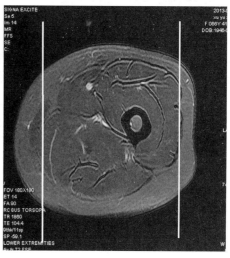

图5-9-6 下肢MR检查矢状位定位方法

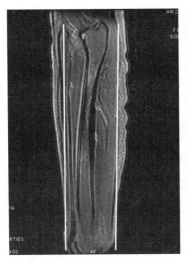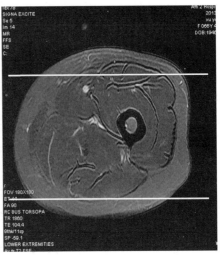

图5-9-7　下肢MR检查冠状位定位方法

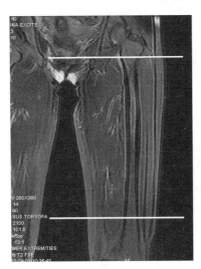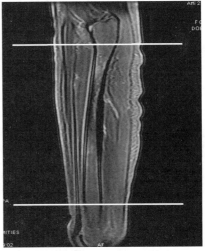

图5-9-8　下肢MR检查横轴位定位方法

表5-9-2　下肢常用扫描序列及参数

序列	方位	层厚（mm）	层间距（mm）	FOV（cm）	相位编码方向
定位像	三平面				
T_2/FSE	横轴位	5	1	22~24	前后
T_2/FSE/FS	横轴位	5	1	22~24	前后
T_1/FSE	横轴位	5	1	22~24	前后
T_2/FSE/FS	冠状位	3~5	1	30~36	上下
T_2/FSE/FS	矢状位	3~5	1	30~36	前后

（五）图像后处理

通常摄取冠状位 T_2WI/FS，矢状位 T_2WI/FS、T_1WI，横轴位 T_2WI/FS、T_1WI。注意采用适当的窗宽、窗位。

三、膝关节

(一) 适应证

在骨关节系统中,膝关节 MRI 是最为广泛接受,诊断价值也最为公认的诊断方法之一。

1. 关节软骨及周围韧带、肌腱的损伤,如膝关节半月板损伤、肌腱撕裂、交叉韧带断裂等。

2. 关节感染性疾病。

3. 关节肿瘤性疾病。

(二) 扫描注意事项

与颅脑等部位的检查前准备相同,无需特殊准备。

(三) 检查体位和扫描范围

线圈使用膝关节专用线圈或表面软线圈。受检者仰卧,足先进,下肢自然伸直,利用软垫、沙袋等辅材使受检部位处于舒适状态。采用表面软线圈进行单膝扫描时,线圈要贴近膝关节。线圈要尽量接近检查床中线(图 5-9-9)。

定位中心对线圈中心。扫描范围一般包括髌骨上缘到胫骨平台。

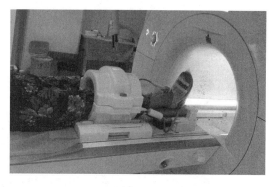

图 5-9-9 膝关节 MR 检查体位及线圈

(四) 扫描方式和参数

1. 平扫

(1) 定位成像:做冠状位、矢状位、横轴位三方向定位图。膝关节磁共振检查常规进行矢状位、冠状位成像,必要时增加横断面成像。在横轴位及矢状位定位像上设置冠状位成像层面,使层面与股骨内外髁后缘连线平行(图 5-9-10)。在冠状位定位像上调整 FOV,使其大小适当、姿态端正;在冠状位像和横轴位定位像上确定矢状位扫描基线和范围(图 5-9-11),层面与股骨内外髁后缘连线垂直。在矢状位定位像上调整 FOV,使其大小适当、姿态端正;在冠状位和矢状位像上设置横轴位扫描层面,层面与膝关节长轴垂直(图 5-9-12)。

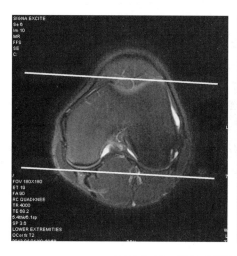
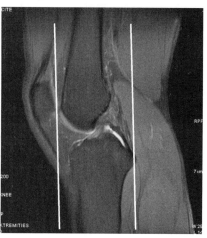

图 5-9-10 膝关节常规扫描冠状位定位方法

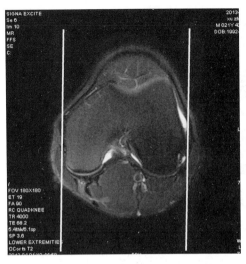
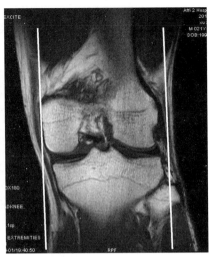

图 5-9-11　膝关节常规扫描矢状位定位方法

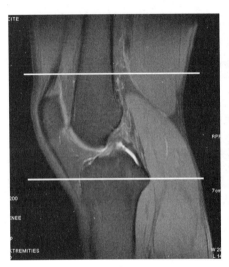
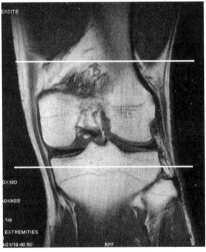

图 5-9-12　膝关节常规扫描横轴位定位方法

（2）成像层厚：3~4mm。间距为 0.6~0.8mm。

（3）成像序列：常规采用 SE 序列或 FSE 序列，行冠状位 T_2WI 或 T_2WI/FS、T_1WI；矢状位 T_2WI 或 T_2WI/FS、T_1WI；横轴位 T_2WI/FS。

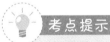
考点提示

骨关节及肌肉系统 MR 检查技术

当重点观察软骨与肌腱时，可加扫 T_1WI/FS 序列、2D/FLASH/FS 序列、3D/FLASH/FS 序列；当重点观察骨髓时，可加扫 T_1WI/FS 序列、$T_1WI/STIR$ 序列。膝关节 MRI 常用的扫描序列及参数见表 5-9-3，仅供参考。

2. 增强扫描　常规做横断面、矢状面和冠状面 T_1WI/FS 扫描。

表 5-9-3 膝关节常用扫描序列及参数

序列	方位	层厚（mm）	层间距（mm）	FOV（cm）	相位编码方向
定位像	三平面				
T_2/FSE/FS	矢状位	3~5	0.6~0.8	16~20	上下
T_1/FSE	矢状位	3~5	0.6~0.8	16~20	上下
T_2/FSE	矢状位	3~5	0.6~0.8	16~20	上下
T_2/FSE/FS	冠状位	3~5	0.6~0.8	16~20	左右
T_2/FSE/FS	横轴位	5	0.6~0.8	12~16	前后

（五）图像后处理

通常摄取冠状位 T_2WI/FS 及矢状位 T_2WI/FS、T_1WI，必要时摄取横轴位 T_2WI/FS。增强后主要摄取病变部位横轴位、冠状位及矢状位 T_1WI/FS。注意采用适当的窗宽、窗位。

四、髋关节

（一）适应证

MRI 具有较高的软组织分辨率，在骨、关节软骨病变、韧带损伤及关节周围软组织病变检查中具有重要价值，为骨关节系统早期病变的首选影像学检查方法。包括：

1. 早期骨、软骨缺血性坏死，如股骨头坏死等。
2. 肌肉软组织疾病。
3. 关节感染。
4. 早期急性骨髓感染。
5. 骨髓肿瘤。
6. 骨关节良恶性肿瘤等。

（二）扫描注意事项

与颅脑等部位的检查前准备相同，无需特殊准备。

（三）检查体位和扫描范围

线圈选择同腹部。受检者仰卧，双手臂置于扫描区域以外的位置，人体长轴与床面长轴重合。髂前上棘连线置于线圈中心（图5-9-13），定位线中心对线圈中心。扫描范围一般包括髋臼上缘至股骨大转子。

（四）扫描方式和参数

1. 平扫

（1）定位成像：做冠状位、矢状位、横轴位三方向定位图。髋关节磁共振检查常规进行横轴位、冠状位成像。在冠状位定位像上设置横轴位扫描层面，层面范围覆盖髋臼

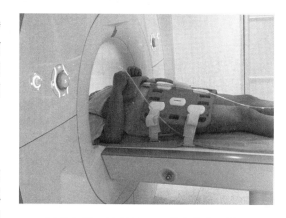

图 5-9-13 髋关节 MR 检查体位及线圈

上缘至股骨大转子，或根据病变范围设定（图 5-9-14）。在横轴位像上设置冠状位成像层面，层面范围覆盖髋关节前后缘，或根据病变范围设定（图 5-9-15）。

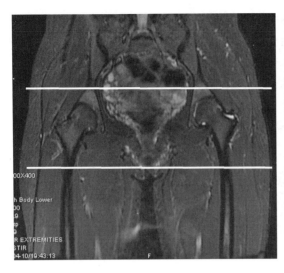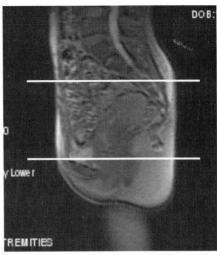

图 5-9-14 髋关节常规扫描横轴位定位方法

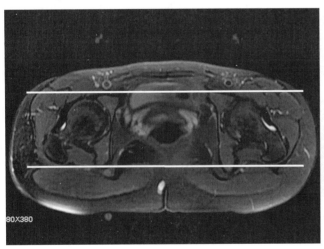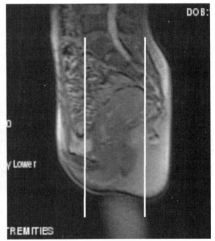

图 5-9-15 髋关节常规扫描冠状位定位方法

(2) 成像层厚:3~4mm。间距 1mm。

(3) 成像序列:采用 SE 序列或 FSE 序列,常规行横轴位 T_2WI/FS、T_1WI;冠状位 T_2WI 或 T_2WI/FS。髋关节 MRI 常用的扫描序列及参数见表 5-9-4,仅供参考。

表 5-9-4 髋关节常用扫描序列及参数

序列	方位	层厚(mm)	层间距(mm)	FOV(cm)	相位编码方向
定位像	三平面				
T_2/FSE	横轴位	3~4	1	36~40	前后
T_2/FSE/FS	横轴位	3~4	1	36~40	前后
T_1/FSE	横轴位	3~4	1	36~40	前后
T_2/FSE/FS	冠状位	3	0.6~1	36~40	上下

2. 增强扫描 常规做横断面、矢状面和冠状面 T_1WI/FS 扫描。

(五) 图像后处理

通常摄取横轴位 T_2WI/FS、T_1WI 及冠状位 T_2WI/FS。增强后主要摄取病变部位横轴位、冠状位及矢状位 T_1WI/FS。注意采用适当的窗宽、窗位。

五、肩关节

(一) 适应证

1. 骨、关节软骨病变、韧带损伤。

2. 关节周围软组织病变。

3. 关节感染。

4. 关节良恶性肿瘤。

(二) 扫描注意事项

与颅脑等部位的检查前准备相同。有些受检者因肩部疼痛很难长时间保持静止,须与受检者进行良好沟通,取得配合,并使用沙袋、软垫等辅助材料使其处于稳定、舒适状态。

(三) 检查体位和扫描范围

采用肩关节专用线圈或表面软线圈。受检者仰卧,头先进。上肢伸直,掌心向上,用沙袋固定手掌,受检者对侧肩背部略抬高,呈半侧卧位,受检侧肩关节位于线圈中心并尽量接近检查床中线(图 5-9-16)。定位线中心对线圈中心。扫描范围包括整个肩关节及病变区域。

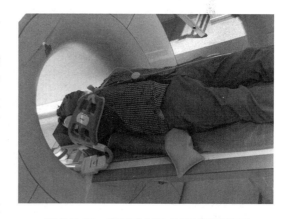

图 5-9-16 肩关节 MR 检查体位及线圈

(四) 扫描方式和参数

1. 平扫

(1) 定位成像:做横轴位、冠状位、矢状位三方向定位图像。若第一次三平面定位图像显示角度不佳,可以在其基础上加以调整再次扫描。肩关节 MRI 检查常规进行横轴位、斜矢状位、斜冠状位成像。在冠状位及矢状位定位像上设置横轴位扫描层面,层面与关节盂垂直(图 5-9-17);在矢状位定位像和横轴位像上设置斜冠状位成像层面,一般沿肩胛冈和冈上肌走行方向选层,并垂直于肩关节,与肱骨长轴平行。在冠状位定位像上调整 FOV 大小和姿态(图 5-9-18);在斜冠状位和横轴位像上设置斜矢状位成像层面,平行于肩关节,在矢状位定位像上调整 FOV 大小和姿态(图 5-9-19)。

(2) 成像层厚:3~4mm。间距为 0.6~0.8mm。

(3) 成像序列:采用 SE 序列或 FSE 序列,常规行冠状位 T_2WI 或 T_2WI/FS、T_1WI;矢状位 T_2WI 或 T_2WI/FS、T_1WI;横轴位 T_2WI/FS。

当重点观察软骨与肌腱时,可加扫 T_1WI/FS 序列、2D/FLASH/FS 序列、3D/FLASH/FS 序列;当重点观察骨髓时,可加扫 T_1WI/FS 序列、$T_1WI/STIR$ 序列。肩关节 MRI 常用的扫描序列及参数见表 5-9-5,仅供参考。

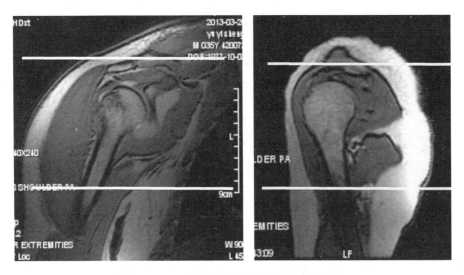

图 5-9-17 肩关节常规扫描横轴位定位方法

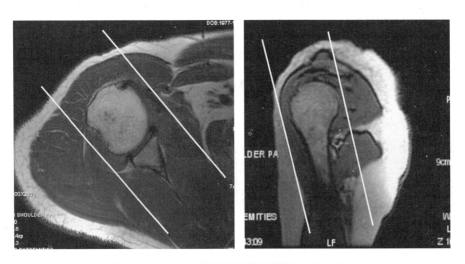

图 5-9-18 肩关节常规扫描斜冠状位定位方法

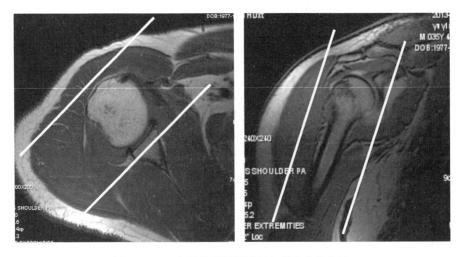

图 5-9-19 肩关节常规扫描斜矢状位定位方法

表 5-9-5 肩关节常用扫描序列及参数

序列	方位	层厚(mm)	层间距(mm)	FOV(cm)	相位编码方向
定位像	三平面				
T_2/FSE	斜冠状位	3~4	0.6~0.8	16~18	左右
T_2/FSE/FS	斜冠状位	3~4	0.6~0.8	16~18	左右
T_1/FSE	斜冠状位	3~4	0.6~0.8	16~18	左右
T_2/FSE/FS	横轴位	3~4	0.6~0.8	16~18	前后
T_1/FSE	横轴位	3~4	0.6~0.8	16~18	前后
T_1/FSE/FS	斜矢状位	3~4	0.6~0.8	16~18	左右

2. 增强扫描 常规做横断面、矢状面和冠状面 T_1WI/FS 扫描。

（五）图像后处理

通常摄取斜冠状位 T_2WI/FS、T_1WI，斜矢状位 T_2WI/FS，横轴位 T_2WI/FS。增强后主要摄取病变部位横轴位、斜冠状位及斜矢状位 T_1WI/FS。注意采用适当的窗宽、窗位。

六、踝关节

（一）适应证

MRI 对于踝关节韧带、肌腱、关节软骨损伤的诊断具有重要意义，可以弥补 X 线的不足，提供更多信息。适应证同膝关节。

（二）扫描注意事项

与颅脑等部位的检查前准备相同，无需特殊准备。

（三）检查体位和扫描范围

采用踝关节专用线圈或表面软线圈。受检者仰卧，足先进。受检踝关节置于线圈内，并使用沙袋、软垫等辅助材料使其处于稳定、舒适状态，以减少运动伪影发生的可能。线圈要尽量接近检查床中线(图 5-9-20)。定位中心对线圈中心。扫描范围应向上包括下胫腓关节向下至跟骨下缘水平。

（四）扫描方式和参数

1. 定位成像 做冠状位、矢状位、横轴位三方向定位图。踝关节 MRI 检查常规进行横轴位、矢状位、冠状位成像。在冠状位

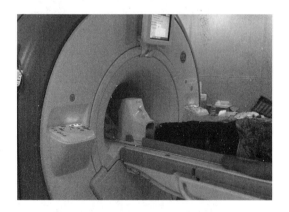

图 5-9-20 踝关节 MR 检查体位及线圈

及矢状位定位像上设置横轴位扫描层面，在矢状位上平行于距骨顶并与胫骨长轴垂直(图 5-9-21)；在冠状位定位像和横轴位像上设置矢状位成像层面，与跟骨长轴平行并垂直于内外踝连线(图 5-9-22)；在矢状位和横轴位像上设置冠状位成像层面，与胫骨长轴平行，并平行于内外踝连线(图 5-9-23)。

2. 成像层厚 3~4mm。间距 0.6~0.8mm。

3. 成像序列 采用 SE 序列或 FSE 序列，常规行横轴位 T_2WI 或 T_2WI/FS；矢状位 T_2WI 或 T_2WI/FS、T_1WI；冠状位 T_2WI/FS。踝关节 MRI 常用的扫描序列及参数见表5-9-6，仅供参考。

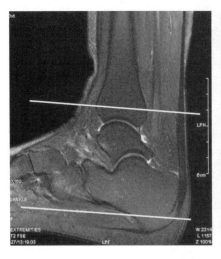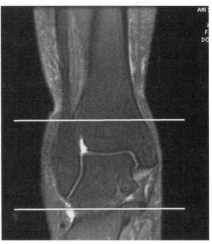

图 5-9-21　踝关节常规扫描横轴位定位方法

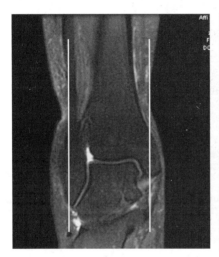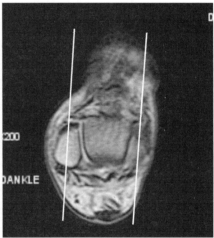

图 5-9-22　踝关节常规扫描矢状位定位方法

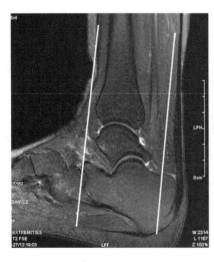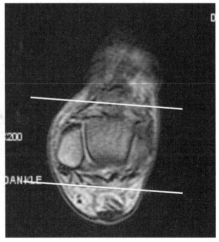

图 5-9-23　踝关节常规扫描冠状位定位方法

表 5-9-6 踝关节常用扫描序列及参数

序列	方位	层厚(mm)	层间距(mm)	FOV(cm)	相位编码方向
定位像	三平面				
T$_2$/FSE/FS	矢状位	3~5	0.6~0.8	16~20	上下
T$_1$/FSE	矢状位	3~5	0.6~0.8	16~20	上下
T$_2$/FSE	矢状位	3~5	0.6~0.8	16~20	上下
T$_2$/FSE/FS	冠状位	3~5	0.6~0.8	16~20	左右
T$_2$/FSE/FS	横轴位	5	0.6~0.8	12~16	前后

（五）图像后处理

通常摄取横轴位 T$_2$WI 或 T$_2$WI/FS；矢状位 T$_2$WI/FS、T$_1$WI；冠状位 T$_2$WI/FS。注意采用适当的窗宽、窗位。

第十节 胸部 MRI 检查技术

病例

患者，女性，52 岁。胸部不适 2 月余，CT 检查示纵隔占位。临床申请胸部磁共振检查。

请问：1. 体位如何设计？

2. 扫描序列如何设计？

一、肺及纵隔

（一）适应证

1. 肺部、纵隔肿瘤诊断与鉴别诊断。

2. 了解肿瘤与肺叶、支气管的关系，显示肿块周围血管、支气管受压情况。

（二）扫描注意事项

除与颅脑等常规 MRI 检查相同的注意事项外，需注意受检者的呼吸状态，嘱其平静、均匀呼吸，并训练屏气。

（三）检查体位和扫描范围

线圈采用体部相控阵表面线圈，后纵隔与脊柱旁病变可采用脊柱相控阵线圈。受检者仰卧，手臂放于身体两侧（图 5-10-1）。定位线对胸骨中点即线圈中心。扫描范围包括整个胸廓，上至胸廓入口，下至膈肌。

（四）扫描方式和参数

1. 平扫

（1）定位成像：行冠、矢、轴三平面定位像扫描。胸部常规扫描包括横轴位、冠状位，必要时加扫矢状位及斜面图像。在冠状位及矢状位定位像上设置横轴位扫描层面，层面与人体长轴垂直（图 5-10-2）；在矢状位定位像和横轴位像上设置斜冠状位成像层面（图 5-10-3），层面与气管长轴平行。

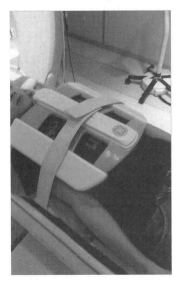

图 5-10-1　胸部 MR 检查体位及线圈

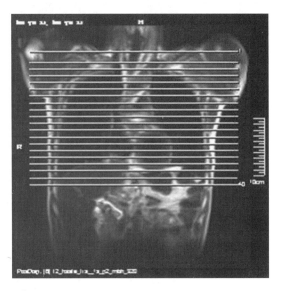

图 5-10-2　胸部常规扫描横轴位定位方法

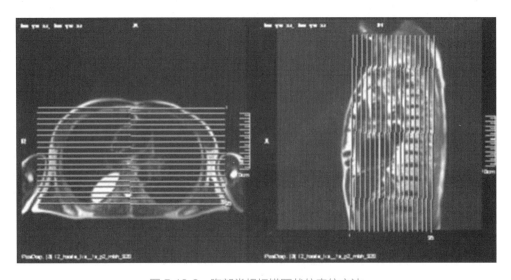

图 5-10-3　胸部常规扫描冠状位定位方法

（2）成像层厚：横轴位 5~8mm，矢状位及冠状位 4~5mm。间距为 1~2mm。

（3）成像序列：采用 SE 序列或 FSE 序列，常规行横轴位 T_2WI/FS、T_1WI；冠状位 T_2WI/FS；矢状位 T_1WI。HASTE（半傅立叶采集快速自旋回波序列）扫描速度快，对呼吸、心跳运动敏感度低，常用于肺水肿、肺出血等的检查。胸部 MRI 常用的扫描序列及参数见表 5-10-1，仅供参考。

> 💡 **考点提示**
>
> 呼吸系统 MR 检查技术

表 5-10-1 胸部常用扫描序列及参数

序列	方位	层厚(mm)	层间距(mm)	FOV(cm)	相位编码方向
定位像	三平面				
T₂/FSE	横轴位	5~8	1~2	36	前后
T₂/FSE/FS	横轴位	5~8	1~2	36	前后
T₁/FSE	横轴位	5~8	1~2	36	前后
T₂/FSE/FS	冠状位	4~5	1	40	上下
T₂/FSE/FS	矢状位	4~5	1	32	前后

2. 增强扫描 常规做横轴位、冠状位、矢状位 T_1WI/FS 扫描。部分病例需做适当延迟扫描。

（五）图像后处理

常规摄取横轴位 T_2WI/FS、T_1WI，冠状位 T_2WI/FS，必要时摄取矢状位图像。注意采用适当的窗宽、窗位。

二、心脏大血管

（一）适应证

1. 先天性心脏病。

2. 心脏瓣膜疾病。

3. 心肌病。

4. 冠心病。

5. 心脏肿瘤

6. 主动脉夹层及动脉瘤等。

（二）扫描注意事项

除与颅脑等常规磁共振检查相同的注意事项外，在心脏大血管 MR 检查过程中，患者配合尤其重要。应向受检者细致讲解注意事项，解释检查过程和大概的扫描时间，使患者消除恐惧，避免心率大幅变化。需训练受检者的呼吸，根据患者情况，可采用深吸气末屏气或呼气末屏气。心脏 MR 检查，心率应控制在 90 次／分以内，心律不齐者应施以药物使其整齐。

（三）检查体位和扫描范围

线圈使用相控阵线圈或心脏专用相控阵线圈。受检者仰卧，头先进。双臂置于身体两侧或上举。按要求放置电极。呼吸感压器置于呼吸幅度最大部位。心脏置于线圈中心（图 5-10-4）。定位线对线圈中心。扫描范围根据申请要求包括需显示的结构。

（四）扫描方式和参数

1. 定位成像 心脏大血管 MRI 检查除横轴、冠状、矢状位外，还应获取心脏长轴横断面、短轴横断面、瓣膜功能位等方位图像。

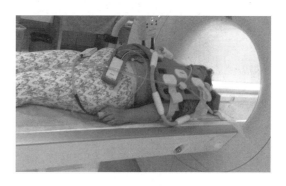

图 5-10-4 心脏 MR 检查体位及线圈

首先采用快速成像序列获取冠、矢、轴三方向定位图，再用交互扫描方式进行各方位图像的

349

定位:横轴 - 两腔心 - 四腔心 - 短轴(图 5-10-5A~E)。可在以上基础上根据病情不同再选择适当方位进行结构成像或电影成像。

2. 成像层厚　6~8mm,间距 0.6~0.8mm。

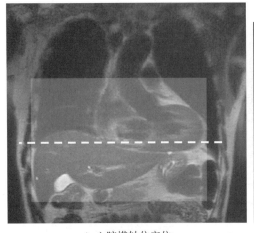

A. 心脏横轴位定位

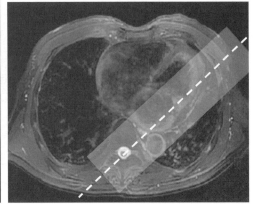

B. 横轴位定位两腔心

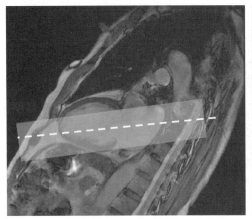

C. 两腔心定位四腔心

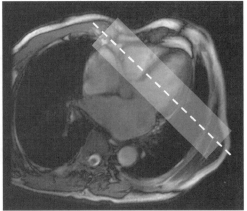

D. 四腔心定位短轴位

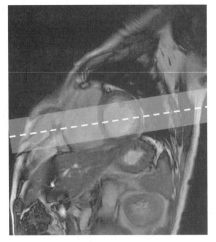

E. 短轴位定位四腔心

图 5-10-5　心脏大血管 MRI 检查

3. 成像序列 常规选用快速自旋回波、快速梯度回波等序列,可使用 MRI 电影扫描方式,进行心功能分析。心脏 MRI 常用的扫描序列及参数见表 5-10-2,仅供参考。

表 5-10-2 心脏常用扫描序列及参数

序列	方位	层厚(mm)	层间距(mm)	FOV(cm)	相位编码方向
定位像	三平面				
交互扫描	轴位			40	/
FIESTA	两腔心	6~8	0.6~0.8	36	/
FIESTA	四腔心	6~8	0.6~0.8	36	/
FIESTA	短轴位	6~8	0.6~0.8	36	/

(五)图像后处理

心脏 MRI 检查包括心脏形态、心脏功能、心肌灌注等多项后处理分析。摄片主要摄取最能显示病情的典型方位的图像。为更好地显示显示心脏动态影像,建议向受检者提供影像光盘。

三、乳腺

(一)适应证

1. 乳腺占位病变的定性 弥补 X 线及超声检查的不足。

2. 乳腺癌分期 显示肿瘤对周围组织的侵犯情况。

(二)扫描注意事项

除了与颅脑等部位相同的检查前准备外,上腹部检查还需注意

1. 由于受检体位不舒适,且检查时间较长,需与患者做好良好沟通,减少其紧张情绪,以取得配合,避免运动导致图像产生伪影。

2. 适当添加饱和带,抑制呼吸及心脏搏动伪影。

(三)检查体位和扫描范围

线圈采用乳腺专用线圈。受检者俯卧于乳腺线圈上(图 5-10-6),头先进,双臂前伸,两手不能接触。身体长轴与床面长轴一致。双侧乳腺自然下垂悬于乳腺线圈凹槽内。额头置于专用枕上。可调整双臂姿态使受检者尽量舒适。定位线对双乳头连线即线圈中心。扫描范围包括全部乳腺。

(四)扫描方式和参数

1. 平扫

(1)定位成像:做横轴位、冠状位、矢状位三方向定位图像。乳腺磁共振检查以横轴位为主,矢状位为辅。在矢状位定位像上设置横轴位扫描层面,层面包括双侧乳腺上下缘及两侧胸壁(图 5-10-7);在横轴位像和冠状位定位像上设置矢状位成像层面,两侧乳腺分别定位(图 5-10-8)。

(2)成像层厚:3~4mm。间距 0.6~1mm。

(3)成像序列:常规采用横轴位 $T_2WI/FSE/FS$ 序列、T_1WI/SE 序列、DWI 序列;矢状位 $T_2WI/FSE/FS$ 序列。乳腺 MRI 常用的扫描序列及参数见表 5-10-3,仅供参考。

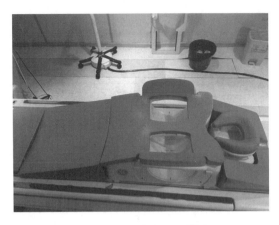

图 5-10-6　乳腺 MR 线圈

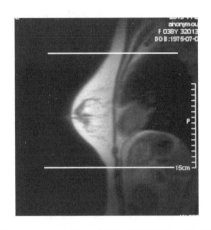

图 5-10-7　乳腺磁共振扫描横轴位定位方法

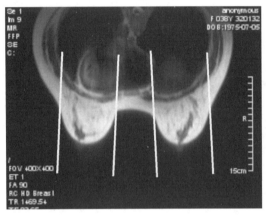

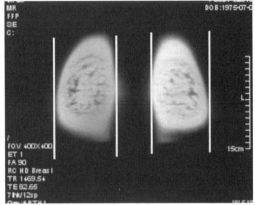

图 5-10-8　乳腺磁共振扫描矢状位定位方法

表 5-10-3　乳腺常用扫描序列及参数

序列	方位	层厚(mm)	层间距(mm)	FOV(cm)	相位编码方向
定位像	三平面				
T_2/FSE/FS	横轴位	4	1	36	左右
T_1/FSE	横轴位	4	1	36	左右
DWI	横轴位	4	1	40	/
T_2/FSE/FS	矢状位	4	1	32	上下

2. 增强扫描

(1) 造影剂:0.1mmol/kg,4ml/s 速度静脉注射。

(2) 动态增强技术:采用动态增强成像序列,在注射对比剂并延迟 18~20 秒后连续扫描,扫描 6~7 期。该序列能很好地显示病灶,并能得到病灶和正常组织的时间 - 信号强化曲线图,有助于对病灶的鉴别诊断。动态扫描结束后,再进行常规增强扫描,以更清晰地显示病灶形态。常规做横断面、矢状面和冠状面 T_1WI/FS 像,冠状位像应包括腋窝淋巴结。

(五) 图像后处理

动态扫描后需做病灶和正常组织的时间 - 信号强化曲线图(图 5-10-9)。常规摄取横轴

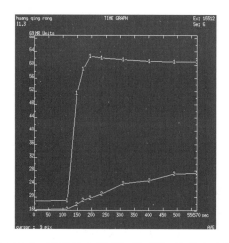

图 5-10-9 乳腺动态增强扫描时间 - 信号强化曲线

位 T$_2$WI/FSE/FS、T$_1$WI/SE、DWI,必要时摄取矢状位 T$_2$WI/FSE/FS。动态增强序列摄取病灶增强的典型期像。常规增强摄取横断面、矢状面和冠状面 T$_1$WI/FS。

(邹翠洁 王巍 黄玲)

 本章小结

本章讲述了人体各个部位的 MR 检查技术。通过本章的学习,了解 MRI 原理;应对各个部位 MRI 检查的受检者检查前准备、注意事项、体位及线圈摆放、扫描序列的选择与扫描方式及参数的基本调整方法有所掌握。

目标测试

1. 磁共振的物理现象是哪一年发现的
   A. 1946 年　　　　　　　　B. 1952 年　　　　　　　　C. 1972 年
   D. 1977 年　　　　　　　　E. 1978 年

2. 横向弛豫是指
   A. T$_1$ 弛豫　　　　　　　　B. 自旋 - 自旋弛豫
   C. 自旋 - 晶格弛豫　　　　　D. 氢质子顺磁场方向排列
   E. 氢质子逆磁场方向排列

3. 磁场梯度包括
   A. 层面选择梯度　　　　　　B. 相位编码梯度　　　　　　C. 频率编码梯度
   D. 以上均是　　　　　　　　E. 以上均不是

4. SE 序列中,90° 射频(RF)的目的是
   A. 使磁化矢量由最大值衰减到 37% 的水平
   B. 使磁化矢量倒向负 Z 轴
   C. 使磁化矢量倒向 XY 平面内进动
   D. 质子失相位
   E. 使磁化矢量由最小值上升到 63% 的水平

5. 有关组织的信号强度,下列正确的是

    A. T_1 越短,信号越强;T_2 越短,信号越强

    B. T_1 越长,信号越强;T_2 越长,信号越强

    C. T_1 越长,信号越弱;T_2 越长,信号越弱

    D. T_1 越短,信号越强;T_2 越短,信号越弱

    E. T_1 越短,信号越弱;T_2 越短,信号越弱

6. 在 SE 序列中,质子密度加权像是指

    A. 长 TR,短 TE 所成的图像   B. 长 TR,长 TE 所成的图像

    C. 短 TR,短 TE 所成的图像   D. 短 TR,长 TE 所成的图像

    E. 依组织密度所决定的图像

7. 在 GRE 序列中,射频脉冲激发的特征是

    A. $180°—90°—180°$ B. $90°—90°$ C. $90°—180°$

    D. $90°—180°—180°$ E. $\alpha < 90°$

8. MR 造影剂的增强机制为

    A. 改变局部组织的磁环境直接成像

    B. 改变局部组织的磁环境间接成像

    C. 增加了氢质子的个数

    D. 减少了氢质子的浓度

    E. 增加了水的比重

9. 部分容积效应可以通过下述方法属于抑制的是

    A. 增加平均次数   B. 加大 FOV   C. 全矩阵采集

    D. 改变频率编码方向   E. 减少层厚

10. PDWI 主要反映组织的

    A. 纵向弛豫   B. 横向弛豫   C. 氢质子密度

    D. 合磁矢量   E. 静磁矢量

11. T_2WI 主要反映组织的

    A. 纵向弛豫   B. 横向弛豫   C. 氢质子密度

    D. 合磁矢量   E. 静磁矢量

12. T_1WI 主要反映组织的

    A. 纵向弛豫   B. 横向弛豫   C. 氢质子密度

    D. 合磁矢量   E. 静磁矢量

13. MRI 检查时,必须输入的被检者信息不包括

    A. 姓名   B. 性别   C. 年龄

    D. 身高   E. 体重

14. MRI 检查中,主要反映组织纵向弛豫差别的是

    A. T_2WI   B. T_1WI   C. PDWI

    D. SWI   E. PWI

15. MRI 增强扫描的优势,不包括

    A. 提高对比度   B. 提高病灶的检出率

    C. 多方位、多参数成像   D. 提高病灶的定性诊断

E. 部分组织可以获得特异性信息

16. 下列属于 MRI 顺磁性对比剂的是
    A. 单核巨噬细胞系统特异性对比剂
    B. 肝细胞受体性对比剂
    C. SPIO
    D. NaI
    E. Mn

17. 垂体 MRI 检查,常规扫描
    A. 矢状位、冠状位
    B. 矢状位、横轴位
    C. 冠状位、横轴位
    D. 横轴位
    E. 矢状位

18. 脑实质 MRI 横轴位的扫描层厚(mm)为
    A. 6~7
    B. 5~6
    C. 4~5
    D. 3~4
    E. 2~3

19. 下列 MRI 增强扫描,常规采用动态扫描方式的是
    A. 脑实质
    B. 眼眶
    C. 垂体
    D. 海马
    E. 脊柱

20. 颅脑 MRA 的图像处理,主要应用的技术是
    A. VR
    B. CPR
    C. SSD
    D. MIP
    E. MPR

21. 脊柱 MRI 检查,常规扫描的体位是
    A. 冠状位
    B. 横轴位
    C. 冠状位、横轴位
    D. 冠状位、矢状位
    E. 矢状位、横轴位

22. 颈椎 MRI 检查时,为防止颈部的运动伪影需添加
    A. 饱和带
    B. shim 框
    C. 呼吸门控
    D. 心电门控
    E. 扫描范围

23. 肩关节 MR 检查的体位设计不包括
    A. 受检者仰卧
    B. 头先进
    C. 上肢伸直,掌心向上
    D. 上肢上举
    E. 上肢屈曲放于胸前

24. 胸部 MRI 检查的适应证不包括
    A. 肺部筛查
    B. 纵隔肿瘤鉴别诊断
    C. 了解肿瘤与肺叶、支气管的关系
    D. 显示肿块周围血管、支气管受压情况
    E. 观察肋骨情况

25. 患者女,45 岁,右侧乳腺肿块。临床申请乳腺 MRI 检查,技术要点不包括
    A. 采用乳腺专用线圈
    B. 采用乳腺成像专用垫
    C. 俯卧
    D. 双乳自然悬垂
    E. 常规扫描横断位和冠状位

26. 某患者,男,临床申请 MRI 胰胆管造影检查,检查前需要空腹的时间为
    A. 1 小时　　　　　　　B. 3 小时　　　　　　　C. 8 小时
    D. 12 小时　　　　　　E. 24 小时

27. 3D MRCP 扫描完成后的图像后处理,采用的技术是
    A. VR　　　　　　　　B. MPR　　　　　　　　C. MIP
    D. VE　　　　　　　　E. SSD

第六章 介入放射学简介

学习目标

1. 掌握：介入放射学的概念及研究内容。
2. 熟悉：介入放射学常用检查方法及主要学习方法。
3. 了解：介入放射学的发展及现状。

第一节 介入放射学概述

介入放射学（interventional radiology，IVR）是以影像诊断学和临床诊断学为基础，在医学影像设备监测和引导下，利用穿刺和导管技术对疾病进行诊断和治疗的学科。介入放射学包括两部分内容：一是介入诊断学，在影像设备引导下，利用穿刺和导管技术获得活体组织标本，对疾病进行定性诊断，例如 CT 引导下经皮穿刺肺部肿块活检术、股静脉穿刺肾静脉取血术等；二是介入治疗学，以影像诊断学为基础，在 DSA、CT、超声、MRI 等设备引导下，利用导丝导管技术，以临床治疗学为原理，对疾病进行一系列治疗的技术。例如对中晚期肝癌的化疗栓塞术、布加综合征下腔静脉球囊扩张术等。

介入放射学的特点：具有微创性、可重复性、定位准确、疗效高、见效快、副作用小、并发症发生率低、多种技术联合应用等特点。

考点提示

介入放射学的概念、内容、特点、分类

介入放射学分类，按操作入路是否经过血管分为血管系统介入放射学（vescular interventional radiology）和非血管系统介入放射学（non vescular interventional radiology）两大部分。血管系统介入放射学是应用选择性或超选择性血管造影，先对疾病进行定位、定性、定量诊断，再经导管进行栓塞术、药物灌注术和血管成形术等治疗。血管内介入治疗学在心血管系统疾病和良恶性肿瘤的诊断治疗方面取得了重大突破，获得了满意疗效；非血管系统介入放射学是在血管以外进行的治疗和诊断性操作，主要包括腔道成形术和经皮穿刺引流术，如食管狭窄的球囊扩张术和覆膜支架置入术、阻塞性黄疸的经皮穿刺肝内胆管胆汁引流术、胆道残余结石经"T 管"网篮取石术、经皮穿刺椎间盘切吸术及臭氧消融术和经皮穿刺活检术。

一、介入放射学现状

（一）学科兴起的基石

1953 年瑞典放射学家 Seldinger 发明了经皮股动脉穿刺术，该技术不需要切开皮肤、解剖肌肉组织、修补血管等外科手术操作，简便易行、安全、损伤小。因该技术为 Seldinger 首先发明并推广使用，故称为 Seldinger 穿刺技术。

Seldinger 穿刺法的基本操作是以带针芯的穿刺针（图 6-1-1）穿过皮肤、皮下组织、血管前后壁，拔出针芯，缓慢退针，当穿刺针的前端斜面退到血管腔时，穿刺针的尾端就会喷出血液（如果是静脉血液就会缓慢滴出），再经穿刺针插入短导丝，这时短导丝就在血管腔内，退出穿刺针，沿短导丝插入血管鞘，再退出短导丝。通过血管鞘可插入各种型号的导管，插到靶血管，完成各种诊断

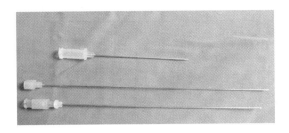

图 6-1-1　穿刺针

性造影或治疗工作，然后拔出导管鞘，压迫穿刺点 5~10 分钟并加压包扎。最常用的是穿刺股动脉、股静脉、桡动脉以及颈静脉等。

该穿刺技术一经出现，就完全代替了以往的手术切开血管的方法，成为介入放射学最基本的操作技术。该技术相当于为我们在需要部位的血管上打开了一扇门、操作完毕后再把门安全地关上。这一技术为介入放射学的发展奠定了基础，也大大促进了血管造影的普及，特别是颅脑、胸、腹腔脏器的血管造影都是在该穿刺技术应用的基础上发展起来的。随着临床医学的需要和介入放射学的发展，该技术也被广泛应用于非血管性介入放射学，如人体各种腔、道及各部位的脓肿、囊肿的经皮穿刺引流治疗等。

1974 年，Driscoll 对该穿刺方法进行了改良，他使用的穿刺针不再带针芯，并且只需穿过血管前壁，针尾就会喷出血液，不许穿过血管后壁，这样就会大大减少因穿刺造成的后壁血肿和假性动脉瘤的发生，穿刺也变得更简便，所以这种改良的 Seldinger 穿刺技术已被广泛应用于临床。

（二）介入放射学的现状

随着介入放射学在临床上广泛应用，治疗领域不断扩大，治疗效果不断提高，新材料、新设备得到及时应用，新技术、新方法不断问世，该治疗学起到了内科学、外科学不可替代的作用，因此 1990 年原国家卫生部将介入放射学与外科学、内科学并列为三大诊疗学。目前我国大多数二级医院均开展了不同领域的介入放射学。

介入放射学涉及神经、呼吸、循环、消化、泌尿生殖、运动等诸系统的多种疾病，囊括了绝大多数临床学科的疾病。

我国介入放射学的发展晚于国外 10 年左右，大规模开展始于 20 世纪 80 年代，1973 年上海中山医院首次开展了经皮穿刺股动脉插管冠脉造影术，1978 年上海华山医院开展了肾动脉造影术，1982 年上海华山医院开展了经皮血管成形术，1980—1985 年间全国多家医院相继开展了肾动脉狭窄经皮血管成形术、恶性肿瘤化疗药物灌注及栓塞术，20 世纪 80 年代初期上海中山医院林贵教授在国内最早开展经皮胆道造影及经皮穿刺肝胆管引流治疗梗阻性黄疸，同时开展了有关血管内栓塞剂的实验和临床研究，重点开展了中晚期肝癌的综合性介入治疗，并开展了大量的血管性和非血管性介入治疗工作。如 1983 年北京宣武医院开展了肾动脉狭窄 PTA，1984 年北京宣武医院率先开展神经系统介入放射治疗，1984 年北京

阜外医院放射科刘玉清院士首先开展胸主动脉夹层动脉瘤的介入治疗及心脏冠状动脉的 PTCA,1994 年中国医科大学附属医院徐克教授开展了门静脉高压的 TIPPS,以及 1995 年南方医院李彦豪教授开展了经皮锁骨下动脉导管药盒系统植入术。

目前我国在神经系统疾病介入治疗、门静脉高压介入治疗、布加征介入治疗等方面处于国际领先水平。

二、Seldinger 技术的操作步骤

1. 患者取仰卧位,确定穿刺部位后行常规消毒、铺巾。

2. 用 2% 利多卡因 3~5ml,于穿刺部位作皮肤及皮下组织局部浸润麻醉。小儿需用基础麻醉或全麻,神经系统介入治疗多数需要全麻插管。

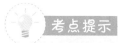

考点提示

Seldinger 穿刺法的操作步骤

3. 用手术刀尖在穿刺点处(股动脉穿刺选腹股沟韧带下方 0.5~1cm 处)作约 2~3mm 皮肤切口,深达皮下组织。对皮下组织较厚或较紧者,亦可用蚊式钳作皮下组织钝性分离。皮肤开口处务必在血管搏动点正上方,以保证随后的操作始终与血管在同一轴线上。

4. 在确定穿刺部位后,术者以左手食指、中指按压固定穿刺点的皮肤及血管,右手拇指、示指、中指持穿刺针沿皮肤切口刺入皮下,探测动脉的波动,一旦针尖触到血管波动,使针与皮肤成 45° 左右夹角快速刺入,然后松开穿刺针,观察针尾的波动。如果针尾向两侧摆动,证明穿刺针位于血管的一侧;如果针尾随动脉上下波动,证明穿刺针已刺中血管,穿刺时穿刺针的斜面应始终向上,一旦针尾喷血,说明针的斜面位于血管腔内,这时应当把针旋转 180° 使斜面向下,这样才利于导丝推进。导丝进入有阻力时,应当透视观察,看导丝远端是否进入分支小血管,如果进入小血管,就要先退出穿刺针,再将导丝慢慢调整到主干血管腔内。切不可猛拉导丝,以避免穿刺针斜面切割、损伤导丝。

5. 助手将扩张管连同导管鞘顺导丝端插入。

6. 拔出扩张管及导丝。助手打开导管鞘侧臂开关,并推入肝素盐水 3~5ml,即可开始选预插血管进行各种检查和治疗。

三、介入放射学常用设备

(一) DSA

数字减影血管造影(digital subtraction angiography,DSA)主要用于血管性介入治疗学和某些非血管性介入治疗学,是介入放射学最常用的影像导引设备。优点是定位准确、可实时透视、操作简便、图像清晰、能发现细微病变,缺点是患者及术者要接受 X 线照射。

(二) CT

CT 是非血管性介入治疗学常用导引设备,优点是定位准确、图像清晰、术者不需要接受 X 线照射,缺点是患者要接受 X 线照射、不能实时透视、需要多次重复扫描。主要用于经皮穿刺活检定位、脓肿及囊肿经皮穿刺引流定位及椎间盘穿刺、椎体穿刺定位。

(三) B 超

优点是无辐射、定位准确,多用于脓肿、囊肿、胸腔积液的经皮穿刺引流定位。

(四) MRI

目前还没大量应用于介入治疗学临床工作中。

四、介入放射学常用器材

1. **穿刺针** 现在常规用的穿刺血管的穿刺针都是无针芯的,其他穿刺针都是带针芯的,如活检针、胆道穿刺针等。

2. **导丝** 根据用处不同,分为短导丝、普通泥鳅导丝、微导丝、加硬导丝、超硬导丝、交换导丝及神经介入用的导丝连接杆。

3. **导管** 按用处分为多功能导管、Cobra 导管(又叫眼镜蛇导管)、RH 导管、西蒙导管、胃左导管、猪尾巴导管、微导管、溶栓导管等,他们的区别主要在导管头端的形态及管径的大小。

4. **球囊导管** 导管的头端有一球囊,用于扩张狭窄的管腔。

5. **支架** 分为裸支架、覆膜支架、密网支架等。

6. **引流管** 带有多个侧孔,用于胆道引流及囊肿、脓肿引流。

第二节 DSA 检查

一、DSA 概述

数字减影血管造影(digital subtraction angiography,DSA)是电子计算机、X 线常规摄影和血管造影相结合的一种检查方法。由于普通的血管造影影像是由许多的解剖结构互相重叠构成的复合影像,很难单独显示靶血管的影像。DSA 作为一种新的检查方法很快被应用到医学影像诊断和治疗领域,由于 DSA 只需要使用少量对比剂就可以获得清晰的影像,而且 DSA 检查具有安全性高、痛苦小、时间短、准确性高、治疗直接和检查结果的定量化等优点。

二、DSA 成像系统

DSA 成像系统主要包括:X 线发生和显像系统、机械系统、图像数据采集和存储系统、计算机系统等。

(一) X 线发生系统

1. 要求 X 线管能承受连续脉冲曝光的负荷,对中、大型数字减影设备,一般 X 线管的热容量在 200kHu 以上,管电压范围 40~150kV,管电流800~1250mA。要求高压发生器能产生稳定的直流高压,采用中频和高频技术,由微处理器控制,产生几乎是纯直流的电压。

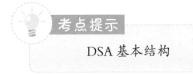

考点提示

DSA 基本结构

2. **数字成像版 / 影像增强器** 有 10cm、16cm、22cm、30cm 四种视野。新型的平板型增强器,在输入屏发光体和光电层之间有几十万条光纤,把每个像素的光耦合到光电层,从而使影像有较高的亮度,提高了影像增强器转换效率。

3. **光学系统** 使用大孔径、光圈可自动调节的镜头。

4. **电视摄像机** 要求摄像管具有高灵敏度、高分辨力和低残像的特点,采用 CCD 摄像机和逐行扫描制式。

5. **监视器** 要求配备高清晰度、大屏幕的监视器,如逐行扫描 1024 线以上、51cm 以上类型。用多屏、多分割或画中画的形式,便于随时对比。

6. X 线影像亮度自动控制　采用控制影像增强器的输出量和控制光学系统的输出量来保证监视器上影像的亮度一致,确保有足够的诊断信息。

7. X 线剂量管理　在保证图像质量的前提下尽量减少病人接收的 X 射线剂量,常采用栅控技术、光谱滤过技术、脉冲透视技术和图像冻结技术来进行剂量管理。

(二)机械系统

主要包括机架和导管床,要求它们的移动速度快、方向多、具有体位记忆技术和自动跟踪回放技术。

(三)数据采集和存储系统

根据采集矩阵的大小决定采样时钟的速率,对 512×512 矩阵、768×572 矩阵、1024×1024 矩阵,需要的采样频率为 10MHz、15MHz 和 20MHz。按照对数字影像灰度级的要求选择模拟数字转换器的量化等级,即位(bit)数,一般为 8bit 或 10bit。

(四)计算机系统

在 DSA 中,计算机主要用于控制和图像后处理,主要功能:

1. 系统控制　以计算机为主体控制整个设备。

2. 图像后处理　主要有对数变换处理、移动性伪影校正、改善图像信噪比以及时间滤过处理和自动参数分析功能。

DSA 系统的组成如图 6-2-1 所示。

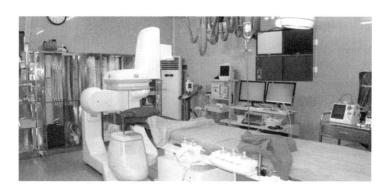

图 6-2-1　DSA 系统

三、DSA 的原理

(一)DSA 减影原理

数字减影血管造影(DSA)是利用成像板将通过人体后已衰减的未造影影像的 X 线信息转变成数字化的影像并存储起来,再把造影影像数字化并与未造影影像的数字信息相减,除对比剂以外的任何影

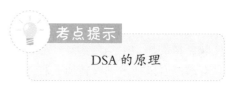

考点提示

DSA 的原理

像在造影前后无任何变化,相减时被消除,因此只剩下含有对比剂的血管影像信息。再将该差值信号经数/模转换成各种灰度等级,在阴极射线管上构成影像。此时,骨骼和其他软组织构成的背景影像被消除,只留下含有对比剂的血管影像(图 6-2-2)。

(二)DSA 的减影顺序

DSA 的减影顺序是:①制备 mask 片(蒙片);②摄制血管造影片;③把 mask 片与血管造

影片重叠相减生成减影片。

减影技术的基本内容是把两帧人体同一部位的影像相减,从而得出他们的差值部分。

(三)DSA 影像的形成条件

1. DSA 信号 在造影期间进行两次曝光,一次是在对比剂进入兴趣区之前,另一次是在对比剂到达兴趣区并达到最大浓度时,其相应的影像被称为 mask 像和造影像。如患者在曝光过程中体位不移动,则两幅影像之间的唯一差别是含有对比剂的血管像,二者的差值信号就是 DSA 信号。差值越大,DSA 的信号越强。在造影过程中,利用 DSA 设备附有的视频密度计把记录的视频信号转化为视频密度值,即信号幅度。

2. DSA 的曝光条件

(1)X 线能量:X 线检测器和被成像物质对 X 线的吸收特性,决定了 DSA 所需 X 线的能量。在实际应用中由于 X 线管壁、绝缘油、球管固有

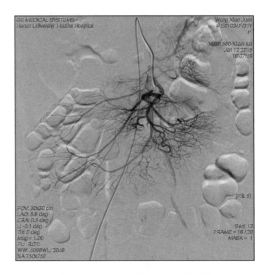

图 6-2-2 肠系膜下动脉造影

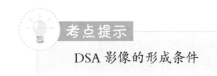

考点提示

DSA 影像的形成条件

滤过和附加滤过以及人体对 X 线的吸收。对含碘的造影部位用 60~70kV 摄影可获得较理想的影像。

(2)曝光要求:根据兴趣区血管的大小、噪声的情况、病变的部位和病变观察的细致程度等决定。

(3)摄影条件选择:理想的摄影条件应具有足够高的信噪比、最低的患者及操作者辐射剂量、适度的 X 线球管负荷和最小的 X 线脉冲宽度。

(4)DSA 的自控曝光:目前常用两种形式的自控曝光控制,即以荧光效应控制的光电管自控曝光控制系统和以 X 线对空气的电离效应为基础的电离式自控曝光控制系统。

(四)DSA 影像的形成

1. 影像的检测与显示 DSA 的检测器为数字成像板,它接收 X 线透过检查部位的衰减值,并在成像板上形成数字图像,通过监视器予以显示。

2. 影像的矩阵化与像素 数字影像表现出来的是像素的不同亮度,表示像素浓淡程度的数值有十至数千级,以 2 的乘方数 bit 表示,一般来讲,一个 N 倍 bit 的二进制数字可以表示 2^n 个灰阶水平,例如 8bit 就是 2^8=256 阶。所谓灰阶就是指各种组织、器官的微小密度差,反映影像的黑、白影像层次。人的眼睛无法分辨这样的灰阶(人眼仅能分辨出 16 个灰阶),只有通过窗口技术进行转换人眼才能识别灰阶。像素的数目和灰阶越大,影像越真实。

3. 模/数转换(A/D) 模/数转换器的功能是把来自电视摄像机的视频信号数字化。扫描将影像分成许多像素(连续的物理量),然后变成数字信号(不连续的物理量)。在扫描中以高电压代表电视信号明亮的部分,低电压代表电视信号黑暗的部分,按扫描规律将像素的明暗转变成电信号。

4. 数字逻辑运算 一个影像或一个影像序列数字化和储存,并进行数字化处理。运算程序均由二进制计算的电子逻辑元件完成。

四、DSA 的减影方式

DSA 有多种减影方式,根据减影过程中所涉及的物理变量的不同可分为:时间减影、能量减影、混合减影、体层减影、三维数字减影血管造影(3D-DSA)、电视减影和光学减影等。

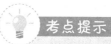

(一) 时间减影

时间减影是 DSA 的常用方式之一,在注入的对比剂进入预检部位之前,将一帧或多帧影像作 mask 像储存起来,并与时间顺序出现的含有对比剂的充盈像一一地进行相减,对比剂通过血管引起高密度的部分被显示出来。因造影像与 mask 像两者获得的时间先后不同,故称时间减影。其缺点是:在摄影过程中,由于患者自主或不自主的运动使 mask 像与充盈像不能准确地重叠,而出现伪影或模糊不清。根据减影所用的 mask 像和充盈像的帧数、时间不同,时间减影又分为以下几种方式。

1. 常规方式 取 mask 像和充盈像各一帧,进行相减。有手动和自动两种选择。手动方式是由操作者在曝光期过程中根据监视器上显示的造影情况,瞬间摄制 mask 像和充盈像,mask 像尽可能地选择在血管充盈前的一瞬间,充盈像的选定以血管内对比剂浓度最高为宜;自动方式由操作者根据导管末端至造影部位的距离、患者的血液循环时间,事先设定注药至 mask 像间的时间,以及注药到充盈像的时间。

2. 脉冲(序列)方式 此方式是以每秒进行数帧摄影,在对比剂未进入造影部位前和对比剂逐渐扩散过程中对 X 线影像进行采集和减影,最后得到一系列连续间隔的减影影像。此方式以一连串单一的曝光为其特点,射线剂量较强,获得影像的信噪比较高,是一种被普遍采用的方式。

3. 连续方式 连续方式与透视一样,X 线机连续发出 X 线照射,获得与电视摄影机同步,25~50 帧 / 秒的连续影像信号。类似于超脉冲方式,以电视视频速度观察连续的血管造影过程或血管减影过程。

4. 路途方式 先注入少许对比剂后摄影(透视到血管浓度最高时停止),再与透视下的插管做减影,形成一幅血管减影影像,作为参考和指引,并重叠在透视影像上。

(二) 能量减影

其减影原理是:利用碘与周围组织对 X 线的衰减系数,在不同能量下有明显差异而进行的减影。

(三) 3D-DSA

可以获得 3D 立体图像,图像更真实、清晰,具体做法是,先将球管和成像板绕人体长轴旋转一周作为蒙片,机架复位后注射对比剂再旋转一周并采集图像,将二者相减,就可以获得血管的 3D 图像(图 6-2-3)。

五、高压注射器

在做心脏造影及大血管造影时,由于这些部位管径粗、血流量大,手推造影时,因对比剂压力低、流速慢、总量少且不均匀,获得的图像会很模糊,无法达到诊断要求。而高压注射器(图 6-2-4)能将对

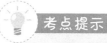

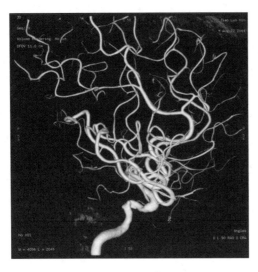

图 6-2-3 脑血管 3D-DSA 影像

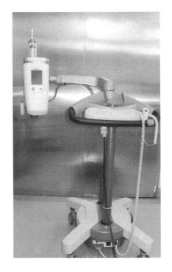

图 6-2-4 高压注射器

比剂按设定的速率、压力及总量均匀的注射到把血管内,获得理想的造影图像。

第三节 DSA 操作步骤

一、患者资料输入

在患者进行 DSA 检查治疗前,应将患者信息及有关资料输入计算机内,以便检查后查询,同时也为影像拷贝或激光打印等留下文字记录。

二、患者体位选择

1. 选择适当的标准体位,根据解剖学的原理选择最易发现和显示病变的体位。

2. 转动体位或 "C" 形臂,通过人体或机器转动,找出一个合适的体位,以便显示病变。

3. 利用切线效应,转动 "C" 形臂,使 X 线束的中心经过病灶或预检组织的边缘,充分暴露预观察部位。

4. 使用特殊体位,某些部位成像需要特殊的体位,如心脏的四腔位能使心脏各房室展开成平面显示;右冠状动脉的左前斜 45° 位能使冠状动脉展开显示。

在体位设计中,应使病变部位靠近成像板,以缩小被照肢体与成像板的距离,减小放大失真,从而获得清晰的影像。

三、设备准备

(一) X 线机的调整和影像储存准备

首先选好球管的焦点、光圈的大小、放大的倍数。DSA 检查的目的是要获得对比丰富、影像噪声小的减影影像。要使 DSA 影像的质量提高,有时甚至需要增加 12~30 倍的 X 线曝光量,调到最佳的管电压和管电流、调好磁带、磁盘及其他摄影、录像装置以便将造影时用的数据储存进去。

（二）DSA方式的选择

根据不同的病情需要及诊断要求,进行全面权衡,选择与造影部位和患者状态相适应的减影方式。

（三）影像采集时机及帧率

其选择原则是使对比剂最大浓度像出现在造影系列影像中,并尽可能减少患者曝光剂量。

采集时机可经DSA键盘输入计算机,然后按设定程序进行,也可在高压发生器上选择,即采像延迟或注射延迟。采像延迟是先注射对比剂,后曝光采集影像。

采集帧率依DSA装置、病变部位和病变特点而定,大多数DSA装置的采像帧数是可变的,一般有2~30帧/秒不等。心脏和冠状动脉运动快的部位,在25帧/秒以上,才能保证采集的影像清晰。至于采集的时间要依据插管动脉的选择程度、病变的部位和诊断要求而定。

（四）高压注射器的准备

高压注射器的应用直接影响对比剂在血管中的显示,在造影开始前必须对其进行各种参数的设定。

1. 对比剂量及浓度的选择　浓度一般为60%~76%,总量按患者的体重计数,成人一次总量为1.0ml/kg,儿童一次量为每次用量应根据造影方式、造影部位和病情状况等全面考虑。

2. 流率与压力的选择　流率是指单位时间内注入导管的对比剂的剂量,用ml/s为单位。

压力是指对比剂以特定流率到达血管时单位面积所受的压力。常用单位是PSI(英磅/英寸^2)或kg/cm^2(1PSI=0.07kg/cm^2),压力的选择是根据造影部位和病变要求决定的,也与导管的型号相匹配。

第四节　DSA临床应用

一、DSA造影中的常用技术

在DSA造影检查时,为了使影像观察更加方便、清楚,常采用下列一些操作技术:

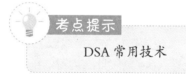

考点提示

DSA常用技术

1. 放大技术　DSA放大摄影中,摄影可通过几何放大和电子放大两种方法。几何放大是通过球管、人体、成像板三者之间相对距离的不同组合进行,根据几何学原理,锥体正中截面的面积之比,等于各截面到锥体顶距离的平方比,如果X线球管与数字成像板的距离不变,人体离球管愈近影像放大率愈大,反之亦然;人体保持不动,球管离成像板距离愈短,影像放大愈大。

电子放大是通过改变成像板输入野的大小来改变影像的大小。例如分别选用输入野33cm、23cm、17cm,其影像的放大倍数逐渐增加。输入野大小的改变是通过加在成像板上不同的电压来实现的,改变电压就是改变了电子透镜的聚焦点,焦点改变了,输入屏可观察的有效面积也改变,相应地,输出屏的影像也随之改变。由于该影像放大是通过改变电压实现的,故称电子放大。

2. 定位技术　定位技术是在DSA采集前先将造影部位确定一个初始位置。

3. 缩光技术 缩光技术就是使用准直器将曝光野中空旷区或组织密度很低的区域遮盖，以求照射区域内密度趋于一致，从而提高图像的质量，并减少辐射。

4. 屏气技术 DSA采像过程中病人的轻微移动和呼吸运动都会使图像模糊不清，所以胸部采用深吸气后屏气采集，腹部采用深呼气后屏气采集。

5. DSA的采集持续时间 心腔造影，基本原则是对比剂不论从右心系统注入，还是从左心系统注入或者有左右短路存在的情况下，采集时间都要将左心室对比剂充盈满意为止。对于冠状动脉造影，采集时间应到静脉显影为止。对于肝癌病人的腹腔动脉造影时，采集时间应延长到门静脉显示满意为止。对消化道出血而行肠系膜上、下动脉造影时，采集时间应到毛细血管期或静脉期。

二、心血管介入治疗常用体位

依照DSA设备与人体的位置关系，可以确定摄影体位和方向。成像板转至病人右前方的摄影方向为右前斜位（RAO），成像板转至病人左前方的摄影方向为左前斜位（LAO）。成像板转至病人头部的摄影方向称为足头位（CRANIAL），成像板转至病人足的位置的摄影方向称为头足位（CAUDAL）。

心脏DSA常用的轴位摄影方法包括：

1. 肝锁位 取约45°半坐位或成像板转至头部45°，再LAO 45°倾斜，患者的体轴在检查床上（水平）顺时针旋转15°~20°，X线从正面和侧面两个方向摄影的方法。这种体位正位像上两个心房和两个心室

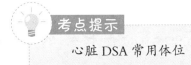

互不重叠（即四腔心），房间隔中部和室间隔后部几乎可以呈切线位摄影，侧位像室间隔圆锥部可以呈切线位影像，对于诊断各种先天性心脏病和二尖瓣疾病很有帮助。

2. 长轴斜位 取LAO 70°~75°，加足头位25°~30°的复合位角度摄影，这种体位可以切线位观察室间隔前部，有助于观察左室流出道、主动脉瓣及二尖瓣的关系。

3. 半坐位 X线以足头位30°~45°摄影，这种体位有利于观察肺总动脉及分支部位，有助于肺动脉狭窄的诊断。

4. 主动脉瓣瓣口位 X线以LAO 75°~80°和头足位40°的复合位角度摄影。这种方向摄影主动脉瓣的三个瓣互不重叠。

5. 二尖瓣瓣口位 X线以LAO 60°和头足位20°的复合位角度摄影，这种方向摄影可以正面观察二尖瓣环，且二尖瓣的前尖、后尖互不重叠，有助于对开放程度、粘连程度及瓣环收缩动态的观察。

6. 肺动脉瓣瓣口位 X线以头足位35°摄影，这种摄影从正面观察肺动脉瓣，有助于对肺动脉瓣瓣尖有无异常运动情况的观察。

三、神经系统造影

【术前准备】

1. 患者准备

（1）碘过敏和麻醉药过敏试验。

（2）检查心、肝、肾功能及出凝血时间。

（3）穿刺部位备皮。

（4）术前四小时禁食、禁水。

（5）向患者做好解释,消除顾虑和紧张,争取术中配合,告知并签同意书。

（6）建立静脉通道。

2. 器械准备　除设备外还应准备相应的消毒器械、手术包、导管导丝、微导管、微导丝、弹簧圈、解脱器、栓塞胶、支架、穿刺针和必要的抢救设备等。

3. 药品准备　对比剂、抗凝剂、溶栓药、超液化碘油、局麻药、氧气、各种急救药品。

【适应证与禁忌证】

1. 适应证

（1）颅内、外血管性病变。

（2）颅内、外肿瘤性病变。

（3）颅内病变的术后随访。

（4）颈面部的出血性疾病。

2. 禁忌证

（1）碘过敏。

（2）严重的心、肝、肾疾患。

（3）严重的血管硬化。

（4）高热、急性炎症。

（5）穿刺部位感染。

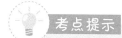

考点提示

神经系统DSA造影参数及常用体位

【造影技术】

1. 手术操作　行股动脉穿刺插管,选择性地将导管分别插入左右颈总或颈内、外动脉及椎动脉。颈面部病变可选插入颈外动脉,进行血管造影。

2. 造影参数选择　对比剂浓度30%~40%非离子型对比剂。用量和流率分别是:颈内、外动脉总量6~8ml,流率3~4ml/s,椎动脉对比剂的用量6~8ml,流率3ml/s,压力300磅（pa）。其他血管,总量6~8ml,流率为3~4ml/s。

3. 造影体位及程序　颈内动脉造影常规体位是标准的正侧位如（图6-4-1）所示。透视

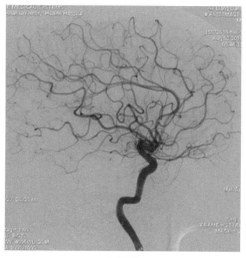

A. 正位

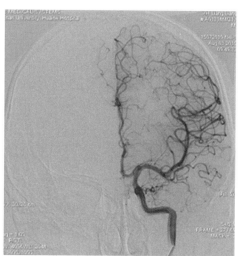

B. 侧位

图 6-4-1　左颈内动脉造影正侧位

校正体位时,正位(汤氏位)两侧颞骨岩部对称,位于眼眶内下 2/3,侧位为水平侧位,两外耳孔重合,必要时倾斜 X 线球管。对于动脉瘤等某些病变,可加照 3D-DSA。

工作位,是暴露病变部位的最佳体位,如在做脑动脉瘤栓塞时需要显示瘤颈口及载瘤动脉走行、AVM 栓塞时需要显示供血动脉及引流静脉的走行方向及畸形血管团的形态。

左前 60°~65°斜位可使主动脉弓、颈动脉及椎动脉清晰显示且彼此分离;70°左后或右后斜位,可使颈内、外动脉起始部分开;30°斜位可较好分辨颈内动脉虹吸部。

椎动脉造影常规体位是标准侧位、汤氏位及华氏位如(图 6-4-2)所示。透视下校正体位,汤氏位时成像板向头侧倾斜 30°~35°,两侧颞骨岩部对称,位于眼眶上缘可见枕骨大孔;侧位为水平侧位,两外耳孔重合,8°前斜位可使上矢状窦与中线静脉系统分离;25°左前或右前斜位可显示乙状窦与颈静脉球。

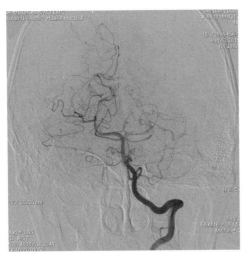

A. 正位   B. 侧位

图 6-4-2　左椎动脉造影正侧位

DSA 的成像方式:常规脉冲方式,每秒 2~3 帧,曝光至静脉窦显示为止。

四、循环系统造影

(一) 冠状动脉 DSA

【术前准备】

1. 患者准备

(1) 对比剂、麻醉剂和抗生素的过敏试验。

(2) 术前 4 小时禁食。

(3) 穿刺部位备皮。

(4) 检查心、肝、肾功能,血常规、血脂、血糖及出凝血时间。

(5) 术前做好解释工作,消除顾虑,训练患者,争取术中配合,告知并签同意书。

(6) 术前给予镇静剂(地西泮)、抗凝剂(阿司匹林),以及普鲁卡因胺、阿托品、硝酸甘油等,对缓解紧张焦虑、防止心律失常、低血压、血栓形成,解除冠状动脉痉挛有帮助。

(7) 建立静脉通道,便于术中给药和急救。

2. 器械准备

（1）X 线机和 DSA 及附属设备正常运行。

（2）监护和抢救设备：如心电图、心电生理记录仪、血压计、血氧饱和度仪、除颤器、吸痰器、气管切开包、氧气等。

（3）穿刺插管器材：如穿刺针、注射器、相应型号的导管导丝、气囊扩张导管、同轴导管、支架等。

（4）心脏冠状导管手术器械消毒包。

3. 药品准备

（1）对比剂：非离子型对比剂及等渗对比剂。

（2）局麻药、肝素、生理盐水。

（3）术前术中用药：如阿托品、利多卡因、地西泮（安定）、硝酸甘油、溶栓药物（尿激酶）、栓塞剂、止痛剂及替罗非班（防止血栓形成）等。

（4）各种心、肺复苏的抢救药品。

【适应证与禁忌证】

1. 适应证

（1）冠状动脉疾患。

（2）原因不明的心脏扩大。

（3）主动脉瓣和二尖瓣病变。

（4）复杂的先天性心脏病。

（5）冠脉搭桥术后随访。

2. 禁忌证

（1）碘剂、麻醉剂过敏。

（2）穿刺局部感染，全身高热。

（3）心肌梗死急性期。

（4）急性心功能衰竭。

（5）严重心律失常。

（6）低钾血症状态，造影可诱发室颤。

（7）精神病患者。

考点提示

循环系统 DSA 造影参数及常用体位

【造影技术】

1. 手术操作　冠状动脉造影最常采用经皮穿刺右侧桡动脉插管。

冠状动脉造影前，先行左心室造影，以便观察是否有左心室收缩功能失调和室壁瘤，再行左冠状动脉造影。导管抵达升主动脉冠状窦后，将导管插入左冠状动脉口内，进行左冠状动脉造影（标准体位），最后行右冠状动脉造影。

在造影的过程中应有专人负责观察心电监护、压力变化，以便及时发现危及生命的心律不齐、冠脉压力下降和心肌缺血等改变。

2. 造影参数选择　对比剂浓度为 300~370mgI/ml 非离子型对比剂，肾功能异常者用等渗对比剂。主动脉及左心室造影每次 30ml，流率 15ml/s；左、右心房造影每次 20~25ml，流率为 10ml/s。注射压力选用，主动脉及左心室 500~600PSI，左右心房 300~400PSI，曝光采集到左心室对比剂流空为止。左冠状动脉造影，每次对比剂的量为 5~8ml，手推注入；右冠状动脉造影，每次的对比剂量为 4~6ml，曝光采集至冠状动脉回流。

3. 造影体位及程序

(1) 左心室造影体位及程序:常用左前斜 30°~45° 位,观察左室心腔形态结构,左室壁运动情况,了解有无二尖瓣关闭不全和主动脉瓣狭窄。可用于测量左室舒张末期最大容积,计算左室射血分数(ejection fraction,EF)。右前斜位对左室前壁、心尖部及左室下壁运动情况较为清楚,病变累及左室后壁时,应加做左前斜造影。

(2) 冠状动脉造影体位及程序:冠状动脉造影投照体位的命名依成像板的位置而定。常用冠状动脉造影的投照体位包括:左前斜、右前斜、左侧位以及左、右头或足位、蜘蛛位等。①左前斜位:常用左前斜 45° 观察右冠状动脉,可清晰显现右冠状动脉各个分支(图6-4-3)。左前斜 60° 观察左前降支、回旋支、对角支。②右前斜位:常用右前斜 30° 观察左冠状动脉,可清晰显现左冠状动脉各个分支(图 6-4-4)。③左侧位:常用左侧位 90° 观察左冠状动脉分布情况。④左前斜头位:常用左前斜 15° 加头位倾斜 15°。可清晰显现左主干及其左冠状动脉口。在怀疑左主干病变者,应首先选用这一体位。⑤右前斜头位:常用于左前降支的对角支和间隔支、右冠状动脉的锐缘支的观察。⑥左前斜足位:常用于左主干、前降支、回旋支的观察。⑦右前斜足位:常用于左前降支、回旋分支的观察。

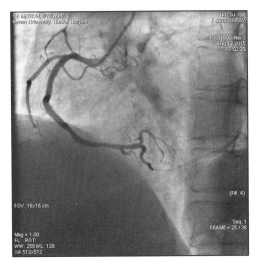

图6-4-3　右侧冠状动脉造影

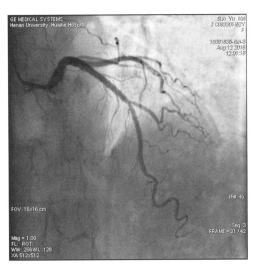

图6-4-4　左侧冠状动脉造影

(二) 心脏 DSA

【术前准备】

基本同冠状动脉 DSA。

【适应证与禁忌证】

1. 适应证

(1) 先天性心脏病。

(2) 后天性的瓣膜疾病。

(3) 冠心病。

(4) 心脏术后又出现症状,需要再次手术者。

2. 禁忌证

(1) 碘剂、麻醉剂过敏。

（2）穿刺局部感染，全身高热。

（3）感染心内膜炎、急性心肌病。

（4）严重的肝、肾功能障碍。

（5）严重心律失常和心脏传导功能障碍。

（6）严重心力衰竭、急性肺水肿等。

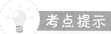

考点提示

心脏 DSA 造影参数及常用体位

【造影方法】

1. 选择性右心室造影　经股静脉穿刺插管。用于观察右室流出道狭窄，肺动脉瓣狭窄或畸形，造影导管尖端置于右室中部或流出道。

2. 选择性左心室造影　经股静脉穿刺插管，造影导管尖端置于左室中部。

3. 选择性右心房造影　经股静脉穿刺插管，导管尖端至于右心房。

4. 选择性肺动脉造影　经股静脉穿刺插管，导管经右心房→右心室→肺动脉，注射对比剂造影，用于肺动脉及其分支的病变。

【造影参数选择】

选择性右心室造影，每次对比剂的量 30~35ml，注射流率 15~18ml/s。选择性左心室造影，每次对比剂的量 30~35ml，注射流率 15~18ml/s。选择性右房造影，每次对比剂的量 15~20ml，注射流率 8~10ml/s。选择性肺动脉主干造影，每次对比剂的量 10~15ml，注射流率 5~8ml/s。选择性左右肺动脉主干造影，每次对比剂的量 10~15ml，注射速率 4~6ml/s。

【造影体位及程序】

心脏各腔的造影一般首选标准正、侧位。

1. 长轴斜位　成像板向患者左侧旋转 65°~70°，同时向头端倾斜 25°~30°，使间隔前半部及二尖瓣环与 X 线呈切线位，左心室流出道拉长显示。

2. 四腔位　又称肝锁位，成像板向患者左侧旋转 40°~50°，再向头侧倾斜 40°~50°，使身体长轴与台面中线成 10°~15°。这样，使整个房间隔及室间隔的后半部有射线呈切线位，四个房室相互分开，左右房室瓣也分开，且呈正面观。

3. 半坐位　又称肺动脉轴位，成像板向头端倾斜 30°~45°，使肺动脉与 X 线垂直，可显示肺动脉瓣、主干、分叉和分支全貌。适用于法洛四联症。

【并发症的预防及处理】

1. 对比剂引起的反应和并发症

（1）一般反应：通常很快消失不必处理。

（2）过敏反应：给予抗过敏药处理。

（3）休克：可静脉滴注低分子右旋糖酐和升压药。

（4）心肌缺血和各种心律失常，给予吸氧，口含硝酸甘油片，注射异丙肾上腺素等。

（5）肺循环高压和右心衰竭，可静滴低分子右旋糖酐，给予强心处理。

（6）心肌损伤，端孔导管抵心壁，高压注射使对比剂进入心肌内；插管动作轻柔，试注对比剂确定导管端位置正确，方可高压注入对比剂。

2. 穿刺插管引起的并发症

（1）严重心律失常：术前掌握适应证，给予镇静剂，术中操作轻巧，做好监测，出现症状及时处理。

（2）急性肺水肿：多见于风心病二尖瓣狭窄的患者，应掌握适应证。

（3）导管在血管内打结或折断：使用网篮导管取出或手术取出；

（4）静脉撕裂：应选择合适的穿刺器械和导管导丝。

（5）动脉血栓形成：手术中避免内膜损伤，注意抗凝，操作轻巧。

（6）假性动脉瘤：动脉穿刺准确，避免多次穿刺，压迫时间充分（10分钟）。

（三）胸部 DSA

【术前准备】

基本同冠状动脉 DSA。

【适应证与禁忌证】

1. 适应证

（1）肺动脉造影：肺的某些先天性和血管性疾病等。

（2）肺癌、大咯血等。

2. 禁忌证　主要禁忌证包括恶病质患者；心、肺、肝、肾衰竭者；碘过敏者或有严重出血性倾向者；甲亢、高热及急性炎症者；穿刺部位感染者；脊髓神经功能障碍或精神状态不健全者。

考点提示

胸部 DSA 造影参数及常用体位

【造影技术】

1. 手术操作

（1）肺动脉造影：经股静脉穿刺插管，导管头端可置于肺动脉主干或左右肺动脉分支或右心室流出道。

（2）支气管动脉造影：穿刺右股动脉，将导管送至胸主动脉与右主支气管重叠水平时，顺序缓慢上、下推拉和左、右旋转搜索，直至将导管插入左或右支气管动脉，然后进行血管造影。栓塞支气管动脉需超选择性插管，多选用微导管，正侧位造影，避开脊髓前动脉。

2. 体位、参数选择及程序

（1）体位：支气管动脉造影常规取正位，必要时要照斜位；上腔静脉造影取正位；肺动脉造影常规取正侧位，肺栓塞时可加斜位投射。对支气管动脉、上腔静脉、锁骨下动脉、胸廓内动脉及肋间动脉造影时，选用 DSA 序列方式，采像帧率 3~6 帧 / 秒。肺动脉采用电影方式，25 帧 / 秒。

（2）对比剂应用：对比剂浓度右心、肺动脉和上腔静脉为 40%~60%，其他为 30% 的非离子型对比剂。肺动脉干注药对比剂用量每次 10~15ml，流率 8~10ml/s，压力 400~600Pa。一侧肺动脉选择性造影，用量每次 10~12ml，流率 5~8ml/s。上腔静脉非选择性造影，用量每次 20~30ml，流率 5~10ml/s。支气管动脉造影，用量每次 3~5ml，流率 1~2ml/s，或手推对比剂 DSA 采像。锁骨下动脉造影和腋动脉，用量每次 10~15ml，流率 4~7ml/s。胸廓内动脉、肋间动脉及腋动脉分支造影，对比剂用量每次 6~8ml，流率 1~2ml/s。严重肺动脉高压者对比剂量和流量须酌减。

3. 并发症的预防及处理　肺动脉插管时，由于导管尖端对心脏的直接刺激，容易出现心率失常。因此，肺动脉造影过程中用心电监护，各种急救药品除颤器的准备，建立静脉通道。操作时动作轻柔熟练，一旦发生心律失常，迅速抽回导管，待恢复时再操作。

支气管动脉造影除常见的并发症（穿刺部位血肿、假性动脉瘤、栓塞、血管痉挛等）外，最危险的并发症是脊髓前动脉受损而出现的截瘫。因此，除对并发症做相应处理外，主要是操作正规轻柔，影像形成后仔细观察有无脊髓动脉共干，杜绝向脊髓动脉注入大量高浓度对比剂、化疗药物和栓塞剂。密切观察患者有无下肢感觉异常等症状。一旦发生脊髓损伤症状，及时使用血管扩展剂,改善脊髓血液循环,以及地塞米松或甘露醇脱水治疗,以减轻脊髓水肿。

(四)主动脉 DSA

【术前准备】

基本同冠状动脉 DSA。

【适应证与禁忌证】

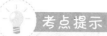

1. 适应证 主动脉病变。

2. 禁忌证 基本同心脏 DSA。

考点提示

主动脉 DSA 造影参数及常用体位

【造影技术】

1. 造影技术 主动脉造影采用股动脉穿刺插管,导管尖端置于升主动脉内。

2. 造影参数选择 对比剂浓度 60% 或相当碘含量的非离子型对比剂。主动脉造影,每次对比剂的量 35~40ml,注射流率 20ml/s,压力 600 磅。

【造影体位及程序】

主动脉造影最佳体位是 45°~65° 的左前斜位,使升主动脉、主动脉弓、降主动脉呈平面展示。对特殊的病变可在此基础上加照正位、侧位和左前长轴斜位(成像板向患者左侧转动 65°~70°,同时向头端倾斜 25°~30°)。主动脉造影主要选用 DSA 的脉冲式,采用先曝光采集,后注射对比剂(即注射延迟)。mask 采集时间 2~3 秒,曝光到兴趣区显示满意为止。

【并发症的预防及处理】

基本同心脏 DSA。

(五)腹部 DSA

包括选择性腹腔动脉造影、肾动脉造影及肝动脉造影。

【术前准备】

基本同冠状动脉 DSA。

【适应证与禁忌证】

1. 适应证

(1)肝脏良恶性肿瘤。

(2)肝脏外伤性出血和上消化道出血。

(3)Tipss 治疗门脉性高压。

(4)间接性门静脉造影。

(5)肾动脉狭窄、肾血管畸形、肾肿瘤、医源性肾出血。

考点提示

腹部 DSA 造影参数及常用体位

(6)观察腹膜后肿瘤与肾脏的关系。

2. 禁忌证 基本同冠状动脉 DSA。

【造影技术】

行股动脉穿刺插管,先将导管放在腹腔动脉造影。

1. 肝脏血管造影技术 腹腔动脉、肝动脉及其分支造影均采用正位,如图 6-4-5 所示。对于动脉瘤或血管主干相互重叠者,可选用相应的左、右前斜位。肝脏血管造影一般选用 DSA 的脉冲方式,2~4 帧 / 秒。先曝光 1~2 秒采集 mask 像,后注射对比剂采集造影像。对比剂速率 5ml/ 秒,总量 15ml,观察门静脉者,曝光时间达 15~20 秒,直至门静脉显示满意。

2. 肾动脉造影技术 选择性肾动脉造影在正位的基础上,加照向同侧倾斜影像成像板

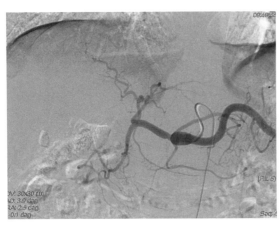

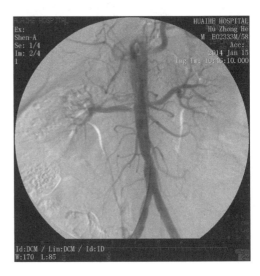

图6-4-5　肝总动脉造影　　　　　　　图6-4-6　肾动脉造影

7°~15°的斜位,以使肾动脉完全显示(图6-4-6)。

3. 对比剂的应用　对比剂浓度30%的非离子型对比剂或等渗对比剂,腹腔动脉造影每次注射15~20ml(需观察门静脉),流率5~6ml/s。肝总动脉造影每次12~15ml,流率5ml/s。超选择肝内动脉造影每次8~10ml,流率3~5ml/s。肾动脉造影,每次用量5~10ml,注射流率3~4ml/s,压力150~300磅。

【并发症的预防及处理】

同胸部DSA。

(六) 四肢血管DSA

【术前准备】

1. 患者准备　同腹部DSA。

2. 器械准备　同腹部DSA。

考点提示

四肢血管DSA造影参数及常用体位

【适应证与禁忌证】

1. 适应证

(1) 血管性病变。

(2) 肿瘤。

(3) 外伤。

(4) 手术和非手术治疗后随访。

2. 禁忌证　同腹部DSA。

【造影技术】

1. 上肢血管造影　一般采用股动脉穿刺、将导管插入靶血管后,行DSA检查。

2. 下肢血管造影　选择股动脉作穿刺点,将导管尖端放置髂总动脉处,作双侧髂内、外动脉造影,然后再作选择性的单侧肢体动脉造影。

逆行性静脉造影时,经健侧股静脉穿刺插管,将导管尖端置于患侧的股静脉注射对比剂。注射对比剂曝光时嘱患者作Valsalva功能实验,即患者屏气后增加腹压,使对比剂逆向充盈下肢静脉以观察股静脉和大隐静脉瓣膜功能,以及功能不全的程度估计,造影时患者可取斜立位60°。

顺行性静脉造影是在下肢远端注射对比剂,对比剂顺血流方向充盈下肢静脉,符合正常生理途径。

穿刺成功后,在踝部扎以止血带,阻断浅静脉回流,迫使对比剂进入深静脉。一旦浅静脉显影则说明交通静脉瓣膜功能不全。

【造影参数选择】

上肢静脉造影,对比剂浓度30%,手背穿刺时注射流率1~2ml/s;肘正中静脉和贵要静脉穿刺或插管时注射流率3~4ml/s,总量8~12ml;采用注射延迟。

下肢髂总动脉造影,对比剂浓度30%,对比剂总量10~12ml,注射流率3~5ml/s;压力300磅。髂外动脉造影,对比剂总量8~10ml,注射流率3~4ml/s;压力150磅,采用注射延迟。

逆行性下肢静脉造影,造影导管前端置于患侧髂外静脉远端内或股总静脉,对比剂浓度30%,对比剂总量10~15ml,注射流率2~3ml/s,压力150磅。

顺行性下肢静脉造影,对比剂浓度30%,对比剂总量60~70ml,注射流率1ml/s或手推,压力150磅。

【造影体位及程序】

上肢动、静脉造影常规体位为正侧位。选用DSA脉冲方式成像,每秒1~2帧,mask像采集可选1~2秒。

下肢动、静脉造影的体位常用正位即可,可根据血管显影情况加照左、右斜位。选用DSA脉冲方式成像,1~2帧/秒,mask像采集可选1~2秒。

【并发症的预防及处理】

同腹部DSA。

【步进DSA】

1. 临床用途　主要用于盆腔、下肢的动脉检查。一次注射对比剂,在盆腔采集之后,随着对比剂随血液向下肢流动(图6-4-7),跟踪采集,可以得到盆腔和下肢连贯的动脉影像,有利于病变定位。

这种检查要求导管床面电动移动,自动检测位置。检查过程分两步:

(1) 对比剂注射前采集Mask:C臂不动,床面带动患者以预定速度(血流速度),均匀向头端移动,每移动固定距离(如20cm)采集一次,直到肢端。

(2) 回到起始位进行造影影像采集:对比剂注射后在采集Mask相同位置进行造影影像采集,直到肢端。每个位置上的Mask和造影进行减影处理,就得到一系列减影血管像。可以单独观察,也可以由计算机接成长腿,连续观察。

2. 遥控对比剂跟踪技术　这种检查也要求导管床面能电动移动,并自动检测位置。检查时集中注射对比剂,跟踪采集,透视下实时监视对比剂流率,人为控制床面速度,无论病情如何影响血液流率,保证采集与对比剂流动同步。然后进行减影处理,连成长腿。

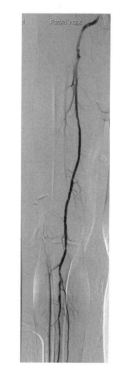

图6-4-7　下肢动脉造影

（贺　祥）

375

本章小结

　　介入放射学是以影像诊断学和临床诊断学为基础,在医学影像设备监测和引导下,利用穿刺和导管技术对疾病进行诊断和治疗的学科。本章主要介绍了 DSA 成像系统组成结构、成像原理及操作程序。其主要操作程序包括患者资料输入、患者体位选择、设备准备及摄取相应体位的影像技术。另外简单介绍了 Seldinger 技术的操作步骤:取仰卧位,常规消毒穿刺部位;局部麻醉(或全麻);皮肤切开;穿刺;插入导丝;扩张切口;套入导管并将导管沿导丝送入血管腔;进行各种检查和治疗。最后介绍了 DSA 常规临床应用治疗技术,重点介绍了 DSA 在神经系统及循环系统中的临床应用。

目标测试

　　1. 下列设备中不是介入放射学导引设备的是

　　A. DR　　　　　　　　　　B. DSA　　　　　　　　　　C. CT
　　D. MRI　　　　　　　　　 E. US

　　2. 患者,女,50 岁,CT 发现蛛网膜下腔出血 30 分钟,紧急入院,查找出血原因金指标的检查方法是

　　A. DSA　　　　　　　　　 B. 头颅 DR　　　　　　　　 C. 颅脑 CTA
　　D. 颅脑 MRA　　　　　　　E. 头颅血管彩超

第七章　医学影像信息系统

> **学习目标**
>
> 1. 掌握:医学影像信息系统概念及研究内容。
> 2. 熟悉:医学影像信息系统主要功能及其分类。
> 3. 了解:医学影像信息系统基本结构。

　　随着数字成像技术,计算机技术和网络技术的进步和迅速发展,医院信息化管理系统应运而生。医学图像存储与通信系统(PACS)、放射科信息系统(RIS)、医院信息系统(HIS)、检验科信息系统(LIS)和远程放射学系统等,共同构成了现代化医院综合管理模式,最大限度的实现了医疗信息资源共享。

第一节　概　　述

　　PACS 以全新方式管理医学图像信息,它具有以下优点:①便于图像传递和交流,实现图像数据共享;②可在不同地方同时调阅不同时期和不同成像手段的多幅图像,并可进行图像的再处理,为开展远

考点提示
PACS 的七大优点

程影像诊断、综合影像诊断和多学科会诊提供了必要条件;③采用大容量可记录光盘(CD-R)存储技术,实现了部分无胶片化,减少了胶片的使用量,降低了管理成本;④简化了工作流程,提高了工作效率;⑤改善了医师的工作模式,缩短了患者的候诊时间,降低了重拍概率,提高了服务质量;⑥图文并茂,丰富了诊断报告内容;⑦可对医疗设备的工作状态及工作量进行实时监控、管理,提高了设备的使用效率。

一、发展简史与发展趋势

(一)发展简述

PACS 的发展经历了三个时代:

　　1. 第一代 PACS　1991 年,以加利福尼亚州洛杉矶大学医学院研制的 PACS 为代表。它只是放射科专用系统,开发技术、标准均不统一。

考点提示
PACS 发展的三个时代

　　2. 第二代 PACS　1996 年,以加利福尼亚州旧金山大学医学院研制的 PACS 为代表。它可向医院其他临床科室提供医学图像服务,可与 HIS/RIS 集成,结构开放,广泛使用了工业标准传输控制协议 / 因特网互联协议(TCP/IP),美

国放射学会和美国国家电子制造商协会（ACR/NEMA），卫生信息交换标准（HL7）等协议，系统可跨平台运行，部分采用DICOM3.0，但仍未形成统一的工作流程和数据流程协议。

3. 第三代PACS 从1998年开始，以广泛使用DICOM和医疗卫生综合标准（IHE）为代表的PACS，图像传输都采用DICOM3.0标准（以后简称DICOM标准），具有开放性和扩展性；系统结构可跨平台操作，具有较好的安全性、可靠性、稳定性和伸缩性；系统结构模块化，具有较好的容错性；在遵从HL7、DICOM和IHE标准和协议下，与RIS/HIS集成；具有自动监控系统，可对PACS各单元和工作数据流程进行监控和管理。

（二）发展趋势

PACS是一项技术含量高且应用前景十分广阔的高新技术，它的发展与普及不仅对影像医学，而且对临床医学的发展起到了重大的推动作用。其发展趋势为：①提高速度和存储量；②提高图像质量；③三维重建、多种影像融合和计算机辅助诊断等。

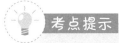

考点提示

PACS的发展趋势

1. 三维重建 是使用一组连续的CT、MRI等的二维图像（层面图像），在一定的算法规则支持下，生成人体器官或组织的三维图像。例如，在关节外伤性骨折的诊断中，三维重建后，图像能清楚显示多条骨折线及骨折的移位情况，如骨折后骨干的旋转情况、复位后骨折的对位、对线情况；可任意角度、任意方向观察骨折线走向和空间位置。

2. 多种影像融合 可使更多影像检查所获得的图像有机的融合在一起，以便为综合影像诊断提供保障。例如，超声多影像融合介入导航系统就是将CT/MRI的三维数据信息输入超声设备，在同一显示器上同时显示超声和CT/MRI图像，并且因采用了高精度的磁定位系统，操作者随意移动探头更换切面，CT/MRI图像都会自动实时地与之联动，以确保超声图像与CT/MRI为同一切面。这一技术使超声引导下的射频消融治疗技术得到了巨大发展。

3. 计算机辅助诊断 它是在对大量医学影像和诊断的分类分析和统计的基础上，建立的特定医学影像检查分析决策系统。计算机辅助诊断（CAD）是利用特征提取等图像处理技术，获取患者检查图像的特征数据，与分析决策系统中的大量同类检查数据进行分析对比，做出影像检查的诊断结论。目前乳腺X线片诊断是CAD的主要领域之一。

二、主要功能

（一）图像的获取与传输

PACS的主要任务是获得符合DICOM标准的数据图像，即接收由影像设备产生的图像信息。其基本内容是：

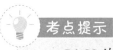

考点提示

PACS的主要功能

1. 直接接受符合DICOM标准的数字图像 数字化的影像设备，一般都可直接输出DICOM标准的数字图像。PACS可通过网络通信直接获得该设备的数字图像，并根据需要进行图像的复合信息校验等预处理。

2. 间接接收模拟图像和非DICOM标准的数字图像 某些影像设备输出的仍然是模拟图像。需先将模拟图像进行A/D转换，在进行DICOM标准化处理。如对照片用数字化扫描仪进行扫描，将其转换为数字图像。非DICOM标准的数字图像需增加网关设备，将其标准化为PACS认可的DICOM标准的数字图像。

3. 图像传输 具有多目的地发送能力,可通过网络将以获取的指定图像或全部图像,按照 DICOM 通信标准传送给呼叫主机。

4. 采集标准 纳入 PACS 的图像必须符合 DICOM 标准,且图像清晰度能满足临床诊断、教学、浏览等不同层次的要求。

(二) 图像管理

图像管理是对已获取的图像进行查询、修改、删除等操作。其主要任务是:提高图像的存档和提取的速度和效率,对调用图像的订单(order)安排轻重缓急的顺序,发放用户进入(entry)许可,对不同用户要求编制相应的时间表,对特殊用户要求作出快速响应并给以明确的答复。

(三) 图像处理与显示

图像处理与显示工作站,也称为图像显示/浏览工作站。它具有以下功能:①支持多屏幕显示,以便对比观察;②支持同一检查多序列图像同窗口显示,以便于对比观察:同一患者多次检查图像的同窗口显示;不同患者相似检查图像的同窗口显示;不同患者相似检查的多序列图像同步滚动对比;③支持图像调节:如调节亮度/对比度、调节窗宽/窗位、局部放大、翻转、导航等;④支持图像测量:CT 值测量、定位测量、感兴趣区的面积、长度、角度测量等;⑤支持图像标注:可对感兴趣区进行标注、测量、截取、遮盖等;⑥支持图像转换:伪彩色转换、灰阶转换;⑦支持电影回放:播放速度可任意调节。另外,三维重建、多影像融合和计算机辅助诊断也是 PACS 制造商的研发热点。

(四) 图像存储

图像存储是将接收的图像与数据库连接,存放在指定的存储硬件上,以便于图像的调阅。图像存储方式有:在线、近线、离线三级。在线存储一般为无损压缩数据,可提供诊断级的图像,数据量较大,时间跨度较短(3 个月 ~1 年);近线或离线存储一般为有损压缩数据,可提供临床级的图像,数据量较小,时间跨度较长(1~5 年)。为减少存储服务器的负载压力,提供传输效率,分级存储是必要的。

三、分类

PACS 最初是从处理影像科数字化的医学图像发展起来的。随着计算机技术、通信技术和 DICOM3.0 标准的发展,PACS 已扩展到所有的医学图像领域。根据 PACS 的覆盖范围,可将其分为科室级、全院级、区域级三种类型。

(一) 科室级 PACS

科室级 PACS 是指影像科室范围内的图像传输网络,即 MiniPACS。

(二) 全院级 PACS

全院级 PACS(whole hospital PACS)是将 PACS 能够提供的所有影像服务扩展到医院的每一个科室、每一个部门、每一个角落,即与 HIS 相融合的 PACS。

(三) 区域级 PACS

区域级 PACS(region PACS)一般由政府、保险公司、社会保障部门共同推动,将某个地区的医疗资源应用信息技术整合成为一个统一的平台,为该地区的所有公众提供医疗卫生健康保健服务。它的特点是图像传输要借助公用通信网在广域网上进行,远程诊断将成为 PACS 的重要功能之一。

第二节 DICOM 标准

美国放射协会（ACR）和电子制造协会（NEMA）于 1983 成立了一个联合委员会，并与 1993 年发布了 DICOM 标准（3.0 版本），此标准被全世界主要设备生产厂商所接受，现已成为事实上的工业标准。

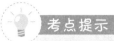

考点提示

图像采集的 DICOM 标准，其内容和作用

一、主要作用

DICOM 标准是专用于图像存储和传输的标准，它可使 PACS 充分利用各种先进的设备，并能够充分集成各个公司所开发的图像采集系统、图像管理系统、显示系统、打印系统等。DICOM 采用面向对象的方法、使图像的采集、储存、传输更便于计算机处理。DICOM 标准是 PACS 的基石，同时 DICOM 标准采用分章节更新的方法，便于修改和发展。

DICOM 标准的主要作用是促进设备兼容性。

二、应用范围和领域

PACS 隶属于 HIS 和 RIS 又自成系统。HIS 和 RIS 保存着患者的基本信息和临床资料的数据，也保存和传递患者的图像的数据。PACS 主要保存患者的图像数据，也使用 HIS 和 RIS 中已有的患者信息，从 HIS 和 RIS 中直接获得可避免重复输入，达到信息共享。做影像检查时，患者资料从 HIS 和 RIS 中传输到 PACS；对于曾有过影像检查的患者，利用患者信息检索功能，PACS 能将长期保存的数字图像调出，传输到书写报告的工作站，以便医师前后对照。检查完成后，图像和诊断报告随机传回到 HIS 和 RIS，临床医师能立即看到。临床医师的工作站也有图像分析处理功能。DICOM 标准是医学影像设备之间数字图像信息交流的保证。符合 DICOM 标准的医学影像设备之间可以互操作，这决定了 DICOM 标准的应用范围很广，与 PACS、HIS、RIS 等系统均有重叠。

三、主要内容

DICOM 标准经过多年的丰富和发展，目前主要包括以下 15 项内容。

1. 概念　简单介绍了概念及其组成，对设计原则进行了描述。

2. 兼容性　说明了兼容性的定义和方法。兼容性是指遵守 DICOM 标准的设备能够互相连接和操作的能力。包括三个主要部分：①可以识别的信息对象；②支持的消息服务；③支持的信息协议。

3. 信息对象定义　DICOM 把每个图像包装成一个信息对象定义（IOD），每个 IOD 是由其用途和属性构成的，有普通型和复合型两种。信息对象定义有普通型和复合型两种。信息对象与特定的图像种类相对应，普通信息对象定义只包含应用实体中固有的那些属性；复合信息对象定义可以附加不是应用实体所固有的属性，如 CT 图像的信息对象既包含图像固有的图像日期、图像数据等图像实体的属性，又包含了患者姓名等并不属于图像本身的属性。

4. 服务类　典型的 DICOM 服务类有查询 / 检索服务类、储存服务类、打印管理服务类等。

5. 数据结构和语义 这部分着重说明的是有关 DICOM 消息中数据流方面的内容,说明 DICOM 应用实体如何构造从信息对象与服务类的用途中导出的数据信息,给出了构成消息中传递的数据流编码规则、值表示法和传输语法等。数据流是由数据集的数据元素产生的,几个数据集可以被一个复合数据集引用或包容。一个复合数据集可以在一个"数据包"中传递信息对象的内容。此外也定义了许多信息对象共同的基本函数的语义,即要求的条件、完成的结果、实现的功能等。

6. 数据字典 它是 DICOM 中所有表示信息的数据元素定义的集合,在 DICOM 标准中为每一个数据元素指定了唯一的标记、名字、数值特征和语义。这样在 DICOM 设备之间进行消息交换时,消息中的内容有明确的无歧义的编号和意义,可以相互理解和解释。

7. 消息交换 消息由用于交换的一个或多个命令所必需的数据组成,是 DICOM 应用实体之间进行通信的基本单元。

8. 消息交换的网络支持 说明了 DICOM 实体之间在网络环境中通信服务和必要的上层协议的支持。应用体之间有效和正确地通过网络进行通信,具有通用性。

9. 消息交换的点对点通信支持 说明了与 ACR-NEMA2.0 相兼容的点对点通信环境下的服务和协议。它包括物理接口、信号联络过程以及使用该物理接口与开发系统相连(OSI)类似的会话 / 传输 / 网络协议及其服务。

10. 介质交换的存储和文件格式 此项说明了一个在可移动储存介质上医用信息储存的通用模型。提供了在各种物理储存介质上不同类型的储存图像和相关信息进行交换的框架,以及支持封装任何信息对象定义的文件格式。

11. 介质储存应用 它是用于医学图像及相关设备信息交换的兼容性声明,给出了 DSA、US、CT、MRI 等图像的应用说明和 CD-R 格式文件交换的说明。

12. 介质交换的物理介质和介质格式 它提供了在医学环境中数字图像计算机系统之间信息交换的功能,这种交换功能将增强诊断图像和其他潜在的临床应用。这部分说明了特定的物理介质和介质格式,具体说明了各种规格的储存介质,例如 MO 磁光盘和 CD-R 可刻写光盘等。

13. 点对点通信的打印管理 定义了在打印用户和打印提供方之间点对点连接时,支持 DICOM 打印管理应用实体通信的服务和协议。

14. 灰度图像的标准显示功能 这部分提供了用于测量特定显示系统显示特性的方法。

15. 安全概述 在两个通信的应用程序之间交换信息时应遵守的安全规则。它不研究访问控制时的安全规则,只提供适当的技术手段,让两个应用程序通过交换足够多的信息来实现安全。

四、文件格式

DICOM 文件是指按照 DICOM 标准而存储的医学文件。它一般由一个文件头和一个数据集合组成。

第三节 PACS 基本结构

PACS 的主要结构包括 PACS 服务器、图像数据采集系统、数据通信网络、存储设备等。

一、PACS 服务器

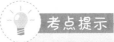

考点提示

PACS 的主要结构

服务器是网络的核心部件。它是用来传递来自客户的请求信息,对整个系统进行管理、配置、调度、请求相应、数据分发等。

PACS 的服务器,需要具备以下功能:①从大量的 DICOM 信息源中获取图像;②无损或有损格式(或两者兼用)压缩图像;③快速存储图像;④作为超文本传输协议(hypertext transport protocol,HTTP)的服务器等待关于传输控制协议/因特网(网际)协议(TCP/IP)的网络请求。

二、图像数据采集系统及储存

PACS 系统数据和图像采集,一般以各种医学影像设备如 CR、DR、DSA、CT、MRI 等为基础;如有需要,还可连接其他科室诸如超声、核医学、内镜或病理等科室的影像设备或图像输出设备。各种影像设备连接 PACS 后,由图像采集工作站实现对数据的采集,其主要功能是:从成像设备采集图像数据;将各种不同格式的图像转成 PACS 的标准格式——DICOM3.0;将图像数据压缩和传送到 PACS 控制器。同时 PACS 和 HIS(hospital information system)和 RIS(radiology information system)系统相连,实现数据的采集和共享。

(一)网络结构

1. 信息交换的网络支持 DICOM 的网络传输协议是与开发系统相连(OSI)协议相对应的。

2. 信息对象定义 信息对象与特定的图像种类相对应,图像信息对象定义(IOD)有 4 个层次:①患者(patient)层;②研究(study)层;③系列(series)层;④图像(image)层。患者层包含患者的基本资料,

考点提示

图像信息对象定义的 4 个层次

是最高层次;研究层是最重要的层次,包含检查种类(CT、MRI 等)、检查日期;系列层包含检查形态和扫描条件、视野和层厚等;图像层包含获取的位置属性、图像像素信息等。

3. 信息服务 为实现信息交换,DICOM 标准要求消息服务单元完成以下操作:①应用程序通过应用程序接口(application program interface,API)发出 DICOM 功能服务要求;②DICOM 服务器构造应用实体,把 API 参数放入应用实体上下文;应用实体根据上下文功能,要求调用对应的 DICOM 上层服务功能;③ DICOM 上层服务功能将相关参数组成 TCP 协议数据单元(PDU)包,传递给 TCP 套接字(socket)接口进行封装;对于服务类用户(SCU),DICOM-MSE 用于发送请求命令和接收响应命令;而对服务类提供者(SCP),DICOM-MSE 用于接收请求命令和发送响应命令等;④操作系统的 TCP/IP 服务通过物理网络,将数据传送到目标计算机;⑤目标计算机收到信息后,回送应答信息。

(二)网络接口与通信

两台计算机进行通信,需要请求 DICOM 给予支持,首先要进行通信的起始设定。

1. 起始信息的交换 如果 A 系统想要与 B 系统通信,B 系统接收到这些起始信息后,把这些资料和本身支持的部分作对照后,就能整理出双方共同的服务对象对(SOP)和传输语法,再将所有的对应部分包装成一个信息,回送给 A 系统。通信起始信息设定完成后,两者就能进行信息交换了。

2. 图像信息存储(storage) 它是 DICOM 标准中的一个协议。其主要功能是实现图像的储存。通过正确的配置将设备已经采集的 DICOM 图像发送给 PACS。

3. 工作列表(work list) 带 work list 功能的设备通过正确的配置可询问(query)PACS或者 HIS 系统,从中获取所要患者的基本信息到设备工作表(schedule)以方便检查,减少差错。

4. 打印(print) 带 print 功能的设备(如影像科大型设备,PACS 的图像诊断工作站)可将患者的图像传输到激光打印机并打印出胶片。

三、存储设备

PACS 对存储系统有独特要求,其主要特点如下:

1. 文件尺寸大 PACS 的图像主要是多媒体文档,文件尺寸比较大。

2. 分级存储 医疗 PACS 中的数据保存量大,数据量增长速度快,部分数据将作为归档数据,需要安全的保存和随时方便的调用,需采用分级存储策略。

3. 三级存储构架 随着医院数据量的激增,分级存储设计逐渐发展为在线、近线、离线的三级存储架构。

4. 海量存储 数据量大,达到海量存储,诊断工作站和浏览工作站对在线图像检索速度要求越来越高,达到秒级。

5. 容积数据保护 部分图像资料用于科研和教学,重要性高,需要可靠有效的容积数据保护方案。

6. 分类存储 PACS 和 HIS 系统数据各有特点,有条件的话建议分类存储。

7. 高扩展性和灵活性 需要具备高扩展性和灵活性,需要支持容量增长的高度可扩展架构和异构存储环境的支持。以实现将来无缝扩容,而且不断增加因扩容带来的管理开销。

综合分析,PACS 存储系统设计应具备如下特征:①整个存储网络集中式的数据共享;②在线,近线,离线的三级或二级分级存储架构;③患者诊断数据的快速访问;④支持容量增长的高度可扩存储架构;⑤对 PACS 系统和数据全方位的数据保护。

四、远程放射学系统

远程放射学系统(teleradiology system)是 PACS 在空间的延伸,可包含在 PACS 之内,也可自成系统。通常意义下,PACS 是指局限于医院内或放射科室内的图像存储和传输系统,属于局域网(LAN)通信;而远程放射学系统是通过多媒体通信技术和医学信息(如高分辨力的静态和动态图像、声音、数据和文字等)相结合而产生的一种新的医学科学。利用各种诸如卫星线路、公用数据网、因特网和电话线路等通信介质作为载体,可以进行远程的多种医疗卫生活动,如:远程医疗、远程放射学、远程病理学、远程教育等。

远程放射学系统的基本构成包括各种医学影像设备和图像显示处理设备(工作站,阅读站、观察站)、远程通信设备和图像硬拷贝设备(如激光相机等)。

(贺 祥)

本章小结

  医学影像信息系统是医学影像技术专业的专业课程之一,作为医学影像技术人员,需掌握PACS的特点、图像采集标准、DICOM标准的作用和内容,掌握医学影像信息系统的主要功能和基本结构,熟悉PACS数据和图像采集、传输和储存方法,应当了解本学科的发展历程及现状,并能熟练进行操作应用,明确学习本课程的目的及方法。

 目标测试

下列哪项不是医学影像信息系统的功能

A. 图像的获取与传输   B. 图像管理   C. 图像处理与显示

D. 图像存储   E. 血管减影

实 训 指 导

实训 1　CR 或 DR 操作技术

【实训目的】

1. 了解 CR 或 DR 的成像原理及结构。

2. 熟悉 CR 或 DR 操作前的准备工作和操作规范。

3. 学会 CR 或 DR 的应用技术。

【实训准备】

1. 物品　模拟人。

2. 器械　CR/DR 机、激光打印机。

3. 环境　X 线机房。

【实训学时】

2 学时。

【实训方法与结果】

（一）实训方法

1. CR、DR 工作环境　温度 10~30℃，相对湿度 30%~75%，电源电压、频率稳定。

2. 操作注意事项　①警告和报警提示。②安全活动范围。③辐射防护。

3. 开机　先开启 PACS，后开 CR 或 DR。

4. 基本操作步骤

（1）录入被检者的基本信息，如姓名、性别、年龄、ID 号、检查号、临床诊断、送诊医师、科室、选择的设备等。

（2）进入检查部位界面。

（3）选择体位、曝光条件等，进行曝光。

（4）评价影像质量，选有诊断意义的数字化影像信息传入 PACS。

（二）实训结果

操作符合规范，图像符合优质 X 线片的标准。

【实训评价】

1. 通过实训学生可以进行 CR 或 DR 操作。

2. 激发学生操作兴趣，提高实践能力。

（李占峰）

实训2　手后前位和手后前斜位摄影

【实训目的】

1. 掌握手后前位和手后前斜位的摄影方法。

2. 熟悉手后前位和手后前斜位的照片影像评价标准。

【实训准备】

1. 物品　观片灯、摄影申请单、IP板254mm×305mm（10英寸×12英寸）、铅字标记、防护用具、铅板（或含铅橡皮）一块、体厚测量尺1把、摄影人体模型。

2. 器械　摄影用X线机、激光打印机。

3. 环境　医学影像实训室，X线摄影机房。

【实训学时】

2学时。

【实训方法与结果】

（一）实训方法

1. 手后前位

（1）被检者坐于摄影床旁，被检侧手掌面向下，五指伸直自然分开，平放于IP板横向1/2一侧，第3掌骨头置于照射野的中心。IP板另一侧用铅板（或含铅橡皮）遮挡。

（2）将编排好的铅字号码（片号、方向、日期等）反贴于IP板边缘内1.5cm处，并使铅字排的长轴与肢体的长轴平行。

（3）用防护用具将被检者非检查重要部位遮挡好，并让被检者保持好体位。

（4）调整X线管，使焦-片距为70~75cm，选择合适的照射野，中心线对准第3掌骨头垂直射入。

（5）选择摄影条件：手动48~53kV，12mAs，滤线栅（-）。自动48~53kV，滤线栅（-），中心电离室，自动曝光控制。

（6）一切准备完毕，进行曝光。曝光过程中，注意控制台上各仪表指示是否正常。

2. 手后前斜位

（1）将铅板（或含铅橡皮）移至已曝光IP板一侧，遮挡好。

（2）被检者坐如正位姿势，被检手掌面向下，放于IP板未曝光1/2一侧的中心。使掌面与IP板约呈45°角。

（3）重复手后前位摄影实验步骤中的（3）、（4）、（5）、（6）的操作。

3. 曝光结束，注意操作程序的规范化。

4. 复核摄影位置和曝光条件，监视控制台曝光指示和被检者体位情况下曝光。

5. 图像后处理，采用CR系统

（1）在工作站采集病人信息。

（2）将曝光过的IP板插入影像阅读处理器，读取信息。

（3）将采集到的X线图像上传到后处理工作站进行图像后处理。

（4）连接激光打印机，将处理好的X线图像打印到激光胶片。

（二）实训结果

1. 记录实训过程，将实训数据记录于实训表1。

实训表 1　记录表

摄影体位	管电压(kV)	管电流(mA)	时间(s)	焦 - 片距(cm)	滤线器(±)	体厚(cm)
手后前位						
手后前斜位						

2. 讨论

(1) 手后前位与手后前斜位摄影的照片显示有何区别?

(2) 手后前斜位的摄影目的是什么?

【实训评价】

1. 学生动手能力得到展现。激发探索兴趣。

2. 理论 + 实践的教学方法使学生的学习能力得到提升。

（沈凌云）

实训 3　肘关节前后位和肘关节侧位摄影

【实训目的】

1. 掌握肘关节前后位和肘关节侧位的摄影方法。

2. 熟悉肘关节前后位和肘关节侧位的照片影像评价标准。

【实训准备】

1. 物品　观片灯、摄影申请单、IP 板 203mm×254mm(8 英寸 ×10 英寸)、铅字标记、防护用具、铅板(或含铅橡皮)一块、体厚测量尺 1 把、摄影人体模型。

2. 器械　摄影用 X 线机、激光打印机。

3. 环境　医学影像实训室,X 线摄影机房。

【实训学时】

2 学时。

【实训方法与结果】

(一) 实训方法

1. 肘关节前后位

(1) 被检者坐于摄影床旁,被检侧前臂伸直,尺骨鹰嘴置于 IP 板横向 1/2 一侧的中心,肢体长轴与 IP 板短边平行,IP 板另一侧用铅板(或含铅橡皮)遮挡。

(2) 将编排好的铅字号码(片号、方向、日期等)正贴于板边缘内 1.5cm 处,并使铅字排的长轴与肢体的长轴平行。

(3) 用防护用具将被检者非检查重要部位遮挡好,并让被检者保持好体位。

(4) 调整 X 线管,使焦 - 片距为 70~75cm,选择合适的照射野,中心线对准尺、桡骨连线的中点并垂直射入。

(5) 选择摄影条件:手动 57~63kV,20mAs,滤线栅(−)。自动 57~63kV,滤线栅(−),中心电离室,自动曝光控制。

(6) 一切准备完毕,进行曝光。曝光过程中,注意控制台上各仪表指示是否正常。

2. 肘关节侧位

(1) 将铅板(或含铅橡皮)移至已曝光 IP 板一侧,遮挡好。

(2) 被检者坐如正位姿势,被检侧前臂屈曲约 90° 角,尺侧在下,肩部尽量放低,肱骨内上髁置于 IP 板未曝光 1/2 一侧的中心。

(3) 调整 X 线管,使焦 - 片距为 70~75cm,选择合适的照射野,中心线对准肱骨外上髁并垂直射入。

3. 曝光结束,注意操作程序的规范化。

4. 复核摄影位置和曝光条件,监视控制台曝光指示和被检者体位情况下曝光。

5. 图像后处理,采用 CR 系统

(1) 在工作站采集病人信息。

(2) 将曝光过的 IP 板插入影像阅读处理器,读取信息。

(3) 将采集到的 X 线图像上传到后处理工作站进行图像后处理。

(4) 连接激光打印机,将处理好的 X 线图像打印到激光胶片。

(二) 实训结果

1. 记录实训过程,将实训数据记录于实训表 2。

实训表 2　记录表

摄影体位	管电压(kV)	管电流(mA)	时间(s)	焦 - 片距(cm)	滤线器(±)	体厚(cm)
肘关节前后位						
肘关节侧位						

2. 讨论

(1) 肘关节正侧位同一张照片上显示时,如何布局效果更好?

(2) 肘关节侧位摄影时,肘部直伸,在照片显示时会有何不同?

【实训评价】

1. 学生动手能力得到展现,激发探索兴趣。

2. 理论 + 实践的教学方法使学生的学习能力得到提升。

(沈凌云)

实训 4　上臂前后位和上臂侧位摄影

【实训目的】

1. 掌握上臂前后位和上臂侧位的摄影方法。

2. 熟悉上臂前后位和上臂侧位的照片影像评价标准。

【实训准备】

1. 物品　观片灯、摄影申请单、IP 板 254mm × 305mm(10 英寸 × 12 英寸)、铅字标记、防护用具、铅板(或含铅橡皮)一块、体厚测量尺 1 把、摄影人体模型。

2. 器械　摄影用 X 线机、激光打印机。

3. 环境　医学影像实训室,X 线摄影机房。

【实训学时】

2 学时。

【实训方法与结果】

(一) 实训方法

1. 上臂前后位

(1) 被检者仰卧于摄影床上,被检侧上臂伸直,背侧在下紧贴摄影台,并与躯干稍分开。上臂中点置于 IP 板 1/2 一侧的中心,且包括一端关节。IP 板另一侧用铅板(或含铅橡皮)遮挡。

(2) 将编排好的铅字号码(片号、方向、日期等)正贴于 IP 板边缘内 1.5cm 处,并使铅字排的长轴与肢体的长轴平行。

(3) 用防护用具将被检者非检查重要部位遮挡好,并让被检者保持好体位。

(4) 调整 X 线管,使焦 - 片距为 70~75cm,选择合适的照射野,中心线对准上臂中点并垂直射入。

(5) 选择摄影条件:手动 57~63kV,25mAs,滤线栅(+)。自动 57~63kv,滤线栅(+),中心电离室,自动曝光控制。

(6) 一切准备完毕,进行曝光。曝光过程中,注意控制台上各仪表指示是否正常。

2. 上臂侧位

(1) 将铅板(或含铅橡皮)移至已曝光 IP 板一侧,遮挡好。

(2) 被检者仰卧,被检侧上臂外展,屈肘 90° 角且内旋,手掌置于腹前,将上臂尺侧紧贴摄影台,上臂中点置于 IP 板未曝光 1/2 一侧的中心,包括与前后位相同的一个关节。

(3) 重复上臂前后位摄影实验步骤中的(3)、(4)、(5)、(6)的操作。

3. 曝光结束,注意操作程序的规范化。

4. 复核摄影位置和曝光条件,监视控制台曝光指示和被检者体位情况下曝光。

5. 图像后处理,采用 CR 系统

(1) 在工作站采集病人信息。

(2) 将曝光过的 IP 板插入影像阅读处理器,读取信息。

(3) 将采集到的 X 线图像上传到后处理工作站进行图像后处理。

(4) 连接激光打印机,将处理好的 X 线图像打印到激光胶片。

(二) 实训结果

1. 记录实训过程,将实训数据记录于实训表 3。

实训表 3 记录表

摄影体位	管电压(kV)	管电流(mA)	时间(s)	焦~片距(cm)	滤线器(±)	体厚(cm)
上臂前后位						
上臂侧位						

2. 讨论

(1) 被检者外伤不能仰卧时,如何拍摄?

(2) 婴幼儿患者,应如何摆放摄影体位?

【实训评价】

1. 学生动手能力得到展现,激发探索兴趣。

2. 理论 + 实践的教学方法使学生的学习能力得到提升。

(沈凌云)

实训 5 肩关节前后位摄影

【实训目的】

1. 掌握肩关节前后位的摄影方法。

2. 熟悉肩关节前后位的照片影像评价标准。

【实训准备】

1. 物品 观片灯、摄影申请单、IP 板 203mm×254mm（8 英寸 ×10 英寸）、铅字标记、防护用具、铅板（或含铅橡皮）一块、体厚测量尺 1 把、人体摄影模型。

2. 器械 摄影用 X 线机、激光打印机。

3. 环境 医学影像实训室，X 线摄影机房。

【实训学时】

2 学时。

【实训方法与结果】

（一）实训方法

（1）被检者仰卧于摄影床上，被检侧上臂伸直稍外展，上臂长轴与摄影台平行，掌面向上，肩胛骨喙突置于 IP 板中心。

（2）将编排好的铅字号码（片号、方向、日期等）正贴于 IP 板边缘内 1.5cm 处，并使铅字排的长轴与肢体的长轴平行。

（3）用防护用具将被检者非检查重要部位遮挡好，并让被检者保持好体位。

（4）调整 X 线管，使焦-片距为 70~75cm，选择合适的照射野，中心线对准肩胛骨喙突并与 IR 垂直射入。

（5）选择摄影条件：手动 63~66kV，25mAs，滤线栅（+）。自动 63~66kV，滤线栅（±），中心电离室，自动曝光控制。

（6）一切准备完毕，进行曝光。曝光过程中，注意控制台上各仪表指示是否正常。

（7）复核摄影位置和曝光条件，监视控制台曝光指示和被检者体位情况下曝光。

（8）图像后处理，采用 CR 系统

① 在工作站采集病人信息。

② 将曝光过的 IP 板插入影像阅读处理器，读取信息。

③ 将采集到的 X 线图像上传到后处理工作站进行图像后处理。

④ 连接激光打印机，将处理好的 X 线图像打印到激光胶片。

（二）实训结果

1. 记录实验过程，将实验数据记录于实训表 4。

实训表 4 记录表

摄影体位	管电压（kV）	管电流（mA）	时间（s）	焦-片距（cm）	滤线器（±）	体厚（cm）
肩关节前后位						

2. 讨论 肩关节前后位摄影可以选择站立位吗？怎样拍摄？

【实训评价】

1. 学生动手能力得到展现。激发探索兴趣。

2. 理论 + 实践的教学方法使学生的学习能力得到提升。

（沈凌云）

实训6　足前后位和足内斜位摄影

【实训目的】

1. 掌握足前后位和足内斜位 X 线摄影方法,并能熟练进行图像后处理及图像质量分析。

2. 熟悉 X 线机的使用。

3. 了解足前后位和足内斜位摄影的临床用途。

【实训准备】

1. 物品　观片灯 1 架、铅字标记 1 套、激光胶片 1 张、铅防护用品 1 套、10 英寸 ×12 英寸 IP 板 1 块、体厚测量尺 1 把。

2. 器械　摄影用 X 线机、激光打印机 1 台。

3. 环境　医学影像检查技术实训室。

【实训学时】

2 学时。

【实训方法与结果】

（一）实训方法

1. 足前后位摄影

(1) 选择 10 英寸 ×12 英寸 IP 板 1 块,将标记好的铅字正贴于 IP 板边缘。

(2) IP 板置于摄影床上,IP 板长轴与摄影床中线平行。

(3) 移动 X 线管,将焦 - 片距置于 80cm 处;照射野中心与 IP 板中心重合,调整照射野大小。

(4) 被检者做好防护,仰卧或坐于摄影床上,被检侧髋部和膝部弯曲,足底平踏于 IP 板上,足部长轴与 IP 板长轴平行,对侧下肢伸直平放于床面上,第 3 跖骨基底部置于照射野中心,IP 板上缘包括足趾软组织,下缘包括足跟,保持肢体平稳。

(5) 中心线对准第 3 跖骨基底部,垂直于 IP 入射;向足跟倾斜 15° 角,对准第 3 跖骨基底部射入。

(6) 根据摄影因素,选择曝光条件。

(7) 复核摄影位置和曝光条件,监视控制台曝光指示和被检者体位情况下曝光。

2. 足内斜位摄影

(1) 选择 10 英寸 ×12 英寸 IP 板 1 块。

(2) IP 板置于摄影床上,IP 板长轴与摄影床中线平行。

(3) 移动 X 线管,将焦 - 片距置于 80cm 处;照射野中心与 IP 板中心重合,调整照射野大小符合 10 英寸 ×12 英寸。

(4) 被检者坐于摄影床上,做好防护,被检侧髋部和膝部弯曲。第 3 跖骨基底部置于 IP 板中心,足底内侧缘紧贴暗盒,足部向内倾斜,外侧缘离开暗盒至足底与暗盒成 45° 角。足部长轴与 IP 板长轴平行,IP 板上缘包括足趾软组织,下缘包括足跟,保持肢体平稳。

(5) 中心线对准第 3 跖骨基底部,垂直于暗盒入射。

391

(6) 根据摄片因素,选择曝光条件。

(7) 复核摄影位置和曝光条件,监视控制台曝光指示和被检者体位情况下曝光。

3. 图像后处理,采用 CR 系统

(1) 在工作站采集病人信息。

(2) 将曝光过的 IP 板插入影像阅读处理器,读取信息。

(3) 将采集到的 X 线图像上传到后处理工作站进行图像后处理。

(4) 连接激光打印机,将处理好的 X 线图像打印到激光胶片。

(二) 实训结果

实训表 5　记录表

摄影体位	管电压(kV)	管电流(mA)	时间(s)	焦 - 片距(cm)	滤线器(±)	体厚(cm)
足前后位						
足内斜位						

【实训评价】

1. 分析图像质量,总结曝光参数:kV、mAs 对图像质量都有哪些影响?

2. 足前后位摄影,中心线垂直于暗盒与向足跟倾斜15°角照射,在影像显示上有何区别?

3. 全足正位摄影如何操作?

(崔军胜)

实训 7　踝关节前后位和踝关节侧位摄影

【实训目的】

1. 掌握踝关节前后位和踝关节侧位 X 线摄影方法,并能熟练进行图像后处理及图像质量分析。

2. 熟悉 X 线机的使用。

3. 了解踝关节前后位和踝关节侧位摄影的临床用途。

【实训准备】

1. 物品　观片灯 1 架、铅字标记 1 套、激光胶片 1 张、铅防护用品 1 套、10 英寸 × 12 英寸 IP 板 1 块、体厚测量尺 1 把。

2. 器械　摄影用 X 线机 1 台、激光打印机 1 台。

3. 环境　医学影像检查技术实训室。

【实训学时】

2学时。

【实训方法与结果】

(一) 实训方法

1. 踝关节前后位摄影

(1) 选择 10 英寸 × 12 英寸 IP 板 1 块,将标记好的铅字正贴于 IP 板边缘。

(2) IP 板置于摄影床上,IP 板长轴与摄影床中线平行。

（3）移动 X 线管，将焦 - 片距置于 80cm 处；照射野中心与 IP 板中心重合，调整照射野大小。

（4）被检者坐或仰卧于摄影床上，被检侧下肢伸直，跟骨紧贴 IP 板，足尖向上稍内旋，使足矢状面垂直于 IP 板，内、外踝连线中点向上 1cm 处置于 IP 板中心，保持下肢稳定，IP 板上缘包括胫腓骨远段，下缘包括部分跗骨。

（5）中心线对准内、外踝连线中点上方 1cm 处，垂直于 IP 板入射。

（6）根据摄影因素，选择曝光条件。

（7）复核摄影位置和曝光条件，在监视控制台曝光指示和被检者体位情况下曝光。

2. 踝关节侧位摄影

（1）选择 10 英寸 ×12 英寸 IP 板 1 块。

（2）IP 板置于摄影床上，IP 板长轴与摄影床中线平行。

（3）移动 X 线管，将焦 - 片距置于 80cm 处；照射野中心与 IP 板中心重合，调整照射野大小符合 10 英寸 ×12 英寸。

（4）被检者侧卧于摄影床上，做好防护，被检侧下肢弯曲，外踝紧贴 IP 板，使足矢状面与 IP 板平行，胫腓骨长轴与 IP 板长轴平行，将外踝上方 1cm 处置于 IP 板中心，保持下肢稳定，IP 板上缘包括胫腓骨远段，下缘包括部分跗骨及跟骨。

（5）中心线经内踝上方 1cm 处垂直 IP 板入射。

（6）根据摄影因素，选择曝光条件。

（7）复核摄影位置和曝光条件，在监视控制台曝光指示和被检者体位情况下曝光。

3. 图像后处理，采用 CR 系统

（1）在工作站采集病人信息。

（2）将曝光过的 IP 板插入影像阅读处理器，读取信息。

（3）将采集到的 X 线图像上传到后处理工作站进行图像后处理。

（4）连接激光打印机，将处理好的 X 线图像打印到激光胶片。

（二）实训结果

实训表 6 记录表

摄影体位	管电压(kV)	管电流(mA)	时间(s)	焦 - 片距(cm)	滤线器(±)	体厚(cm)
踝关节前后位						
踝关节侧位						

【实训评价】

1. 分析图像质量，总结曝光参数：kV、mAs 对图像质量都有哪些影响？

2. 为什么踝关节前后位摄影足尖要朝向正上方，而不是前上方？

（崔军胜）

实训 8　膝关节前后位和膝关节侧位摄影

【实训目的】

1. 掌握膝关节前后位、膝关节侧位 X 线摄影方法，并能熟练进行图像后处理及图像质量分析。

2. 熟悉 X 线机的使用。

3. 了解膝关节前后位、膝关节侧位摄影的临床用途。

【实训准备】

1. 物品　观片灯 1 架、铅字标记 1 套、10 英寸 ×12 英寸 IP 板、激光胶片 1 张、铅防护用品 1 套、体厚测量尺 1 把。

2. 器械　摄影用 X 线机 1 台、激光打印机 1 台。

3. 环境　医学影像检查技术实训室。

【实训学时】

2 学时。

【实训方法与结果】

(一) 实训方法

1. 膝关节前后位摄影

(1) 选择 10 英寸 ×12 英寸 IP 板 1 块,将标记好的铅字正贴于 IP 板边缘。

(2) IP 板置于摄影床上,IP 板长轴与摄影床中线平行。

(3) 移动 X 线管,将焦 - 片距置于 80cm 处;照射野中心与 IP 板中心重合,调整照射野大小。

(4) 被检者坐或仰卧于摄影床上,做好防护,被检侧下肢伸直,足尖向上稍内旋,腘窝紧贴 IP 板,膝部正中矢状面与 IP 板垂直,髌骨下缘置于 IP 板中心,保持下肢稳定,IP 板上缘包括股骨远段,下缘包括胫腓骨近段。

(5) 中心线对准髌骨下缘,垂直于 IP 板入射。

(6) 根据摄影因素,选择曝光条件。

(7) 复核摄影位置和曝光条件,在监视控制台曝光指示和被检者体位情况下曝光。

2. 膝关节侧位摄影

(1) 选择 10 英寸 ×12 英寸 IP 板 1 块。

(2) IP 板置于摄影床上,IP 板长轴与摄影床中线平行。

(3) 移动 X 线管,将焦 - 片距置于 80cm 处;照射野中心与 IP 板中心重合,调整照射野大小符合 10 英寸 ×12 英寸。

(4) 被检者侧卧于摄影床上,被检侧膝关节弯曲成 135°角,外侧紧贴 IP 板,踝部稍垫高,使膝部放平,髌骨下缘与腘窝折线连线中点置于 IP 板中心。对侧下肢弯曲,足踏于被检侧腿前方床面上,IP 板上缘包括股骨远段,下缘包括胫腓骨近段,做好防护。

(5) 中心线对准髌骨下缘与腘窝折线连线中点垂直射入。

(6) 根据摄影因素,选择曝光条件。

(7) 复核摄影位置和曝光条件,在监视控制台曝光指示和被检者体位情况下曝光。

3. 图像后处理,采用 CR 系统

(1) 在工作站采集病人信息。

(2) 将曝光过的 IP 板插入影像阅读处理器,读取信息。

(3) 将采集到的 X 线图像上传到后处理工作站进行图像后处理。

(4) 连接激光打印机,将处理好的 X 线图像打印到激光胶片。

（二）实训结果

实训表 7　记录表

摄影体位	管电压(kV)	管电流(mA)	时间(s)	焦 - 片距(cm)	滤线器（±）	体厚(cm)
膝关节前后位						
膝关节侧位						

【实训评价】

1. 观察膝关节前后位和膝关节侧位 X 线照片,分析图像质量,总结曝光参数:kV、mAs 对图像质量都有哪些影响?

2. 当被检者膝关节伸直受限时,应如何摄取膝关节正位片?

3. 在膝关节前后位 X 线片上看不到髌骨,如遇到髌骨左右分离骨折应如何操作?

（崔军胜）

实训 9　髌骨轴位和髋关节前后位摄影

【实训目的】

1. 掌握髌骨轴位和髋关节前后位 X 线摄影方法,并能熟练进行图像后处理及图像质量分析。

2. 熟悉 X 线机的使用。

3. 了解髌骨轴位和髋关节前后位摄影的临床用途。

【实训准备】

1. 物品　观片灯 1 架、8 英寸 ×10 英寸 IP 板 1 块、10 英寸 ×12 英寸 IP 板 1 块、铅字标记 1 套、激光胶片 1 张、铅防护用品 1 套、体厚测量尺 1 把。

2. 器械　摄影用 X 线机 1 台、激光打印机 1 台。

3. 环境　医学影像检查技术实训室。

【实训学时】

2 学时。

【实训方法与结果】

（一）实训方法

1. 髌骨轴位摄影

（1）选择 8 英寸 ×10 英寸 IP 板 1 块,将标记好的铅字反贴于 IP 板边缘。

（2）IP 板置于摄影床上,IP 板长轴与摄影床中线平行。

（3）移动 X 线管,将焦 - 片距置于 80cm 处;照射野中心与 IP 板中心重合,调整照射野大小符合 8 英寸 ×10 英寸。

（4）被检者俯卧于摄影床上,对侧下肢伸直,被检侧下肢屈曲稍内旋,使髌骨矢状面与 IR 垂直,被检侧踝部用绷带套住,嘱被检者向头端牵拉,使膝关节极度屈曲。髌骨置于 IP 板中心,保持下肢稳定。IP 板上缘包括髌骨前缘,下缘包括股骨内外髁,做好防护。

（5）中心线对准髌骨下缘垂直 IP 板射入。

（6）根据摄影因素,选择曝光条件。

(7) 复核摄影位置和曝光条件,在监视控制台曝光指示和被检者体位情况下曝光。

2. 髋关节前后位摄影

(1) 选择 10 英寸 ×12 英寸 IP 板 1 块,将标记好的铅字正贴于 IP 板边缘。

(2) IP 板置于摄影床上,IP 板长轴与摄影床中线平行。

(3) 移动 X 线管,将焦 - 片距置于 80cm 处;照射野中心与 IP 板中心重合,调整照射野大小符合 10 英寸 ×12 英寸。

(4) 被检者仰卧于摄影床上,双下肢伸直,足尖向上稍内旋,使两拇趾靠拢,足跟分离,呈"内八字",被检侧股骨头定位点(髂前上棘与耻骨联合上缘连线的中点,向外下作垂直线 5cm)处对应于 IP 板中心。保持下肢稳定。IP 板上缘包括髂峰,下缘包括股骨近段,做好防护。

(5) 中心线对准股骨头定位点,垂直 IP 板射入。

(6) 按下滤线器摄影键。根据摄影因素,选择曝光条件。

(7) 复核摄影位置和曝光条件,在监视控制台曝光指示和被检者体位情况下曝光。

3. 图像后处理,采用 CR 系统

(1) 在工作站采集病人信息。

(2) 将曝光过的 IP 板插入影像阅读处理器,读取信息。

(3) 将采集到的 X 线图像上传到后处理工作站进行图像后处理。

(4) 连接激光打印机,将处理好的 X 线图像打印到激光胶片。

(二) 实训结果

实训表 8　记录表

摄影体位	管电压(kV)	管电流(mA)	时间(s)	焦 - 片距(cm)	滤线器(±)	体厚(cm)
髌骨轴位						
髋关节前后位						

【实训评价】

1. 观察髌骨轴位和髋关节前后位 X 线照片,分析图像质量,总结曝光过程中都有哪些影像图像质量的因素。

2. 髋关节前后位摄影时,为何要采取双足踇趾靠拢,足跟分离的姿势?

3. 在临床操作中,股骨头定位点有何简易定位方法?

(崔军胜)

实训 10　颈 椎 摄 影

【实训目的】

1. 3~7 颈椎前后位、侧位及斜位摄影方法。

2. 分析三种摄影位置的观察内容。

3. 熟悉颈椎照片影像的评价标准。

【实训准备】

1. 物品　摄影用 IR(8 英寸 ×10 英寸 X 线胶片 4 张;8 英寸 ×10 英寸带增感屏的暗盒 4 个;或相应尺寸的 IP 板,平板探测器);铅字标记 1 套;观片灯 1 架;体厚测量尺 1 把;铅围裙 1 件。

2. 器械　摄影用 X 线机 1 台。

3. 环境　X 线摄影机房。

【实训学时】

2 学时。

【实训方法与结果】

（一）实训方法

1. 3~7 颈椎正位（前后位）摄影（数字 X 线机从第二步骤开始）

（1）在暗室内将胶片装入暗盒，注意暗盒开启、装片及关闭的规范化。

（2）将标记好的铅字按要求正贴于 IR 长边边缘 1.5cm 处的相应位置，然后将 IR 置于摄影床下的托盘上，或置于摄影床上并加固定滤线器，使 IR 长轴与摄影床长轴方向一致。

（3）被检者仰卧于摄影床上或站立于摄影架前，测量颈部前后径。身体正中矢状面垂直并重合于 IR 中线。头稍上仰，颌部抬起，听鼻线垂直于摄影床或 IR。IR 上缘超过外耳孔，下缘平胸骨颈静脉切迹；铅围裙遮盖胸部非拍摄区。

（4）移动 X 线管，将焦 - 片距置于 85cm 处。

（5）中心线：中心线向头侧倾斜 10° 角，经甲状软骨射入。

（6）根据摄影因素，选择适宜的曝光条件。

（7）复核摄影位置和曝光条件，在监视控制台曝光指示和被检者体位的情况下嘱被检者保持摄影体位不动，屏气曝光。

2. 颈椎侧位摄影

（1）将标记好的铅字按要求反贴于 IR 长边边缘 1.5cm 处的相应位置，然后将 IR 置于立式胸片架上，可用滤线器。

（2）被检者站立于摄影架前，身体正中矢状面与 IR 平行。头稍上仰，听鼻线与地面平行，以免下颌骨与上部颈椎重叠。双肩尽量下垂，必要时被检者双手各持一沙袋，以免肩部与下部颈椎重叠。IR 上缘超过外耳孔，下缘平胸骨颈静脉切迹，颈部前后缘连线中点对 IR 中线。

（3）移动 X 线管，将焦 - 片距置于 90cm 处。

（4）中心线：中心线经甲状软骨平面、颈部前后缘连线中点垂直射入。

（5）根据摄影因素，选择适宜的曝光条件。

（6）复核摄影位置和曝光条件，在监视控制台曝光指示和被检者体位的情况下，嘱被检者保持摄影体位不动，屏气曝光（或呼气后屏气曝光）。

3. 颈椎右（左）前斜位摄影

（1）将标记好的铅字反贴于 IR 长边边缘 1.5cm 处的相应位置，然后将 IR 置于摄影床上并加固定滤线器，使 IR 长轴与摄影床长轴一致，或置于摄影架上。

（2）被检者俯卧于摄影床上，测量颈部斜径。右前斜位时，左侧肘部和膝部弯曲，支撑身体，使身体冠状面与床面成 55° 角。颈部斜位中线对 IR 中线，头部矢状面与 IR 平行，下颌略前伸。IR 上缘超过外耳孔，下缘包括胸骨颈静脉切迹；铅围裙遮盖胸部非拍摄区。左前斜位时相反。或被检者立于摄影架前。右前斜位时面向左侧旋转，并使身体冠状面与摄影架呈 55° 角，左前斜位时相反。

（3）移动 X 线管，将焦 - 片距置于 90cm 处。

（4）中心线：中心线向足端倾斜 10° 角，经甲状软骨平面颈部斜位中点射入。

(5) 根据摄影因素,选择适宜的曝光条件。

(6) 复核摄影位置和曝光条件,在监视控制台曝光指示和被检者体位的情况下,嘱被检者保持摄影体位不动,屏气曝光。

4. 冲洗胶片,注意冲洗操作程序的规范化。

(二) 实训结果

1. 记录实训全过程,将实训数值记录于实训表 9。

实训表 9　记录表

摄影体位	管电压(kV)	管电流(mA)	时间(s)	焦 - 片距(cm)	滤线器(±)	体厚(cm)
3~7 颈椎前后位						
颈椎侧位						
颈椎斜位						

2. 分析颈椎侧位摄影,被检者双肩尽量下垂的目的是什么?

3. 分析观察左侧椎间孔和椎弓根,应摄什么片?

【实训评价】

1. 学生可以初步掌握颈椎常见摄影体位的基本操作。

2. 促使学生能够把理论与实践结合起来,有利于后续部分的学习。

3. 激发学生实际动手操作的兴趣。

（吕俊宏）

实训 11　胸、腰椎摄影

【实训目的】

1. 胸椎前后位、胸椎侧位及腰椎前后位、腰椎侧位的摄影方法。

2. 分析四种摄影位置的观察内容。

3. 熟悉胸椎、腰椎照片影像的评价标准。

【实训准备】

1. 物品　摄影用 IR(11 英寸 ×14 英寸 X 线胶片 4 张;11 英寸 ×14 英寸带增感屏的暗盒 4 个;或相应尺寸的 IP 板,平板探测器);铅字标记 1 套;铅板或铅橡皮一块;观片灯 1 架;体厚测量尺 1 把;棉垫 1 块。

2. 器械　摄影用 X 线机 1 台。

3. 环境　X 线摄影机房。

【实训学时】

2 学时。

【实训方法与结果】

(一) 实训方法

1. 胸椎正位(前后位)摄影(数字 X 线机从第二步骤开始)

(1) 在暗室内将胶片装入暗盒,注意暗盒开启、装片及关闭的规范化。

(2) 将标记好的铅字按要求正贴于 IR 长边边缘 1.5cm 处的相应位置,然后将 IR 置于摄

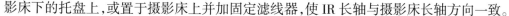

影床下的托盘上,或置于摄影床上并加固定滤线器,使 IR 长轴与摄影床长轴方向一致。

(3) 被检者仰卧于摄影床上,背部紧贴台面,测量胸部前后径。身体正中矢状面垂直并重合于 IR 中线。两臂置于身旁,下肢伸直或髋关节、膝关节屈曲,双足平踏床面。IR 上缘平第 7 颈椎,下缘包括第 1 腰椎。

(4) 移动 X 线管,将焦 - 片距置于 90cm 处。

(5) 中心线:中心线对准第 6 胸椎(相当于胸骨体中点)垂直射入。

(6) 根据摄影因素,选择适宜的曝光条件。

(7) 复核摄影位置和曝光条件,在监视控制台曝光指示和被检者体位的情况下嘱被检者保持摄影体位不动,屏气曝光。

2. 胸椎侧位摄影

(1) 将标记好的铅字按要求反贴于 IR 长边边缘 1.5cm 处的相应位置,将 IR 置于摄影床下的托盘上,或置于摄影床上并加固定滤线器,使 IR 长轴与摄影床长轴方向一致。

(2) 被检者侧卧于摄影床上,测量胸部左右径。两臂上举屈曲,头枕于近床面一侧的上臂上。双下肢髋关节、膝关节屈曲以支撑身体。两膝间放沙袋或棉垫,腰部过细者在腰下垫棉垫,使脊柱长轴与床面平行。胸椎棘突后缘置于床面中线外约 4cm 处。IR 上缘包括第 7 颈椎,下缘包括第 1 腰椎。

(3) 移动 X 线管,将焦 - 片距置于 100cm 处。

(4) 中心线:中心线对准第 7 胸椎垂直射入。

(5) 按下滤线器摄影键。根据摄影因素,选择适宜的曝光条件。

(6) 复核摄影位置和曝光条件,在监视控制台曝光指示和被检者体位的情况下,嘱被检者保持摄影体位不动,屏气曝光。

3. 腰椎正位(前后位)摄影

(1) 在暗室内将胶片装入暗盒,注意暗盒开启、装片及关闭的规范化。

(2) 将标记好的铅字按要求正贴于 IR 长边边缘 1.5cm 处的相应位置,然后将 IR 置于摄影床下的托盘上,或置于摄影床上并加固定滤线器,使 IR 长轴与摄影床长轴方向一致。

(3) 被检者仰卧于摄影床上,测量腰部前后径。身体正中矢状面垂直于床面并重合于 IR 中线。两臂置于身旁,双侧髋关节、膝关节屈曲,双足平踏床面,使腰背部贴近床面,以减少生理弯曲度。IR 上缘包括第 11 胸椎,下缘包括第上部骶椎、左右包括腰大肌。

(4) 移动 X 线管,将焦 - 片距置于 90cm 处。

(5) 中心线:中心线对准第 3 腰椎(相当于脐上 3cm 处)垂直射入。

(6) 按下滤线器摄影键。根据摄影因素,选择适宜的曝光条件。

(7) 复核摄影位置和曝光条件,在监视控制台曝光指示和被检者体位的情况下嘱被检者保持摄影体位不动,深呼气后屏气曝光。

4. 腰椎侧位摄影

(1) 将标记好的铅字按要求反贴于 IR 长边边缘 1.5cm 处的相应位置,将 IR 置于摄影床下的托盘上,或置于摄影床上并加固定滤线器,使 IR 长轴与摄影床长轴方向一致。

(2) 被检者侧卧于摄影床上,测量腰部左右径。身体正中矢状面平行于床面。两臂上举抱头,双侧髋关节、膝关节略屈曲以支撑身体。腰细臀宽者在腰下垫棉垫,使脊柱与床面平行。第 3 腰椎棘突置于 IR 中线后 5cm 处。IR 上缘包括第 11 胸椎,下缘包括第上部骶椎。

(3) 移动 X 线管,将焦 - 片距置于 100cm 处。

(4) 中心线:中心线经髂嵴上 3cm 即第 3 腰椎平面垂直射入。

(5) 按下滤线器摄影键。根据摄影因素,选择适宜的曝光条件。

(6) 复核摄影位置和曝光条件,在监视控制台曝光指示和被检者体位的情况下,嘱被检者保持摄影体位不动,深呼气后屏气曝光。

5. 冲洗胶片,注意冲洗操作程序的规范化。

(二) 实训结果

1. 记录实训全过程,将实训数值记录于实训表 10。

实训表 10　记录表

摄影体位	管电压(kV)	管电流(mA)	时间(s)	焦 - 片距(cm)	滤线器(±)	体厚(cm)
胸椎前后位						
胸椎侧位						
腰椎前后位						
腰椎侧位						

2. 讨论胸椎侧弯畸形者,摆位时为何凸侧贴近床面?

3. 讨论腰椎生理性向前弯曲,正位摄影为何不摄后前位?

4. 腰椎侧位摄影焦 - 片距,为何大于腰椎前后位摄影焦 - 片距?

5. 评价照片质量。

【实训评价】

1. 学生可以初步掌握胸腰椎常见摄影体位的基本操作。

2. 促使学生能够把理论与实践结合起来,有利于后续部分的学习。

3. 激发学生实际动手操作的兴趣。

(吕俊宏)

实训 12　骶尾椎及骨盆摄影

【实训目的】

1. 骶尾椎前后位、骶尾椎侧位、骨盆前后位的摄影方法。

2. 分析三种摄影位置的观察内容。

3. 熟悉骶尾椎、骨盆照片影像的评价标准。

【实训准备】

1. 物品　摄影用 IR(12 英寸 ×15 英寸 X 线胶片 3 张;12 英寸 ×15 英寸带增感屏的暗盒 3 个;或相应尺寸的 IP 板,平板探测器);铅字标记 1 套;观片灯 1 架;体厚测量尺 1 把;棉垫 1 块。

2. 器械　摄影用 X 线机 1 台。

3. 环境　X 线摄影机房。

【实训学时】

2 学时。

【实训方法与结果】

（一）实训方法

1. 骶尾椎正位（前后位）摄影（数字 X 线机从第二步骤开始）

（1）在暗室内将胶片装入暗盒，注意暗盒开启、装片及关闭的规范化。

（2）将标记好的铅字按要求正贴于 IR 长边边缘 1.5cm 处的相应位置，然后将 IR 置于摄影床下的托盘上，或置于摄影床上并加固定滤线器，使 IR 长轴与摄影床长轴方向一致。

（3）被检者仰卧于摄影床上，测量骶部前后径。身体正中矢状面垂直于床面并重合于 IR 中线。两臂置于身旁，双下肢伸直并拢。IR 上缘包括第 4 腰椎，下缘包括耻骨联合下 3cm。

（4）移动 X 线管，将焦 - 片距置于 90cm 处。

（5）中心线：骶椎摄影时中心线向头侧倾斜 15°~20° 角经耻骨联合上 3cm 处射入。尾椎摄影时中心线向足侧倾斜 15° 角经耻骨联合上 3cm 处射入。

（6）根据摄影因素，选择适宜的曝光条件。

（7）复核摄影位置和曝光条件，在监视控制台曝光指示和被检者体位的情况下嘱被检者保持摄影体位不动，深呼气后屏气曝光。

2. 骶尾椎侧位摄影

（1）将标记好的铅字按要求反贴于 IR 长边边缘 1.5cm 处的相应位置，将 IR 置于摄影床下的托盘上，或置于摄影床上并加固定滤线器，使 IR 长轴与摄影床长轴方向一致。

（2）被检者侧卧于摄影床上，测量臀部左右径。身体正中矢状面平行于床面。两臂上举抱头，双侧髋关节、膝关节屈曲以支撑身体。腰细臀宽者在腰下垫棉垫，使脊柱与床面平行。骶部后缘置于 IR 中线外 4cm。IR 上缘包括第 4 腰椎，下缘包括耻骨联合下 3cm。

（3）移动 X 线管，将焦 - 片距置于 90cm 处。

（4）中心线：中心线经骶尾椎中部垂直射入。

（5）按下滤线器摄影键。根据摄影因素，选择适宜的曝光条件。

（6）复核摄影位置和曝光条件，在监视控制台曝光指示和被检者体位的情况下，嘱被检者保持摄影体位不动，深呼气后屏气曝光。

3. 骨盆正位（前后位）摄影

（1）在暗室内将胶片装入暗盒，注意暗盒开启、装片及关闭的规范化。

（2）将标记好的铅字按要求正贴于 IR 长边边缘 1.5cm 处的相应位置，然后将暗盒置于摄影床下的托盘上，或置于摄影床上并加固定滤线器，使 IR 短轴与摄影床长轴方向一致。

（3）被检者仰卧于摄影床上，测量臀部前后径。身体正中矢状面垂直床面并重合于 IR 中线。下肢伸直，足尖向上，并稍内旋，双足 趾靠拢。两侧髂前上棘连线与床面平行。IR 上缘超出髂骨嵴 3cm，下缘达耻骨联合下 3cm。

（4）移动 X 线管，将焦 - 片距置于 90cm 处。

（5）中心线：中心线经两侧髂前上棘连线中点与耻骨联合上缘连线的中点垂直 IR 射入。

（6）按下滤线器摄影键。根据摄影因素，选择适宜的曝光条件。

（7）复核摄影位置和曝光条件，在监视控制台曝光指示和被检者体位的情况下嘱被检者保持摄影体位不动，深呼气后屏气曝光。

4. 冲洗胶片，注意冲洗操作程序的规范化。

（二）实训结果

1. 记录实训全过程，将实训数值记录于实训表11。

实训表 11　记录表

摄影体位	管电压（kV）	管电流（mA）	时间（s）	焦-片距（cm）	滤线器（±）	体厚（cm）
骶尾椎前后位						
骶尾椎侧位						
骨盆前后位						

2. 讨论骶尾椎摄影中心线的设计。

3. 如何获得标准的骨盆正位影像。

4. 评价照片质量。

【实训评价】

1. 学生可以初步掌握骶尾椎及骨盆常见摄影体位的基本操作。

2. 促使学生能够把理论与实践结合起来，有利于后续部分的学习。

3. 激发学生实际动手操作的兴趣。

（吕俊宏）

实训 13　胸部后前位和胸部侧位摄影

【实训目的】

1. 掌握胸部后前位和胸部侧位的摄影方法。

2. 熟悉胸部后前位和胸部侧位照片的影像评价标准。

【实训准备】

1. 物品　观片灯、摄影申请单、IR 356mm×432mm（14英寸×17英寸）或305mm×381mm（12英寸×15英寸）、铅字标记、防护用具、铅板（或含铅橡皮）一块、X线摄影人体模型。

2. 器械　摄影用X线机。

3. 环境　X线摄影机房。

【实训学时】

2学时。

【实训方法】

（一）胸部后前位

1. 选择合适的IR，并做好标记。

2. 被检者着专用X线摄影服，去除各类饰品及膏药。

3. 训练被检者做深吸气后屏气动作，并做好必要的防护。

4. 被检者背向X线管，站立于摄影架前，双足分开与肩同宽，前胸壁紧贴IR，身体正中矢状面与IR垂直，并对准IR中线，头稍上仰，下颌置于立位摄影架颌托上。双手背置于髋部，双肩放松下垂，肘部弯曲，上臂及肘部尽量内旋，使肩胛骨向外牵拉，避免与肺野重叠。IR上缘超出肩部皮肤3cm，下缘包括两侧肋膈角，两侧包括侧胸壁皮肤。

5. 移动X线球管，调整焦-片距，肺部为150~180cm，心脏为180~200cm。调节X线管

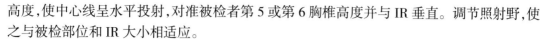

高度,使中心线呈水平投射,对准被检者第 5 或第 6 胸椎高度并与 IR 垂直。调节照射野,使之与被检部位和 IR 大小相适应。

6. 选择摄影条件。

7. 复核摄影位置及曝光条件,嘱被检者深吸气后屏气曝光(心脏大血管摄影时,平静呼吸下屏气曝光),同时密切注意控制台上各仪表指示是否正常。

(二) 胸部侧位

1. 选择合适的 IR,并做好标记。

2. 被检者着专用 X 线摄影服,去除各类饰品及膏药。

3. 训练被检者做深吸气后屏气动作,并做好必要的防护。

4. 被检者侧立于摄影架前,被检侧紧贴 IR,双足分开与肩同宽,身体正中矢状面与 IR 平行。身体长轴中线对准 IR 中线,两臂上举屈肘交叉抱头,使肩部尽量不与肺部重叠。IR 上缘平第 7 颈椎,下缘包括肋膈角,前后缘包括前胸壁及后背皮肤。

5. 移动 X 线球管,调整焦 - 片距,肺部为 150~180cm,心脏为 180~200cm。调节 X 线管高度,使中心线呈水平投射,对准被检者第 5 或第 6 胸椎高度的侧胸壁中点并与 IR 垂直。调节照射野,使之与被检部位和 IR 大小相适应。

6. 选择摄影条件。

7. 复核摄影位置及曝光条件,嘱被检者深吸气后屏气曝光(心脏大血管摄影时,平静呼吸下屏气曝光),同时密切注意控制台上各仪表指示是否正常。

【实训结果与讨论】

1. 记录实训全过程。

实训表 12　记录表

摄影体位	管电压(kV)	管电流(mA)	时间(s)	焦 - 片距(cm)	滤线器(±)	体厚(cm)
胸部正位						
胸部侧位						

2. 认识胸部正侧位照片 X 线影像。

3. 讨论各小组所摄胸部正侧位照片优缺点。

【实训评价】

1. 学生基本掌握胸部后前位和胸部侧位的摄影要点。

2. 促使学生能够把理论与实践结合起来,有利于后续部分的学习。

3. 激发学生实际动手操作的兴趣。

(李　冰)

实训 14　胸部右前斜位和肋骨斜位摄影

【实训目的】

1. 掌握胸部右前斜位和肋骨斜位的摄影方法。

2. 熟悉胸部右前斜位和肋骨斜位的影像评价标准。

【实训准备】

1. 物品　观片灯、摄影申请单、IR 305mm × 381mm(12 英寸 × 15 英寸)、铅字标记、防护用具、铅板(或含铅橡皮)一块、X线摄影人体模型。

2. 器械　摄影用X线机。

3. 环境　X线摄影机房。

【实训学时】

2学时。

【实训方法】

(一) 胸部右前斜位

1. 选择合适的IR,并做好标记。

2. 被检者着专用X线摄影服,去除各类饰品及膏药。

3. 训练被检者做屏气动作,并做好必要的防护。

4. 被检者背向X线管,站立于摄影架前,右前胸壁紧贴IR,使身体冠状面与IR呈45°~55°角,左臂上举,屈肘抱头,右手背放在髋部,右臂内旋。IR上缘超出锁骨6cm,下缘达12胸椎,左前及右后胸壁包括在IR内。

5. 移动X线球管,调整焦-片距,肺部为150~180cm,心脏为180~200cm。调节X线管高度,中心线对准第6胸椎水平与左侧腋后线交界处垂直射入。调节照射野,使之与被检部位和IR大小相适应。

6. 选择摄影条件。

7. 复核摄影位置及曝光条件,嘱被检者深吸气后屏气曝光(心脏大血管摄影时,平静呼吸下屏气曝光),曝光时患者需吞服医用硫酸钡,同时密切注意控制台上各仪表指示是否正常。

(二) 肋骨斜位

1. 选择合适的IR,并做好标记。

2. 被检者着专用X线摄影服,去除各类饰品及膏药。

3. 训练被检者做屏气动作,并做好必要的防护。

4. 被检者面向X线管,站立于摄影架前,被检侧紧贴IR,身体冠状面与IR成45°角,两臂上举,屈肘抱头,肩部内收,IR上缘包括第7颈椎,下缘包括第3腰椎。

5. 移动X线球管,调整焦-片距,为150~180cm。调节X线管高度,中心线对准斜位胸廓中点垂直射入。调节照射野,使之与被检部位和IR大小相适应。

6. 选择摄影条件。

7. 复核摄影位置及曝光条件,显示膈上肋骨嘱被检者深吸气后屏气曝光(显示膈下肋骨深呼气后屏气曝光),同时密切注意控制台上各仪表指示是否正常。

【实训结果与讨论】

1. 记录实训全过程。

实训表13　记录表

摄影体位	管电压(kV)	管电流(mA)	时间(s)	焦-片距(cm)	滤线器(±)	体厚(cm)
胸部右前斜位						
肋骨斜位						

2. 认识胸部右前斜位和肋骨斜位照片X线影像。

3. 讨论各小组所摄胸部右前斜位和肋骨斜位照片优缺点。

【实训评价】

1. 学生基本掌握胸部右前斜位和肋骨斜位的摄影要点。

2. 促使学生能够把理论与实践结合起来,有利于后续部分的学习。

3. 激发学生实际动手操作的兴趣。

（李　冰）

实训 15　腹部仰卧前后位和腹部站立前后位摄影

【实训目的】

1. 掌握腹部仰卧前后位和腹部站立前后位的摄影方法。

2. 熟悉腹部仰卧前后位和腹部站立前后位的片影像评价标准。

【实训准备】

1. 物品　观片灯、摄影申请单、IR 356mm×432mm（14 英寸 ×17 英寸）或 305mm× 381mm（12 英寸 ×15 英寸）、铅字标记、防护用具、铅板（或含铅橡皮）一块、X 线摄影人体模型。

2. 器械　摄影用 X 线机。

3. 环境　X 线摄影机房。

【实训学时】

2 学时。

【实训方法】

（一）腹部仰卧前后位

1. 选择合适的 IR,做好标记,并将 IR 置于摄影床下滤线栅托盘内。

2. 被检者着专用 X 线摄影服,去除各类饰品及膏药。

3. 训练被检者做深呼气后屏气动作,并做好必要的防护。

4. 被检者仰卧于摄影床上,身体正中矢状面与床面垂直,并与 IR 中线重合;双臂上举或放于身旁,双下肢伸直;IR 上缘包括剑突,下缘包括耻骨联合。

5. 移动 X 线球管,调整焦 - 片距为 90cm。中心线对准剑突与耻骨联合上缘连线中点,并与床面垂直。调节照射野,使之与被检部位和 IR 大小相适应。

6. 选择摄影条件。

7. 复核摄影位置及曝光条件,嘱被检者深呼气后屏气曝光,同时密切注意控制台上各仪表指示是否正常。

（二）腹部站立前后位

1. 选择合适的 IR,并做好标记。

2. 被检者着专用 X 线摄影服,去除各类饰品及膏药。

3. 训练被检者做深吸气后屏气动作,并做好必要的防护。

4. 被检者面向 X 线管,站立于摄影架前,身体正中矢状面与 IR 垂直,并与 IR 中线重合;两臂自然下垂,手掌向前置于身旁;IR 竖放,疑有消化道穿孔者,IR 上缘包括膈肌;疑为肾位置异常者,IR 下缘包括耻骨联合。

5. 移动 X 线球管,调整焦 - 片距为 90cm。调节 X 线管高度,中心线对准剑突与耻骨联合上缘连线的中点垂直射入。疑有消化道穿孔者,中心线经剑突与脐连线的中点垂直射入。

调节照射野,使之与被检部位和 IR 大小相适应。

6. 选择摄影条件。

7. 复核摄影位置及曝光条件,嘱被检者深呼气后屏气曝光,同时密切注意控制台上各仪表指示是否正常。

【实训结果与讨论】

1. 记录实训全过程。

实训表 14　记录表

摄影体位	管电压(kV)	管电流(mA)	时间(s)	焦 - 片距(cm)	滤线器(±)	体厚(cm)
腹部仰卧前后位						
腹部站立前后位						

2. 认识腹部仰卧前后位和腹部站立前后位照片 X 线影像。

3. 讨论各小组所摄腹部仰卧前后位和腹部站立前后位照片优缺点。

【实训评价】

1. 学生基本掌握腹部仰卧前后位和腹部站立前后位的摄影要点。

2. 促使学生能够把理论与实践结合起来,有利于后续部分的学习。

3. 激发学生实际动手操作的兴趣。

（李　　冰）

实训 16　头颅后前位和头颅侧位摄影

【实训目的】

1. 掌握头颅后前位和头颅侧位的摄影方法。

2. 熟悉头颅后前位和头颅侧位影像的解剖结构和评价标准。

【实训准备】

1. 物品　胶布、观片灯、摄影申请单、IR 205mm × 256mm（8 英寸 × 10 英寸）、铅字标记、防护用具、模拟人体。

2. 器械　200mA 或 500mA X 线机。

3. 环境　X 线摄影机房。

【实训学时】

2 学时。

【实训方法】

（一）头颅后前位

1. 选择合适的 IR,并做好标记竖放在摄影床下托盘内正中处固定。

2. 被检者着专用 X 线摄影服,去除头部各类饰品。

3. 训练被检者做平静呼吸屏气动作,并做好必要的防护。

4. 被检者俯卧于摄影床上,正中矢状面垂直于床面,床面不能活动者,正中矢状面重合于床面中线;额部及鼻部触及床面,下颌内收,使听眦线垂直于床面;两下肢伸直,两上肢置于身旁或头颅两侧。IR 上缘超出颅顶 3cm。

5. 移动 X 线球管,调整焦 - 片距,使中心线呈垂直地面方向投射,对准枕外隆凸经眉间垂直射入 IR。调节照射野,使之与被检部位和 IR 大小相适应。

6. 选择摄影条件,观察电源电压表一定要在指示正常范围内。再选择大小焦点,调节管电压、管电流、曝光时间。

7. 曝光前观察被检者体位,并嘱咐被检者不要动,屏气曝光。

8. 曝光期间观察毫安表指示数据及曝光指示灯。

9. 曝光结束将 IR 取出进行处理,并完成摄影申请单的填写。

(二) 头颅侧位

1. 选择合适的 IR,并做好标记横放在摄影床下托盘内正中处固定。

2. 被检者着专用 X 线摄影服,去除头部各类饰品。

3. 训练被检者做平静呼吸屏气动作,并做好必要的防护。

4. 被检者俯卧于摄影床上,正中矢状面垂直于床面,床面不能活动者,正中矢状面重合于床面中线;头部侧转,被检侧靠近床面,矢状面与床面平行,瞳间线与床面垂直,下颌内收,额鼻线与床中线平行,被检侧上肢内旋置于身旁,下肢伸直;对侧上肢屈肘握拳垫于颌下,下肢屈曲以支撑身体。IR 上缘超出颅顶 3cm。

5. 移动 X 线球管,调整焦 - 片距,使中心线呈垂直地面方向投射,对准外耳孔前、上各 2.5cm 处垂直射入 IR。调节照射野,使之与被检部位和 IR 大小相适应。

6. 选择摄影条件,观察电源电压表一定要在指示正常范围内。再选择大小焦点,调节管电压、管电流、曝光时间。

7. 曝光前观察被检者体位,并嘱咐被检者不要动,屏气曝光。

8. 曝光期间观察毫安表指示数据及曝光指示灯。

9. 曝光结束将 IR 取出进行处理,并完成摄影申请单的填写。

【实训结果与讨论】

1. 记录实训全过程。

实训表 15　记录表

摄影体位	管电压(kV)	管电流(mA)	时间(s)	焦 - 片距(cm)	滤线器(±)	体厚(cm)
头颅后前位						
头颅侧位						

2. 认识头颅后前位和头颅侧位照片 X 线影像。

3. 讨论头颅正位 X 线摄影为何常规取后前位? 什么情况下取前后位摄影?

【实训评价】

1. 学生基本掌握头颅后前位和头颅侧位的摄影要点。

2. 促使学生能够把理论与实践结合起来,有利于后续部分的学习。

3. 激发学生实际动手操作的兴趣。

(刘俊恒)

实训 17 瓦氏位摄影

【实训目的】

1. 掌握瓦氏位摄影方法。

2. 熟悉瓦氏位照片影像的解剖结构和评价标准。

【实训准备】

1. 物品 胶布、观片灯、角度板、摄影申请单、IR 205mm × 256mm（8 英寸 × 10 英寸）、铅字标记、防护用具、模拟人体。

2. 器械 摄影用 X 线机。

3. 环境 X 线摄影机房。

【实训学时】

2 学时。

【实训方法与结果】

（一）实训方法

1. 选择合适的 IR，并做好标记竖放在摄影床下托盘内正中处固定。

2. 被检者着专用 X 线摄影服，去除头部各类饰品。

3. 训练被检者做平静呼吸屏气动作，并做好必要的防护。

4. 被检者俯卧于摄影床上，正中矢状面垂直于床面，并与床中线重合。下颌骨颏部置于床面上，头稍后仰，使听眦线与床面呈 37°角，鼻尖部对准 IR 中心，两下肢伸直，两上肢置于身旁或头颅两侧。IR 上缘包括前额，下缘包括颏部。

5. 移动 X 线球管，调整焦-片距，使中心线呈垂直地面方向投射，经鼻尖部垂直射入 IR。调节照射野，使之与被检部位和 IR 大小相适应。

6. 选择摄影条件，观察电源电压表一定要在指示正常范围内。再选择大小焦点，调节管电压、管电流、曝光时间。

7. 曝光前观察被检者体位，并嘱咐被检者不要动，屏气曝光。

8. 曝光期间观察毫安表指示数据及曝光指示灯。

9. 曝光结束将 IR 取出进行处理，并完成摄影申请单的填写。

（二）实训结果

1. 记录实训全过程。

实训表 16 记录表

摄影体位	管电压（kV）	管电流（mA）	时间（s）	焦-片距（cm）	滤线器（±）	体厚（cm）
瓦氏位						

2. 认识瓦氏位照片 X 线影像。

3. 记录分析头颅后前位与瓦氏位照片显示区别？理解瓦氏位要求听眦线与床面呈 37°角的意义。

【实训评价】

1. 学生基本掌握瓦氏位的摄影要点。

2. 促使学生能够把理论与实践结合起来。

3. 激发学生实际动手操作的兴趣。

（刘俊恒）

实训 18　上颌切牙位摄影

【实训目的】

1. 掌握拍摄上颌切牙位摄影方法、牙片放置及固定方法。

2. 熟悉上颌切牙位照片影像的解剖结构和评价标准。

【实训准备】

1. 物品　观片灯、摄影申请单、齿型片 3cm×4cm、防护用具。

2. 器械　牙科 X 线摄影机。

3. 环境　X 线摄影机房。

【实训学时】

2 学时。

【实训方法与结果】

（一）实训方法

1. 认真阅读摄影申请单，同被检者讲解摄影过程，争取配合。

2. 被检者着专用 X 线摄影服，坐于专用摄影椅上，头部靠在枕托上，头部矢状面与地面垂直，听鼻线与地面平行。

3. 嘱被检者口张大，将 IR 放入口腔内并使 IR 感光面紧贴被检查牙的舌面。IR 竖放，下缘贴近牙冠并超出切缘 0.5cm 与颌面平行；上缘贴于腭部。目的是形成明显的对比度及避免牙冠超出牙片。

4. IR 放好后，嘱被检者用拇指固定 IR。

5. 调整球管使中心线与矢状面平行，向足侧倾斜 40°~45° 经鼻尖射入 IR。

6. 选择摄影条件曝光。

7. 曝光结束将 IR 取出进行处理，并完成摄影申请单的填写。

（二）实训结果

1. 记录实训全过程。

实训表 17　记录表

摄影体位	管电压（kV）	管电流（mA）	时间（s）	焦 - 片距（cm）	滤线器（±）	体厚（cm）
上颌切牙位						

2. 认识上颌切牙位照片 X 线影像。

3. 记录分析如何获得标准牙齿型片的影像。

【实训评价】

1. 学生基本掌握上颌切牙位摄影的摄影要点。

2. 促使学生能够把理论与实践结合起来，有利于后续部分的学习。

3. 激发学生实际动手操作的兴趣。

（刘俊恒）

实训 19　口腔曲面全景体层摄影

【实训目的】

1. 掌握口腔曲面全景体层摄影技术。

2. 熟悉口腔全景照片影像的解剖结构和评价标准。

【实训准备】

1. 物品　观片灯、摄影申请单、IR 254mm×305mm（10英寸×12英寸）、防护用具。

2. 器械　口腔曲面体层摄影机，激光打印机。

3. 环境　X线摄影机房。

【实训学时】

2学时。

【实训方法与结果】

（一）实训方法

1. 认真阅读摄影申请单，同被检者讲解摄影过程，争取配合。

2. 被检者着专用X线摄影服。

3. 被检者立位或坐位，颈椎垂直或向前倾斜；将下颌颏部置于颏托正中，以前切牙缘咬在颌板槽内，头颅矢状面与地面垂直，听眶线与听鼻线的角平分线与地面平行，用额托或头夹将头固定。

4. 将IR固定于片架上。

5. 根据摄影目的完成摄影层面选择。

6. 选择合适的摄影条件。在核实上述摄影要求无误后，嘱患者不要动的情况下曝光。

7. 曝光结束将IR取出进行处理，并完成摄影申请单的填写。处理图像、打印。

（二）实训结果

1. 记录实训全过程。

2. 认识口腔全景照片X线影像。

3. 记录分析为何只有用口腔曲面体层摄影机，利用它的摄影原理，才能将全口牙一次性拍摄在一张胶片上。

【实训评价】

1. 学生基本掌握口腔曲面全景体层摄影的摄影要点。

2. 促使学生能够把理论与实践结合起来。

3. 激发学生实际动手操作的兴趣。

（刘俊恒）

实训 20　乳腺 X 线摄影

【实训目的】

1. 掌握乳腺常用摄影体位如内外斜位、头尾位的摄影方法及注意事项。

2. 熟悉钼靶X线机的基本结构和相应操作方法，以及后期图像处理及打印的步骤。

3. 了解X线的图像特点及大体解剖图像。

【实训准备】

1. 物品　观片灯、检查预约通知单、IR、乳腺摄影模体。

2. 器械　钼靶 X 线机、胶片冲洗设备。

3. 环境　钼靶实验室。

【实训学时】

2 学时。

【实训方法与结果】

(一) 实训方法

1. 参观钼靶 X 线室的工作环境;认识 X 线机的机型;掌握机架移动、锁定、设置等操作的方法;了解实训室的相关防护措施。

2. 查看与核对检查申请单,明确临床乳腺检查的确切部位与目的要求。

3. 检查前去除被检者体表影响成像的物品,如膏药、金属等。

4. 根据申请单要求进行体位摆放(如:内外斜位、头尾位、内外侧位)。

5. 输入被检者的基本信息,选择相应的检查程序。

6. 根据设备情况、被检者个人情况等因素设定曝光条件

7. 打印胶片得到乳腺模体的 X 线影像。

(二) 实训结果

1. 记录实训全过程。

实训表 19　记录表

摄影体位	管电压(kV)	管电流(mA)	时间(s)	焦 - 片距(cm)	滤线器(±)	体厚(cm)
乳腺头尾位						
乳腺斜位						

2. 记录乳腺检查过程中的一些注意事项。

3. 记录分析如何正确选择曝光条件。

4. 总结不同临床表现对应的摄影体位。

【实训评价】

1. 学生可以初步掌握乳腺常用摄影体位的操作。

2. 促使学生能够把理论与实践结合起来,有利于后续部分的学习。

3. 激发学生实际动手操作的兴趣。

(王　江)

实训 21　碘过敏试验的方法及碘过敏反应的处理措施

【实训目的】

1. 掌握碘过敏试验的方法。

2. 熟悉碘过敏反应的处理措施。

【实训准备】

1. 物品　30% 有机碘对比剂 1ml、针管、止血带、胶布。

2. 器械　配药车。

【实训学时】

2 学时。

【实训方法与结果】

(一) 实训方法

1. 碘过敏试验皮试的注射方法　①用 1ml 一次性注射器,抽 30% 有机碘对比剂 1ml;②用碘伏局部消毒;③在前臂腕横纹上 3 横指正中处与腕横纹平行进针做皮内注射;④ 15 分钟后观察有无阳性反应。若注药处出现伪足及红斑即为阳性。

2. 碘过敏试验静脉注射步骤及方法　①用 1ml 一次性注射器,抽 30% 有机碘对比剂 1ml;②用碘伏局部消毒;③在肘正中静脉做静脉注射;④ 15 分钟后观察有无阳性反应。

若出现恶心、呕吐、胸闷、气急、荨麻疹及休克者,为阳性反应。

3. 学生讨论,提出疑点、难点问题。

4. 教师集中解答学生提出的疑点、难点问题。

(二) 实训结果

1. 碘过敏试验皮试阳性反应的判断。

2. 碘过敏试验静脉注射阳性反应的判断。

3. 碘过敏反应的急救措施。

4. 记录实验全过程,书写实验报告。

5. 记录碘过敏试验静脉注射的步骤及方法。

6. 记录分析如何判断碘过敏试验的阳性反应。

【实训评价】

1. 学生初步掌握碘过敏试验的基本操作。

2. 促使学生能够把理论与实践结合起来,有利于学生熟悉碘过敏表现及急救措施。

3. 激发学生实际动手的操作能力及学习的兴趣。

(刘建成)

实训 22　上消化道常规钡餐造影

【实训目的】

1. 掌握上消化道钡餐造影的造影技术。

2. 熟悉上消化道钡餐造影的适应证及禁忌证。

【实训准备】

1. 物品　医用硫酸钡、一次性纸杯、温开水,发泡剂等。

2. 器械　数字胃肠机或普通透视 X 光机。

【实训学时】

2 学时。

【实训方法与结果】

(一) 实训方法

1. 接通电源,打开主机。

2. 调剂医用硫酸钡,其钡水比例为 1∶1。

3. 首先让病人先服用一袋发泡剂,然后行胸腹部常规透视。

4. 嘱病人立位口服一大口硫酸钡混悬液,观察钡剂通过食管的情形,摄取食管正、斜位片。

5. 站立位观察并摄取胃充盈像及挤压像,检查顺序是先胃体,后胃窦和幽门前区。

6. 仰卧位观察并摄取胃黏膜像。

7. 俯卧位观察并摄取胃窦部蠕动及十二指肠球充盈像。

（二）实训结果

1. 记录实训全过程。

2. 记录上消化道常规钡餐造影的适应证及禁忌证。

3. 记录上消化道常规钡餐造影的检查技术。

【实训评价】

1. 学生初步掌握胃肠机的基本操作。

2. 促使学生能够把理论与实践结合起来,熟悉上消化道钡餐检查步骤及方法。

3. 激发学生实际动手的操作能力及学习的兴趣。

（刘建成）

实训 23 静脉肾盂造影

【实训目的】

1. 熟悉静脉肾盂造影方法、步骤。

2. 掌握静脉肾盂造影目的、适应证。

3. 了解造影中发生意外时的临床表现及急救措施。

【实训准备】

1. 物品 输尿管压迫器 1 套(腹部压迫带 1 个,棉垫 2 个);X 线胶片 5 张;暗盒 2 个。

2. 器械 200mA 以上的 X 线机。

3. 环境 影像实训基地。

【实训学时】

2 课时。

【实训方法与结果】

（一）实训方法

学生穿戴工作服和帽,先由实验课教师讲解造影目的和步骤,阅读 X 线检查申请单或病历,了解造影前过敏实验情况,注意压迫输尿管的方法、注药部位及速度,同时观察摄影时间、体位和造影完成后患者的处理,让学生观察造影的全过程。

（二）实训结果

记录造影目的、造影前准备、注药速度、摄影时间、照片显示情况及造影后处理。在造影中患者若有反映,应详细记录临床症状及处理措施。

【实训评价】

1. 简述造影的全过程。

2. 分析 7、15、30 分钟片肾盂肾盏对比剂浓度变化情况。

3. 写出心得体会。

（陈花璐）

实训 24　CT 机的基本操作

【实训目的】

1. 掌握 CT 机的正确使用方法及其使用注意事项;掌握 CT 机的工作流程。

2. 熟悉 CT 机的结构和工作原理。

3. 了解 CT 室的工作环境要求。

【实训准备】

1. 物品　观片灯、CT 检查预约通知单、模拟人体。

2. 器械　CT 机、激光胶片打印机。

3. 环境　医院 CT 检查室。

【实训学时】

2 学时。

【实训方法与结果】

(一) 实训方法

1. 参观 CT 检查室的工作环境;认识 CT 机的机型;掌握检查床移动、锁定、设置及定位灯操作的方法;了解 CT 检查室的防护措施。

2. 首先给 CT 扫描机接通电源,之后打开外围设备的电源,最后打开 CT 扫描机的主机电源,CT 机便按照内设程序进行自检。在自检过程中,禁止按动键盘上任何按键及移动鼠标。待自检完成,显示器屏幕上显示人机对话时,方可根据对话窗的提示,进行下一步操作。

3. 开机后首先应训练 X 线管,即用空气扫描方式由低 kV 到高 kV 曝光数次来对 X 线管进行加热。此时,CT 扫描野内应没有任何物品,并由 CT 扫描机内的软件控制扫描条件和曝光次数。

4. 为了修正原始数据零点漂移所带来的误差,要进行空气校准。采用空气扫描方式,获得探测器各通道的零点漂移值,从而保证采样数据的准确性。

5. 为了确保扫描工作不受影响,在对患者扫描前,首先应查询一下磁盘,了解一下磁盘存储的剩余空间是否够用,应根据当日工作量大小考虑,若不够用,应将处理完毕的病例图像数据进行删除。

6. 按照 CT 机的操作指令逐项输入被检者的自然项目,例如,患者姓名、性别、年龄、CT 号;选择扫描方向,即头先进还是足先进;患者的位置是仰卧、俯卧,还是左侧卧、右侧卧。如果是增强扫描,要注明 C+。

7. 病人体位的处置根据检查的要求确定是仰卧还是俯卧,头先进还是足先进;将患者或模拟人体合理安置于扫描床上,利用床旁操作台或(和)扫描架上的诸操作键,把扫描床调整至合适位置;开启定位指示灯,将患者或模拟人体送入扫描野内的预定位置,最后熄灭定位指示灯。

8. 摆位时要对非检查部位的重要器官进行辐射防护,如甲状腺和性腺用专用防护用品遮盖。

9. 根据检查的需要采用适当的辅助装置,固定检查部位。对于胸腹部扫描患者,要做好呼吸训练。

10. 确定扫描计划(定位),通常先进行定位像扫描,即 X 线管与探测器位置不变,曝光过程中,检查床载病人匀速移动,扫描图像类似高千伏摄影平片,一般扫描正侧位两张。在该定位像上确定扫描计划,制定扫描范围、扫描基线、层厚、层间距及扫描参数等。定位较明确的部位(如颅脑),也可利用定位指示灯直接从病人的体表上定出扫描的起始位置。

11. 根据预先设定的扫描方式程序进行具体 CT 扫描。

12. 显示出患者或模拟人体扫描部位的 CT 图像并进行后处理,之后打印出照片,对该部位进行图像分析。

13. 扫描完毕之后,首先关闭 CT 扫描机主机,之后关闭外围设备,最后切断 CT 扫描机的电源。

(二) 实训结果

1. 记录实训全过程。

2. 记录 CT 检查前被检者的准备工作。

3. 记录分析如何正确选择和运用窗口技术。

【实训评价】

1. 学生可以初步掌握 CT 的基本操作。

2. 促使学生能够把理论与实践结合起来,有利于后续部分的学习。

3. 激发学生实际动手操作的兴趣。

(张春雨)

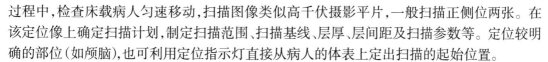

实训 25 颅脑 CT 检查技术

【实训目的】

1. 掌握颅脑 CT 检查的方法及扫描参数的选择。

2. 熟悉颅脑 CT 检查前的准备工作及在工作站进行图像的后处理。

3. 了解颅脑各层面的大体解剖图像,建立横断面解剖图像的概念。

【实训准备】

1. 物品 观片灯、CT 检查预约通知单、模拟人体。

2. 器械 CT 机、激光胶片打印机。

3. 环境 医院 CT 检查室。

【实训学时】

2 学时。

【实训方法与结果】

(一) 实训方法

1. 复习总结 在复习颅脑 CT 检查技术理论的基础上,对颅脑 CT 检查的操作流程进行复习、归纳、总结,在带教老师的指导下,学生穿戴工作服进行实训。

2. 检查前准备

(1) 技师准备:①CT 检查室的温度及湿度保持在正常范围之内,温度 18~26℃,湿度 40%~65%。②电源电压、频率稳定。③每天开机前进行空气校正,球管进行预热。

(2) 被检者准备:①摘掉影响成像的头部金属物品,如金属发卡、耳环等。②嘱被检者在检查过程中要保持体位不动。③对于不能自主控制者,进行镇静处理,成人注射安定,儿童给予 2% 水合氯醛灌肠或口服。

3. 颅脑 CT 检查基本步骤

（1）录入被检者基本信息：姓名、性别、年龄、ID 号、选择体位等。

（2）摆颅脑检查体位：被检者仰卧于扫描床上，头枕在头托内，下颌内收，上肢置于身体两侧。

（3）选择扫描基线：扫描基线听眶线（RBL）、听眦线（OML）、听眉线（EML），多采用 OML 线。矢状定位线与人体正中矢状线重合，冠状定位线平外耳孔前方。

（4）体位摆放完毕告知被检者保持不动，进入颅脑 CT 检查部位界面，头先进，根据扫描目的的不同选择扫描序列，外伤患者需使用带有骨窗的扫描序列。①先扫定位像，确定扫描范围，颅脑软组织要包括在内，一般选择非螺旋扫，层厚层距 5~10mm，确定各信息无误后，按下扫描键，从颅底扫至颅顶结束。②也可不做定位像扫描，直接进行非螺旋轴位扫描，基线对准听眦线行第一层扫描，逐层退床往头顶方向扫完全部颅脑，层厚、层距 5~10mm。

（5）窗宽 75~100Hu，窗位 30~50Hu；如需骨窗，窗宽 1500~2500Hu，窗位 400~700Hu。

（6）排版和打印胶片，无外伤被检者一般只打印脑组织窗照片，外伤患者需打印脑组织窗和骨窗照片。

（7）影像观察及照片质量评价，实验操作做自我评价并做好相应的记录与总结。

（二）实训结果

1. 记录实训全过程，包括实训过程中的所有扫描参数、窗宽窗位、扫描时间等。

2. 记录检查前被检者的准备工作及注意事项。

3. 记录分析如何正确选择参数和运用窗口技术。

【实训评价】

1. 学生可以初步掌握颅脑 CT 检查的基本操作。

2. 促使学生能够把理论与实践结合起来，有利于后续部分的学习。

3. 激发学生实际动手操作的兴趣。

（常海婷）

实训 26 五官及颈部 CT 检查

【实训目的】

1. 掌握眼眶、鼻骨、鼻窦、乳突、颌面、咽喉、甲状腺等部位及颈部血管 CTA 扫描的方法及扫描参数的选择。

2. 熟悉图像处理及图像打印的步骤及方法。

3. 认识各部位扫描层面的大体解剖图像，建立横断面及二维、三维等解剖图像的概念。

【实训准备】

1. 物品　观片灯、CT 检查预约通知单、高压注射器等。

2. 器械　CT 机、激光胶片打印机。

3. 环境　医院 CT 检查室。

【实训学时】

2 学时。

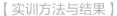

【实训方法与结果】

(一) 实训方法

1. 常规进行 CT 设备准备,包括 CT 机的预热及日常校正。

2. 患者检查前准备,包括嘱咐患者去除检查部位的金属异物,扫描时保持体位不动,不做吞咽动作等。增强扫描的患者建立静脉通道等。

3. 认真审阅临床检查申请单,了解检查的目的,输入患者的自然信息。

4. 确定扫描方式、制定扫描范围及扫描参数。

(1) 正确摆放患者体位为常规仰卧位,扫描头颅、颈部侧位像,用来定位横断面扫描范围。

(2) 确定横断面扫描范围,如眼眶扫描范围一般从眼眶顶至眼眶底;鼻窦扫描范围一般由口咽水平向上扫描到额窦等所有鼻窦;乳突扫描范围自颞骨岩部顶至乳突尖;颈部扫描范围自第一颈椎水平至主动脉弓上缘;甲状腺自舌骨下缘至主动脉弓上缘;喉部自舌骨平面至环状软骨下缘;颈部血管 CTA 扫描范围自主动脉弓上缘至颅底或鼻咽部(包括 Willis 环),如果包括脑动脉,扫描范围向上延长至颅顶。

(3) 确定横断面扫描层厚、层距为 3~5mm,部分部位需要 <1mm 超薄层扫描(如乳突),扫描方式为螺旋或非螺旋扫描,重建模式为软组织算法、骨算法及高分辨算法等重建方法。

(4) 应用图像处理工作站,调阅图像,适当调整图像窗宽窗位,并按图像层面顺序进行排序打印照片,必要时运用薄层图像数据进行二维、三维等后处理方法进行图像重建。

(5) 确定增强扫描患者对比剂浓度、用量、速率以及扫描延迟时间。

(二) 实训结果

1. 记录实训全过程,包括实训过程中的所有扫描参数、窗宽窗位、造影剂使用情况、扫描时间等。

2. 记录检查前被检者的准备工作及注意事项。

3. 记录分析如何正确选择和运用窗口技术显示五官及颈部各部位软组织及骨骼影像,保证图像显示最佳。

【实训评价】

1. 学生可以初步掌握五官、颈部各部位 CT 检查及颈部血管 CTA 检查前准备工作、注意事项及扫描方法。

2. 促使学生能够把理论与实践结合起来,激发学生实际动手操作的兴趣。

3. 促使学生脑海里建立五官、颈部各部位横断面及二维、三维解剖图像的概念。

(张玉松)

实训 27　胸部 CT 检查技术

【实训目的】

1. 掌握肺部、纵隔、食管、肋骨及肺部高分辨扫描的方法及扫描参数的选择。

2. 熟悉图像处理及图像打印的步骤及方法。

3. 认识各部位扫描层面的大体解剖图像,建立横断面解剖图像的概念。

【实训准备】

1. 物品　观片灯、CT检查预约通知单、高压注射器等。

2. 器械　螺旋CT机、激光胶片打印机。

3. 环境　医院CT检查室。

【实训学时】

2学时。

【实训方法与结果】

(一) 实训方法

1. 常规进行CT设备准备,包括CT机的预热及日常校正。

2. 患者检查前准备,包括嘱咐患者去除检查部位的金属异物,训练呼吸屏气,增强扫描的患者建立静脉通道等。

3. 认真审阅临床检查申请单,了解检查的目的,输入患者的自然信息。

4. 确定扫描方式、制定扫描范围及扫描参数。

(1) 正确摆放患者体位为常规仰卧位,扫描胸部正位图像,用来定位横断面扫描范围。

(2) 确定横断面扫描范围,一般从肺尖开始扫描至肺底,肋骨扫描要到12肋骨下缘。

(3) 确定横断面扫描层厚、层距为5~10mm,扫描方式为螺旋扫描,重建模式为肺重建、标准重建、骨重建等。

(4) 应用图像处理工作站,调阅图像,适当调整图像窗宽窗位,并按图像层面顺序进行排序打印照片。

(5) 确定增强扫描患者对比剂浓度、用量、速率以及扫描延迟时间。

(二) 实训结果

1. 记录实训全过程,包括实训过程中的所有扫描参数、窗宽窗位、造影剂使用情况、扫描时间等。

2. 记录检查前被检者的准备工作及注意事项。

3. 记录分析如何正确选择和运用窗口技术显示肺组织、软组织及骨骼,保证图像显示最佳。

【实训评价】

1. 学生可以初步掌握肺部、纵隔、食管及肋骨等螺旋CT检查前准备工作、注意事项及扫描方法。

2. 促使学生能够把理论与实践结合起来,激发学生实际动手操作的兴趣。

3. 促使学生脑海里建立肺、纵隔、食管及肋骨等横断面解剖图像的概念。

(张玉松)

实训28　心脏、大血管CTA检查

【实训目的】

1. 掌握心脏、肺动脉、胸主动脉CTA扫描的方法及扫描参数的选择。

2. 熟悉二维、三维图像后处理及图像打印的步骤及方法。

3. 认识各部位扫描层面的大体解剖图像,建立横断面及二维、三维解剖图像的概念。

【实训准备】

1. 物品　观片灯、CT 检查预约通知单、高压注射器等。

2. 器械　螺旋 CT 机、激光胶片打印机。

3. 环境　医院 CT 检查室。

【实训学时】

2 学时。

【实训方法与结果】

（一）实训方法

1. 常规进行 CT 设备准备，包括 CT 机的预热及日常校正。

2. 患者检查前准备，包括嘱咐患者去除检查部位的金属异物，训练呼吸屏气。

3. 确定患者建立静脉通道，给患者放置心电电极并连接导线等。

4. 认真审阅临床检查申请单，了解检查的目的，输入患者的自然信息。

5. 确定扫描方式、制定扫描范围及扫描参数。

（1）正确摆放患者体位为常规仰卧位，扫描胸部正位图像，心脏 CTA 加扫侧位像，用来定位横断面扫描范围。

（2）确定横断面扫描范围，冠状动脉 CTA 扫描范围通常自气管隆嵴下 1cm 至心脏膈面下方；肺动脉 CTA 扫描范围自主动脉弓上 1cm 至膈顶；胸主动脉 CTA 扫描范围自胸廓入口至膈顶水平。

（3）确定横断面扫描层厚、层距为 2.5~5mm，二次重建≤1mm 薄层重建，扫描方式为螺旋扫描，冠状动脉及胸主动脉 CTA 用心电门控，重建模式为软组织重建等。

（4）应用图像处理工作站，调阅图像，适当调整图像窗宽窗位，并按图像层面顺序进行排序打印照片。运用≤1mm 薄层重建图像数据进行二维、三维图像后处理并对图像进行排版打印。

（5）确定增强扫描时患者所用对比剂浓度、用量、速率以及扫描延迟时间。

（二）实训结果

1. 记录实验全过程，包括实验过程中的所有扫描参数、窗宽窗位、造影剂使用情况（包括用量、浓度、注射速率等）、扫描时间等。

2. 记录检查前被检者的准备工作及注意事项。

3. 记录分析如何正确选择和运用窗口技术显示肺组织、软组织及增强后的血管，保证图像显示最佳。

4. 记录在图像处理工作站对增强后的血管进行二维、三维图像处理方法及过程。

【实训评价】

1. 学生可以初步了解冠状动脉、肺动脉、主动脉 CTA 检查前准备工作、注意事项及扫描方法。

2. 促使学生能够把理论与实践结合起来，激发学生实际动手操作的兴趣。

3. 促使学生对心脏大血管二维、三维图像处理有初步的概念，并能够对心脏大血管等重建后的图像有初步的认识。

（张玉松）

实训 29　腹部、盆腔 CT 检查

【实训目的】

1. 掌握全腹部包括上腹、泌尿系、腹膜腔及盆腔等部位的扫描方法及扫描参数的选择。

2. 熟悉腹部、盆腔扫描图像的处理和图像打印的步骤及方法。

3. 认识各部位扫描层面的大体解剖图像,建立横断面解剖图像的概念。

【实训准备】

1. 物品　观片灯、CT 检查预约通知单、高压注射器等。

2. 器械　螺旋 CT 机、激光胶片打印机。

3. 环境　医院 CT 检查室。

【实训学时】

2 学时。

【实训方法与结果】

(一) 实训方法

1. 常规进行 CT 设备准备,包括 CT 机的预热及日常校正。

2. 患者检查前准备,包括确认患者近期是否做过钡餐检查;扫描前嘱咐患者口服阳性对比剂或水使胃肠道充盈;盆腔检查患者要提前 5 小时口服阳性对比剂,扫描前需要膀胱充盈;扫描前去除腹部及盆腔部位的金属饰物或其他影响检查的异物;向患者解释 CT 检查全过程,取得患者的配合,并对患者进行呼吸屏气训练。

3. 认真审阅临床检查申请单,了解检查的目的,输入患者的自然信息。

4. 确定扫描方式、制定扫描范围及扫描参数。

(1) 正确摆放患者体位为常规仰卧位,扫描腹部或盆腔正位像,用来定位横断面扫描范围。

(2) 确定横断面扫描范围,一般上腹部从膈顶开始扫描至肝右叶下缘,全程泌尿系从胸椎 12 开始扫描至耻骨联合下缘,盆腔从髂前上棘开始扫描至耻骨联合下缘。

(3) 确定横断面扫描层厚、层距为 5~10mm,扫描方式为螺旋扫描,重建模式为软组织重建。

(4) 确定增强扫描患者对比剂浓度、用量、速率以及扫描延迟时间。一般上腹部(肝胆)采用三期扫描,即动脉期、门脉期、平衡期,其他部位可以采用双期扫描,必要时可以延迟扫描,膀胱病变者还需要膀胱充盈期扫描。

(5) 应用图像处理工作站,调阅图像,适当调整图像窗宽窗位,并按图像层面顺序进行排序打印照片。

(二) 实训结果

1. 记录实训全过程,包括实训过程中的所有扫描参数、窗宽窗位、造影剂使用情况(包括用量、浓度、注射速率等)、扫描时间等。

2. 记录检查前被检者的准备工作及注意事项。

3. 记录分析如何正确选择和运用窗口技术显示平扫和增强后的腹部、盆腔组织,保证图像显示最佳。

【实训评价】

1. 学生可以初步掌握上腹部、泌尿系、盆腔检查前准备工作、注意事项及扫描方法,特别是增强三期扫描延迟时间的选择。

2. 促使学生能够把理论与实践结合起来,训练学生较熟练的 CT 专业操作技能。

3. 促使学生脑海里建立肝脏、胆囊、胰腺、肾脏、输尿管、膀胱、腹膜腔、盆腔等部位横断面解剖图像的概念。

(张玉松)

实训 30　颈椎及胸椎 CT 检查

【实训目的】

1. 掌握颈椎及胸椎 CT 扫描的方法及注意事项。
2. 熟悉颈椎及胸椎常用图像后处理的一些基本方法。
3. 了解颈椎及胸椎 CT 图像的特点及解剖结构。

【实训准备】

1. 物品　观片灯、CT 检查预约通知单、模拟人体。
2. 器械　CT 机、激光胶片打印机。
3. 环境　医院 CT 检查室。

【实训学时】

2 学时。

【实训方法与结果】

(一)实训方法

1. 掌握检查床移动、锁定、设置及定位灯操作的方法;了解 CT 检查室的防护措施。

2. 首先给 CT 扫描机接通电源,之后打开外围设备的电源,最后打开 CT 扫描机的主机电源,CT 机便按照内设程序进行自检。在自检过程中,禁止按动键盘上任何按键及移动鼠标。待自检完成,显示器屏幕上显示人机对话时,方可根据对话窗的提示,进行下一步操作。

3. 开机后首先应训练 X 线管,即用空气扫描方式由低 kV 到高 kV 曝光数次来对 X 线管进行加热。此时,CT 扫描野内应没有任何物品,并由 CT 扫描机内的软件控制扫描条件和曝光次数。

4. 为了修正原始数据零点漂移所带来的误差,要进行空气校准。采用空气扫描方式,获得探测器各通道的零点漂移值,从而保证采样数据的准确性。

5. 查看与核对检查申请单,明确 CT 检查的确切部位与目的要求。

6. 检查前去除被检者体表影响成像的物品,如膏药、金属等。

7. 摆位时要对非检查部位的重要器官进行辐射防护,如甲状腺和性腺用专用防护用品遮盖。

8. 按照 CT 机的操作指令逐项输入被检者的自然项目,例如,患者姓名、性别、年龄、CT 号;选择扫描方向,即头先进还是足先进;患者的位置是仰卧、俯卧,还是左侧卧、右侧卧。如果是增强扫描,要注明 C+。

9. 病人体位的处置根据检查的要求确定是仰卧还是俯卧,头先进还是足先进;将患者或模拟人体合理安置于扫描床上,利用床旁操作台或(和)扫描架上的诸操作键,把扫描床调整至合适位置;开启定位指示灯,将患者或模拟人体送入扫描野内的预定位置,最后熄灭定位指示灯。

421

10. 制订扫描计划(定位),并注意颈胸椎体与椎间盘扫描计划的不同要求;在该定位像上确定扫描计划,制定扫描范围、扫描基线、层厚、层间距及扫描参数等。

11. 显示出患者或模拟人体扫描部位的 CT 图像并进行后处理,之后打印出照片,对该部位进行图像分析。

12. 扫描完毕之后,首先关闭 CT 扫描机主机,之后关闭外围设备,最后切断 CT 扫描机的电源。

(二) 实训结果

1. 记录实训全过程。

2. 记录 CT 检查过程中的一些注意事项。

3. 记录分析如何正确选择参数和运用窗口技术。

4. 熟悉不同部位的图像特点。

【实训评价】

1. 学生可以初步掌握颈椎及胸椎 CT 扫描的基本操作。

2. 促使学生能够把理论与实践结合起来,有利于后续部分的学习。

3. 激发学生实际动手操作的兴趣。

(王　江)

实训 31　腰椎及骶尾椎 CT 检查

【实训目的】

1. 掌握腰椎和骶尾椎 CT 扫描的方法及注意事项。

2. 熟悉腰椎和骶尾椎常用图像后处理的一些基本方法。

3. 了解腰椎和骶尾椎 CT 图像的特点及解剖结构。

【实训准备】

1. 物品　观片灯、CT 检查预约通知单、模拟人体。

2. 器械　CT 机、激光胶片打印机。

3. 环境　医院 CT 检查室。

【实训学时】

2 学时。

【实训方法与结果】

(一) 实训方法

1. 掌握检查床移动、锁定、设置及定位灯操作的方法;了解 CT 检查室的防护措施。

2. 首先给 CT 扫描机接通电源,之后打开外围设备的电源,最后打开 CT 扫描机的主机电源,CT 机便按照内设程序进行自检。在自检过程中,禁止按动键盘上任何按键及移动鼠标。待自检完成,显示器屏幕上显示人机对话时,方可根据对话窗的提示,进行下一步操作。

3. 开机后首先应训练 X 线管,即用空气扫描方式由低 kV 到高 kV 曝光数次来对 X 线管进行加热。此时,CT 扫描野内应没有任何物品,并由 CT 扫描机内的软件控制扫描条件和曝光次数。

4. 为了修正原始数据零点漂移所带来的误差,要进行空气校准。采用空气扫描方式,获得探测器各通道的零点漂移值,从而保证采样数据的准确性。

5. 查看与核对检查申请单,明确临床 CT 检查的确切部位与目的要求。

6. 检查前去除被检者体表影响成像的物品,如膏药、金属等。

7. 摆位时要对非检查部位的重要器官进行辐射防护,如甲状腺和性腺用专用防护用品遮盖。

8. 按照 CT 机的操作指令逐项输入被检者的自然项目,例如,患者姓名、性别、年龄、CT号;选择扫描方向,即头先进还是足先进;患者的位置是仰卧、俯卧,还是左侧卧、右侧卧。如果是增强扫描,要注明 C+。

9. 病人体位的处置根据检查的要求确定是仰卧还是俯卧,头先进还是足先进;将患者或模拟人体合理安置于扫描床上,利用床旁操作台或(和)扫描架上的诸操作键,把扫描床调整至合适位置;开启定位指示灯,将患者或模拟人体送入扫描野内的预定位置,最后熄灭定位指示灯。

10. 制订扫描计划(定位),并注意腰骶椎体与椎间盘扫描计划的不同要求;在该定位像上确定扫描计划,制定扫描范围、扫描基线、层厚、层间距及扫描参数等。

11. 显示患者或模拟人体腰骶部位的 CT 图像并进行后处理,之后打印出照片,对该部位进行图像分析。

12. 扫描完毕之后,首先关闭 CT 扫描机主机,之后关闭外围设备,最后切断 CT 扫描机的电源。

(二) 实训结果

1. 记录实训全过程。

2. 记录 CT 检查过程中的一些注意事项。

3. 记录分析如何正确选择参数和运用窗口技术。

4. 熟悉不同部位的图像特点。

【实训评价】

1. 学生可以初步掌握腰椎及骶尾椎 CT 扫描的基本操作。

2. 促使学生能够把理论与实践结合起来,有利于后续部分的学习。

3. 激发学生实际动手操作的兴趣。

(王 江)

实训 32 髋关节 CT 检查

【实训目的】

1. 掌握髋关节 CT 检查的方法及扫描参数的选择。

2. 熟悉髋关节 CT 检查前的准备工作及在工作站进行图像的后处理。

3. 了解髋关节各层面的解剖图像。

【实训准备】

1. 物品 观片灯、CT 检查预约通知单、模拟人体。

2. 器械 CT 机、激光胶片打印机。

3. 环境 医院 CT 检查室。

【实训学时】

2 学时。

【实训方法与结果】

(一) 实训方法

1. 复习总结　在复习髋关节 CT 检查技术理论的基础上,对髋关节 CT 检查的操作流程进行复习、归纳、总结,在带教老师的指导下,学生穿戴工作服进行实训。

2. 检查前准备

(1) 技师准备:① CT 检查室的温度及湿度保持在正常范围之内,温度 18~26℃,湿度 40%~65%。②电源电压、频率稳定。③每天开机前进行空气校正,球管进行预热。

(2) 被检者准备:①去除影像摄影的金属物品。②嘱被检者在检查过程中要保持体位不动。

3. 髋关节 CT 检查基本操作步骤

(1) 录入被检者基本信息:姓名、性别、年龄、ID 号、选择 CT 扫描髋关节序列等。

(2) 摆髋关节检查体位:被检者仰卧于检查床上,头先进,身体正中矢状面垂直于床面并与中线重合,两臂上举抱头,双侧大腿内旋,两足尖并拢。扫描基线平髂前上棘。

(3) 体位摆放完毕告知被检者保持不动,进入髋关节 CT 检查部位界面,选择髋关扫描序列,扫描定位像,确定扫描范围。确定各信息无误后,按下扫描键,从髋关节上方扫至股骨小转子结束。

(4) 扫描结束后根据情况,可做多平面重建的影像后处理,层厚一般≤1mm。

(5) 窗宽窗位:软组织窗宽 300~500Hu,窗位为 30~50Hu;骨窗的窗宽为 1500~2000Hu,窗位 400~600Hu。

(6) 排版和打印胶片,髋关节打印骨窗和软组织窗照片。

(7) 影像观察及照片质量评价,实训操作自我评价并做好相应的记录与总结。

(二) 实训结果

1. 记录实训全过程,包括实训过程中的所有扫描参数、窗宽窗位、扫描时间等。

2. 记录检查前被检者的准备工作及注意事项。

3. 记录分析如何正确选择参数和运用窗口技术。

【实训评价】

1. 学生可以初步掌握髋关节 CT 检查的基本操作。

2. 促使学生能够把理论与实践结合起来,有利于后续部分的学习。

3. 激发学生实际动手操作的兴趣。

(常海婷)

实训 33　膝关节 CT 检查

【实训目的】

1. 掌握膝关节 CT 检查的方法及扫描参数的选择。

2. 熟悉膝关节 CT 检查前的准备工作及在工作站进行图像的后处理。

3. 了解膝关节各层面的解剖图像。

【实训准备】

1. 物品　观片灯、CT 检查预约通知单、模拟人体。

2. 器械　CT 机、激光胶片打印机。

3. 环境　医院 CT 检查室。

【实训学时】

2 学时。

【实训方法与结果】

（一）实训方法

1. 接通电源,打开外围设备,打开主机。

2. 被检者准备。去除相应异物,嘱患者检查时不要乱动。

3. 按照 CT 仪的操作指令输入被检者的自然项目。

4. 按照实验指导教师的要求将患者或模拟人体合理安置于扫描床上并送入扫描野内的预定位置。

5. 制订扫描计划（定位）。

6. 根据预先设定的扫描方式程序进行 CT 扫描。

7. 显示出患者或模拟人体扫描部位的 CT 图像并进行后处理,之后打印出照片,对该部位进行图像分析。

8. 退出。

（二）实训结果

1. 记录实训全过程。

2. 记录膝关节 CT 检查前被检者的准备工作。

3. 记录分析如何正确摆患者体位和扫描技术参数。

【实训评价】

1. 学生可以初步掌握膝关节 CT 扫描的基本操作。

2. 促使学生能够把理论与实践结合起来,有利于后续部分的学习。

3. 激发学生实际动手操作的兴趣。

（黄　霞）

实训 34　MRI 装置的基本操作

【实训目的】

1. 掌握 MRI 检查的基本步骤和常用的检查方式、各部位常规检查线圈的选择及使用。

2. 熟悉 MRI 装置的硬件组成、MRI 装置的开关机程序以及工作原理。

3. 了解 MRI 检查的工作环境。

【实训准备】

1. 物品　各部位线圈。

2. 器械　MRI 扫描设备、后处理工作站、激光打印机。

3. 环境　MRI 检查室环境。

【实训学时】

2 学时。

【实训方法与结果】

（一）实训方法

1. 进入 MRI 操作间,去除身上携带的金属物品,手机、手表、钥匙、磁卡等物品。

2. 进入 MRI 磁体间,学习主磁体面板上按键操作,附属设备如呼吸门控、心电门控等。

3. 掌握检查床移动、升级及定位灯的操作。

4. 学习并了解各部位的检查线圈以及操作规范。

5. 学习并掌握 MRI 设备开机过程,进入启动界面后,输入用户名和密码。

6. 学习 MRI 设备操作系统界面,操作界面上包括线圈选择、序列选择、基本扫描参数、定位部分、图像观察窗口。

7. 认识操作系统的关机部分,SYSTEM—shut down。

(二) 实训结果

1. 记录 MRI 设备开关机过程及步骤。

2. 了解并记录 MRI 设备检查线圈。

【实训评价】

1. MRI 设备检查前,除被检者做相应准备,操作者须选择相应线圈。

2. MRI 装置的开关机步骤烦琐且复杂,须认真理解、仔细记录。

(黄　玲)

实训 35　神经系统的 MRI 检查

【实训目的】

1. 通过扫描,掌握颅脑 MRI 检查的方式,不同部位的常用扫描序列、定位方法、扫描参数。认识颅脑矢状位、冠状位、横轴位各层的大体解剖图像。

2. 通过扫描,掌握脊柱 MRI 检查的方式,不同部位的常用扫描序列、定位方法、扫描参数。认识脊柱矢状位、冠状位、横轴位各层的大体解剖图像。

【实训准备】

4. 物品　头颈联合部位线圈、脊柱线圈。

5. 器械　MRI 扫描设备、后处理工作站、激光打印机。

6. 环境　MRI 检查室环境。

【实训学时】

2 学时。

【实训方法与结果】

(一) 实训方法

1. 进入 MRI 操作间,去除身上携带的金属物品,手机、手表、钥匙、磁卡等物品。

2. 根据实际情况接诊被检者,与带教老师一起,嘱咐被检者做好检查前准备。

3. 进入 MRI 磁体间,根据检查申请单,颅脑 MRI 检查放置头颅线圈或头颈联合线圈,脊柱检查放置脊柱线圈。

4. 与带教老师一起,对被检者进行摆位,做好扫描前准备。

5. 在操作界面,输入被检者基本资料,选择相应部位的扫描序列。

6. 开始进行扫描,首先扫描三平面定位像。

7. 根据扫描的定位像,对相应的扫描序列进行定位,同时认识不同扫描序列的基本扫描参数。

8. 扫描结束,送离被检者。

(二)实训结果

1. 记录颅脑 MRI 检查操作的全过程。

2. 记录脊柱 MRI 检查操作的全过程。

【实训评价】

1. MRI 检查的基本步骤如何。

2. 颅脑检查是 MRI 检查开展最早的部位,扫描技术比较成熟,其中垂体、海马、眼眶等小部位检查扫描序列及定位方法均不尽相同。

3. 脊柱 MRI 检查,较颅脑相对简单,但注意预饱和技术的使用,以及不同病变横轴位定位的区别。

(黄　玲)

实训 36　上腹部 MRI 检查技术

【实训目的】

1. 掌握上腹部 MRI 检查的注意事项,包括受检者检查前准备及呼吸训练等。

2. 掌握上腹部 MRI 检查体位设计及线圈的放置方法。

3. 熟悉上腹部 MRI 检查的序列设计。

【实训准备】

1. 物品　腹部线圈,呼吸感压器等。

2. 器械　MRI 扫描设备、激光胶片打印机。

3. 环境　医院 MR 检查室。

【实训学时】

2 学时。

【实训方法与结果】

(一)实训方法

1. 上腹部 MRI 受检者检查前准备。

2. 上腹部 MRI 检查体位及线圈摆放。

3. 与受检者的心理沟通及呼吸训练。

4. 定位并进床至磁体中心。

5. 按照设备的操作指令输入被检者的自然项目。

6. 选择上腹部 MRI 检查扫描序列。

7. 定位成像,设定扫描方位和扫描参数。

8. 显示出受检者上腹部 MRI 图像并进行后处理,之后打印出照片,对其进行图像分析。

(二)实训结果

1. 记录 MRI 检查前的注意事项。

2. 记录上腹部 MRI 检查体位、线圈的摆放方法及定位中心位置。

3. 记录上腹部 MRI 检查扫描序列、方位、参数。

【实训评价】

1. 学生可以初步掌握上腹部 MRI 检查的基本操作。

2. 学生可以初步掌握上腹部 MRI 图像的窗宽、窗位调节方法。

3. 促使学生能够把理论与实践结合起来,有利于后续部分的学习。

(王　巍)

实训 37　膝关节 MRI 检查技术

【实训目的】

1. 掌握膝关节 MRI 检查体位及线圈的放置方法。
2. 熟悉膝关节 MRI 检查的序列设计。
3. 了解膝关节 MRI 检查扫描方位和参数设定。

【实训准备】

1. 物品　膝关节专用线圈,软垫等辅助材料。
2. 器械　MRI 扫描设备、激光胶片打印机。
3. 环境　医院 MR 检查室。

【实训学时】

2 学时。

【实训方法与结果】

(一) 实训方法

1. 膝关节 MRI 受检者检查前准备。
2. 膝关节 MRI 检查体位及线圈摆放。
3. 与受检者的心理沟通。
4. 定位并进床至磁体中心。
5. 按照设备的操作指令输入被检者的自然项目。
6. 选择膝关节 MRI 检查扫描序列。
7. 定位成像,设定扫描方位和扫描参数。
8. 显示出受检者膝关节 MRI 图像并进行后处理,之后打印出照片,对其进行图像分析。

(二) 实训结果

1. 记录膝关节 MRI 检查体位、线圈的摆放方法及定位中心位置。
2. 记录膝关节 MRI 检查扫描序列、方位、参数。
3. 记录膝关节图像窗宽、窗位的调节方法。

【实训评价】

1. 学生可以初步掌握膝关节 MRI 检查的基本操作。
2. 学生可以初步掌握膝关节 MRI 图像的窗宽、窗位调节方法。
3. 促使学生能够把理论与实践结合起来,有利于后续部分的学习。

(王　巍)

实训 38　Seldinger 操作步骤

【实训目的】

1. 掌握 Seldinger 技术的操作过程。

2. 熟悉 Seldinger 穿刺术的要点。

3. 了解 Seldinger 穿刺术所用器材。

【实训准备】

1. 物品　穿刺手术包、肝素、盐水、对比剂、实验动物等。

2. 器械　DSA 系统、各种型号的穿刺针、导管、导丝、导管鞘。

3. 环境　DSA 室。

【实训学时】

2 学时。

【实训方法与结果】

(一) 实训方法

1. 将实验动物摆成仰卧位。

2. 右腹股沟区备皮、常规消毒、铺巾。

3. 用 2% 利多卡因 3~5ml，于右腹股沟中点下方 1.5~1cm 处作皮下组织局部浸润麻醉。

4. 用手术刀在穿刺点处（股动脉穿刺选腹股沟韧带下方 0.5~1cm 处）作约 2~3mm 皮肤切口，深达皮下组织。如果皮下组织较厚或较紧者，可用蚊式止血钳作皮下组织钝性分离。皮肤开口处务必在血管搏动点正上方，以保证随后的操作始终与血管在同一轴线上。

5. 在确定穿刺部位后，术者以左手食指、中指按压固定穿刺点的皮肤及血管，手指不要在动脉两侧滑动，以免偏离血管方向，右手拇指、食指、中指持穿刺针沿皮肤切口刺入皮下，探测动脉的波动，一旦针尖触到血管波动，使针与皮肤成 45°~60° 夹角快速刺入，然后松开穿刺针，观察针尾的波动。如果针尾向两侧摆动，证明穿刺针位于血管的一侧；如果针尾随动脉上下波动，证明穿刺针已刺中血管，穿刺时穿刺针的斜面应始终向上，一旦针尾喷血，说明针的斜面位于血管腔内，这是应当把针旋转 180° 使斜面向下，这样才利于导丝推进。穿刺方向要始终与血管走行一致，导丝进入有阻力时，应当透视观察，看导丝远端是否进入分支小血管，如果进入小血管，就要先退出穿刺针，再将导丝慢慢调整到主干血管腔内。切不可猛拉导丝，以避免穿刺针斜面切割、损伤导丝。

6. 助手将扩张管连同导管鞘自导丝端套入。

7. 拔出扩张管及导丝。助手打开导管鞘侧臂开关，并推入肝素盐水 3~5ml，即可开始选预插血管进行各种检查和治疗。

8. 拔出导管鞘，压迫穿刺点 10 分钟，并加压包扎。

(二) 实训结果

1. 记录实验全过程。

2. 记录 Seldinger 穿刺术检查前准备。

3. 记录分析 Seldinger 穿刺术的操作流程。

【实训评价】

1. 学生基本掌握 Seldinger 穿刺术的要点。

2. 促使学生能够把理论与实践结合起来，有利于后续部分的学习。

3. 激发学生实际动手操作的兴趣。

（贺　祥）

实训 39　PACS 工作流程

【实训目的】

1. 掌握 PACS 系统的基本构成、布局。

2. 熟悉 PACS 系统的工作流程。

3. 了解 PACS 系统的性能要求。

【实训准备】

1. 物品　X 光胶片。

2. 器械　PACS、CT、MRI、DR、DSA、数字胃肠机、影像工作站等。

3. 环境　医院影像科,阅片室。

【实训学时】

2 学时。

【实训方法与结果】

（一）实训方法

1. 参观影像科 DR、CT、MRI、DSA、数字胃肠机等数字化设备,了解各设备的数据采集、传输,观察 PACS 系统的基本构成和布局。

2. 在工作站上练习 PACS 系统的基本操作,调取同一患者不同时期、不同设备的影像资料,并进行对比研究。

3. 在工作站上进行患者和检查的列表管理,显示患者列表、检查状态、并进行图像处理。

4. 利用 PACS 系统实现患者的影像资料的传输、进行信息共享。

（二）实训结果

1. 记录实验全过程。

2. 记录 PACS 系统的基本构成和布局。

3. 记录分析 PACS 系统的基本操作。

【实训评价】

1. 让学生基本掌握 PACS 图像采集、传输和储存的要点。

2. 使掌握 PACS 操作过程,并能够完成基本操作。

3. 比较各组在 PACS 操作过程中正确性和完整性,并分析原因。

4. 促使学生能够把理论与实践结合起来,有利于后续部分的学习。

5. 激发学生实际动手操作的兴趣。

（贺　祥）

参 考 文 献

1. 李萌,陈本佳.影像技术学.北京:人民卫生出版社,2008
2. 李萌,樊先茂.医学影像检查技术.北京:人民卫生出版社,2014
3. 张云亭,于兹喜.医学影像检查技术学.北京:人民卫生出版社,2012
4. 于兹喜.医学影像检查技术学.北京:人民卫生出版社,2010
5. 吉强,洪洋.医学影像物理学.北京:人民卫生出版社,2011
6. 余建明.医学影像技术学.北京:科学出版社,2013
7. 王鸣鹏.医学影像技术学 CT 检查技术卷.北京:人民卫生出版社,2012
8. 张晓康,张卫萍.医学影像成像原理.北京:人民卫生出版社,2014
9. 章伟敏.医学影像技术学 MR 检查技术卷.北京:人民卫生出版社,2014

目标测试参考答案

第一章

1. D   2. C

第二章

1. A	2. D	3. C	4. C	5. B	6. D	7. E	8. E	9. E	10. C
11. A	12. B	13. C	14. E	15. C	16. D	17. B	18. B	19. C	20. A
21. B	22. A	23. E	24. D	25. C	26. D	27. A	28. D	29. C	30. D
31. B	32. C	33. E	34. C	35. C	36. B	37. E	38. D	39. E	40. A
41. B	42. D	43. B	44. B	45. C	46. B	47. B	48. A	49. A	50. C
51. D	52. A	53. E	54. A	55. C	56. C	57. A	58. B	59. D	60. A
61. E	62. B	63. A	64. C	65. C	66. E	67. E	68. D	69. C	70. C
71. E	72. B	73. C	74. C	75. D	76. A	77. B	78. E	79. E	80. E
81. B	82. D	83. A	84. A	85. B	86. A	87. B	88. D	89. E	90. C
91. D	92. E								

第三章

1. D	2. B	3. C	4. E	5. B	6. B	7. C	8. A	9. C	10. E

第四章

1. B	2. C	3. D	4. A	5. D	6. E	7. C	8. A	9. D	10. C
11. B	12. C	13. E	14. D	15. B	16. D	17. C	18. C	19. A	20. E
21. B	22. A	23. B	24. E	25. E	26. E	27. C	28. B	29. D	30. E
31. B	32. C	33. D	34. D	35. C	36. B	37. A	38. D	39. B	40. E
41. D	42. C	43. D	44. B	45. C					

第五章

1. A	2. B	3. D	4. C	5. D	6. A	7. E	8. B	9. E	10. C
11. B	12. A	13. D	14. B	15. C	16. E	17. A	18. B	19. C	20. D
21. E	22. A	23. D	24. A	25. E	26. C	27. C			

第六章

1. A   2. A

第七章

E

《医学影像技术》教学大纲

一、课程性质

《医学影像技术》是中等卫生职业教育医学影像技术专业一门重要的专业核心课程。本课程主要内容包括各种医学影像成像的基本原理、普通 X 线检查技术、各种造影检查技术、计算机体层摄影技术；磁共振成像技术、介入放射学技术及医学图像的存储与通讯系统。本课程的主要任务是使学生了解影像检查技术的原理，掌握常用影像检查技术的操作方法，熟悉影像检查技术的临床应用，提高学生的专业素质和职业能力，培养学生爱岗敬业的职业品质和基本操作技能。通过本课程的学习，能够胜任普通 X 线、CT、MRI 等技术操作工作岗位。

二、课程目标

通过本课程的学习，学生能够达到下列要求：

（一）职业素养目标

1. 具有良好的人文精神、职业道德，重视医学伦理，自觉尊重患者人格，保护患者隐私。具有良好的人际沟通能力，能与患者及家属进行有效沟通，与相关医务人员进行专业沟通。

2. 具有良好的法律意识，自觉遵守有关医疗卫生法律法规，依法行医。

3. 具有良好的服务意识，能将诊断和治疗疾病、促进健康、维护大众的健康利益作为自己的职业责任。

4. 具有良好的身体素质、心理素质和良好的社会适应能力，能适应基层医疗卫生工作的实际要求。

5. 具有终生学习理念和不断创新精神。

（二）专业知识和技能目标

1. 具有医学影像、基础医学和临床医学等相关知识与技能。

2. 具有进行医学影像设备常用技术操作的能力。

3. 具有对获取的医学影像信息进行图像后处理、分析、存储、打印、传输的能力。

4. 具有对常用医学影像设备进行日常维护、保养的能力。

5. 具有应用专业知识及时发现并按工作程序处理公共卫生异常情况的能力。

三、学时安排

教学内容	学时		
	理论	实验	合计
一、总论	2		2
二、普通 X 线检查技术	48	40	88
三、X 线造影检查技术	12	6	18
四、CT 检查技术	38	20	56
五、MRI 检查技术	30	8	40
六、介入放射学简介	6	2	8
七、医学影像信息系统	2	2	4
合　计	138	78	216

四、主要教学内容和要求

单元	教学内容	教学目标		教学活动参考	参考学时	
		知识目标	技能目标		理论	实践
一、总论	1. 医学影像技术的发展及现状 2. 医学影像检查常用方法及选择 3. 课程总目标及学习方法	了解 熟悉 掌握		理论讲授	2	
二、普通 X 线检查技术	（一）X 线检查基本知识 1. X 线检查成像原理 2. X 线检查参数 3. X 线影像 （二）X 线摄影设备及基本操作 1. X 线摄影设备及基本操作 2. CR 系统 3. DR 系统 （三）普通 X 线摄影检查步骤与原则 1. 基本摄影体位与常用 X 线摄影体表定位标志 2. 患者检查前准备与沟通 3. X 线摄影步骤和原则 （四）X 线图像处理 1. 图像信息内容及标记 2. 照片处理与打印 （五）四肢 X 线检查 1. 摄影注意事项 2. 上肢摄影体位 3. 下肢摄影体位 （六）脊柱 X 线检查 1. 摄影注意事项	了解 掌握 熟悉 掌握 掌握 掌握 熟悉 熟悉 掌握 掌握 掌握 熟悉 掌握 掌握 熟悉		理论讲授 案例教学 角色扮演 情景教学 演示教学	48	40

续表

单元	教学内容	教学目标		教学活动参考	参考学时	
		知识目标	技能目标		理论	实践
二、普通X线检查技术	2. 常用摄影体位	掌握				
	3. 摄影体位选择	熟悉				
	（七）骨盆X线检查					
	1. 摄影注意事项	熟悉				
	2. 常用摄影体位	掌握				
	3. 摄影体位选择	熟悉				
	（八）胸部X线检查					
	1. 摄影注意事项	熟悉				
	2. 常用摄影体位	掌握				
	（九）腹部X线检查					
	1. 摄影注意事项	熟悉				
	2. 常用摄影体位	掌握				
	（十）头颅X线检查					
	1. 摄影注意事项	熟悉				
	2. 常用摄影体位	掌握				
	（十一）口腔X线检查					
	1. 口腔摄影用X线机	熟悉				
	2. 牙齿的解剖结构及体表投影	了解				
	3. 摄影注意事项	熟悉				
	4. 口内摄影体位	掌握				
	5. 口腔曲面全景体层摄影	掌握				
	（十二）乳腺X线检查					
	1. 乳腺摄影检查知识	了解				
	2. 摄影注意事项	熟悉				
	3. 常用摄影体位	掌握				
	实训1:CR或DR操作技术		能	技能实践临床见习案例分析		
	实训2:手后前位和手后前斜位摄影		能			
	实训3:肘关节前后位和肘关节侧位摄影		能			
	实训4:上臂前后位和上臂侧位摄影		能			
	实训5:肩关节前后位摄影		能			
	实训6:足前后位和足内斜位摄影		能			
	实训7:踝关节前后位和踝关节侧位摄影		能			
	实训8:膝关节前后位和膝关节侧位摄影		能			
	实训9:髌骨轴位和髋关节前后位摄影		能			
	实训10:颈椎摄影		能			
	实训11:胸、腰椎摄影		能			
	实训12:骶尾椎及骨盆摄影		能			
	实训13:胸部后前位和胸部侧位摄影		能			

续表

单元	教学内容	教学目标		教学活动参考	参考学时	
		知识目标	技能目标		理论	实践
二、普通X线检查技术	实训14：胸部右前斜位和肋骨斜位摄影		能			
	实训15：腹部仰卧前后位和腹部站立前后位摄影		能			
	实训16：头颅后前位和头颅侧位摄影		能			
	实训17：瓦氏位摄影		能			
	实训18：上颌切牙位摄影		能			
	实训19：口腔曲面全景体层摄影		能			
	实训20：乳腺X线摄影		能			
三、X线造影检查技术	（一）对比剂及其应用			理论讲授教学录像案例教学情景教学项目教学	12	6
	1. 对比剂分类	掌握				
	2. 常用X线对比剂	了解				
	3. 对比剂比较与选择	掌握				
	4. 对比剂引入途径	了解				
	5. 造影检查辅助用药	了解				
	（二）碘过敏实验方法及不良反应处理措施					
	1. 碘过敏试验方法	熟悉				
	2. 碘过敏不良反应的预防	掌握				
	3. 碘过敏不良反应的临床表现	熟悉				
	4. 碘过敏不良反应处理措施	熟悉				
	（三）消化系统造影					
	1. 食管造影检查	掌握				
	2. 胃及十二指肠造影检查	掌握				
	3. 小肠造影检查	熟悉				
	4. 结肠灌肠造影检查	熟悉				
	5. 小儿肠套叠口腔灌肠检查	熟悉				
	（四）泌尿生殖系统造影检查					
	1. 静脉肾盂造影检查	掌握				
	2. 逆行肾盂造影检查	熟悉				
	3. 膀胱及尿道造影检查	熟悉				
	4. 子宫输卵管造影检查	掌握				
	（五）其他造影					
	1. 经皮肝穿刺胆道造影	熟悉				
	2. 术中胆道造影	熟悉				
	3. "T"形管胆道造影	了解				
	4. 经内镜逆行胰胆管造影（ERCP）	了解				
	5. 窦道及瘘管造影	了解				
	实训21：碘过敏试验的方法及碘过敏反应的处理措施		会	临床见习观看录像		
	实训22：上消化道常规钡餐造影		会			
	实训23：静脉肾盂造影		会			

续表

单元	教学内容	教学目标		教学活动参考	参考学时	
		知识目标	技能目标		理论	实践
四、CT检查技术	（一）CT检查原理			理论讲授 案例教学 角色扮演 情景教学 演示教学 教学录像	38	20
	1. CT检查发展与现状	了解				
	2. CT检查原理	熟悉				
	（二）CT图像特点与临床应用					
	1. CT图像的主要特点	掌握				
	2. 影响CT图像质量的主要因素	熟悉				
	3. CT检查的临床应用	了解				
	4. CT检查注意事项	掌握				
	（三）CT机的基本操作					
	1. 开机程序	掌握				
	2. CT检查步骤	掌握				
	（四）CT扫描技术					
	1. 平扫	掌握				
	2. 增强扫描	掌握				
	3. CT血管造影检查	熟悉				
	（五）图像后处理技术					
	1. 重建技术	熟悉				
	2. 重组技术	熟悉				
	3. 图像的测量和计算	掌握				
	（六）颅脑CT检查技术					
	1. 颅脑平扫	掌握				
	2. 颅脑增强扫描	熟悉				
	3. 脑血管CTA检查	熟悉				
	4. 脑CT灌注成像	了解				
	（七）五官CT检查技术					
	1. 眼眶	掌握				
	2. 鼻骨	掌握				
	3. 鼻窦	掌握				
	4. 乳突	掌握				
	5. 上、下颌骨	熟悉				
	（八）颈部CT检查					
	1. 颈部	熟悉				
	2. 鼻咽	熟悉				
	3. 喉部	熟悉				
	4. 甲状腺	熟悉				
	5. 颈部血管CTA	熟悉				
	（九）胸部CT检查技术					
	1. 肺和纵隔	掌握				
	2. 胸部高分辨力CT检查	熟悉				
	3. 食管	掌握				
	4. 心脏与冠状动脉CTA	了解				
	5. 肺动脉CTA	了解				
	6. 胸主动脉CTA	了解				
	7. 肋骨三维重建	掌握				

续表

单元	教学内容	教学目标		教学活动参考	参考学时	
		知识目标	技能目标		理论	实践
四、CT检查技术	（十）腹部CT检查技术					
	1. 上腹部	掌握				
	2. 肾上腺	了解				
	3. 双肾、输尿管、膀胱	掌握				
	4. 腹膜及腹膜后腔	了解				
	5. 盆腔	熟悉				
	6. 腹部动脉CTA	了解				
	（十一）脊柱CT检查					
	1. 颈椎和椎间盘	掌握				
	2. 胸椎	了解				
	3. 腰椎和椎间盘	掌握				
	4. 骶尾椎	了解				
	（十二）四肢和关节					
	1. 四肢	熟悉				
	2. 关节	熟悉				
	实训24:CT机的基本操作		能	临床见习案例分析技能实践		
	实训25:颅脑CT检查技术		能			
	实训26:五官及颈部CT检查		会			
	实训27:胸部CT检查		能			
	实训28:心脏、大血管CTA检查		会			
	实训29:腹部、盆腔CT检查		会			
	实训30:颈部及胸部脊柱CT扫描		会			
	实训31:腰骶部脊柱CT扫描		会			
	实训32:髋关节CT检查技术		会			
	实训33:膝关节CT检查技术		会			
五、MRI检查技术	（一）MRI成像原理				30	8
	1. MRI检查现状	了解				
	2. MRI原理	熟悉				
	（二）MRI成像技术					
	1. 脉冲序列及相关参数	熟悉				
	2. 常用脉冲序列及应用	熟悉				
	3. 特殊的影像显示技术	了解				
	4. MRI图像质量	熟悉				
	（三）MRI的临床应用			理论讲授案例教学情景教学教学录像		
	1. 临床特点及限度	了解				
	2. 临床应用	熟悉				
	3. MRI检查前准备	掌握				
	4. MRI检查注意事项	掌握				
	（四）MRI装置的基本操作					
	1. 开关机程序	熟悉				
	2. MRI的检查步骤	熟悉				
	（五）MRI检查方式					
	1. MRI平扫	熟悉				
	2. MRI增强扫描	了解				

续表

单元	教学内容	教学目标		教学活动参考	参考学时	
		知识目标	技能目标		理论	实践
五、MRI检查技术	（六）颅脑MRI检查技术					
	1. 颅脑MRI平扫	掌握				
	2. 颅脑MRI增强扫描	熟悉				
	3. 颅脑MRA	了解				
	4. 脑功能成像	了解				
	（七）脊柱与脊髓MRI检查技术					
	1. 颈椎与颈髓	掌握				
	2. 胸椎与胸髓	熟悉				
	3. 腰椎与腰髓	掌握				
	4. 骶尾椎	熟悉				
	（八）腹部及盆腔MRI检查					
	1. 上腹部	熟悉				
	2. 双肾	了解				
	3. 盆腔	了解				
	4. 子宫及附件	了解				
	5. 前列腺	了解				
	（九）四肢互关节MRI检查					
	1. 上肢	熟悉				
	2. 下肢	熟悉				
	3. 膝关节	掌握				
	4. 髋关节	熟悉				
	5. 肩关节	了解				
	6. 踝关节	了解				
	（十）MRI检查技术					
	1. 肺及纵隔	了解				
	2. 心脏及大血管	了解				
	3. 乳腺	了解				
	实训34：MRI装置的基本操作		会			
	实训35：神经系统的MRI检查		会	临床见习		
	实训36：上腹部MRI检查技术		会	观看录像		
	实训37：膝关节MRI检查技术		会			
六、介入放射学简介	（一）介入放射学概述					
	1. 介入放射学现状	了解				
	2. Seldinger技术的操作步骤	了解				
	3. 介入放射学常用设备	了解	理论讲授			
	3. 介入放射学常用器材	了解	教学录像			
	（二）DSA		临床见习	6	2	
	1. DSA概述	了解	观看录像			
	2. DSA成像系统	了解				
	3. DSA的原理	了解				
	4. DSA的减影方式	了解				
	5. 高压注射器	了解				

单元	教学内容	教学目标		教学活动参考	参考学时	
		知识目标	技能目标		理论	实践
六、介入放射学简介	（三）DSA 操作步骤 1. 患者资料输入 2. 患者体位选择 3. 设备准备 （四）DSA 临床应用 1. DSA 造影中的常用技术 2. 心血管介入治疗常用体位 3. 神经系统造影 4. 循环系统造影	了解 了解 了解 了解 了解 了解 了解				
	实训 38：Seldingerde 操作步骤		会	临床见习		
七、医学影像信息系统	（一）概述 1. 发展简史与发展趋势 2. 主要功能 3. 分类 （二）DICOM 标准 1. 主要作用 2. 应用范围和领域 3. 主要内容 4. 文件格式 （三）PACS 基本结构 1. PACS 服务 2. 图像数据采集系统及储存 3. 存储设备 4. 远程放射学系统	了解 熟悉 了解 了解 熟悉 了解 了解 了解 熟悉 了解 了解		理论讲授 教学录像	2	2
	实训 39：PACS 工作流程		会	临床见习		

五、说明

（一）教学安排

本课程主要供中等卫生职业教育医学影像技术专业教学使用，第3、4学期开设，总学时为216学时，其中理论教学134学时，实践教学78学时，机动4学时。学分为12学分。

（二）教学要求

1. 本课程对知识部分教学目标分为掌握、熟悉、了解三个层次。掌握：指对基本知识、基本理论有深刻的认识，并能综合、灵活地运用所学的知识解决实际问题。熟悉：指能够领会概念、原理的基本含义，解释现象。了解：指对基本知识、基本理论能有一定的认识，能够记忆所学的知识要点。

2. 本课程重点突出以岗位胜任力为导向的教学理念，在技能目标分为能和会两个层次。能：指能独立、规范的解决实际技能问题，完成实践技能操作。会：指在教师的指导下能够初步实施实践技能操作。

（三）教学建议

1. 本课程依据医学影像技术岗位的工作任务、职业能力要求,强化理论实践一体化,突出"做中学、学中做"的职业教育特色,根据培养目标、教学内容和学生的学习特点以及职业资格考试要求,提倡项目教学、案例教学、任务教学、角色扮演、情境教学等方法,利用校内外实训基地,将学生的自主学习、合作学习、和教师引导教学等教学组织形式有机结合。

2. 教学过程中,可通过测验、观察记录、技能考核和理论考试等多种形式对学生的职业素养、专业知识和技能进行综合考评。应体现评价主体的多元化,评价过程的多元化,评价方式的多元化。评价内容不仅关注学生对知识的理解和技能的掌握,更要关注学生在临床实践中运用与解决实际问题的能力水平,重视职业素质的形成。